中国居民营养与健康全书

上部·人体营养素篇（全三册）

杨 锋 ◎ 主编

U0359400

执行主编　董忠志

副 主 编　赵中胜　蔡志端　吴水林　张月兰

编　者　（按姓氏笔画排序）

于子远　王鹿鸣　王德娇　白文红　冯建新

刘卫红　许具晔　吴水林　吴艺敏　李武高

应芳卿　杨　锋　杨　波　杨　扬　杨　娜

余　峥　陈延惠　陈素珍　陈露铭　张月兰

张济波　张国治　张艳燕　赵中胜　康　丽

崔杏春　蔡志端　董　博　董忠志

科学技术文献出版社
SCIENTIFIC AND TECHNICAL DOCUMENTATION PRESS
·北京·

图书在版编目（CIP）数据

中国居民营养与健康全书：全三册 / 杨锋主编. —北京：科学技术文献出版社，2020.12

ISBN 978-7-5189-7421-4

Ⅰ.①中…　Ⅱ.①杨…　Ⅲ.①居民—合理营养—中国—普及读物 ②居民—健康状况—中国—普及读物　Ⅳ.① R151.4-49 ② R194.3-49

中国版本图书馆CIP数据核字（2020）第242700号

中国居民营养与健康全书（全三册）上部·人体营养素篇

策划编辑：付秋玲　责任编辑：李　丹　何惠子　责任校对：文　浩　责任出版：张志平

出 版 者	科学技术文献出版社	
地 址	北京市复兴路15号　邮编 100038	
编 务 部	（010）58882938，58882087（传真）	
发 行 部	（010）58882868，58882870（传真）	
邮 购 部	（010）58882873	
官 方 网 址	www.stdp.com.cn	
发 行 者	科学技术文献出版社发行　全国各地新华书店经销	
印 刷 者	北京地大彩印有限公司	
版 次	2020年12月第1版　2020年12月第1次印刷	
开 本	787×1092　1/16	
字 数	1476千	
印 张	73	
书 号	ISBN 978-7-5189-7421-4	
定 价	258.00元（全三册）	

Foreword 前言

本套书是宣传、普及有关中国居民营养与健康知识的科普读物。我们编写和出版这套全书的目的，是响应习近平同志在中共十九大报告中明确提出的"要实施健康中国战略"和"倡导健康文明的生活方式"的号召，落实十九大精神，推进健康中国建设进程。同时，也是为了实施国务院关于《国民营养计划（2017—2030）》中提出的"普及健康知识、推动营养健康普及宣传教育活动常态化"的战略。为此，我们遵照"民以食为天、食以安为先、食以养为本和药食同源"的中国民族传统饮食文化的基本理念，综合运用中国传统医学（中医学）、现代医学、现代营养学（特别是营养医学）、现代化学和运动医学等多学科的理论知识，紧密结合我国的实际情况，全面系统地诠释了"人体营养与健康"的有关知识，倡导科学文明的生活方式，提高国人的健康水平，为加速实现中国民族伟大复兴的中国梦做出一点贡献。

此套书是本课题组编写的"中国居民营养与健康"三部曲。第一部为"人体营养素篇"，对人体所需要的水、蛋白质、脂肪、碳水化合物（糖类）、维生素、矿物质和膳食纤维这七类营养素进行了全面系统的阐释。对它们各自的特性、在人体中的生理功能、人体的需要量及获取的途径和方法等有关知识进行了详细的介绍。第二部为"食物百科篇"，说明了人体营养素的主要来源，并将常用的食物分为 10 大类，分别就其特性、营养成分、生理功能、食疗价值、食用禁忌等方面进行了详细的说明。第三部为"健康生活篇"，全面系统地阐释了世界卫生组织提出的健康生活的四个基本原则（心理平衡、均衡膳食、适量运动和戒烟限酒），并着重讲述了只有认真地坚持这四个基本原则，养成这种追求健康文明的生活方式，才能科学地从饮食中摄取人体所需要的各种营养素，才能保持正常的生理状态，以维持身心健康。

本套书主要特点如下：①资料新颖翔实。本书不仅收集了新近出版的书籍及报刊上的有关资料，还特别注重收集了近年来世界卫生组织、中国和多个国家的有关研究成果，以及中央电视台"健康之路"栏目中营养学家和医药学专家的讲座资料，力争做到与时俱进，言之有理有据。②权威性比较强。本书的一些基本观点或观念，主要是依据《黄帝内经》和《本草纲目》及世界卫生组织的一些有关的指导性建议。《黄帝内经》和《本草纲目》这两本书既是中国传统医药学的瑰宝，又是被联合国教科文组织认定的"世界文献名录"。另外，本书的编写团队是由北京大学、郑州大学、河南农业大学、河南工业大学、河南省水产研究院、郑州市蔬菜研究所、郑州市农林科学研究所、河南科技出版社、《大河报》社编辑部等单位相关专业的在职或退休的教授、专家组成。他们都具有较深厚的专业知识功底，是一支知识结构合理、彼此互补的优秀团队。③具有先进性。本书资料新颖、内容丰富、观点和理念有独到之处，目前国内图书市场上尚未见到如此全面系统地诠释有关人体营养与健康知识的书籍。④实用性较强。本书以通俗易懂的语言对一些专业性较强的理论知识，从理论和实践的结合上进行解析，让读者读后既知其当然（是什么），又知其所以然（为什么），更知道如何去做。同时，本书的一些章节将相关知识以"相关链接"的形式呈现，让读者更容易理解正文的内容。总之，我们力求做到让读者读了就明白，看了就会用。

本套书为每个家庭、餐饮业及美食爱好者提供了一部难得的参考读物。

在本套书的编写中，郑州市科技局和郑州市科协的领导给予了大力支持。在此，我们谨向他们表示衷心的感谢。

由于我们的水平有限，书中难免出现不当之处，敬请读者批评指正。

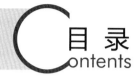

目录
Contents

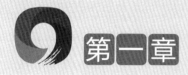

第一章

平衡膳食是健康的基本保障

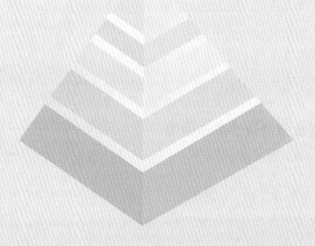

第一节　水是人体的重要组成部分

一、水的生理功能

水是人体必需的营养素。成年人体各组织的含水量约占体重的65%，儿童大约为70%，老年人大约为60%。水是活细胞中最丰富的化合物，人体内不含化学意义上的纯水（H_2O），只含有包括可溶性的类晶体的水或结合到胶体上的水，即自由水和结合水。自由水（又称游离水）存在于细胞中，是指细胞外和细胞内体液中的水，且有各种无机物和有机物溶于其中，能够自由运动。结合水（又称束缚水或结晶水）则指胶体体系中与蛋白质、糖及盐类坚固结合，受到束缚的水，或存在于细胞内的水合离子和与纤维分子之间封闭起来的水，因此难以运动。由于水分子的极性与氢结合的性质，而具有一些独特性质，故水在生物体内具有多种重要的生理功能，具体来说，包括以下几个方面：

（1）细胞的组成成分：水是细胞组织的组成成分。生物体内的水大部分与蛋白质结合形成胶体。这种结合使组织细胞具有一定的形态、硬度和弹性。水是构成细胞胶态原生质的重要成分，失掉了水，细胞的胶态即无法维持，各种代谢就无法进行。

（2）调节体温：由于水的比热容较大，能吸收较多的热量而本身温度升高不多；蒸发热大，蒸发少量的汗就能散发大量的热；流动性大，能随血液迅速分布全身。同时，体液中的水交换非常迅速，物质代谢产生的热量能在体内迅速均匀分布，因而可调节体温，使体温不易因机体内外环境温度的改变而有明显的变化。

（3）促进物质代谢：水是良好的溶剂，能使物质溶解，脂肪和蛋白质等要成为悬浮于水中的胶体状态才能被吸收，饮食中的营养成分也必须溶于水才能被机体吸收；水可加速化学反应，人体中的化学反应几乎都是在水中进行的。另外，水是运输营养成分及排泄物的载体，体液在血管、细胞之间川流不息，如血液运送氧，体内代谢的废物通过尿液或粪便排出体外。

（4）润滑作用：泪液可防止眼球干燥，唾液有利于吞咽及咽部湿润，关节滑液、胸膜腹膜浆液、呼吸道和胃肠道黏液都有良好的润滑作用。此外，液体可使眼睛、鼻腔、口腔湿润；使皮肤柔软有弹性。

（5）促进生化反应：水是促进代谢反应的物质，一切生物的氧化和酶促反应都有水参加。水是生物体内生化反应的原料，又是生化反应的产物。在水解过程中，水是反应底物；在氧化过程中，水是反应的产物。在体内的消化、吸收、分解、合成、氧化还原以及细胞呼吸过程等都有水的参与。

（6）维持体液平衡：水是维持体液平衡的重要物质。体液是指存在于动物体内的水和溶解于水中的各种物质（如无机盐、葡萄糖、氨基酸、蛋白质等）所组成的液体。它广泛地存在于细胞内外，构成动物体的内环境。水能稀释细胞内容物和体液，使物质能在细胞内、体液内和消化道内保持相对的自由运动，保持体内矿物质的离子平衡，保持物质在体内的正常代谢。水不仅在消化道排出大量的不能被消化利用的物质中起着重要作用，而且水以尿液、汗液的形式在排出代谢产物上也起着重要作用。

二、机体对水的生理需要量及补充途径

水是构成体液的主要组成成分。机体进出水的平衡是保证体液稳定、完成机体内外物质交换的基础。人体每天通过尿液、流汗或皮肤蒸发等方式流失的水分，是 1 800 ~ 2 000 mL，所以健康的成年人每天需要补充 2 000 ~ 2 500 mL 的水分。

人体每天需补充的这 2 000 mL 左右的水分，来自饮食中的约 700 mL，体内氧化生成的水约 300 mL，其余的水分要靠饮水获得。因此，一个成年人每天需饮用 1 000 ~ 1 500 mL 水，才可满足人体所需。

另外，每个人对水的需求量必须视其所处环境（温度、湿度）、运动量、身体健康情况及食物摄取量等而定，没有标准值，但一天不能少于 500 mL，也不要超过 3 000 mL。中老年人夏季每天应保证饮水 1 500 ~ 2 000 mL（7 ~ 8 杯）。婴幼儿由于生长迅速，对水的要求则更高，每天每公斤体重约需水 40 mL，婴幼儿的需水量以每公斤体重计算，比成年人高 2 ~ 4 倍。

患有某些疾病的人，如感冒、痛风、肾结石患者，可以在医师的指导下多喝一点水。若是常流汗，或在冷气房中工作，或从事说话较多职业的人（如教师、业务员、播音员、政治人物等），也要适时补充水分。

三、水的吸收与排泄

（一）水的吸收

人体每日分泌入消化道的液体约有 6 000 mL，其中唾液 1 000 mL，胃液 2 000 mL，胆汁 1 000 mL，胰液 2 000 mL，加上每日食入和饮进的水分约 2 000 mL，在成年人的胃肠道里，24 小时内共有 8 000 mL 的液体。胃能吸收少量水、无机盐和酒精。大部分营养物质及水分的吸收，主要在小肠内进行。每日仅有 500 ~ 1 000 mL 的液体以乳糜状进入大肠，在大肠内进一步吸收，最终粪便中只含有很少量的水分，为 100 ~ 150 mL。

水分在大肠内是被动吸收的。各种溶质尤其是氯化钠（NaCl）在肠腔和组织间所产生的渗透梯度是吸收水分的主要动力。细胞膜是一个可塑的、流动的、嵌有蛋白质的类脂双

分子层的膜状结构，各种物质通过细胞膜的原理不同，水分不能通过脂质分子的薄膜，只能从黏膜上的小孔道移动。例如，当肠腔处于高渗状态，水分可通过黏膜上的小孔移入肠腔。水分从血液中移入肠腔称为流出；反之，水分从肠腔移入血液称为流入。当流入大于流出时即为吸收，反之为分泌。

大肠对水分吸收的调节，主要是通过调节钠的吸收和保留来实现。保留钠和水分主要是通过醛固酮、血管紧张素、抗利尿激素、胰高血糖素等激素。以上激素通过对钠的调节而影响水分的吸收，醛固酮、血管紧张素能促使结肠对钠和水的吸收，而抗利尿激素和胰高血糖素则抑制水和盐的吸收。

（二）水的排泄

在正常情况下，体内水分的排出量与摄入量基本相等，维持相对恒定。其中，经肾脏排出的水分为 1 000 ~ 1 500 mL，经皮肤蒸发的水分约 500 mL，肠道排出的水分约 100 mL，经肺呼吸排出的水分约 400 mL。

皮肤蒸发和肺呼出的水分一般较恒定。只有当环境改变，如高温作业等情况下才有变化。肠道排出的水虽不多，但也较恒定。肾脏排水意义重大，波动范围较大，在很大程度上起着调节体内水摄入和排出量平衡的作用。

由此可见，成年人正常情况下每日经皮肤蒸发、经肺呼出和经肠道排出的约 1 000 mL 水，是每日必须供给的。肾脏通过排出水分来排出代谢产物，其最大浓缩能力为6% ~ 8%，即从肾脏每排出 1 g 物质，约需 15 mL 水，而每日成人从肾脏排出的代谢废物为 30 ~ 35 g，故尿量最少不得少于 500 mL。这就提示我们，成年人每天饮水不得少于 1 000 mL。

四、脱水

脱水是指人体由于病变，消耗大量水分，而不能及时补充，造成新陈代谢障碍的一种症状。当机体体液损失量超过体重的 5% 时即可出现临床症状。如果体液损失量为体重的 15%，就可能发生死亡。脱水主要表现为口渴、少尿或无尿、精神萎靡或易激惹、睡时眼闭不拢、口唇黏膜干燥、舌干燥、眼窝和囟门下陷、四肢发凉、皮肤不如平时充实、皮肤弹性差。严重脱水的患者可出现神志不清，口唇及四肢末端发紫和脉搏细弱。

脱水主要是由以下原因引起的：

（1）经消化道流失：呕吐、腹泻、胃肠引流、肠胰胆瘘等引起消化液流失，虽然消化液中钠浓度略低于血浆中钠浓度，但绝大多数患者能够通过口服补充一定水分，因此血浆渗透压大多正常。

（2）反复多次胸、腹腔穿刺放液或引流：一般发生在有漏出液的患者，主要见于心、肝、肾功能不全的患者，由于漏出液中的物质（蛋白质除外）与血浆相似，故容易发生等渗性脱水。

（3）大出血：此时患者血浆中的水和电解质均按正常比例丢失。

（4）经皮肤流失：大部分皮肤失液患者的失水量大于失钠量，容易发生高渗性脱水，但部分烧伤和剥脱性皮炎患者经创面大量渗液，失水和失钠比例基本相同，也可导致等渗性脱水。

（5）经肾脏丢失：在肾小管功能减退或各种尿崩症的患者，肾小管不能对水分进行有效的浓缩，失水量和失钠量的比例与肾小球滤液相似，导致等渗性脱水。

（6）利尿药的使用：适当的电解质浓度是利尿的前提，呋塞米等髓袢利尿药和噻嗪类利尿药主要是通过抑制电解质 Na^+、Cl^-、K^+ 的重吸收产生利尿。因此，长期应用会导致电解质的丢失，若氯化钠等补充不足，容易导致低渗性脱水。

脱水的发病机制是：水代谢平衡包括水的摄入和产生以及排泄两大部分，其中渴觉中枢的正常、肾脏稀释浓缩功能的正常、抗利尿激素的分泌与作用正常起重要作用，二者的动态平衡被打破将使水代谢处于紊乱状态。

五、水中毒

水中毒是指水摄入量超出人体排水量的能力，以致水在体内潴留，引起血液渗透压下降和循环血量增多的病理现象。该病又称水过多、水潴留性低钠或稀释性低钠血症。

水中毒一般都是人体因为各种原因而摄取了过多的水分，但这种情况在日常生活里很少发生。其具体原因有：

（1）饮水过多或静脉输入葡萄糖过多（如低渗性脱水时滥用不含钠的液体）。

（2）营养不良，由于血浆蛋白过低、血钠过低，造成细胞外液渗透压降低，水由细胞外液进入细胞内液，造成有效循环量减少，促使抗利尿激素分泌，尿量减少，造成水潴留。

（3）肺炎、严重感染、休克及脑部疾患。

（4）急性肾功能衰竭，少尿期，即便正常入量也能造成水中毒。

（5）在淡水中溺水。

（6）精神紧张、剧痛和各种急性应激状态（如大手术、外伤等）。

（7）肿瘤。

（8）精神分裂症药物。

此外，在大量出汗之后立即大量补充水分，也可能发生水中毒。因为，人在大量出汗后，不但会流失水分，也会流失了不少的盐分。此时若一次大量喝水而不补充盐分的话，血液中的盐分就会减少，吸水能力也随之降低，一些水分就会很快被吸收到组织细胞内，使细胞水肿，造成"慢性水中毒"。这时人就会觉得有头晕、口渴的现象，严重者还会突然昏倒，在极端情况下，还有可能致死。

水中毒可表现为：①中枢神经系统症状，即由于脑细胞水肿，颅内压增高，可出现视力模糊、疲乏、淡漠，对周围环境无兴趣，头痛、恶心、呕吐、嗜睡、抽搐和昏迷，此外还有呼吸及心跳减慢、视神经乳头水肿，乃至惊厥、脑疝；②水肿，即由于水潴留，体重增加，细胞外液容量增加，可出现水肿；③唾液及泪液分泌增加，初期尿量增多，以后尿少甚至尿闭。重者可出现肺水肿。

要避免水中毒，除治疗相关疾病外，对于因饮水过量引起的水中毒，必须掌握好喝水的技巧。首先，要及时补充盐分，适当地喝一些淡盐水，以补充人体大量排出的汗液带走的无机盐。据介绍，在 500 mL 饮用水里加上 1 g 盐，适时饮用，这样既可补充机体需要，同时也可防止电解质紊乱。其次，喝水应少量多次，口渴时不能一次猛喝，应分多次饮用，且每次饮用量少，以利于人体吸收。每次以喝水 100 mL 至 150 mL 为宜，间隔时间为半个小时。最后，避免喝"冰"水。夏季气温高，人的体温也较高，喝下大量冷饮容易引起消化系统疾病，最好不要喝 5℃ 以下的饮品。专家建议，喝 10℃ 左右的淡盐水比较科学。这样既可降温解渴，又不伤及肠胃，还能及时补充人体需要的盐分。

预防水中毒，要做到：①防治原发疾患；②严格控制进水量，轻症患者在暂停给水后即可自行恢复；③促进体内水分排出，减轻脑细胞水肿。

第二节 科学饮水有益健康

一、饮水的重要性

由于水是人体的重要组成部分，当人们水分摄入不足时，可出现口渴、乏力、皮肤失去弹性、代谢废物不能完全排除，甚至引起脑功能障碍等一系列问题。严重缺水者还会产生消化功能减退、体内尿酸和尿毒素增加，进而出现关节和肌肉酸痛等症状。另有研究证明，当人体缺水时会出现生化改变，引起眼晶状体蛋白变性，最终引起晶体混浊而致白内障。

一般来说，科学饮水除满足人体正常所需之外，还有以下作用：

（1）缓解头痛：晨起头痛者，可能是因为身体一晚没有吸收水分，加上大量出汗导致少许脱水影响脑部供血，从而引发头痛。尤其是夏天开冷气睡觉，强烈的冷气会导致人体的水分流失，更易引发头痛。因此，如果起床后想要缓解头痛，可以饮一杯水。

（2）预防疾病：科学饮水能加速肠道的蠕动，使肠道内的废物不能停留，减少代谢废物在肠道停留的机会。此外，适当多饮水可以加快排尿速度，从而加速排出代谢废物，降低膀胱癌、肾癌的患病风险。另外，多饮水也有预防乳腺癌的功用。

（3）缓解疲倦：有些人经常会感到疲倦，尤其在夏季常会感到身体软弱无力，或有昏昏欲睡的感觉，这可能是脱水所致。因为人体对缺水的敏感度较低，当身体水分逐渐减少时，大脑不会立即告诉我们需要饮水，但如果继续缺水又没及时补充水分，身体会越来越疲倦、虚弱，而多饮水则可解决这种问题，令身体常常保持精力充沛。

（4）助于排除胆结石：夏天是胆结石病的高发期，特别是中老年人，随着天气越来越热，胆结石的发病率大幅增加。专家提醒，夏季易使体内水分大量流失，是诱发胆结石的重要因素，预防胆结石要从"喝"入手。掌握科学饮水的窍门，不但可稀释胆汁防止形成胆石，而且还有助于将早期微小结石冲刷入胃肠而排泄掉。

另外，多喝水可以刺激肠道的蠕动并软化大便。因此，便秘的人应特别注意保证摄入足够的水分。感冒发烧时多喝水，能促使身体散热，帮助患者恢复健康。运动量大的人也需要增加水量，及时补充因出汗而流失的水分。有膀胱炎患者常常会因排尿不畅而控制饮水，其实这是不明智的做法，此类患者要比平常人喝更多水，使尿量增多，以增强水分对膀胱的冲洗和流通作用。

二、国人的饮水状况

近年来，随着经济的高速发展，我国居民的膳食结构也发生了一些改变，营养不平衡、不合理的饮水习惯等因素导致慢性病的发病率逐渐攀升，并呈现出年轻化的趋势。但大多数人仍忽视水的重要性，对水的认识还局限于解渴的功能上。

另据中国疾病预防控制中心对学生饮水状况进行调查，发现了三大问题：

（1）每天喝水量不足，影响注意力。《中国居民膳食指南》（2007版）中推荐每天最少饮用1 200 mL水（相当于普通一次性纸杯的4~5杯）。青少年处于生长发育关键期，饮水不足会对其行为、认知和精神产生不利影响。另外，青少年的渴觉机制尚未发育成熟，常因为感觉不到口渴而不喝水，从而导致饮水量不足。

（2）饮水次数不达标，经调查发现，目前六成学生每天饮水次数都少于6次，而且越是年级高的学生，喝水次数越少。

（3）周末饮料喝得多，饮料催生"小胖墩儿"。虽然大部分学生（80%左右）认为饮料不健康，但还是选择继续饮用。家长要从小培养孩子正确的饮食观念，让其了解白开水是最好的饮品，周末也要多喝白开水等。

2012年3月22日的第二十届世界水日，国家发改委公众营养与发展中心水产业委员会联合北京公众健康饮用水研究所在京发布了《中国居民日常饮水指南》和"中国居民日常饮水分级指南图"（以下简称《指南》），以指导民众科学饮用健康好水。这是中国发布的首份居民饮水指南。

《指南》以图解的方式，普及饮水知识，深入浅出介绍饮水常识，旨在能够为解决民众饮水健康问题提供依据和方向。

三、健康水的标准

国外学者对世界各国饮水与健康的科研报告认为，健康饮水应该是：水质未受污染，pH 大于 7.0 略偏碱性，硬度每升 170 mg 左右，水中溶解性总固体每升 300 mg 左右。水的硬度是指水中钙、镁离子沉淀肥皂水化液的能力，其中包括碳酸盐硬度。水质的适量硬度和溶解性总固体是两个有益的因素，它们都与较低的心血管疾病死亡率有联系。

中国北京爱迪曼生物技术研究所的教授提出，健康水有 7 条标准：①不含有毒、有害及有异味的物质；②硬度适中；③人体所需的矿物质含量适中；④ pH 呈微碱性；⑤水中溶解氧及二氧化碳含量适中；⑥水分子团小；⑦水的生理功能强。

四、"生态水"的主要特点

生态水是指与地球表层植物体紧密相关的水体，是地球水圈中的一个重要部分。地球水圈又可细分为大气水圈、地表水圈、生态水圈及地下水圈。原生态水，是指水拥有养育生命的物质，在外在环境适应的条件下养育出了生命体，继而维系生命，呵护生命。由于生命出现之初，整个生物世界还处于原始生存状态，被生物使用后的水，在自然条件下能通过自净能力还原其本来的品质。

1. 生态水的特点

（1）不含任何对人体有毒、有害及有异味的物质。

（2）水的硬度介于 30 ~ 200（以碳酸钙计）。

（3）人体所需的矿物质含量适中。

（4）pH 为 7 ~ 8，呈弱碱性。

（5）每升水中溶解氧的含量不低于 7 mL；水中溶解二氧化碳的含量适度。

（6）水分子团（由 5 ~ 6 个水分子组成）半幅宽小于 100 赫兹；水分子渗透快，可迅速进入细胞膜内，输送营养，排出毒素。

（7）水的营养生理功能（溶解力、渗透力、扩散力、代谢力、乳化力、洗净力等）没有退化，即水具有生命活力。

2. 生态水的功效

（1）消除人体内的过剩自由基。医学研究证明，人体患病、人体老化的原因之一与血液中自由基增多有关。过多的自由基沉积在血管壁易引发动脉粥样硬化，长期下去必然导致某些脏器病变，进而危及全身，产生其他继发疾病，如心脑血管疾病、糖尿病、胃肠道疾病、免疫性疾病、癌症等。原生态水具有负电位（–150 ~ –450 mv），它具有很强的抗氧化能力，可以清除体内过剩的自由基，长期饮用延年益寿。

（2）中和体内的酸毒。预防和改善酸性体质，最简单最有效的方法就是大量饮用原生态水。由于原生态水呈弱碱性（pH：8.0～10.0）可以中和人体的酸毒，长期饮用可调节人体体液的酸碱平衡，减少疾病，健康长寿。

（3）激活人体细胞。原生态水为六分子团水，属于小分子团（自来水是13～15分子团水，纯净水是30～40分子团水，乡间的死潭水200～300个分子团水），渗透力强，溶解力好，有较强的活性与能量，能迅速进入细胞内，激活细胞，增强组织细胞活力，提高人体的代谢能力、免疫能力、自愈能力、机体组织的再生能力，以及人体的整体生命活力。

（4）原生态水中含有丰富的钙、镁、钾离子，可以清除机体内有毒的金属物质，补钙更容易。

（5）原生态水可以分解脂肪，有助于控制体重。

五、饮水安全的标准

据水利部、卫生部2004年年底联合下发了《关于印发农村饮用水安全卫生评价指标体系的通知》，农村饮用水安全分安全和基本安全两个档次，由水质、水量、方便程度和保证率四项指标组成。四项指标中只要有一项低于安全或基本安全最低值，就不能定为饮水安全或基本安全。

（1）水质：符合国家《生活饮用水卫生标准》（GB5749）要求的为安全，符合《农村实施〈生活饮用水卫生标准〉准则》要求的为基本安全。

（2）水量：每人每天可获得的水量不低于40～60 L为安全，不低于20～40 L为基本安全。根据气候特点、地形、水资源条件和生活习惯，将全国分为5个类型区，不同地区的具体水量标准不同。

（3）方便程度：人力取水往返时间不超过10分钟为安全，取水往返时间不超过20分钟为基本安全。

（4）保证率：供水保证率不低于95%为安全，不低于90%为基本安全。

六、选择合适的水品

蒸馏水呈弱酸性，长期饮用会使人体内环境遭到破坏，导致身体营养及代谢失调，从而引发疾病。矿泉水因含有人体所需要的一些矿物质，可以选用，但是要选择正规厂家的产品。不要盲目地喝一些非正规厂家出产的矿泉水，以免水中矿物质含量超标，危害身体健康。对于肠胃不好的人，尽量加热后再饮用果蔬汁及牛奶或酸奶，而且应适当饮用，不能过量，更不能代替白开水。

大家平时要多喝开水，不要喝生水。煮开并沸腾2～3分钟的开水，可以使水中的氯气及一些有害物质被蒸发掉，同时又能保持水中人体必需的营养物质。

要喝新鲜开水，不要喝放置时间过长的水。新鲜开水，不但无菌，还含有人体所需的十几种矿物质。但如果时间过长或者饮用自动热水器中隔夜重煮的水，不仅没有了各种矿物质，而且还有可能含有某些有害物质，如亚硝酸盐等。由此引起的亚硝酸盐中毒并不鲜见。

白开水是最好的饮料。白开水不含卡路里，不用消化就能为人体直接吸收利用。一般建议喝 30 摄氏度以下的温开水为宜。这样不会刺激胃肠道过于蠕动，不易造成血管收缩。

七、饮水的水温

饮水的温度有讲究。一般水煮沸后冷却至 20～25℃时，具有特异的生物活性，水分子比较容易透过细胞膜，并能促进新陈代谢，增强人体的免疫功能，此时最适合饮用。少部分人喜欢喝过热甚至是沸水，这是一种错误的做法，应坚决改正，否则易伤食道，长此以往可诱发食道癌。

常态水一般在 0～100℃，它的黄金分割点是大约 60℃。60℃的黄金分割点是大约 37℃，接近人的正常体温 36.5℃。所以，温度在 36.5℃～60℃才是水的最佳状态，也是我们生活中的黄金饮水温度。温开水能提高脏器中乳酸脱氢酶的活性，有利于较快降低累积于肌肉中的"疲劳素"——乳酸，从而达到消除疲劳、焕发精神的目的。

八、饮水的时间

《中国居民膳食指南 2007 版》中指出的"黄金补水时刻"如下：

（1）起床后（6∶30）：经过一整夜的睡眠，身体开始缺水，起床之际先喝 250 mL 的水，可冲淡变稠的血液，有利排出体内毒素，润滑肠道，助于排便，并帮助肾脏及肝脏解毒。

（2）早餐后（8∶30）：清晨从起床到办公室的过程，时间紧凑，情绪也较紧张，身体无形中会流失一定的水分，所以到了办公室后，先给自己一杯至少 250 mL 的水。

（3）上午（10∶00）：在冷气房里工作一段时间后，应在起身活动的时候，再给自己一天里的第三杯水，补充流失的水分，也有助于放松紧张的工作情绪。

（4）午餐前（12∶00）：餐前喝杯清水，不仅可以减轻饥饿感，减少热量的摄取，还能补充身体所需水分，加速新陈代谢。

（5）午餐后（12∶50）：用完午餐半小时后，喝一些水来取代让人发胖的人工饮料，可以加强身体的消化功能，不仅对健康有益，也能帮助人们维持身材。

（6）下午（3∶00）：以一杯健康矿泉水代替午茶与咖啡等提神饮料，除了能补充在冷气房里流失的水分之外，还能帮助头脑清醒。

（7）晚餐前（17∶30）：下班离开办公室前，想要控制体重的可以多喝几杯，增加饱腹感，待会儿吃晚餐时，自然不会暴饮暴食。

（8）睡前（22∶00）：睡前一至半小时再喝上一杯水，不过别一口气喝太多，以免半夜上洗手间影响睡眠质量。

（9）另外，在家每两小时应喝一杯水。人们还可以根据自己尿液的颜色来判断是否需要喝水。一般来说，人的尿液为淡黄色，如果颜色太浅，则可能是水喝得过多，如果颜色偏深，则表示需要多补充一些水了。据科学调查发现，一个人如果只在室内躺着、看看书报或无所事事4小时，其血液黏度就会自然升高。所以，对于患有心脑血管疾病的老人，应该经常活动身体，做一些家务劳动或外出走走促进血液循环。若因身体某种原因不能活动的老人，每两小时应喝一小杯温水（注意要150 mL左右，温热的水，不要喝冰凉的水），可有效控制血液黏稠度。

九、喝水的方式

很多人往往在口渴时才想起喝水，而且往往是大口吞咽，这种做法是不对的。喝水太快太急会无形中把很多空气一起吞咽下去，容易引起打嗝或是腹胀，使我们的胃猛然膨胀，导致胃黏膜受到伤害。

喝水时可先在口中含一会再咽下，尤其是肠胃虚弱的人。这样的喝水法，在季节变换的时候对预防流感和腹泻尤其有效。含一会儿水再咽，这样不仅可以使入口的水温变得与人的体温接近，而且不会因过冷或过热刺激胃肠道，还能让口腔有时间"享受"一下水分的滋润，以快速有效地解除口渴。

十、不同水源的应用及管理

（一）自来水

1. 警惕自来水二次污染

有时我们会发现水管里流出来的水混浊，甚至有异味，这是二次污染的结果。例如，在水的传输过程中使用了不合格管材，高位水箱没有及时清洗等，都是造成二次污染的原因。铜、铝、塑等复合管材是最理想的输水材料，而铁管和镀锌管容易生锈，目前已经严禁使用。有些地区可能没有彻底更换输水管道，影响了部分居民享受自来水集团的统一供水。

2. 自来水发黄、发白、混浊的原因及处理办法

自来水发黄：水发黄有可能是临时性停水后又通水引起的。因为停水的这段时间水管内会混入空气，空气和水与铁管相互作用导致管道有一定程度的腐蚀，产生了铁锈，通水后会出现短暂发黄的水。还有另外一个重要原因是，通水后水压突然间增大，对管道起到了一定的冲洗作用，将管内沉积的物质冲刷了出来。这种情况一般不会持续太久，水质很快便会恢复。当早上打开水龙头出现水发黄的情况时，主要是自来水在水管内停留了一

夜，在消毒剂的作用下，发生了一些物理和化学变化，只要放水数分钟，水质便会转好。

自来水发白：发白的水是空气和水形成的气水混合物，形如牛奶或豆浆，专业术语叫"白浊"。"白浊"多发生在水管停水后又恢复供水的特殊情况下。水管停水后，管内的水被使用完，这时空气就得以进入水管内。当恢复供水时，原先在水管内的空气在高压状态下与水均匀地混合，溶解在一起，形成了气和水的混合物。打开水龙头时，气和水的混合物一起流出，这个时候压强变低，混合在水中的空气被释放出来，并形成细小的气泡，无数的气泡组合在一起，外观上给人的感觉就像是牛奶一样。但是当水中的空气被全部释放出来以后（这个过程一般是 1 ~ 2 分钟），水又恢复了澄清的状态。"白浊"只是空气混合到水中，对人体没有伤害。

自来水浑浊：这种情况一般发生在爆管或管道维修后，因为施工的原因造成沙子残留在了水管内，通水后水里会有少量沙子（此种情况下的水比较混浊）；同时由于爆管或管道维修造成水流大小、速度的变化会将管中积存的沙子搅起，导致用户水中出现沙子（此种情况下的水比较清澈）。这种情况是暂时性的，水质很快会恢复。另外一种情况可能是用户将铁锈误认为是沙子。判别方法是一般铁锈一捏即碎，而沙子比较坚硬。建议用户先等上一段时间，看水质是否恢复。若仍有杂质，一般安排冲管处理。

3. 注意自来水中的消毒剂

自来水有轻微的消毒水味，是因为加氯消毒所致，其用量有严格的标准，一般对人体健康无影响，且可通过煮沸来消除。但国外一项最新研究指出，饮用加氯水或用其沐浴、在其中游泳，都可能增加患膀胱癌的风险。自来水中的氯化消毒副产物可通过呼吸道吸入，或者被皮肤吸收，对身体健康造成不良影响。

在这些参与研究的人中，饮用过加氯水的患膀胱癌风险比没有饮用过加氯水的高35%；而经常在游泳池中游泳的人，患膀胱癌的概率则高出57%。此外，长时间用三卤甲烷（THM）含量高的水淋浴或泡澡，以及居住在水中三卤甲烷（THM）含量高的地区的居民，患癌概率也较高。

研究者认为，由于 THM 无法通过肝脏进行解毒，一旦其通过皮肤或经呼吸道由肺部吸收，致癌性比起直接摄入会更高。

（二）硬水与软水

水的硬度一般用每升水中含碳酸钙的量来衡量。当水中碳酸钙的含量低于150 mg/L时，则称为软水；达到 150 ~ 450 mg/L 时，则称为硬水；达到 450 mg/L 以上称为高硬水。

饮用硬度过大的水对人体健康和日常生活有一定影响。例如，不经常饮用硬水的人偶尔饮硬水，可能会出现肠胃功能紊乱，即所谓"水土不服"；如用硬水烹调鱼肉、蔬菜，食物常因不易被煮熟而破坏或降低营养价值；硬水泡茶会改变茶的色香味而降低饮用价值；用硬水洗衣服，肥皂产生泡沫减少，不仅影响洗涤效果，还会在所洗涤的衣物上沉淀一层水垢；经常烧硬水，会在壶底和热水瓶底部渐渐地结上一层坚硬的白色水垢等。

但是水中所含的钙和镁是人体所必需的微量元素，因此，适度饮用硬水有益健康。有研究表明，饮用水中的钙离子较食物中的更易被人体吸收利用。钙和镁还可在肠道中将食物中的脂肪分解，形成无害的化合物并迅速排出体外。饮用有一定硬度水的人群，其死于心脏病、癌症和慢性病的概率，要比软水区的人低 10% ~ 15%。这主要是因为其中所含的总溶解性固体，包括钙、镁、锌、铜等矿物质元素不仅是人体所必需的，而且钙、镁还能降低心脏受冲击的危险。

研究表明，饮用硬度在每升 170 mg 左右的硬水，是比较有益于健康的。天然矿泉水的硬度基本接近这一硬度。

应用软水的好处很多，例如：饮用软水能使人的肌肤白嫩；用软水洗涤衣服不仅可使洗涤剂及肥皂的使用量减少 55%，而且洗涤后衣服不易泛黄；使用软水能让水杯、茶壶、浴缸、水斗不生水垢，容易清洗等。

（三）"净化"水

1. 不能直接喝

目前，市面上正规的净水器一般分为以下几种：①活性炭过滤，其主要目的是除去水中溶解的有机物和余氯，这种处理方法约占整个市场的 56%；②逆渗透方法，该方法是指利用膜技术除去各类杂质，制造导电度较低的水，约占 38%；③离子交换树脂，可除去钙、镁等物质，约占 6%。

常见的接在水龙头上的净水器多属于第一种。其价格在几百元左右。这种经活性炭净化的水最好不要直接饮用，因为该方法虽然可以过滤掉一些水中的杂质，但对病菌的吸附能力较差。这样的水直接饮用后，会危害人体健康。此外，这种设备一旦使用时间较久，活性炭就会成为细菌滋生的温床，经检测，水中的细菌数往往超标。因此，住户必须定期清洗或更换滤心。

2. 不等于"健康水"

水的纯净与"健康水"是两个不同的概念。水的纯净主要是针对水的污染而言，而"健康水"主要是从人体需要及健康而言。只有在水质净化和洁净的基础上，再使污染物引起的功能降低的"病态水""衰老水""死水"通过"整理""激活"等工艺和技术，使水回归与复原为具有洁净、活性的健康水，才能使之达到健康水的要求。

3. 不宜长期饮用

常饮纯净水不安全。纯净水的水分子极度串联和线团化结构，不易通过细胞膜，会导致身体内有益健康的元素向体外流失，有些体质较为敏感的人越喝纯净水越不解渴，越喝越想喝，可能对身体造成不良影响，甚至引发某种疾病。此外，长期饮用矿物质含量少的纯净水，是造成动脉粥样硬化的原因之一。

纯净水营养物质含量少。已经证实水中有近 10 种微量元素是身体所必需的。就我国目前的膳食结构，许多微量元素难以从食物中摄取，主要从水中得到。水中钙的吸收率可达 90% 以上，而食物中钙的吸收率只有 30%。纯净水中基本上不含矿物质，硬度接近于 0；含氧量极少（蒸馏水为 0）；水分子团大（> 100 Hz）；pH 值 6.0 左右，为弱酸性。长期饮用纯净水，会降低人体免疫功能，使体内一些有益的营养物质流失。老年人特别是患有心血管疾病、糖尿病的老人，儿童及孕妇更不宜长期饮用这种水。

人体需要的氟，主要来源于饮水。在低氟饮水地区，当地居民因氟摄入不足，常出现龋齿。当饮水含氟量每升少于 0.5 mg 的时候，龋齿患病率高达 70% ~ 90%；当饮水含氟量每升为 0.5 ~ 1.0 mg 时，龋齿患病率为 40%；当饮水含氟量每升为 1.5 mg 时，龋齿患病率为 10% 以下。

（四）瓶装饮用水

分辨瓶装水的优劣需要看清瓶装水瓶身的标签，而最关键的两个内容就是"矿物质含量"和"水源地"。

"矿物质水"与"矿泉水"大有不同。矿物质水一般是将自来水作为水源，再通过人工溶解添加剂而加入矿物质，以调节水的口感。这些人工添加的矿物质成分不稳定，活性差，且很多国家都明令禁止在饮用水中添加任何食品添加剂。天然矿泉水所含的矿物质则为天然矿物质，经过了适当的过滤、消毒，而不会进行更多的人为加工，所以水中不含人工添加成分，且含有的矿物质成分天然、稳定，更健康，更适合日常饮用需求。

在国际上，品质一流的水都是有着严苛的水源地标准的，且非常注重水源地保护。北纬 36 度到 46 度是世界黄金水源带。世界上 80% 的好水均产于此。该地带还分布有阿尔卑斯山、大云雾山等世界名山。一些珍稀矿泉水均产于这一地带。而我国一些高端矿泉品牌水源也取自地处世界黄金水源带的山峰，该地区水质珍稀无污染，且有独特地质地貌，使得该水源的水经历地下常年的循环，二次挤压涌出地面，矿物质含量丰富均衡，符合人体所需。

普通的天然矿泉水一般是选取城市周边水源地，例如深层湖泊水或地下水，因为周边人口密度大，水源极易受污染，水质不稳定，只能满足健康饮水的基本需求。

十一、不宜饮用的水

水是维持生命不可缺少的物质，但并不是每一种水都适合饮用。专家提醒，下面的几种水不能饮用：

（1）未经处理的生水。生水是指没有烧开的水，如井水，河水等。因为生水中有很多对人体有害的细菌和寄生虫等，若未经处理是不能直接饮用的。而且，自来水中的氯能和水中残留的有机物相互作用生成化学物质，极易导致膀胱癌、直肠癌等疾病的发生。此外，野外的一些生水看似透彻清凉，其中却很可能含有有害的细菌、病毒和寄生虫，饮用后很容易患急性胃肠炎、肝炎、伤寒、痢疾及寄生虫病等疾病。

（2）未煮开的自来水。自来水是经过液氯消毒的。科学研究证实，自来水含有13种对人具有潜在致癌、致畸和致突变的氯化物（卤代烃和氯仿等）。水中这类有毒物质的含量同水温密切相关：90℃时，卤代烃含量由原来常温下每升53 μg上升到191 μg，氯仿则由43.8 μg升到177 μg；到100℃时，两者含量分别下降到110 μg和99 μg；继续沸腾2～3分钟，则降为9.2 μg和8.3 μg，这时的开水才称得上是符合卫生标准的饮用水。科学实验还证明，将自来水煮沸1～3分钟，水中亚硝酸盐含量增加十分缓慢；煮沸超过5分钟，其含量才会急剧增加；如果继续煮沸至10分钟，这种有害物质就成倍增加。所以，把自来水烧开3分钟，亚硝酸盐和氯化物等有害物的含量最低，最适合人们饮用。

（3）蒸锅水。蒸锅水就是蒸馒头、饭菜等食物的锅底剩余的开水。这种水中除了含有亚硝酸盐以外，还含有许多有毒有害的重金属元素。常饮这种水，或者用这种水熬稀饭，会引起亚硝酸盐中毒，水垢也常随水进入人体，很可能引起消化、神经、泌尿和血液等系统的疾病，甚至会引起早衰。这是因为水经过长时间的熬煮，会使水中的亚硝酸盐浓度大大增高。亚硝酸盐是一种氧化剂，如果经常把蒸锅水当开水喝或煮成稀饭喝，就会导致血液中大量的血红蛋白变成高铁血红蛋白，从而降低血红蛋白的携氧能力，造成人体缺氧，会引发头晕、心慌、皮肤发绀等不适现象。

（4）煮沸时间过长的水。如果经常喝煮沸时间过长的水，可能会影响人的血液循环和神经功能，产生疲劳、恶心的感觉。这是因为水在煮沸时间过长的情况下，会分解出一种叫"亚硝酸银"和"砷"的物质，当过量的"亚硝酸银"和"砷"通过血液循环进入人体，可引发慢性血液中毒。

（5）反复烧开的"千滚水"。"千滚水"就是在炉上沸腾一夜或者很长时间的开水，或者电热水器中反复煮沸的水。如今，有的人为了节水，常把喝剩的开水重新加热，这是很不好的习惯。这是因为反复烧开的水会造成水的老化，不但会使其中对人体有益的无机盐丧失，还可能产生某些有害物质，如亚硝酸盐等。这种水中不挥发的重金属成分和亚硝酸盐含量太高，一旦亚硝酸盐进入人体，便使血液中的红细胞失去携带氧气的功能。如果人们长期喝这种水，不仅会影响胃肠功能，出现暂时性的呕吐、腹泻、腹胀，而且还会出现头痛、心慌、指甲及嘴唇发紫等不适症状，严重的还能引起缺氧，甚至可能诱发癌症。

（6）老化水。这种水俗称"死水"，也就是长时间储存不动的水。专家指出，水的老化速度很快。水分子是长链状结构的，如果不经常受到强烈撞击，这种链状结构就会不断扩大和延伸，变成老化水，也可以叫作退化水。水一经老化，它的功能也就开始退化，这种现象叫作水退化。无论是烧开的水，还是桶装水，储存时间超过3天以上均可叫老化水，不宜常饮。在一般饮用水中，都含有一定量的硝酸盐，如同时含有大量细菌，特别是大肠杆菌，那么，烧水时适当的温度就会使细菌放出硝酸盐的还原酶，可将水中的硝酸盐还原成亚硝酸盐，进而使开水中的亚硝酸盐含量增多。当亚硝酸盐大量进入血液后，能将血红蛋白中的二价铁氧化成三价铁，使血液失去携氧功能，导致人体缺氧窒息。如果常饮这种老化水，对未成年人来说，会使细胞的新陈代谢明显减慢，影响身体的生长发育；对中老年人而言，则会加速衰老。据研究，一些食管癌和胃癌患病率较高的地方，都与长期喝老化水有关。所以，储水最多不要超过 3 天。

（7）放置 24 小时以上的温开水。专家表示，放置时间过长的温开水，不仅会产生大量有害菌，而且其中的无机盐也会丢失。所以，提醒喜欢喝温开水的朋友，最好不要喝放置时间超过 24 小时的凉白开。

（8）空气中久置的温开水。温开水不能在空气中暴露太久，否则会失去生物活性，从而失去很多有益健康的物质。如果温开水在空中放置时间过长，不仅没有了各种矿物质，而且还可能增加某些有害物质的含量。若经常喝这种水，则会对健康造成危害。

（9）臭氧消毒后的桶装水。市面上销售的桶装水，不论是逆渗透水、蒸馏水、矿泉水，还是其他纯净水，尽管在生产制作过程中已经多次过滤消毒，但在装桶前一般都会用臭氧作最后的消毒处理，所以在刚灌装好的桶装水里都会含有较高浓度的臭氧。虽然臭氧具有较强的消毒作用，但臭氧进入人体内后，会破坏皮肤中的维生素 E，进而导致皮肤发皱、出现黑斑，情况严重时还会破坏人体的免疫功能，诱发淋巴细胞疾病。如果把"新鲜"的桶装水喝下，无疑等于把毒物一起摄入体内。所以，最好的办法是将新鲜的桶装水放置 1～2 天，等臭氧消散后再喝。

另外，有关资料表明，储存在桶中的水，不仅同样含有与老化水中相同的有毒物质，而且这些有害物质也会随着储水时间延长而增加。桶装水很容易让空气中的微生物、浮尘进入水桶中，还会致使桶中的水受到二次污染。所以，为了防止饮用被二次污染的水，最好的办法是将桶装水加热后再喝。为防止水反复加热产生大量的亚硝酸盐，在选购饮水机时尽量买沸腾式饮水机。这类饮水机通过微电脑控制，将凉热水分离，保持水温准确稳定，使饮用的水干净健康。

专家表示，不论哪一种桶装水，开启使用后的储存期不宜超过 3 天，未开启的水一般存放时间不宜超过 10 天，以免对健康造成不利的影响。

（10）蒸馏水。蒸馏水是把原水煮沸后，令其蒸发冷凝回收得到的水。但是，原水中的其他遇热蒸发的物质，也随着蒸馏水的生成而冷凝到蒸馏水中，如对健康有害的酚类、苯化合物，以及可蒸发的汞等。长期喝蒸馏水就等于放弃了从水中获得人体所需的微量元素。有关专家认为，蒸馏水可以喝，但会导致人体无机盐的流失，所以蒸馏水不宜多喝。

（11）阴阳水。所谓阴阳水，一种是指将生水与开水混合后的水，另一种是将这种混合后的水重烧一次，也叫回锅水。当全自动电热水器内水量不足时，它就会自动加水。此时，如果接开水的人没有注意或是急等饮用，电热水器就会流出阴阳水。由于阴阳水中可能含有各种病原微生物，因此饮用这种水可能引起各种肠道传染病。全自动电热水器内的水多为回锅水，其中亚硝酸盐含量比较高。常喝这种水，亚硝酸盐会在体内积聚，引起肝、肾和神经系统慢性中毒。此外，亚硝酸盐还是一种致癌物，因此常饮这种水有致癌危险。

第三节　饮料的分类及其功能

一、饮料的分级

根据饮料的热量、营养成分及对健康的影响，分成如下六个等级：①1级　饮用水，水是补充人体每日所需水分的最佳饮料；②2级　绿茶和无糖咖啡，这两种饮品对预防糖尿病和心血管病有益；③3级　豆浆，低脂牛奶或脱脂牛奶；④4级　代糖饮料，该饮品含热量低，但会增加人体对含糖饮料的潜在渴求；⑤5级　纯果汁、全脂牛奶、运动饮料，其含热量较高；⑥6级　含糖饮料，这是最不健康的饮料。

二、几种常见饮料的利与弊

1. 咖啡，每天饮用不超过两杯

咖啡中的咖啡因具有刺激中枢神经的作用，适量饮用有助于振作精神、消除疲劳，但是，摄入过多就会对健康产生不利影响。过量饮用咖啡，会让人对咖啡因上瘾，一旦停止饮用就会出现戒断症状，例如血压降低、头痛、失眠、焦虑、神经衰弱等。长期大量饮用咖啡，还会造成骨质流失，可能会增加骨质疏松的危险。

有研究表明，饮用咖啡并不能真正减少所需睡眠时间，它只是暂时减弱困倦的感觉。因此，对于已经习惯饮用咖啡的人群而言，建议每天饮用咖啡不超过两杯。孕妇不宜饮用咖啡，因为咖啡中的咖啡因会通过胎盘的吸收而进入胎儿体内，从而影响胎儿的大脑、心脏等器官的发育。此外，儿童、老年人以及冠心病患者也不宜饮用咖啡。

2. 茶，饭后少饮，睡前不饮

喝茶具有提神醒脑、抗疲劳、助消化、增强免疫力等功效，但喝茶应以清淡为宜、适量为佳、随泡随饮、饭后少饮、睡前不饮的原则，方能收到最佳效果。

3. 碳酸饮料，喝多了会疲劳嗜睡

碳酸饮料含有磷酸、碳酸，易造成体内钙质流失，使钙磷比例失调，诱发骨质疏松。

碳酸饮料含糖量过高，是造成肥胖的因素之一，进而增加心脑血管疾病以及糖尿病的发病风险。碳酸饮料对牙齿有较强的腐蚀作用，易诱发儿童龋齿。有研究表明，饮用碳酸饮料非但不能起到提神醒脑、抗疲劳的作用，反倒容易出现疲劳、嗜睡、注意力不集中等现象。

4. 功能性饮料，适合大运动量者饮用

功能性饮料是指通过调整饮料中天然营养素的成分和含量比例，以适应某些特殊人群营养需要的饮品。运动型饮料作为功能性饮料中常见的一种，受到很多人的青睐。运动型饮料的作用是及时补充水分和矿物质，维持体液正常平衡；迅速补充能量，维持血糖的稳定；改善和提高机体代谢调节能力。因此，它也只适合体育锻炼、体力劳动人群大量出汗后饮用，其他人不宜长期频繁饮用，尤其是高血压患者和肾功能异常者更应尽量少饮。

功能性饮料多具有抗疲劳和补充能量的作用。这类饮料中出现频率较高的成分有牛磺酸、维生素 B_3、维生素 B_6、维生素 B_{12}、维生素 C 等营养物质。但这些成分在我们日常的饮食中均可以获取，无须额外补充。

三、儿童饮料分级

第一级：适合儿童的饮料

（1）白开水。最经济最实用的儿童饮料莫过于白开水了。科学实验证实，新鲜的白开水对人体的新陈代谢有良好的促进作用，能及时清除代谢过程中产生的废物，提高人体的耐受能力和抗病能力，使人体不容易产生疲劳感。

（2）自制饮料。孩子最适合饮用家庭自制的饮料。如夏季用绿豆、赤豆煮水加糖，既解暑止渴又卫生；通过家用榨汁机将鲜橘子、橙子、苹果等洗净晾干，榨汁加凉开水稀释后饮用，既能解渴、增加营养，又可避免食入添加剂给孩子造成的危害。

（3）取自天然的矿泉水。它含有人体所需的矿物质，是适合儿童饮用的饮料，但注意选择正规厂家的产品，不合格的矿泉水往往含有病原微生物，以及有害重金属铅、镉、汞等，不能让孩子饮用。

第二级：不宜常喝的饮料

（1）碳酸饮料。这种饮料大都以糖、香精、色素加水制成，其中有些饮料中还加有咖啡因，喝起来口感清爽甜美，很适合孩子的口味，但喝多了会摄入太多糖分，不利于儿童生长发育。

（2）营养型饮料。这些饮料中营养素的含量比天然食品低很多，营养价值并不高，而且大多数添加了防腐剂、稳定剂和香精、糖精等对孩子无益的物质，因此并不宜多喝。

第三级：儿童禁用

营养滋补型饮品。这些饮品往往加了花粉、蜂王浆或补益类中草药（如枸杞、人参、

桂圆等）的营养品，对健康的孩子来说不但没有必要，而且还会影响正常饮食中各种营养素的吸收。有些产品还含有激素成分，喝多了会导致儿童性早熟等严重后果。

四、有关饮料的几点常识

1. 最佳饮料——热茶

夏天离不开饮料，首选是热茶。喝热茶更能够消暑降温，主要有以下几个方面的因素：茶叶中富含钾元素（每 100 g 茶水中钾的平均含量分别为：绿茶 10.7 mg，红茶 24.1 mg），既解渴又解乏。另外，热茶中的茶多酚、糖、果胶、氨基酸等成分，能够与唾液更好地发生反应，使口腔得以滋润，产生清凉的感觉。

2. 果汁饮料不宜多喝

目前市面上的果汁主要有三种：和水果没什么关系的果味饮料、含一定比例果汁的饮料、纯果汁。果汁饮料对身体的不良影响包括以下几个方面：

（1）可引发肥胖现象。一杯果汁把多份水果的糖分综合起来。如果按同等分量来计算，果汁所含的卡路里甚至高过汽水。一杯 240 mL 的纯果汁一般有 100 大卡左右的热量，比公认为的"肥胖饮料"可乐还高。果汁含有大量果糖，果糖比葡萄糖更容易被肝脏转化为脂肪。加利福尼亚大学科学家斯坦霍普指出，摄取大量果糖会增加患心脏病和Ⅱ型糖尿病的概率。

（2）更易依赖甜食及饮品。喝大量甜饮的孩童长大后往往偏爱甜食，也因为习惯了果汁的甜味而饮用得更多，不利于膳食平衡。

（3）果汁中的人工色素影响智力发育。当果汁含量少到不足以让饮料有着缤纷的水果色彩时，廉价的人工色素是最好的选择。人工合成色素会影响儿童智力发育。如果孩子长期饮果汁而少喝水，可能导致其食欲不振，多动，脾气乖张，身高体重不足。

果汁内常含有柠檬黄和落日黄等 7 种化学添加剂，这些物质会影响儿童的智商发育下降 5 分。柠檬黄是豌豆泥和棉花糖中含有的黄色食用色素，其禁止在 3 岁以下儿童的食品和饮料中使用。喹啉黄则是果汁饮料、汽水和感冒胶囊中常添加的食用色素，不宜摄入过多。在果汁饮料中广泛应用的防腐剂苯甲酸钠对身体亦有伤害。

此外，过量色素进入儿童体内，容易沉着在他们未发育成熟的消化道黏膜上，引起食欲下降和消化不良，干扰体内多种酶的功能，对新陈代谢和体格发育造成不良影响。

（4）长期饮用果汁可引发贫血。果糖会阻碍人体对铜的吸收，而铜的缺乏将会影响血红蛋白的生成，从而导致贫血。调查资料表明，嗜饮果汁饮料儿童的体格发育呈现两极分化，要么过瘦，要么过胖。由于果汁型饮料中糖分含量过高，儿童饮用后可从中获得不少热能，从而影响进食正餐。长此下去，可导致蛋白质、维生素、矿物质和微量元素摄入不足，影响身体和智力发育。

因此，国外学者推荐 1 ~ 6 岁的孩子每天喝果汁不超过 4 ~ 6 盎司（一盎司是 28 mL）；7 ~ 18 岁的孩子不超过 8 ~ 12 盎司。

五、科学饮茶

（一）茶叶的功效

1. 茶叶的基本成分

（1）儿茶素类：俗称茶单宁，是茶叶特有成分，具有苦、涩味及收敛性。

（2）咖啡因：带有苦味，是构成茶汤滋味的重要成分。

（3）矿物质：茶中含有丰富的钾、钙、镁、锰等 11 种矿物质。

2. 茶叶的保健作用

（1）兴奋作用：茶叶中的咖啡因能兴奋中枢神经系统，帮助人们振奋精神、增进思维、消除疲劳、提高工作效率。

（2）利尿作用：茶叶中的咖啡因和茶碱具有利尿作用，用于治疗水肿、水滞瘤。利用红茶糖水的解毒、利尿作用能帮助急性黄疸型肝炎患者缓解不适。

（3）强心解痉作用：咖啡因具有强心、解痉、松弛平滑肌的功效，能解除支气管痉挛，促进血液循环，是治疗支气管哮喘、止咳化痰、心肌梗死的良好辅助药物。

（4）抑制动脉硬化作用：茶叶中的茶多酚和维生素 C 都有活血化瘀防止动脉硬化的作用，所以经常饮茶的人，高血压和冠心病的发病率较低。

（5）抗菌、抑菌作用：茶中的茶多酚和鞣酸作用于细菌，能凝固细菌的蛋白质，将其杀死，可用于治疗肠道疾病，如霍乱、伤寒、痢疾、肠炎等。皮肤生疮、溃烂流脓，外伤破了皮，用浓茶冲洗患处，有消炎杀菌的作用。口腔发炎、溃烂、咽喉肿痛，用茶叶来治疗，也有一定疗效。

（6）减肥作用：茶叶中的咖啡因、肌醇、叶酸、泛酸和芳香类物质等多种化合物，能调节脂肪代谢，特别是乌龙茶对蛋白质和脂肪有很好的分解作用。此外，茶多酚和维生素 C 能降低胆固醇和血脂，所以饮茶能减肥。

（7）防龋齿作用：茶叶中含有氟。氟离子与牙齿的钙质有很大的亲和力，能变成一种较为难溶于酸的"氟磷灰石"，可提高牙齿防酸、抗龋的能力。

（8）抑制癌细胞作用：茶叶中的黄酮类物质有不同程度的体外抗癌作用，作用较强的有牡荆碱、桑色素和儿茶素。

（二）喝茶的学问

1. 用沸水沏茶不好

沸水可破坏茶叶中不耐高温的营养物质，如维生素 C 等。试验表明，用 100℃的水沏茶，经过七八分钟后，茶叶中的维生素 C 被全部破坏。沸水还可使茶叶中的有害物质茶碱大量析出，饮用后对身体有害。但如水温过低，茶叶中的香气难以发挥。用 70℃ 的温开水泡茶，维生素 C 可保留 60%~70%，茶水的色、香、味也好。

细嫩的高级绿茶，以水温 85℃ 左右的水冲泡为宜。如沏名茶碧螺春、明前龙井、太平猴魁、武夷大红袍、黄山毛峰、君山银针等，切勿用沸水冲泡。乌龙茶、花茶宜用90~95℃ 的开水冲泡；红茶如滇红、祁红等可用沸水冲泡；普洱茶用沸水冲泡，才能沏出其香味，且要即冲即饮，沏水后以浸泡 2~3 分钟为佳，勿超过 5 分钟，以保持茶香；一般绿茶、红茶、花茶等，宜用刚沸的水沏茶；而原料粗、老的紧压茶类，也不宜用沸水沏，需用煎煮法才能使水溶性物质较快溶解，以充分提取出茶叶内的有效成分，保持鲜爽味。

2. 吃茶比喝茶更有营养

茶叶的营养素包括水溶性和脂溶性两部分，后者不溶于水，不管饮用多少次，始终会残留在茶叶中。因此，吃茶可以更好地吸收茶叶的营养素。

茶叶中的水溶性营养素主要包括儿茶素、维生素 C、氨基酸；脂溶性营养素则主要有维生素 E、胡萝卜素、膳食纤维、矿物质、叶绿素和一部分儿茶素。

在不溶于水的物质中，维生素 E 具有抗老化作用；儿茶素更是一种重要营养素。儿茶素中含有的茶多酚，具有很强的消除氧自由基、抗衰老的作用。近年来的研究还证明，它不仅能消除色斑、减肥，还能降低胆固醇、血脂，杀死白血病细胞和预防流行性感冒。

茶叶的吃法有两种，一种是将泡过的茶叶用来炒菜，另一种是直接食用。儿茶素的有效摄取量是 1 天约 1 g。平常人只要摄取 0.8 g，也就是 6 g 茶叶就足够了。我们平时喝一杯茶，大概会用 1~1.5 g 茶叶。以此推算，6 g 茶叶大概可沏 6 杯。但喝茶和吃茶对茶叶中儿茶素的摄入量并不相同。只有吃茶才能保证这 6 g 茶中所有的儿茶素都被摄入体内。所以，专家建议，每天吃 6 g 茶叶，再喝 1~2 杯绿茶，是有利于儿茶素吸收的最好的选择。

3. 饮茶注意事项

（1）不宜空腹饮茶：清晨起床，空腹之时不要立即饮茶，因为茶叶中含有咖啡因等生物碱，空腹饮茶易使肠道吸收咖啡因过多，从而会使某些人产生一时性肾上腺皮质功能亢进的症状，如心慌、头昏、手脚无力、心神恍惚等。不常喝茶的人，尤其是清晨空腹喝浓茶，更容易出现上述症状。这在医学上称之为茶醉，一旦出现茶醉现象，需要口含糖果或喝些糖水，即可缓解。

另外，大部分茶叶含有氟，空腹饮茶易致氟摄入量过多。如果氟在人体内蓄积过多，可能会引起肠道疾病、减弱肌肉弹性、损伤肾功能、损坏牙齿，甚至对骨质产生毒害作用。据测定，砖茶每克浸出 0.25 mg 氟，嫩茶叶每克仅浸 0.06 mg 氟。一般情况下，每天用 3 至 10 g 茶叶，按上述资料计算，显然不会使人体的氟过量。但清晨空腹饮茶，尤其是饮用浓茶，长此以往，就有可能会引起慢性氟中毒，引发上述症状。

（2）发烧、肝脏患者、营养不良、贫血患者忌喝茶：茶叶中咖啡因不但能使人体体温升高，而且还会降低药效。茶叶中的咖啡因等物质绝大部分经肝脏代谢，若肝脏有病，饮茶过多超过肝脏代谢能力，就会有损于肝脏组织。茶叶有分解脂肪的功能，营养不良的人，再饮茶分解脂肪，会使病情加重。茶叶中的鞣酸可与铁结合成不溶性物质，使体内铁元素流失，故贫血患者不宜饮茶。

（3）神经衰弱者慎饮茶：茶叶中的咖啡因具有兴奋神经中枢的作用，神经衰弱者饮浓茶，尤其是下午和晚上，就会引起失眠，加重病情，可以在上午及午后各饮一次茶，在上午不妨饮花茶，午后饮绿茶，晚上不饮茶。这样，患者会白天精神振奋，夜间静气舒心，可以早点入睡。

（4）溃疡病患者慎饮茶：茶是一种胃酸分泌刺激剂，饮茶可引起胃酸分泌量加大，增加对溃疡面的刺激，常饮浓茶会促使病情恶化。但对轻微患者，可以在服药 2 小时后饮些淡茶，加糖红茶、加奶红茶有助于消炎和胃黏膜的保护，对溃疡也有一定的作用。饮茶也可以阻断体内的亚硝基化合物的合成，防止癌前突变。

（5）不宜饮用头遍茶：由于茶叶在栽培与加工过程中很可能受到农药等有害物质的污染，茶叶表面可能会有一定的残留，而"头遍茶"有一定的洗涤作用。因此，为保险起见，"头遍茶"最好倒掉。

（6）女性饮茶有禁忌：

■ 经期：茶叶中含有高达 3% ~ 5% 的鞣酸，会妨碍肠黏膜对铁质的吸收利用，在肠道中极易与食糜中的铁或补血药中的铁结石，产生沉淀。

■ 怀孕期间：浓茶中含咖啡因浓度高达 10%，会加剧孕妇的排尿和心跳，增加孕妇的心、肾负担，诱发妊娠中毒症等，不利于母体和胎儿健康。

■ 临产期：临产前喝太多浓茶会因咖啡因的兴奋作用引起失眠，如果在产前睡眠不足，往往会导致分娩时筋疲力尽，阵痛无力，甚至造成难产。

■ 哺乳期：女性在此期间若大量饮茶，茶中的高浓度鞣酸被黏膜吸收进入血液循环，便会产生收敛和抑制乳腺分泌的作用，造成奶汁分泌不足。另外，茶叶中的咖啡因还可通过乳汁进入婴儿体内，小孩吸乳后会间接地产生兴奋，易引起少眠和多啼哭，影响婴儿健康。

■ 更年期：女性如在此期间过量饮茶会加重心动过速，易情绪冲动，还会出现睡眠不足，月经功能紊乱等症状，不利于舒畅度过更年期。

（7）不宜喝隔夜茶：茶叶中含有 100 多种化合物，这些化合物对人体无害。茶叶在泡过 4 ~ 6 分钟较为合适，泡好的茶水如放的时间过长，茶的鞣酸被空气氧化，颜色逐渐变深，不仅味道变差，而且茶中的维生素等其他营养素也会因氧化而大量丢失，失去茶叶的营养价值。据研究提示，新沏的茶水，对神经和心血管可产生兴奋作用，且含鞣酸较少；

当茶水泡的时间过长、过浓，甚至用隔夜茶再冲泡的茶水中，咖啡因积聚过多，对人体产生刺激的作用，并因鞣酸的大量增加，可令饮用者身体不适。此外，茶水放的时间过长尤其是夏季，更容易被细菌污染，所以，隔夜茶不宜饮用。

（8）醉酒慎饮茶：茶叶有兴奋神经中枢的作用，醉酒后喝浓茶会加重心脏负担。饮茶还会加速利尿作用，使酒精中有毒的醛尚未分解就从肾脏排出，对肾脏有较大的刺激性而危害健康。因此，对有心肾疾病或心肾功能较差的人来说，不要饮茶，尤其不能饮大量的浓茶；对身体健康的人来说，可以饮少量的浓茶。待酒醉清醒后，可采用进食大量水果或小口饮醋等方法，以加快人体的新陈代谢速度，使酒醉缓解。

（9）慎用茶水服药：药物的种类繁多，性质各异，能否用茶水服药，不能一概而论。茶叶中的鞣质、茶碱，可以和某些药物发生化学变化。因而，在服用催眠、镇静等药物、含铁补血药、酶制剂药及含蛋白质等药物时，因茶多酚易与药物中的某些成分发生作用而产生沉淀，不宜用茶水送药，以防影响药效。有些中草药如麻黄、钩藤、黄连等也不宜与茶水混饮。一般认为，服药2小时内不宜饮茶。而服用某些维生素类的药物时，茶水对药效毫无影响，因为茶叶中的茶多酚可以促进维生素C在人体内的积累和吸收。同时，茶叶本身含有多种维生素，茶叶本身也有兴奋、利尿、降血脂、降血糖等功效，对人体可增进药效、恢复健康有利。

（10）3岁以内的幼儿不宜饮茶：茶叶中含有大量的鞣酸，会干扰人体对食物中蛋白质及钙、锌、铁的吸收，引起婴幼儿缺乏蛋白质和矿物质而影响其正常生长发育。茶叶中的咖啡因是一种非常强的兴奋剂，可能诱发少儿多动症。

4. 饭后饮茶无益健康

茶叶中含有鞣酸和茶碱。鞣酸进入胃肠道后，会抑制胃液和肠液的分泌，而这两种物质都是消化食物所不可缺少的。鞣酸还会与肉类、蛋类、豆制品、乳制品等食物中的蛋白质产生凝固作用，形成不易被消化的鞣酸蛋白凝固物。这种蛋白质能使肠道蠕动减慢，很容易导致便秘，于是增加了有毒物质对肝的损害作用，从而引起脂肪肝。大量的鞣酸对胃黏膜有较强的刺激作用，会引起胃功能失常，导致消化不良，还会刺激肠道黏膜，从而阻碍肠道对营养物质的吸收。如果吃的食物当中含有金属元素，如铁、镁等，鞣酸还有可能与它们发生反应，就可能形成结石。此外，茶叶中的茶碱具有抑制小肠吸收铁的作用。所以，饭前喝茶不但和饭后喝茶一样，会影响胃肠道对食物的消化吸收，而且由于茶会刺激口腔里的味觉细胞，使味觉淡化，并减少唾液的分泌，从而使随后的饮食寡味。

总之，长期在饭前饭后饮浓茶，会造成消化不良、便秘、营养障碍和贫血等不良后果。因此，在饭前半小时和饭后一小时之内，都不宜喝茶。如果要喝，应该选择菊花茶等淡茶，但切记不能在吃饭过程中喝茶，这样更容易导致消化不良。

5. 茶垢能加速衰老

茶垢是由于茶叶中的茶多酚与茶锈中的金属物质在空气中发生氧化反应而产生的。其中含有镉、铅、铁、砷、汞等多种金属以及亚硝酸盐等对身体有害的物质，会附着在光滑的茶杯表面。茶垢随着饮茶进入身体，与食物中的蛋白质、脂肪和维生素等营养素结合，生成难溶的沉淀，阻碍营养水的吸收。同时，这些氧化物进入身体还会引起神经、消化系统病变和功能紊乱，甚至引起人体过早衰老。

如果沏茶时使用的是紫砂壶，就不需要担心茶垢问题。紫砂壶本身有气孔，茶垢中的矿物质能够被这些气孔吸收，对壶能起到养护作用，也不会导致有害物质"跑"到茶水中被人体吸收。

6. 喝凉茶先要辨明体质

"上火"实际上有实火、虚火之分。因此，在喝凉茶祛火前先要辨明体质。

中医治疗"上火"，采取"实则泻之，虚则补之"的原则。凉茶的成分多偏寒凉，确有清热泻火解毒的功效，适用于实证之火，如咽喉肿痛、口干口苦、大便秘结、小便黄赤、舌红苔黄等，多见于体质强壮、平素火旺者。而阴虚内热、水不制火，或脾胃不足，阴火上冲体质者，则通常表现为"虚火"，虽然也可出现口燥咽干、大便秘结等"上火"症状，但同时还会有阴虚或气虚表现，如潮热盗汗、五心烦热，或神疲乏力、腹胀纳呆等。治疗"虚火"应滋阴清热，或益气升阳，而不是寒凉攻下，常喝凉茶只会适得其反。此外，脾胃虚寒的人，比如部分老年人，中焦阳气本不足，长期喝凉茶，反而会加重体内的寒气，导致腹泻腹痛等。

儿童虽是纯阳之体，容易"上火"，但其脾胃调节功能尚处在建立和完善的阶段，大量服用偏性之品，会影响体内的阴阳平衡，导致生长发育受损；特别是婴幼儿，脏腑娇嫩，形气未充，多喝凉茶会损害小儿正气。

为了口感，许多凉茶会加入大量白糖。除了糖尿病患者不宜饮用外，健康人群也应适可而止。过量的甜食会损害脾胃运化功能，脾失健运则湿邪内生，会出现食欲不振、脘腹胀满等。

7. 适量食用茶叶蛋

一般认为，茶叶中含有多种生物活性物质，适度饮茶有益身心。鸡蛋中含有丰富的氨基酸、蛋白质和微量矿质元素等，每天 1~2 个，人体可以充分吸收其的营养。但专家认为，茶叶中的生物酸碱成分，在烧煮时会渗透到鸡蛋里，与鸡蛋中的铁元素结合；这种结合体，对胃有很强的刺激性，久而久之，会影响营养物质的消化吸收，不利于人体健康。

8. 饮用苦丁茶的注意事项

中医认为，苦丁茶具有散风热、清头目、除烦渴的作用，可用来治疗头痛、牙痛、目赤、热病烦渴、痢疾等。现代药理研究证明，苦丁茶中不仅含有人体必需的多种氨基酸、维生素及锌、锰、铷等微量矿质元素，还具有降血脂、增加冠状动脉血流量、增加心肌供血、抗动脉粥样硬化等作用，对心脑血管疾病患者的头晕、头痛、胸闷、乏力、失眠等症状均有较好的防治作用。但苦丁茶并不能随便喝，以下几种人喝苦丁茶时应特别注意：

（1）风寒感冒者：患了风寒感冒的人应该多吃些温热的食物，如生姜等，祛除体内的寒气。如果此时饮用苦丁茶，会有碍风寒的发散，不利于感冒的治愈。

（2）虚寒体质者：虚寒体质者最突出的特点是冬季特别怕冷，常常感觉手脚冰凉。这种体质的人喜欢吃羊肉、狗肉等温性食物，而且不容易"上火"，但喝了寒性的苦丁茶后，手脚冰凉的症状会加重，不利于虚寒体质的改善，严重的甚至会出现腹痛、腹泻等症状。

（3）慢性胃肠炎患者：慢性胃肠炎患者常常存在着不同程度的脾胃虚寒，在腹部受凉或吃了凉性食物时，容易肚子疼或拉肚子，苦丁茶会加重这些症状。此外，老年人脾胃功能相对减弱，婴幼儿脾胃功能尚未健全，也不宜饮用苦丁茶，否则容易引起消化不良、厌食、腹泻等副作用。

（4）经期女性及新产妇：女性月经期处于失血状态，抵抗力降低，如果此时饮用寒性的苦丁茶，极易导致气血受寒而凝滞、经血排出不畅，引发痛经，严重者可造成月经不调。刚生完宝宝的新产妇身体虚弱，应适当多吃一些温补性的食物。寒性的苦丁茶不仅不利于产后子宫的恢复，还会伤及脾胃，极易引发日后缠绵难愈的腹部冷痛。

另外，据《中药大辞典》提示，苦丁茶由枸骨、大叶冬青这些植物制成。而动物实验证实，枸骨具有抗生育的作用，因此，怀孕了或近期准备怀孕的人最好不要喝苦丁茶。

六、中国六大茶系

按照茶叶的制作工艺和色泽划分，通常将茶叶分为以下六类：

（一）绿茶

绿茶为非发酵茶（发酵度为零），其制作工艺都经过杀青—揉捻—干燥等过程，是我国产量最多的一类茶叶。绿茶具有香高、味醇、形美、耐冲泡等特点，如龙井、碧螺春、六安瓜片、蒙洱茶、信阳毛尖等。绿茶茶汤呈绿色，以绿色调为主，较多地保存了茶叶内含有的营养成分和叶绿素。茶多酚，氨基酸，蛋白质，咖啡因，维生素 C、维生素 A、维生素 E 的含量比其他茶类要高。茶叶具有药理作用的主要成分是茶多酚、咖啡因、脂多糖和茶氨酸等。

1. 绿茶的作用

（1）延缓衰老。茶多酚具有很强的抗氧化性和生理活性，是人体自由基的清除剂。据有关部门研究证明，1 mg 茶多酚清除对人肌体有害的过量自由基的效能，相当于 9 μg 超氧化物歧化酶（SOD），大大高于其他同类物质。茶多酚有阻断脂质过氧化反应，清除活性酶的作用。据日本学者的试验结果，证实茶多酚的抗衰老效果要比维生素 E 强 18 倍。

因此，有规律地饮用绿茶（每日三杯），可能对延缓大脑衰老，对降低老年痴呆症的患病风险有一定作用。

（2）抑制心血管疾病。茶多酚对人体脂肪代谢有着重要作用，尤其是茶多酚中的表儿茶素没食子酸酯（ECG）、表没食子儿茶素没食子酸酯（EGCG）及其氧化产物茶黄素等化学物质，有助于抑制动脉粥样化斑状增生，使形成血凝黏度增强的纤维蛋白原降低，凝血变清，从而抑制动脉粥样硬化。多喝绿茶对预防中风、特别是血栓引起的中风效果显著。在预防心脏病方面，女性喝绿茶的效果比男性好。

（3）预防和抗癌。茶多酚可以阻断亚硝酸铵等多种致癌物质在体内合成，并具有直接杀伤癌细胞和提高机体免疫能力的功效。茶叶中的茶多酚（主要是儿茶素类化合物），对乳腺癌、胃癌、肺癌、前列腺癌、肠癌等多种癌症的预防和辅助治疗，均有裨益。

（4）预防和治疗辐射伤害。茶多酚及其氧化产物具有吸收放射性物质锶–90 和钴–60 毒害的能力。据有关医疗部门临床试验证实，对肿瘤患者在放射治疗过程中引起的轻度放射病，用茶叶提取物进行治疗，有效率可达 90% 以上；对血细胞减少症，茶叶提取物治疗的有效率达 81.7%；绿茶中的表没食子儿茶素没食子酸酯（EGCG）能干扰白血病细胞的生存信号，对因放射辐射而引起的白细胞减少症治疗效果更好。

（5）抑制和抵抗病毒菌。茶多酚有较强的收敛作用，对病原菌、病毒有明显的抑制和杀灭作用，对消炎止泻有明显效果。

（6）美容护肤。在绿茶中起护肤美容功效的，主要是其中一种称为茶多酚的物质。这种物质具有抗氧化效果，与维生素 B、维生素 E 等配合，能起到补充水分紧实肌肤等作用。茶多酚是水溶性物质，用它洗脸能清除面部的油腻，收敛毛孔，具有消毒、灭菌、抗皮肤老化，减少日光中的紫外线辐射对皮肤的损伤等功效。但需要注意的是，茶多酚作为酚类物质或其衍生物的总称，在空气中很容易挥发，而丧失其抗氧化作用，所以此类护肤品，尤其是面膜，以当年的新茶制品为最好。

（7）醒脑提神。茶叶中的咖啡因能促使人体中枢神经兴奋，增强大脑皮层的兴奋过程，起到提神益思、清心的效果。

（8）利尿解乏。茶叶中的咖啡因可刺激肾脏，促使尿液迅速排出体外，提高肾脏的滤出率，减少有害物质在肾脏中滞留时间。咖啡因还可排除尿液中的过量乳酸，有助于使人体尽快消除疲劳。

（9）降脂助消化。绿茶中含有一定的咖啡因，和茶多酚并存时，能制止咖啡因在胃部产生作用，避免刺激胃酸的分泌，使咖啡因的弊端不在体内发挥，但却促进中枢神经、心脏与肝脏的功能。此外，绿茶中的芳香族化合物还能溶解脂肪，防止脂肪积滞体内。咖啡因还能促进胃液分泌，有助消化与消脂。

（10）护齿明目。茶叶中含氟量较高，每 100 g 干茶中含氟量为 10 ~ 15 mg，且 80% 为水溶性成分。若每人每天饮茶叶 10 g，则可吸收水溶性氟 1 ~ 1.5 mg。而且茶叶是碱性饮料，可抑制人体钙质的减少，这对预防龋齿、护齿、坚齿，都是有益的。另外，茶叶中的维生素 C 等成分，能降低眼睛晶体混浊度，经常饮茶，对减少眼疾、护眼明目均有积极的作用。

（11）清热降火。绿茶是未发酵茶，性寒，可清热，因此不仅最能去火、生津止渴、消食化痰，对轻度胃溃疡还有加速愈合的作用，并且能降血脂、预防血管硬化。因此，容易上火的、平常爱抽烟喝酒的，还有体形较胖的人（一般是实热体质），都比较适合饮用绿茶，而肠胃虚寒的人则不宜饮用绿茶。

（12）改善记忆力。纽卡斯尔大学（英国）研究阿尔茨海默症治疗的研究人员发现，经常饮茶可能有助于改善记忆。他们发现绿茶和红茶都能抑制与阿尔茨海默症发生相关的酶的活性，但是咖啡却没有明显的影响。这两种茶都能抑制乙酰胆碱酯酶（AChE）的生成，这种酶能够降解化学信史或神经传递素—乙酰胆碱，而阿尔茨海默症的一大特点就是乙酰胆碱水平下降。绿茶和红茶还能干扰丁酰胆碱酯酶（BuChE）的作用，这种酶也与阿尔茨海默症有关。此外，绿茶还能进一步抑制 β- 分泌酶（β-secretase）的活性，而这种酶在阿尔茨海默症患者大脑内蛋白质的沉淀过程中起到一定作用。尽管目前的医疗水平还无法治愈阿尔茨海默症，但是缓解病情发展还是有可能的。这些新发现则有可能提供一种治疗这种疾病的可替代新药。

2. 绿茶不能和枸杞同饮

绿茶和枸杞都可以分别用开水冲泡饮用，对人体很有益处。但是，绿茶里所含的大量鞣酸具有收敛吸附的作用，会吸附枸杞中的微量矿质元素，生成人体难以吸收的物质。餐馆里流行的八宝茶中也是既有绿茶又有枸杞，虽然绿茶的量比较少，但也不宜多喝。大家可以上午喝绿茶，开胃，醒神；下午泡饮枸杞，可以改善体质，有利安眠。

（二）红茶

红茶为全发酵茶（发酵度为 80 ~ 90 m），加工时不经杀青，而是萎凋，使鲜叶失去一部分水分，再揉捻（揉搓成条或切成颗粒），然后发酵，使所含的茶多酚氧化，变成红色的化合物。这种化合物一部分溶于水，另一部分不溶于水，而积累在叶片中，从而形成红汤、红叶，如祁门红茶、荔枝红茶等。

1. 红茶的特性

红茶的干茶色泽与冲泡的茶汤以红色为主调，所以称为红茶，开始创制时又称为"乌茶"。该类茶以适宜制作本品的茶树新芽叶为原料，经萎凋、揉捻、发酵、干燥等典型工艺过程精制而成。红茶在加工过程中发生了化学反应，鲜叶中的化学成分变化较大，茶多酚减少 90% 以上，产生了茶黄素新的成分。香气物质从鲜叶中的 50 多种增至 300 多种，一部分咖啡因、儿茶素和茶黄素络合成滋味鲜美的络合物，从而形成了红茶、红汤、红叶和香甜味醇的品质特征。红茶按制造方法的不同，又可分为小种红茶、工夫红茶和红碎茶。

2. 红茶的功效

红茶可以帮助胃肠消化、增加食欲，可利尿、消除水肿，并防治心梗、加强心肌功能。红茶的抗菌力强，用红茶漱口可防滤过性病毒引起的感冒，并预防蛀牙与食物中毒，降低血糖值与高血压。为了防治女性常见骨质疏松症，建议每天服用一小杯红茶，坚持数年效果明显。如在红茶中加上柠檬，强壮骨骼，效果更强。在红茶中也可加上各种水果，能起协同作用。红茶抗衰老效果强于大蒜头、西蓝花和胡萝卜等。

3. 红茶不宜加牛奶

茶叶中含有一种名为儿茶酚的化合物。这种化合物可以帮助人体有效预防心脏疾病。研究发现，牛奶中有一种称为干酪素的蛋白质会破坏儿茶酚，从而降低茶的保健功效。

研究人员对小白鼠进行的类似试验得出相似结果。啮齿类动物在饮用红茶后，体内会产生比平常状态下更多的一氧化氮。一氧化氮能促进血管扩张。而在红茶中加入牛奶后，红茶刺激人体产生一氧化氮的生物学作用受到抑制。同时，由于牛奶会改变茶叶中某些成分的生物活性，因此茶中加入牛奶也很有可能降低茶的抗癌功效。

（三）青茶

青茶又称乌龙茶，为半发酵茶（发酵度为 30～60 m），即制作时适当发酵，使叶片稍有红变。其是介于绿茶与红茶之间的一种茶类，以透明的琥珀色茶汁为特色。青茶是中国几大茶类中独具鲜明特色的茶叶品类，既有绿茶的鲜浓，又有红茶的甜醇，因其叶片中间为绿色，叶缘呈红色，故有绿叶红镶边之称，如铁观音、大红袍、冻顶乌龙茶等都属此类茶。青茶是经过杀青、萎凋、摇青、半发酵、烘焙等工序后制出的品质优异的茶类。

1. 乌龙茶的功效

乌龙茶具有以下功效：①消除危害美容与健康的活性氧；②每天喝 1 公升乌龙茶能改善皮肤过敏；③饮用乌龙茶能瘦身；④抗肿瘤，预防老化。

2. 乌龙茶的作用

绿茶和乌龙茶是由同一种茶树所生产出来的，最大的差别在于有没有经过发酵的过程。因为茶叶中的儿茶素会随着发酵温度的升高而相互结合，致使茶的颜色变深，但因此茶的涩味也会减少。这种儿茶素相互结合所形成的成分就是乌龙茶的多酚类。茶多酚类和具有抗氧化作用的儿茶素都能够影响各种酵素在人体内的活性化。茶叶中所含有的儿茶素大约有一半会转化为乌龙茶的多酚类。因此，在儿茶素的抗氧化作用和乌龙茶多酚类的双重作用之下，乌龙茶就显现出绿茶所没有的各种功效了。

3. 饮用乌龙茶的禁忌

品饮乌龙茶虽然对人体健康有益但有三忌。一是空腹不饮，否则感到饥肠辘辘、头晕欲吐，人们称是"茶醉"；二是睡前不饮，否则难以入睡；三是冷茶不饮，冷后性寒，对胃不利。因为乌龙茶所含茶多酚及咖啡碱较其他茶多,所以饮茶者应遵循乌龙茶的饮用禁忌,以免对身体造成不利影响。

（四）黑茶

黑茶为后发酵茶（发酵度为100 m),加工时堆积发酵时间较长,使叶色呈暗褐色,可压制成茶砖。黑茶是藏、蒙、维吾尔族等少数民族不可缺少的日常必需品。黑茶有很多种,主要品种包括云南普洱茶、湖南黑茶、湖北老青茶、广西六堡茶、四川边茶等。黑茶的功效与作用也各有不同。湖南黑茶中著名的是安化黑茶；云南黑茶中著名的是普洱；四川黑茶中著名的是边茶。随着安化黑茶的兴起,一说到黑茶,通常情况下指的就是湖南安化黑茶。

黑茶的功效与作用主要表现在以下四个方面:

（1）清脂肪,减肥胖:安化黑茶中的多酚类及其氧化产物能溶解脂肪,促进脂类物质排出；还可活化蛋白质激酶,加速脂肪分解,降低体内脂肪的含量。因此,安化黑茶在韩国被称为"瘦身茶"；在日本称为"美容茶"；在中国台湾地区称为"消食茶"。

（2）清肠胃,助消化:安化黑茶富含膳食纤维,具有调理肠胃的功能,清肠胃；因有益生菌参与,故能改善肠道微生物环境,助消化。我国民间有利用老黑茶治疗腹胀、痢疾、消化不良的传统。

（3）清血管,降"三高":安化黑茶中富含茶黄素,能软化血管,有效清除血管壁内的粥样硬化物质,被称为"心血管的清道夫"；茶氨酸有效抑制血压升高,类黄酮物质能使血管壁松弛,增加血管的有效直径,降低血压；茶多糖具有类似胰岛素的作用,降低血糖含量；多酚类及其氧化产物能溶解脂肪,促进血管内脂类物质排出,降低血液中胆固醇的含量。

（4）清毒素,护肝肾:安化黑茶中独特的益生菌的功能因子和多酚类氧化物、儿茶素等多种化合物成分,参与人体内新陈代谢,对人体内脏具有特殊的净化功能,吸附体内的有毒物质（酒精、重金属、体内垃圾）排出体外,能深层排毒；又对病菌有抑制作用,保护肝肾。

（五）普洱茶

普洱茶是云南特有的地方名茶,因产地旧属云南普洱府（今普洱市）,故得名,现在泛指普洱茶区生产的茶。从制作工艺上来说,普洱茶属于黑茶,属后发酵茶。普洱茶是用优良品种云南大叶种的鲜叶制成,也叫作普洱散茶。其外形条索粗壮肥大,色泽乌润或褐红,香气独特陈香,滋味醇厚回甘。

普洱茶有生茶和熟茶之分。生茶自然发酵,熟茶人工催熟。"越陈越香"被公认为是普洱茶区别于其他茶类的最大特点。因此普洱茶被誉为"可以喝的古董"。普洱茶并不是时间保存越久就越值钱,原料等级、产地、加工方法也是评判标准,只有质地好的茶藏久了才增值。

普洱茶有益于人体的生理功能主要包括以下 5 个方面：

（1）降脂。普洱茶对减少脂类化合物、胆固醇含量有良好效果，能引起人的血管舒张、血压下降、心率减慢和脑部血流量减少等生理效应，所以适量饮普洱茶，对高血压和脑动脉硬化患者有良好的辅助治疗作用。

（2）防癌。调查发现，饮茶人群的癌症发病率较低。普洱茶含有多种丰富的抗癌微量矿质元素，具有消杀癌细胞的作用。

（3）健齿。普洱茶中含有许多生理活性成分，具有杀菌消毒的作用，因此能去除口腔异味，保护牙齿。

（4）养胃。在适宜的浓度下，饮用平和的普洱茶对肠胃不产生刺激作用，黏稠、甘滑、醇厚的普洱茶进入人体肠胃形成的膜附着胃的表层，对胃产生有益的保护层，长期饮用普洱茶可以起到护胃、养胃的作用。

（5）抗衰老。普洱茶在加工过程中，大分子多糖类物质转化成了大量新的可溶性单糖和寡糖，维生素 C 的含量增加。这些物质对提高人体免疫系统的功能发挥着重要作用，起到了养生健体、延年益寿的功效。

购买了普洱茶后，收藏要注意以下几点以防霉变：①流通的空气，但不能放于风口；②恒定的温度。普洱茶放置的温度不可太高或太低，正常的室内温度就可以，最好是长年保持在 20 ~ 30℃；③适当的湿度。现在好的普洱茶都讲究要"干仓"存放。"干仓"就是指在干爽的环境中存放，忌湿。

（六）白茶

白茶为轻度发酵茶（发酵度为 20 ~ 30 m），加工时不炒不揉，只将细嫩、叶背满茸毛的茶叶晒干或用文火烘干，而使白色茸毛完整地保留下来。白茶主要产于福建的福鼎、政和、松溪和建阳等县，有银针、白牡丹、贡眉、寿眉等几种。

白茶的鲜叶要求"三白"，即嫩芽及两片嫩叶均有白毫显露。成茶满披茸毛，色白如银，故名白茶。白茶因茶树品种、采摘的标准不同，分为芽茶（如白毫银针）和叶茶（如贡眉）。采用单芽为原料加工而成的为芽茶，称之为银针；采用完整的一芽一二叶叶背具有浓密的白色茸毛加工而成的为叶芽，称之为白牡丹（大白茶品种树，以采自春茶第一轮嫩梢者品质为佳）。

白茶为福建的特产，主要产区在福鼎、政和、松溪、建阳等地。白茶初制基本工艺是萎凋、烘焙（或阴干）、拣剔、复火等工序。萎凋是形成白茶品质的关键工序。白茶具有外形芽毫完整或形态白如花朵，满身披毫，毫香清鲜汤色清中显绿、滋味清淡回甘的品质特点。

白茶对人体有很多益处，且存放时间越长，药用价值越高。其具体功用如下：

（1）白茶除了含有其他茶叶固有的营养成分外，还含有人体所必需的活性酶。国内外医学研究证明长期饮用白茶可以显著提高体内脂酶（lipoproteinlipase）活性，促进脂肪分解代谢，有效控制胰岛素分泌量，延缓葡萄糖的肠吸收，分解体内血液多余的糖分，促进血糖平衡。

（2）白茶富含多种氨基酸，其性寒凉，具有退热祛暑解毒之功效，在产区夏季经常喝一杯白牡丹茶水，很少人会中暑。因此白牡丹是当地茶农夏季必备的白茶之一。在我国华北及福建产地被广泛视为治疗养护麻疹患者的良药。现在太姥山还有一株具有170多年树龄的福鼎大白茶原始母树，名曰"绿雪芽"。

（3）白茶中还含有丰富的维生素A原，它被人体吸收后，能迅速转化为维生素A。维生素A能合成视紫红质，能使眼睛在暗光下看东西更清楚，可预防夜盲症与眼干燥症。同时白茶还有防辐射物质，对人体的造血机能有显著的保护作用，能减少电视辐射的危害。因此在看电视过程中多喝一些白茶是有益的，少年儿童也可饮用白茶，有利于保护眼睛和健体。

（4）和绿茶、乌龙茶相比，白茶中茶多酚的含量较高，可以起到提高免疫力和保护心血管等作用。此外，多喝白茶有助于口腔的清洁与健康。

（七）黄茶

黄茶为微发酵茶（发酵度为10～20m），在制茶过程中经过闷堆渥黄，因而形成黄叶、黄汤，如霍山黄芽、蒙顶黄芽、蒙洱银针、沩山毛尖等。这是由于杀青、揉捻后干燥不足或不及时，叶色即变黄，而产生的一种茶。按鲜叶老嫩又分为黄小茶和黄大茶。其生产历史悠久，唐朝时就成为贡品，属于六大茶类之一。

黄茶的加工方法近似于绿茶。其制作过程为：鲜叶杀青，揉捻，闷黄，干燥。其最重要的工序在于闷黄，这是形成黄茶特点的关键。其主要做法是将杀青和揉捻后的茶叶用纸包好，或堆积后以湿布盖之，时间以几十分钟或几个小时不等，促使茶坯在水热作用下进行非酶性的自动氧化，形成黄色。

黄茶有保护脾胃、提高食欲、帮助消化的功效。由于黄茶是沤茶，在沤的过程中，会产生大量的消化酶，对脾胃最有好处，消化不良、食欲不振、肥胖，都可饮而化之。黄茶能穿入脂肪细胞，使脂肪细胞在消化酶的作用下恢复代谢功能，将脂肪化除。

黄茶中富含茶多酚、氨基酸、可溶糖、维生素等丰富营养物质，对防治食道癌有明显功效。此外，黄茶鲜叶中天然物质保留有85%以上，而这些物质对防癌、抗癌、杀菌、消炎均有特殊效果，为其他茶叶所不及。

有关喝水的几点常识

1. 喝凉开水防脑出血和心肌梗死

把一杯普通的水烧开以后，盖上盖子冷却到室温，这种凉开水被科学家誉为"复活神水"。这种冷开水氧气比一般自然水减少1/2，水的表面张力、密度、黏滞度等理化特性都发生了改变，近似生物活细胞中的水，因此容易透过细胞膜而具有奇妙的生物活性。

近年来，日本学者对早起喝一杯凉开水重新作了研究后认为：人在通过一夜的睡眠后胃肠道已被排空，饮下这种活性水后，能被很快吸收而进入血液循环，稀释血液，从而对体内各器官组织进行一次"内洗涤"，可增强肝脏的排毒能力，促进新陈代谢，加强免疫功能，通过稀释血液和扩张血管降低血压，预防脑溢血和心肌梗死。但需注意，这种水不能在空气中暴露过久，因为过久会使氧气再度溶入水中，其生物活性也就失去了。

2. 天越冷越要多喝水

冬季天冷，很多人会忘记喝水，或者认为冬季出汗少，不需要多喝水。实际上，天越冷越要多喝水。由于冬季气候干燥，空气湿度小，所以更应补充水分。如果喝水少，血液浓稠度就高，容易出现血栓等症状，引发心血管疾病。此外，冬天多喝水还能加快新陈代谢，起到抵御寒冷的作用。

因此建议，冬天不要等到口渴了再喝水，体力消耗大的人尤其要多喝水。起床后一杯水帮助身体新陈代谢，饭前一杯水刺激胃肠消化功能。其他时间则按需摄取，喝时小口咽下让水分充分滋润咽部，还能对抗咽喉干燥。

3. 咳嗽多饮凉开水

凉开水对咽喉部位有良好的湿润和物理治疗作用，具有止咳祛痰的功效。凉开水是指煮沸后自然冷却到 20～25℃的水。凉开水的表面张力、黏滞度和导电率等理化性质都很接近人体细胞中的"生理水"，极易透过细胞膜，发挥特异的生物活性，促进人体新陈代谢，增加血红蛋白的含量。凉开水止咳的作用机制：一是湿润作用，有利于解除局部痒感，阻断咳嗽反射；二是稀释作用，咳嗽发热的患者常有不同程度的脱水，脱水能加重呼吸道炎症和分泌物的黏稠度，使之不易咳出，黏稠分泌物的刺激又加重咳嗽，从而形成恶性循环，而凉开水可使黏稠的分泌物得以稀释，使之较容易被咳出来；三是多饮凉开水还能改善血液循环，使机体代谢所产生的废物或毒素迅速从尿中排出，减轻毒素对呼吸道的刺激。因此，咳嗽者在适当消炎的基础上，多饮凉开水十分有益。

4. 五类患者饮水须知

（1）冠心病、高血压患者：除正常饮水外，临睡前和清晨空腹各饮水 200 mL，这样可以稀释血液，降低血液的黏稠度，减少发病。

（2）胆结石、痛风、肾结石患者：需要大量饮水，最好保持每天饮水 2 000～3 000 mL 以上。对痛风患者来说，这样可以降低痛风患者尿酸的浓度，增加尿酸的排出；对胆结石、肾结石患者，可增加结石排出的机会。

（3）心肾功能不全的患者：要记录出入水量，根据病情适当控制进水，千万不要随意饮水，以免增加心、肾负担，加重病情。

（4）长期便秘患者：清晨空腹时，饮用温淡盐水 260 mL 左右，可促进胃肠蠕动，有利于排便顺畅。

（5）糖尿病患者：可出现多饮、多尿症状，此时不应限制水分，否则会加重体内水电解质代谢紊乱，使血液中渗透压增高，甚至导致高渗性昏迷。对糖尿病患者要进行综合治疗，血糖下降后，患者自然也就不会多饮、口渴了。

5. 水"吃"比"喝"好处多

英国专家认为，从蔬菜水果等食物中吃到的天然水分，比直接从饮料中喝水对人体更有好处。这是因为，水果蔬菜中的水分被分子所包围，比起单独的水，更容易进入细胞。因此专家建议在喝水的同时，更多的是要"吃水"（通过吃水果蔬菜获得体液补充）。另外，水果蔬菜还富含各种抗氧化剂、多种矿质元素、糖类、脂肪和蛋白质及重要的 B 族维生素等，对增强人体免疫力、预防衰老、抵御疾病都大有好处。

专家表示，几乎所有的食物都含有一定水分，但是天然果蔬含水量多，比如常见的西瓜和黄瓜就是"含水之王"。

6. 出大汗后莫"牛饮"

大量出汗后忌讳立即大量饮水。因为"牛饮"有以下 3 个后患：

（1）剧烈活动时大量血液流入肌肉，胃肠道的血管处于收缩状态，血液供应暂时减少。如果这时大量饮水，水分就会积聚在胃肠道，造成胃部胀满不适。

（2）剧烈活动后，心脏负担减轻，应该得到休息。这时如果大量饮水，一部分水经胃肠道吸收后进入血液，使血液流量增加，势必加重了心脏的负担。

（3）人在大量出汗后，不仅丢失了水分，也丢失了不少盐分，如果短时间内骤然大量饮水，血液中的盐分就会减少，吸水能力随之降低，一些水分就会很快被吸引到组织细胞内，使细胞肿胀，从而发生"水中毒"，可出现头痛、呕吐、疲乏、嗜睡、呼吸及心率减慢甚至昏迷、抽搐等。

大量出汗后，补充水分的正确方法应该是少量多次先用水漱漱口，润湿口腔和咽喉，然后喝少量的水，先少喝一点，休息一会儿再少喝一点，慢慢补充。这样分几次喝，就不会因"水中毒"而损害健康了；水里还应稍稍加点盐，在饮用水中添加 0.1% 的盐为宜，以补充体内损失的盐分。

7. 喝水太快损伤心脏

喝水太快，水分会快速进入血液，使血液变稀、血量增加，尤其对老人或心脏不好的人来说，会出现胸闷、气短等症状，严重的可能导致心肌梗死。喝水时应特别注意喝的频率和量。特别是洗完热水澡后的人，由于身体受热，血管扩张，血流量增加，心脏跳动也会比平时快些，不应大量喝水或喝得太快。运动过后，也不宜一次性大量饮水。因为这时胃肠血管处于收缩状态，需要一个恢复过程，立即大量饮水会导致肚子发胀，影响消化。

8. 坐飞机每半小时喝一次水

研究发现，在飞行中，机舱内的相对湿度就会降到10%左右，而人体最适宜的相对湿度是60%～70%。湿度低会引起体内以及皮肤水分流失，长时间不喝水，对肥胖者和老年人来说更不利，可能诱发血栓。

对于短途旅客来说，最好在飞机起飞前就开始补水。飞行中半小时喝点水，不用太多，感觉不渴就行。长途飞行的旅客，可能会因久坐不动而影响血液循环，造成血液聚积在下肢无法回流，引起肩颈酸痛，所以更应多喝点水或流质饮料。过半个小时喝点白开水，最好一次喝250 mL。同时，尽量不喝咖啡、茶和酒，这些都属于利尿的饮品，反而会加快体内水分流失。

当然，补水还要依季节而定。夏天机舱内气温低，补水会少些；冬天机舱内气温高，身体"隐形失水"更多，更需要补水。

9. 晨起喝水睡前洗脚

"晨起皮包水，睡前水包皮，健康又长寿，百岁不称奇"。皮包水是指晨起喝水。水包皮指的是睡前洗脚。晨起喝水和睡前洗脚是养生保健的良好办法。

晨起喝水一方面可以补充身体代谢失去的水分，另一方面又可以洗涤清洁已排空的肠胃，有利于胃肠生理功能的发挥。晨起喝水还有一个很重要的作用，水很快被肠黏膜吸收进入血液，可有效地增加血容量，稀释血液，降低血黏稠度，促进血液循环，防止心脏病"高峰期"的心脑血管疾病的发生。这对于中老年人来说尤为重要。清晨起床饮水，还能湿润肠道，软化大便，促进大便的排泄，防治便秘。晨起喝水，以喝凉开水为佳，天冷时可喝温开水，在头天晚上晾开水时一定要加盖，因为开水在空气中暴露太久会失去活性和容易受到细菌污染，就会丧失养生保健的作用，甚至会引起人体生病。

中医学认为，人的双脚是人体的三条阴经和三条阳经交汇之地。其中足少阴肾经行循足底，肾为人之根本，主人的生长、发育、衰老，人的双脚远离心脏，血液供应少而慢，加之脚部脂肪层薄而保温能力差，以及人体末梢血液循环差，天气转冷后首先是感到脚冷。脚下寒冷不仅影响双脚，而且会反射性地导致上呼吸道功能异常，使人体抵抗力明显下降，致病菌就会乘虚而入，容易使人患感冒、支气管炎等疾病。用热水泡足，不仅可祛寒防病，而且双足一泡一搓，容易打通足心涌泉穴，足上经脉一通，全身经络就通了，对促进气血运行和新陈代谢，加快下肢血液循环，消除下肢沉重感和全身的疲劳，促进睡眠和祛病强身，都是大有裨益的。

10. 婴幼儿不宜喝矿泉水

矿泉水的硬度是以其矿物质含量来衡量的。一般把每升含矿物质 50 mg 以下的矿泉水称作"特低矿物质含量"矿泉水；50～500 mg 的为"低矿物质含量"矿泉水，这种矿泉水口感较柔和，有一定的甘甜味；大多数的饮用矿泉水矿物质含量在 500～1 500 mg；每升含 1 500 mg 以上的则被称作"高矿物质含量"矿泉水。后者多用于运动、桑拿等人体损失矿物质较多的情况下。

对于婴幼儿来说，每升水中的矿物质含量不宜超过 100 mg，其中钠要低于 20 mg，氟要低于 1.5 mg。若超过这个阈值，就可能对新生儿的肾脏造成威胁。

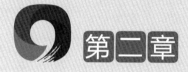

第二章

蛋白质

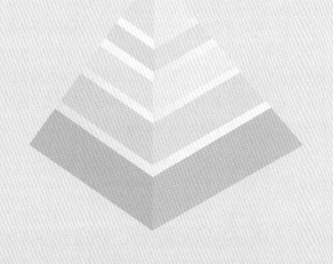

蛋白质这个词起源于希腊语中"protos"一词，意思是第一重要。蛋白质为什么会获如此高的评价，得此殊荣呢？这是因为它是生命存在的方式，没有蛋白质就没有生命。它与脂肪、碳水化合物并称为自然界三大供能营养素，其对生命的重要意义由此可见一斑。

蛋白质种类繁多，有资料显示，在地球上已知的二百多万种生物体内，存在约一百亿种蛋白质。就以人类来说，蛋白质占人体干重的45%~50%，数量有几十万种。但是，目前我们认识的蛋白质种类只有两三千种。蛋白质主要由碳、氢、氧、氮、硫及少量的磷、铁、钼、锰、锌等多种元素构成，是由一条或多条多肽链组成的生物大分子，其基本单位是氨基酸，大约有25种氨基酸以不同的组合方式结合在一起，构成不同种类的蛋白质，以建造我们的细胞和器官。氨基酸结合形成蛋白质的方式很像我们将字母排列成单词，进而构成句子和段落一样，根据营养值分类，可分为完全蛋白质、半完全蛋白质和不完全蛋白质。它在机体内对生长、发育、遗传、变异、代谢等生命活动都起着非常重要的作用。

第一节　蛋白质在生命活动中扮演什么角色

蛋白质不仅是细胞组织的主要结构成分，而且在人体构建中也担当着重要角色。

一、角色之一——催化剂

机体的物质、能量的新陈代谢是一个异常复杂的化学过程。人体内的各种物质在一个温度（37℃左右）基本衡定的条件下，进行着多种多样的化学反应。这些化学反应的速度和可能性随时都有问题发生，只有催化剂可以解决这些问题。在长期的自然进化过程中，为了生存的需要，我们的机体产生了众多催化剂——酶，例如唾液中的淀粉酶、肠内分泌的各种消化酶、肝脏中产生的转氨酶等。这些酶有高度的催化活性，而其化学构成无一不属于蛋白质。正是由于这些酶的存在，才确保我们的机体能摄入足够的能量，使我们的生命充满活力。

二、角色二——支架与护网

人体是由细胞构成的，细胞内有大量的蛋白质存在。在人的皮肤、肌肉等组织中有很多胶原蛋白，其存在使我们的皮肤、肌肉组织得以支撑和保护，同时使我们的皮肤和肌肉富有弹性和韧性。胶原蛋白中的羟脯氨酸是形成人体皮肤的关键物质，因而，胶原蛋白在人体中具有非常重要的作用。皮肤的生长、修复和营养都离不开它，就像撑起皮肤组织的钢筋架构一样，让皮肤看起来非常丰润。同时，骨胶原也可以作为通路，将新鲜的营养素送入细胞内，并将二氧化碳和其他排泄物送出体外。胶原蛋白是人体延缓衰老必须补足的营养物质，其约占人体全身蛋白质总量的 30% 以上，一个成年人的身体内约有 3kg 胶原蛋白。随着年龄的增长，胶原蛋白会逐渐流失。因此，想要延缓衰老就要补充胶原蛋白。怎么补？许多人认为可以通过口服。对此，北京世纪坛医院整形美容科主任徐光教授认为：虽然胶原蛋白可以通过口服起到一定的补充作用，但是起效慢，效果不明显。相比口服法，徐主任推荐了胶原蛋白植入剂。胶原蛋白植入剂是一种皮下填充剂，通过非手术方式将胶原蛋白植入皮下，增加真皮层组织的容量，从而达到抚平皱纹，改善脸部缺陷，雕塑完美肌肤的目的。这种胶原蛋白是从猪皮中提取的，因为它与人类皮肤最接近。植入后的蛋白酶具有适度抗力，不会马上被分解，分散的胶原蛋白会形成一个柔软具有黏性的纤维状结构，可停留于植入部位，使凹陷恢复，具有持续修补的效果。经数月后，植入的胶原蛋白会被体内的结缔组织同化，成为人体组织的一部分，也会被人体内胶原酶分解而具有生物分解性，不至于永久停留在植入部位。另外，胶原蛋白本身就是最佳的凝血剂，故对血管丰富的区域，如下眼皮、眼周易瘀青体质的病患较为安全。这种植入性的胶原蛋白已经越来越受到追求生活品位人士的青睐。其植入法方便、恢复期短、无癌变风险，效果立竿见影。少数人注射时可能出现瘀青，但冷敷后会很快恢复。经过多项研究和临床验证，这种微整形手术得到了许多爱美人士的认可和追捧。

三、角色三——信使

从化学本质来看，人体内的一些激素属于多肽或蛋白质。这些激素能将机体生理反应的信息，从分泌激素的细胞传递到发挥作用的靶细胞（器官），并能以激发的形式放大信息量。例如，人体内的肾上腺皮质激素、甲状腺素、雄激素、雌激素等，都会参与调节人体细胞组织的新年陈代谢过程。

四、角色之四——运输车

人体有上下、左右、内外的空间格局，体内的各种物质并非都能在这个空间做"自由运动"。这些物质的运输必须依靠一定的载体——运输工具。例如，血液里的血红蛋白就是专门运输氧气的；脂蛋白专门运输脂类物质；白蛋白则有广泛而重要的综合运输功能，可称为体内血液运输的"大队长"。

五、角色之五——力量源

大家都知道，人不吃饭就没有力气，可吃了饭就一定有力气吗？那也不一定。因为人吃饭只是摄入了能量，但这些能量的再释放，则需要肌肉体的收缩运动。肌肉运动是通过肌肉中的肌球蛋白与肌球蛋白之间的 ATP（一种酶）水解来释放能量，推动二者之间的滑动，其外在表现为肌肉的张弛。

六、角色之六——人体卫士

机体不轻易受到病魔的侵害，主要得益于机体内的免疫系统之功能。该系统的主力军是免疫球蛋白。它有识别外来微生物（细菌、病毒等）的能力，并能诱导机体的防御系统将其杀死清除。另外，它还可以清除体内有害重金属。例如果蔬中所含的具有生物活性的植物性白蛋白，其会自动与体内的重金属离子结合，并通过排泄系统排出体外，以解除重金属中毒之危险。

除了上述几种功能之外，蛋白质还具有以下功能：①维持血浆渗透压；②参与凝血功能，甚至包括溶血过程；③参与基因表达控制；④识别受体；⑤信号传导；⑥跨膜转动；⑦细胞凋谢；⑧瘦蛋白（瘦素）还能控制肥胖症。

蛋白质不但是机体结构的构成部分和代谢物质，而且其本身也是一种能量体。当机体的能量摄入不足时，蛋白质就被分解转化成能量以维持生命活动。

现将营养专家判定蛋白质优劣的三要点作如下简述：

（1）蛋白质被人体消化、吸收得越彻底，其营养价值就越高。整粒大豆的消化率为60%，做成豆腐、豆浆可提高到90%。其他蛋白质煮熟后也能提高其吸收率，例如，乳类为98%，肉类为93%，蛋类为98%，米饭为82%。

（2）被人体吸收后的蛋白质，其利用率有高低之分，利用率越高，其营养价值也越高。蛋白质利用程度的高低，称为蛋白质的生理价值。常用食物蛋白质的生理价值是：鸡蛋94%，牛乳85%，鱼肉83%，虾77%，牛肉76%，大米77%，白菜78%，小麦67%等。由此可见，动物蛋白的生理价值一般比植物的要高。

（3）蛋白质中所含人体必需氨基酸是否丰富、种类是否齐全、比例是否适当，是判定蛋白质优劣的另一重要标准。组成人体蛋白质的氨基酸有20种，其中8种是人体不能合成而需从食物中摄取的，即人体必需氨基酸。氨基酸种类齐全、比例适当的叫完全蛋白质，如动物和豆类的蛋白质；如种类齐全、但比例不适当的叫半完全蛋白质，此类在谷物中含量较多；种类不完全的叫不完全蛋白质，如肉皮中的胶原蛋白等。

第二节　优质蛋白质的主要来源

优质蛋白质的主要来源非常丰富，其主要来源如下：

一、奶类

1. 牛奶

牛奶化学成分很复杂，主要是水、脂肪、蛋白质、乳糖、无机盐等。其中水分占87.5%，脂肪3.3%~3.5%，蛋白质2.9%~3.4%，乳糖4.8%，无机盐0.7%。牛奶中蛋白质的构成和人体蛋白质的构成相当接近，因此营养研究一般将其作为标准蛋白，而且牛奶中乳清蛋白包含了多种有益人体的免疫蛋白，可增加人体的抵抗力。营养专家指出：乳清蛋白中含有人体需要的所有必需氨基酸，并富含支链氨基酸，易于消化，利用率高。我们将牛奶和传统膳食进行对比即可发现：谷物中的氨基酸组成不平衡，尤其是赖氨酸含量偏低，蛋白质营养价值偏低；肉类在含有优质蛋白质的同时，其偏高的脂肪酸，特别是饱和脂肪酸对血脂、胆固醇偏高人群的健康是一个潜在威胁。

此外，牛奶是人体补充钙的最佳来源。1 L新鲜牛奶所含活性钙约12.50 mg，居众多食物之首，约是大米的101倍，瘦牛肉的75倍，瘦猪肉的110倍，而且吸收率高达98%。中国国内膳食中钙元素一直不够，牛奶恰可弥补这一缺陷。因此，目前提倡喝牛奶仍有积极意义。

值得注意的是，牛奶中的蛋白质80%为酪蛋白。当牛奶中的酸碱度在4.6以下，大量的酪蛋白就会凝聚、沉淀，难以消化吸收，严重者会导致消化不良或腹泻。所以牛奶中不宜添加果汁等酸性饮料。另外，牛奶不宜长时间高温蒸煮，以防止其蛋白在高温下由溶胶状态变为凝胶状态，导致沉淀出现，营养价值降低。

在此，还应指出的是，牛奶能明显影响人体对药物的吸收，因为牛奶会在药物表面形成一个覆盖膜，使牛奶中的钙、镁等矿物质与药物发生化学反应，形成非水溶性物质，不仅影响药效，还降低了牛奶的营养价值。因此，在服药的前、后1小时内不要喝牛奶。

由于牛奶中含有饱和脂肪、胆固醇以及动物蛋白，所以有人认为多喝牛奶会蛋白质、脂肪过量，更有传闻说牛奶中的酪蛋白会致癌。其实，按每人每日所需60~70 g蛋白质的标准来看，鱼肉蛋白质含量为16%~18%，而牛奶的蛋白质含量为3%左右，喝1.5斤牛奶才会吃下去22.5 g蛋白质；一杯200 g的牛奶提供的脂肪只有6 g，而吃50 g猪肉则会得到10 g以上的脂肪。更何况大多数中国人每日喝奶远远达不到750 g，故所摄入的蛋白质和脂肪远远不会超标。目前，中国人平均每日饮奶量还达不到100 g，而按照比例计算，喝下4 000 mL的奶才会获得致癌标准——酪蛋白达20%。中国营养学会建议每人每日饮用300 g牛奶，它提供的10 g蛋白质中只有6~7 g酪蛋白，只占每天所需蛋白质（60~70 g）的10%，再与其他蛋白质一起被人体消化吸收，这显然和单纯食用酪蛋白的情况有天壤之别。专家提醒：盲目依靠或拒食牛奶都是片面的，不可取的。

牛奶的营养价值高，且钙含量更是其他食品无法匹敌的。但对喝牛奶仍存在一些误区。

误区一：**乳糖不对耐受者不喝牛奶。**专家指出，乳糖不耐受者并非一点牛奶不能喝，仅需分次少量饮用即可避免不良反应。还有一种办法就是食用酸奶，酸奶已将乳糖分解，就不会引发乳糖不耐受的问题。

误区二：**喝牛奶治失眠。**有许多人习惯在睡前喝一杯牛奶，认为这样可以有助睡眠。但专家指出，牛奶中没有任何助眠成分，其助眠的作用不应等同于药物。晚上过饥时，喝下一杯牛奶会令肠胃舒服，从而利于睡眠，但这并不能说明牛奶可以助眠。

误区三：**喝牛奶会上火。**这种说法没有科学根据。中医认为牛奶味甘平，微寒，能补损虚，益肺胃，生津润肠。所谓上火其实是晚上喝完牛奶后，室内环境比较干燥时，人体吸收了牛奶的大部分营养元素，因此可能牛奶中的水分经由呼吸道、皮肤、小便排出，因此可能导致便秘，口干舌燥等症状。大家平时可以通过搭配一些富含粗纤维的蔬菜或饮服蜂蜜水来解决这个问题。

牛奶还可以加工成多种制品以满足人们的需要。其主要品种有：

（1）酸奶：又称酸乳、酸凝乳。这是一种发酵乳制品，由新鲜良好的牛乳或调制乳经过滤、标准化加糖、杀菌、均质后接入乳酸菌，在一定条件下发酵制成。成品呈白色或淡黄色，浓厚的半固态，组织细腻润滑，有爽快的酸味。酸奶含有较多的蛋白质、脂肪、碳水化合物、多种维生素和无机盐，尤其是其中的乳酸菌及其发酵产物对人体特别有益，能抑制肠道内有害微生物繁殖，并使之排出。乳酸菌产生的抗菌物质具有清理肠道、抑制肠内异常发酵的功能，可促使钙质吸收，并对降低胆固醇有一定作用。1984 年对以双叉乳杆菌制造的酸奶通过鉴定，专家学者认为该酸奶比普通酸奶对人体更有益，对肾炎、大肠炎、下痢、便秘、贫血等均有一定辅助疗效。酸奶被公认为是世界上最好的营养食品之一，在中国也越来越多受到人们的青睐。

（2）鲜乳：又称鲜奶。这是一种具有胶体性质的生物学液态食品，通过挤压法将乳汁从哺乳动物的乳房内挤出，经消毒灭菌处理达到卫生标准。其主要原料是牛乳，其次是羊乳及少量马乳，呈不透明白色或淡黄色，由酪蛋白胶粒和脂肪球形成；淡黄色由其中的胡萝卜素、叶黄素、乳黄素、核黄素形成。鲜乳的营养十分丰富，含有水、蛋白质、脂肪、氨基酸、糖类、钙、磷、铁等多种常量、微量矿物质元素、酶和抗体等，且容易被人体消化吸收，是世界公认的营养价值极高的食品和优良的工业食品原料。中国人民很早就喜欢饮用鲜牛奶、羊奶和马奶。1842 年以后，国外乳牛品种随西洋传教士引入我国，北京、南京、青岛等地相继建立了乳牛场，但由于种种原因发展缓慢。1950 年以后，乳制品工业有了较大发展。我国幅员辽阔、气候温和、牧草丰盛，随着改革开放及经济政策的落实，乳品业以更好、更快的发展，满足人民日益增长的需要。

（3）炼乳：又称浓缩乳。其属于鲜乳的浓缩制品。1835 年英国用真空浓缩法生产炼乳，该制品浓厚，细腻均匀，洁白，有浓郁的奶香。加糖的称为甜炼乳，不加糖的称为淡炼乳，还有加可可粉、维生素而制成的调剂炼乳。甜炼乳易保存，但不适于哺育婴儿；淡炼乳经高温灭菌，维生素 B 和维生素 C 受到一定程度的破坏，但增补一些营养物质，因而适于婴儿和患者。

（4）奶粉：又称乳粉。其属于鲜乳的干燥制品，以新鲜的牛乳或羊乳为主要原料，添加一定的营养成分，经标准化、杀菌、均质、浓缩、干燥而制成。按原料乳、辅料和添加剂的不同，可分为全脂奶粉、脱脂奶粉、速溶奶粉和母乳化奶粉。以新鲜全脂制成的称全脂奶粉；以脱脂或部分脱脂乳制成的称脱脂奶粉；原料乳经特殊处理以改善奶粉的冲调性，使之在用水冲调复原时溶解很快，无结块上浮或下沉的称速溶奶粉；鲜牛奶经一系列处理并添加乳糖、乳清粉、氨基酸、植物油、维生素等营养物质，使其成分调整至接近人乳成分而制成的称为母乳化奶粉。除此之外，还有加糖奶粉、调制奶粉、乳清粉、酪乳粉、冰淇淋粉等。奶粉在营养和风味方面虽不如鲜奶，但鲜奶不易保存和运输，且奶源产地不均衡，受季节影响很大，而奶粉体积小、重量轻、耐储存、易使用，又可调整，还可增补一些营养物质，故深受广大消费者的喜爱。

（5）代乳粉：是一种外形及用法与乳粉相似，以大豆为主要原料，磨研成浆，添加砂糖、蛋黄、糊精及钙、磷、维生素 B 等营养物质，经喷雾干燥而成，其可以代替乳粉供婴儿食用，故而得名。制品粉质细腻，营养物质分布均匀，溶解性良好，冲调方便，容易消化。

（6）乳清蛋白粉：是一种含有多种功效成分的蛋白质。其特点是蛋白质含量高达 90% 以上，不仅不含胆固醇、脂肪含量低，而且必需氨基酸种类齐全，数量充足，比例适当。它是乳糖合成酶的成分之一，有助于乳汁分泌；它能有效补充钙质；是婴儿奶粉的添加剂；富含支链氨基酸，可提高运动能力；富含色氨酸，能促进儿童神经发育；乳清蛋白能结合钙、锌、铁等疏水性小分子，有助于以上营养物质的转运和吸收。它适用于孕、产妇、儿童和青少年、免疫力低下者，病后和处于术后康复期的患者，体质差者，容易生病的各种人群以及进行放疗或化疗的患者。

2. 羊奶

羊奶的成分大致和牛奶相似，其蛋白质含量略高于牛奶。羊奶蛋白质中难消化的酪蛋白低于牛奶，而且乳块张力低，更易消化。羊奶氨基酸比牛奶高 3%，比例更利于人体吸收。羊奶干物质含量和能量价值也高于牛乳。羊奶脂肪富含短链脂肪酸，占所有脂肪酸含量的 25% 左右，尤其是含有的十二碳以下的低级脂肪酸无须再合成甘油酯，是人体动力的快速来源，长期食用也不易致人发胖。羊奶中矿物质和维生素含量也高于牛奶，尤其是钙含量比牛奶多 15%。羊奶中含有对大脑具有积极作用的牛磺酸，其含量是牛乳含量的10 多倍。羊奶中钙、磷、钾、铜的含量低于牛奶。羊奶偏碱性，pH 为 7.0 左右，对维持机体酸碱平衡具有积极作用。

哈佛大学医学院首先研究发现，羊奶含优质蛋白，还含丰富的核酸，而且三磷酸腺苷

（ATP）含量相当多。核酸是基因营养源，是构成细胞的基本物质，控制体内蛋白质的合成，而 ATP 是细胞的核心物质，控制机体新陈代谢保持平衡，维护着细胞、各脏器组织保持健康和活力，具有扩张血管、减少血小板聚集、保证血管内血液畅通的功能。目前，在欧美国家，核酸、ATP 制剂已应用于治疗心脑血管病、肝炎、智力迟钝等疾病。

中医学认为，羊奶具有医食兼优特点，对肾虚、中风、心绞痛、肠胃炎、呼吸道等具有促进康复之功效。在国外，山羊奶被放在药房和超级市场销售，售价比牛奶高 5 ~ 10 倍，被称为"贵族奶"。羊奶中含有天然抗癌物质，对人体来说是一种近乎完美的营养食品，在德国、法国、卢森堡等国十分盛行饮用羊奶。但羊奶没有牛奶香，糖含量低于牛奶，且其中主要是乳糖。所以，风味不为牛奶香甜，这是部分人不愿喝羊奶的主要原因。

在我国，很多人对羊奶还不够了解，甚至在认识上存在着误区，特别是对其膻味感到不能接受。其膻味主要来自公羊。公羊的腺体内会分泌强烈刺鼻的膻味，在与母羊接触时，膻味易被奶汁吸收。山羊奶的脂肪也有特殊气味。但随着脱膻技术的应用，脱膻后的山羊奶非但没有令人们担心的羊膻气，而且比牛奶更芳香滑爽。羊奶是全营养食品，适合所有人群。如果条件允许，以下人群应将羊奶作为首选奶制品：①0 ~ 6 岁的宝宝；②正值青春的孩子；③孕妇、产妇、哺乳期的女士；④中、老年人；⑤支气管炎、高血压、高血脂和口腔溃疡患者；⑥过敏患者；⑦肥胖或担心发胖者；⑧更年期女士；⑨乳糖不耐受者；⑩皮肤有色斑、粗糙无光泽及希望肌肤白皙滋润者。

3. 马奶

马奶含有水分、蛋白质、脂肪、碳水化合物、矿质元素（钙、磷、铁），以及维生素 D、B_1、B_2、C、A。马奶的营养成分更接近人奶，而优于牛奶。它的不饱和脂肪酸和低分子脂肪酸的含量比牛奶高 4 ~ 5 倍，更易于人体的吸收。另外，马奶中维生素 D 和维生素 C 的含量比牛奶高约 9 倍。中医认为：马奶性味甘凉、无毒，具有清热解渴、生津养胃、补血润燥、强壮身体之功效。马奶对防治慢性支气管炎、胃肠道溃疡、急性与慢性肠炎、习惯性便秘等有一定疗效。另外，马奶对防治肺结核也有一定作用。

4. 骆驼奶

骆驼奶的味道比牛奶略咸，奶油味更浓。科学家认为喝骆驼奶远比喝牛奶有益于健康。100 mL 骆驼奶与等量的牛奶维生素 C 的含量分别为 3.8 mg 和 1.0 mg；1 L 骆驼奶含 52 单位的胰岛素，而等量的牛奶只含 0.016 单位。此外，骆驼奶的蛋白质含量与钙含量均高于牛奶，脂肪含量却低于牛奶。尤其特别的是，骆驼奶富含牛奶中缺少的乳铁传递蛋白和溶解酵素。这两种物质有杀菌作用，可强化人体的免疫系统。因此科学家认为骆驼奶是有助于治疗癌症或艾滋病等免疫缺陷疾病的理想饮品。

5. 母乳

母乳含有水分、蛋白质、脂肪、碳水化合物、矿质元素（钙、磷、铁、钾），以及维生素 D、A、B_1、B_2、B_{12}、C 等。母乳是婴儿最适宜的天然营养库。其营养全面，喂养方便，既经济卫生又易于消化吸收。另外，母乳还含有抗体，可增强婴儿的免疫能力，减少其患病风险。因此，我国提倡母乳喂养婴儿，以保障其健康成长。

中医认为，母乳性味甘平，可补血、益气、安神益智、长筋骨、利机关、壮胃养脾、聪耳明目。乳汁本身为气血所化，初生婴儿可借以生长。

母乳以细白甘香为佳，若清稀腥浊，则说明母体乳房有病或超过喂乳时段。此时的乳汁或者已没有什么营养价值，或者会有某种致病因子。凡出现这种情况，就不再宜于婴儿食用。母乳还有止血和消毒功能。

每 100 g 母乳的营养成分：维生素 A 0.05～0.07 mg，脂肪 3.7 g，碳水化合物 6.4 g，热量 65 千卡，钙 34 mg，磷 15 mg，铁 0.1 mg，维生素 B_1 0.01 mg，维生素 B_2 0.04 mg，烟酸 0.1 mg，维生素 C 6 mg。法国农艺学研究所与瑞士雀巢公司合作完成的一项研究显示：母亲肠道内的菌群可通过血液进入乳腺，并通过乳汁传播给新生儿，随后进入新生儿肠道，帮助新生儿建设自身的免疫系统。联合国儿童基金会认为，最佳的婴儿喂养方法是在其出生后 6 个月内进行纯母乳喂养的同时，应添加适量的辅食，否则会引起过敏。

二、蛋类

蛋类主要包括鸡蛋、鸭蛋、鹅蛋和鹌鹑蛋等；蛋制品主要有咸蛋、松花蛋、鸡蛋粉等。蛋类及其制品营养价值较高，且食用方便，而又易得同肉类和蔬菜一样，是人们常吃的副食品。

蛋类及其制品的营养成分相差不大，主要含有丰富的蛋白质、脂肪、维生素和矿质元素。蛋白质的含量是全蛋的 13%～15%。在蛋黄中，由于水分含量较少，所以蛋白质的含量就相对较多（约高出 4%）。在天然食品中，蛋类蛋白质的氨基酸组成与人体组织的蛋白质最为接近，故其生理价值就最高。例如，全鸡蛋蛋白质的生理价值为 94，蛋黄的为 96，是一般谷类食物蛋白质的 1.3 倍，豆类的 1.6 倍，鱼和肉类的 1.2 倍，奶类的 1.1 倍。蛋类也是人体所需氨基酸的主要供给来源。在蛋类与豆类、谷类食品混合食用时，能弥补后者蛋白质中蛋氨酸的不足，提高营养价值。

蛋类中还有许多其他营养成分，例如钙、磷、铁等无机盐含量较高，且这些物质在蛋黄中的含量比蛋白中的含量更高，特别是铁的含量高达 7 mg/100 g，比蛋白中多 23 倍，且利用率为 100%。因此，蛋黄是婴幼儿和贫血患者补铁的主要食品之一。另外，蛋类含糖量约为 1%～3%，也适合糖尿病患者食用。

相同重量的鸡蛋和鹌鹑蛋所含蛋白质、脂肪、碳水化合物的量基本相同，但它们之间还是存在一些差别的。鸡蛋里维生素 A 的含量是鹌鹑蛋的 4 倍以上。鹌鹑蛋中的 B 族维生素含量多于鸡蛋，特别是维生素 B_2 的含量是鸡蛋的 2 倍，鹌鹑蛋中的胆固醇含量多于鸡蛋；鹌鹑蛋中的卵磷脂含量高于鸡蛋 2 ~ 3 倍，对保护肝脏和增强记忆力很有好处。

日常生活中以鸡蛋为主，更经济、实用、简便。不过，对于不同的人群还应该区别对待。例如，6 岁以下的幼儿可以吃鹌鹑蛋，每天吃 3 ~ 4 个（相当一个鸡蛋为宜），因其卵磷脂含量高，有助于孩子的大脑发育；中、小学生学习负担重，用眼比较多，每天可选择吃 2 个鸡蛋，因其维生素 A 含量高，对视力发育有利；老年人不宜吃鹌鹑蛋，因其胆固醇含量高，每天可以吃一个鸡蛋。但是有肝胆疾病的人要少吃或不吃蛋黄。

不论是鹌鹑蛋还是鸡蛋，以蒸煮的方式吃最好，消化吸收率基本可以达到 100%。这里提醒大家，鸡蛋不宜生吃。因为生吃鸡蛋不但会使其营养成分难以被吸收，而且会对人体造成损害。首先，生鸡蛋中的蛋白质不易被消化吸收，绝大部分只是在消化道通过一下，就被排出体外。其次，生鸡蛋的蛋清中含有一种对人体有害的碱性物质（抗生素蛋白），它能与食物的生物素结合，形成人体无法吸收的物质，而影响人体对维生素的吸收。因此，长期食用生鸡蛋，会患上维生素缺乏症，出现食欲不振，全身无力，肌肉疼痛等症。同时，生鸡蛋中还含有抗酶蛋白，能阻碍肠胃中的蛋白酶与蛋白质接触，影响蛋白质的消化和吸收。营养学专家指出：臭鸡蛋、裂纹蛋、粘壳蛋、散黄蛋、死胎蛋和发霉蛋这六种鸡蛋不能吃。

三、豆类

豆类及其制品的营养成分，因品种和种类的不同而相差较大。大豆的蛋白质含量最高，一般为 35% ~ 40%。经计算，一斤黄豆的蛋白质含量相当于 2 斤瘦猪肉、3 斤鸡蛋或 12 斤牛奶，故其被人们称为"植物肉""绿色牛乳"等。其他豆类的蛋白质也高于谷类，通常其蛋白质的含量为 20% ~ 30%。中国居民传统食用的豆制品主要有豆腐及其制品、豆浆、豆芽。豆腐的蛋白质含量约为 8%，其制品，如豆腐干、豆腐卷、豆腐丝的蛋白质含量可高达 17% ~ 45%。豆腐及其制品也是钙的重要来源，是儿童、孕妇、乳母和老人膳食钙的很好食物来源。绿豆芽、黄豆芽的维生素 C 含量为 6 ~ 8 mg/100 g。豌豆又称青豆，其性味平甘，有补中益气、补肾健脾、通乳、消胀等作用。现代营养学研究发现，豌豆中的蛋白质含量丰富，并且有人体所必需的 8 种氨基酸，常食有助增强人体的免疫功能。

腐竹浓缩了大豆中的精华，可算是豆制品中的营养冠军。新版《中国居民膳食指南》数据表明，每 100 g 豆腐、豆浆、腐竹的蛋白质含量分别为 8.1 g、1.8 g、44.6 g；含碳水化合物分别为 4.2 g、1.1 g、22.3 g；而水分含量则分别是 82.8 g、96.4 g、7.9 g。腐竹中蛋白质、脂肪和糖的含量比例非常均衡，其与《中国居民膳食指南》中推荐的能量摄入比值较为接近。这种食品在运动前后吃，可以迅速补充能量，并提供肌肉生长所需的蛋白质。

研究发现，腐竹中含有卵磷脂可除掉附在血管壁上的胆固醇，有助于防止血管硬化，预防心血管疾病。但应注意，腐竹在食用前需用凉水泡发，这样可使其整洁美观，如用热水泡，则腐竹易碎。

大豆蛋白含有多种蛋白成分，其酶水解物与磷脂成壳聚糖结合后的产物，不仅可以改善胆固醇的代谢，显著降低血浆胆固醇、甘油三酯和低密度脂蛋白，而且不影响血浆高密度脂蛋白，从而降低冠心病的发病率。另外，大豆中有一种叫异黄酮的物质，它在促进脂肪分解，降低胆固醇的同时，还具有许多特殊功能，例如，抗氧化、防癌、促进骨骼钙化、抵制乳腺癌细胞的增殖、防止高血压、糖尿病等。除此之外，异黄酮是一种与女性激素相似的天然物质，对更年期的女性来说，可以作为雌激素的替代品。所以，对更年期女性及冠心病、动脉硬化的人群来讲，大豆蛋白是首先蛋白。近期有国外科学家指出，每天食用 25 g（半两）大豆蛋白，能降低患心脏病的危险。

四、红肉与白肉

红肉是指猪肉、牛肉和羊肉等，它们除了能够提供丰富的优质蛋白质以外，还含有大量的易被人体吸收的重要矿物质元素——铁和锌。红肉营养丰富，但要避免摄入太多的脂肪。首先，要选择最瘦的肉——猪肉的里脊肉和腿部的肉，注意适量食用，不能完全靠肉类来补充蛋白质。此外，还要注意烹饪方法，如红肉在煮过之后，其饱和脂肪和胆固醇的含量会降低很多。

白肉是指去皮的鸡、鸭、鹅、鱼、兔肉和一些海产品，它们不仅含有丰富的优质蛋白，而且脂肪含量低，因此可以放心食用。鸡、鸭、鹅作为人们最常吃的三种家禽，从营养角度来讲各有千秋。鸡肉的蛋白质含量较高，每 100 g 去皮鸡肉中含 24 g 蛋白质、0.7 g 脂类，还含有多种磷脂，是人体生长发育不可缺少的营养物质。鸭肉同样含丰富蛋白质，脂肪含量也低，且B族维生素和维生素E的含量较多。鸭肉可滋补五脏三阴，清虚劳之热，补血解水、养胃生津。便秘和水肿者吃鸭肉最有益。

鹅是草性家禽，其肉的蛋白质含量高达 22.3%，稍高于鸡、鸭，脂肪含量比鸡肉稍高，比其他肉要低得多。鹅的脂肪品质好，不饱和脂肪酸的含量高达 66.3%，特别是亚麻酸含量高达 4%，超过其他肉类，对人体健康有利。另外，鹅肉中含有人体生长发育所必需的各种氨基酸，其组成接近人体所需氨基酸的比例，吸收消化率高。综上观之，鹅肉的蛋白含量高，富含"好脂肪"，营养也更均衡，因此和鸡、鸭肉的营养价值比起来"占了上风"。

《营养师》载文指出，牛肉有七大营养：一是牛肉中的肌氨酸的含量比任何食物都高，对增长肌肉，增强力量特别有效；二是其所含丙氨酸可以使饮食的蛋白质转化为糖分，以补充机体能量；三是牛肉富含结合亚油酸，这些潜在的抗氧化剂可以有效对抗举重等运动中造成的组织损伤；四是牛肉中含有足够的维生素 B_6，可增强免疫力，促进蛋白质的新陈代谢和合成；五是牛肉中富含卡尼汀，它可以用于支持脂肪的新陈代谢，产生支链氨基酸，对健美运动员增长肌肉起重要作用；六是牛肉中富含蛋白质，114 g 里脊肉就可产生 2.2 g 一流蛋白质；七是牛肉中含有钾、铁、锌。钾有利于蛋白质的合成和生长激素的产生；铁是造血的必需矿物质；锌是一种有助于合成蛋白质，可作为促进肌肉生长的抗氧化剂。

专家指出：在所有的肉类中，鱼肉和水产品中的营养是最均衡合理的。鱼肉中所含优质蛋白最多。这些优质蛋白分解后产生的氨基酸和人体自身拥有的又特别相似，很容易被吸收。鱼肉中的脂肪都由不饱和脂肪酸组成，不但不易使人发胖，还有健脑的作用。此外，鱼肉中还含有多种维生素和矿物质。因此，平时喜欢吃肉的人应首选吃鱼。在日本，泥鳅被誉为"水中人参"，其皮肤中分泌的黏液称"泥鳅滑液"，有抗菌消炎作用，将其和水饮服可治小便不通和热淋；其可食部分每 100 g 含蛋白质 9.6 g，远比一般鱼类、肉类高，且人体所需氨基酸和赖氨酸的含量更高，维生素 B_1、维生素 A、维生素 C 含量也比其他鱼类高。泥鳅所含脂肪低，胆固醇少，高血压、心血管疾病、贫血、肝炎患者益多食用。鲫鱼所含的蛋白质品质优良、齐全、易于消化吸收，是肝肾疾病、心脑血管疾病患者的良好蛋白质来源。

五、谷类

谷类虽是人体不可缺少的氨基酸——蛋氨酸的充足来源，但其缺少另一种必需氨基酸——赖氨酸，而豆类食品中缺乏蛋氨酸而富含赖氨酸。因此在食用谷类食物的同时，吃一些豆制品比较好。例如，玉米配大豆就可起到营养互补的作用。玉米和大豆虽然都是公认的健康食品，但从来都是井水不犯河水。其实，在营养师的眼里，玉米和大豆还真是天生的一对。

玉米最重要的营养就是叶黄素和玉米黄素，它们可以延缓视力老化，刺激大脑细胞，增强人的脑力和记忆力。而且玉米还含有丰富的 B 族维生素等。但是，即使玉米的营养如此丰富，但其赖氨酸、色氨酸的含量不足，蛋氨酸含量较高，而大豆的蛋白质却恰恰相反，蛋氨酸含量低而赖氨酸高。两种食物同食可以起到很好的蛋白质互补作用。谷类食物和大豆混合后的蛋白质生物价值可达到肉类蛋白质的水平。

荞麦面是一种灰黑色的面粉，别看它其相貌不扬，营养价值却很高。荞麦的蛋白质含量比大米和面粉都高。它富含赖氨酸和精氨酸，有助于孩子的生长发育。除了小孩，老年人也很适合吃荞麦面，偶尔吃一吃荞麦面条，有助于老年人降血脂、降血压。我国著名营养专家，北京协和医院营养科教授杜寿珍指出，要想营养更全面，餐桌上应加一道主食——荞麦。荞麦营养能打 80～92 分，高于小麦（70 分）和大米（50 分），可以说是"全能营养冠军"。联合国粮农组织给出的食物氨基酸比例模式为：鸡蛋 100%（即 100% 被吸收），牛奶 95%，荞麦 88.5%，大米 67%，全麦 53%。由此可见，荞麦的氨基酸比例模式在植物性食物中算是最高的了。另外，荞麦中的不饱和脂肪酸占 83.2%。其中油酸占

47.1%，亚油酸占 36.1%。

燕麦、黑米、紫米富含蛋白质、低碳水化合物，富含膳食纤维和维生素、矿物质。如黑米、紫米含蛋白质 11.3 g/100 g，而普通米仅为 6～8 g/100 g。

六、果蔬类

水果中蛋白质含量最高的是瓜类，达 16%；最低的是苹果，只有 1%。由蔬菜组成的饮食中，蛋氨酸和赖氨酸的含量都相对较低，但却很难找到一种会造成蛋白质显著流失的。马铃薯是蛋白质含量最高的蔬菜，其蛋白质的含量为 2.6 g/100 g。菠菜中的蛋白质含量稍低于马铃薯，为 2.4 g/100 g。蔬菜、果类所含蛋白质有多有少，吃法各有千秋。

（1）土豆：既是蔬菜，又是粮食，不仅富含蛋白质，而且它的维生素含量是所有粮食作物里面最全面的。人体必需但自身不能合成的 8 种必需氨基酸它也都有（就是基本不含胡萝卜素）。有营养学家曾经做过实验，148 g 土豆，每天一份，就基本上能满足每人每天对营养素的需求。

（2）草菇：其富含人体必需的 8 种氨基酸。草菇还含有一种异种蛋白物质，能消灭癌细胞，特别是对消化道、肿瘤有辅助治疗作用。近期有报道称，广东发生食草菇引起中毒事件，经专业人士进行急性毒性试验，结果表明，中毒是因为未将草菇煮熟所致，而草菇本身没有毒性。所以，在合理烹饪草菇后，大家可以放心食用。

（3）冬瓜：氨基酸是冬瓜中所含的生物活性物质之一。冬瓜中富含鸟氨酸和 γ-氨基丁酸。冬瓜中天冬氨酸、谷氨酸、精氨酸的含量也较高。瓜子和果皮中的含量高于果肉 15 倍。它们是人体解除游离氨毒害不可缺少的氨基酸。有利尿、祛湿、消肿之功效。

（4）佛手瓜：又称合掌瓜、洋丝瓜、福寿瓜。它含有 17 种氨基酸，其中 7 种为人体必需氨基酸，特别是苏氨酸、亮氨酸、精氨酸、苯丙氨酸、组氨酸、赖氨酸。所以佛手瓜具有很高的营养保健价值。此外，它还是一种高钾低钠蔬菜，常吃佛手瓜可利尿排钠。

（5）木瓜：其乳液中含有一种蛋白酶，能够分解肉食中的蛋白质。慢性肝病患者常有食欲减退、饭后饱胀之表现，食用木瓜有助于改善这种状况，促进消化吸收。但是，木瓜应该生着吃。因为其乳液中的蛋白酶遇高温就会失去作用。同时，木瓜性寒，体虚者应少吃。

（6）山药：其含有黏蛋白和多巴胺，对心血管患者有较好的保健作用。新鲜的山药去皮后，表面通常可以摸到一种滑滑的物质，它就是山药的精华——黏蛋白。它可降低血液中的胆固醇浓度，阻止血脂在血管壁上沉淀，保持血管弹性，防止动脉硬化；可减少皮下脂肪堆积；防止结缔组织的萎缩，预防类风湿关节炎及硬皮病等胶原缺乏病的发生。铁棍山药中山药多糖的含量最高，因此具有更好地抗衰老作用。山药虽好，但也不能充当主食。一般情况下，2～3 两山药可代替半两主食，但糖尿病患者不宜多食，每餐不能超过 3

两。有便秘或者正在服糖皮质激素的人也不宜食用山药。

（7）西瓜：国外学者指出，随着对西瓜研究的深入，大家越来越相信它是一种可提供增强人体某些功能元素的水果。西瓜含有的瓜氨酸是可以使毛细血管放松的物质。当瓜氨酸转化为精氨酸之后，会给心脏、循环系统和免疫系统带来神奇的功效。西瓜的功效还不止于此，它所含的精氨酸还能帮助尿素循环，从而去除体内氨等有毒物质。瓜氨酸大多集中在人们不爱吃的瓜白部分。

（8）红薯：其营养价值很高。它是世界卫生组织评选出来的十佳蔬菜中的冠军。红薯含有丰富的糖类、蛋白质、膳食纤维和多种维生素，其中β-胡萝卜素、维生素E和维生素C尤多。它还含有丰富的赖氨酸，而大米、面粉恰恰缺乏赖氨酸。红薯与米面混吃，可以使人得到更为全面的蛋白质补充。就总体营养而言，前苏联科学家说它是未来的宇航食品，法国人说它是当之无愧的保健食品。从中医角度来说，红薯能补脾益气，宽肠通便，生津止渴。红薯叶同样是高营养食物，也是粮食和蔬菜中的佼佼者。红薯叶有提高免疫力、止血、降糖、解毒、防治夜盲症等保健功能。经常食用有预防便秘、保护视力的作用，还能保持皮肤细腻、延缓衰老。近年在欧美国家以及日本、中国香港等地掀起一股红薯叶热。用红薯叶制成的食品，甚至摆上酒店、饭馆的餐桌。红薯生吃、熟吃皆宜。因其缺少蛋白质和脂质，所以要与蔬菜、水果及含蛋白质较高的食品一起吃，才不会营养失衡。此外，红薯最好在午餐时段吃，这是因为吃完红薯后，其中所含的钙质需要在人体内经过4～5小时进行吸收，而下午的日光照射正好可以促进钙的吸收，也不会影响晚餐时其他食物中钙的吸收。

红薯叶的吃法很多。选取鲜嫩的叶片，开水烫熟后，用香油、醋、辣椒油、芥末、姜汁等调料制成凉拌菜。红薯叶同肉丝一起爆炒别有风味。此外，还可以将红薯叶烧汤，或在熬粥时放入。

（9）黑皮花生：其最大特点是氨基酸和微量矿质元素含量很高，比较适合免疫力低下的人群吃。黑皮花生的谷氨酸含量很高。这种物质能加速溃疡愈合，缓解疲劳和情绪低落。黑皮花生的精氨酸比黑大豆高2.46%，对于男性有很好的保健作用。此外，黑皮花生中的钾、硒、锌和维生素E的含量比其他花生高得多。其吃法很多，但因为烹饪过程对其微量矿质元素化合物破坏很大，所以为减少营养物质的破坏，花生以煮着吃为宜。

相关链接

十大抗衰老的水果和蔬菜

（1）鳄梨：由于含有大量的抗氧化之王——谷胱甘肽，腭梨成为细胞的超级卫士之一。因为谷胱甘肽的功效之一就是减少食物中脂肪的破坏性，其降低和改善血液胆固醇的作用比采纳低脂肪食物的作用还大。

（2）浆果类：乌饭树的蓝色浆果、酸果蔓的果实、草莓、木莓等浆果都含有防体细胞过早衰老的抗氧化物。如乌饭树的蓝果所含的抗氧化物花色素苷比其他任何食物都多。比含量第二丰富的红葡萄酒和绿茶高出 3 倍。这些浆果还可以防止尿道感染。

（3）花茎甘蓝：它含有极多的抗氧化物。其中最主要的是萝卜硫素，还有维生素 C、β- 胡萝卜素、吲哚、谷胱甘肽和叶黄素。它还富含人体必需的微量矿质元素铬。铬可以增强胰岛素的活性和控制血糖。经常食用花茎甘蓝，有助于降低结肠癌和乳腺癌，以及心血管疾病的患病风险。

（4）卷心菜：一项经典的研究发现，每周食用一次卷心菜的男子与每月食用卷心菜的男子相比，前者患结肠癌的概率只有后者的 66%。在食用卷心菜的妇女中，有 70% 的人在 5 年之内危险的雌激素得到了控制。有效地食用量为 1/5 棵到 1/3 棵，折皱较多的卷心菜效果最好。

（5）胡萝卜：哈佛大学的最近一项研究发现，每周至少吃 5 次以上的胡萝卜，可以使女性患脑卒中的概率降低 68%，每天吃两根胡萝卜，可以使男性血液中的胆固醇降低 10%。胡萝卜的主要抗氧化物——β- 胡萝卜素是抗衰老和抗病的重要物质。在一个中等大小的胡萝卜中，大约含 6 mg 的 β- 胡萝卜素。为了摄入 β- 胡萝卜素，大家可以试试胡萝卜汁。一杯胡萝卜汁中含有 24 mg 的 β- 胡萝卜素。

（6）柑橘类水果：这类水果含有的营养物质是已知的自然抗癌物的"总汇"。这些抗癌物包括类胡萝卜素、萜烯，类黄酮和维生素 C。它们能够显著地降低胆固醇的含量，对老年动脉硬化有一定的疗效。葡萄柚中含有抗氧化之王——谷胱甘肽，它能够防止所有类型的自由基对细胞所造成的损害，从而预防衰老。

（7）葡萄：其中含有 20 种抗氧化物。这些抗氧化物存在于干果皮和籽当中，可以防止低密度脂蛋白的氧化。北美部分国家的科学家发现，葡萄干比新鲜的葡萄含有更多的抗衰老物质，是新鲜葡萄的 3～5 倍。

（8）洋葱：其含有丰富的抗氧化物，有助于防癌，特别是胃癌。它还可以"稀释"血液，防止血栓并增加良性的高密度脂蛋白胆固醇。很多研究表明，洋葱能够破坏如黄油之类的脂肪在动脉中形成血栓的最初步骤。

（9）菠菜：其含有多种抗氧化物，能够防治由于自由基的破坏而导致的疾病，如癌症、心脏病、高血压、白内障等。它所含的叶黄素与 β- 胡萝卜素具有同样强大的作用。食用大量的菠菜能够使眼底黄斑退化的发病率降低 45%，会使患肺癌的概率下降 50%。菠菜中还含有大量的叶酸，是大脑和心脏的健康卫士。

（10）西红柿：它富含番茄红素。番茄红素可以消灭某些自由基的作用甚至比有名的 β- 胡萝卜素更强。它具有保持老年人大脑和身体功能的作用，可以减少胰腺癌和宫颈癌的发生危险。常吃西红柿可以使消化道癌症的发病率减少一半。西红柿中的化学物质P香豆素和绿原酸能够消除亚硝胺的致癌作用。在水果中，只有西红柿和西瓜中含有较多的番茄红素，杏当中含有少量。蒸煮或罐头制造过程不会破坏番茄红素。所以，食用番茄汁罐头和所有的番茄制品都可以摄入番茄素，延缓衰老。

第三节　蛋白质的结构及人体必需氨基酸

一、蛋白质的结构

蛋白质中氨基酸排列的顺序及其空间构象称之为蛋白质的结构。它共分四级：一级结构组成蛋白质分子的多肽链中氨基酸残基的排列顺序；二级结构肽链原子的局部空间排布，有 a-螺旋，β-折叠层，转角称 β-回折；三级结构蛋白质或亚基内所有原子的空间排布，但不包括亚基间的空间排列关系；四级结构蛋白质亚基的主体排布，亚基间的相互作用与接触部位的布局，但不包括亚基内部的空间结构。

二、人体必需氨基酸

人体必需氨基酸是指人体正常生长和功能所必需，但又不能由机体合成，而必须从食物中摄取的氨基酸。人体必需氨基酸共有 8 种，即赖氨酸、色氨酸、苯丙氨酸、蛋氨酸、苏氨酸、缬氨酸、亮氨酸和异亮氨酸（组氨酸）。各种食物蛋白质因其所含的必需氨基酸在数量和种类上各不相同，故在营养价值上有高低之分。因此，必需氨基酸的有无和多少是决定食物中蛋白质营养价值高低的主要因素。

食物中所含蛋白质的氨基酸的成分比例越接近人体蛋白质，越能被人体所利用，其营养价值就越高。一般来说，动物蛋白质所含必需氨基酸从组成和比例方面都比较合乎人体的需要，植物蛋白则差一些。所以，动物蛋白比植物蛋白的营养价值要高。除了人体必需氨基酸外，还有一种人体所需氨基酸，但可在体内自行合成，不必由食物供给，在营养学中称此类氨基酸为非必需氨基酸。在蛋白质常见的 20 种氨基酸中，除了上述 8 种必需氨基酸，其余的 12 种都是非必需氨基酸。非必需氨基酸的供给对于必需氨基酸的需要量是有影响的。例如，人体内的两种非必需氨基酸——酪氨酸和半胱氨酸，酪氨酸可由苯丙氨酸转化而成，半胱氨酸可由蛋氨酸转换而成。因此，当膳食中酪氨酸和半胱氨酸的含量丰富时，体内不必耗用苯丙基酸和蛋氨酸转变成这两种非必需氨基酸。同时，苯丙氨酸和蛋氨酸的需要量也会减少。所以，在营养学中将酪氨酸和半胱氨酸称为半必需氨基酸。

三、氨基酸的生理功能及其食物来源

（1）色氨酸：其可以明显改善睡眠质量，保持精力旺盛，还可镇静神经，促进产生快乐的激素分泌。色氨酸在人体内代谢生成 5-羟色胺，它能够抑制中枢神经兴奋，产生一定的困倦感。同时，5-羟色胺在人体内进一步转化生成褪黑素，其有镇静和促进睡眠的作用。富含色氨酸的食物有小米、牛肉和甘蓝菜等。小米在所有谷类食物中含色氨酸最为丰富。晚餐吃小米粥有利于提高进入脑内的色氨酸数量，有利于睡眠。

（2）组氨酸：又称异亮氨酸，是儿童所必需的氨基酸。组氨酸是鱼肉蛋白质的组成成分，而鱼肉蛋白质中含有人体必需的 8 种氨基酸。鱼蛋白由于其肌纤维比较短，结构疏松，肉质细嫩，所以易被人体消化和吸收，被人们称为质量最佳的蛋白质。组氨酸主要存在于肉类、奶类、香蕉等食物中，在绿色蔬菜中也含有少量组氨酸。

（3）谷氨酸：现代医学研究证明，在人的大脑中，游离的氨基酸以谷氨酸为主，它是脑组织氧化代谢的氨基酸之一，对改进和维持丘脑的机能十分重要。谷氨酸具有抗氧化的作用，它和半胱氨酸一起在人体中生成一种抗氧化酶——谷胱甘肽过氧化物酶。这种酶有解毒功能，可以保护人体免受汽车尾气、致癌物质、感染源、过多酒精以及有毒金属的侵害。富含谷氨酸的食物中以粮食作物居多，豆类和芝麻中也较丰富，白肉、金枪鱼、坚果、洋葱、大蒜也含有谷氨酸。味精的主要成分是含有谷氨酸的钠盐，过量食用钠盐可造成体内水钠潴留，导致血管管腔变细，血管阻力升高，同时血容量升高，故患有高血压的患者要慎用味精，专家建议每道菜加味精不超过 0.5 mg。

（4）半胱氨酸：可促进人体对铁的吸收。它和谷氨酸一起在人体内借助于硒元素而生成主要抗氧化酶——谷胱甘肽过氧化物酶（GP），具有解毒功能。富含半胱氨酸的食物有白肉、金枪鱼、小扁豆、蚕豆、坚果、洋葱、大蒜等。

（5）精氨酸：中国农大的研究表明，精氨酸可以改善糖尿病大鼠的耐糖量。此外，它还是制造精液不可缺少的成分。因此，生育期男性平时多吃一些含有精氨酸的食物是有益的。富含精氨酸的食物有葵花籽、核桃等。

（6）天冬氨酸：在人的大脑中游离的氨基酸包括谷氨酸、牛磺酸，以及天冬氨酸。这三种氨基酸是维持大脑正常功能不可缺少的物质。富含天冬氨酸的食物有豆类、芝麻和冬瓜等。

（7）酪氨酸：这是形成黑色素的基础物质。它对维持大脑的锐敏思维、记忆和清醒程度起决定性的作用。富含酪氨酸的食物有马铃薯、新鲜的鱼、鸡、豆腐等。

（8）肌氨酸：其可以提高人的智力，尤其是学生在应对考试期间，可以适当补充肌氨酸，有助于调整学习状态。牛肉中富含肌氨酸，其含量比任何食物都高。

（9）甘氨酸：这是一种精细化工产品，在一些食品中可作为营养强化剂载体。可帮助

机体吸收钙、铁、锌等微量矿质元素。也可作为防腐剂，延长食品的保质期。

（10）牛磺酸：这是从牛胆中分离出来的一种游离氨基酸，它对人体有多种有益作用，包括：调节神经的传导作用，维持大脑正常的生理功能；可促进婴幼儿大脑发育；增强心脏的收缩能力；刺激骨髓产生血细胞，促进白细胞数量增加；促进人体生长激素的分泌，提高人的免疫力。富含牛磺酸的食物有蜂王浆。资料显示：蜂王浆中牛磺酸的总含量平均为 20.89 mg/100 g，其中游离牛磺酸含量的平均值为 10.09 mg/100 g，占总牛磺酸含量的 67.45%。此外，牛磺酸在贝壳类食物、鸡肉和紫菜中的含量也比较丰富；牛奶和母乳中也含有一定量的牛磺酸。

（11）赖氨酸：这是蛋白质中唯一带有侧链伯氨基的氨基酸，呈碱性。赖氨酸是哺乳动物的必需氨基酸和生酮氨基酸。其功能是促进人体发育，增强免疫能力，提高中枢神经功能。由于谷物食品中的赖氨酸含量甚低，且在加工过程中易被破坏而缺乏，故称为第一限制性氨基酸。一般来讲，富含蛋白质的食物都含有赖氨酸，如肉类、禽、蛋、奶、鱼、虾、贝类、乳制品、豆类和黑芝麻等。需要注意的是，谷类食品或花生并不含有现成的、人体需要的赖氨酸。

（12）亮氨酸：其是哺乳动物的必需氨基酸和酮生糖氨基酸。其一般多用于面包和面类制品，也可用于配制氨基酸输液及综合氨基酸制剂、降血糖剂和植物生长促进剂，还可用作香料，改善食品风味。在医药行业中，亮氨酸是复合氨基酸静脉注射液不可或缺的原料，对于维持危重患者的营养需要，抢救患者生命起重要作用。它在调节氨基酸与蛋白质代谢方面也起到重要作用。研究发现，亮氨酸是骨骼肌与心肌中唯一可调节蛋白质周转的氨基酸。它还能促进骨骼蛋白质的合成。亮氨酸最好的食物来源是糙米、豆类、坚果、大豆粉和全麦粉。从事强体力活动和低蛋白质饮食的人，应该考虑亮氨酸的补充。尽管有独立补充形式，但最好还是与异亮氨酸和缬氨酸一起摄入，因三者之间有互补作用。但是应注意，过量摄入会引起皮炎、腹泻和精神失常等问题。

（13）苯丙氨酸：其是具有生理活性的芳香族氨基酸，为复配氨基酸输液的重要成分，用于制作医药。苯丙氨酸是苯丙氨苄、甲酸溶肉瘤素等氨基酸类抗癌药物的中间体，也是生产肾上腺素、甲状腺素和黑色素的原料。已有研究表明，L- 苯丙氨酸可作为抗癌物的载体将药物分子直接导入癌瘤区，其效果是其他氨基酸的 3 ~ 5 倍。这样既可以抑制癌瘤生长，又可以降低药物的毒副作用。苯丙氨酸在食品加工中，可添加于焙烤食品业中，强化其营养作用，可改善香味，并补充人体所需功能性氨基酸。苯丙氨酸广泛存在于植物性食物中。

（14）甲硫氨基酸：这是哺乳动物的必需氨基酸和生酮氨基酸。它参与蛋白质的合成，如果体内缺乏甲硫氨基酸就会导致体内蛋白质合成受阻，造成机体损害。脂质过氧化物会损害初级和次级溶酶体膜，使溶酶体内含有作为水解的酸性磷酸酶释放出来，对细胞和线粒体膜等重要的细胞器造成损害，而甲硫氨酸可通过多种途径抗击这些损害。甲硫氨酸能抗肝硬化、脂肪肝及各种急性、慢性、病毒性和黄疸性肝病，通过增加体内半胱氨酸和谷胱甘肽合成，增加谷胱甘肽过氧化物酶和超氧物歧化酶活性，其甲基化作用使内源性磷质合成增加，从而稳定了溶酶体膜，减少了酸性磷酸酶的释放，保护心肌细胞线粒体免受损害，对克山病造成的心肌损害尤为有效。它还可以抗抑郁症和高血压。另外，甲硫氨酸还能预防和治疗有毒金属和非金属对人体的伤害。

（15）苏氨酸：这是一种重要的营养强化剂，可以强化谷物、糕点、乳制品之营养。苏氨酸和色氨酸一样，具有消除疲劳、促进生长发育的效果。随着人们生活水平的提高和养殖业的发展，苏氨酸作为饲料用氨基酸，广泛应用于添加仔猪、种猪、肉鸡、对虾和鳗鱼饲料等。它可以调整饲料中氨基酸的平衡，促进生长；可以改善肉质；可降低饲料原料成本。目前，德国科学家在人体血液中发现了一种苏氨酸，可以阻止艾滋病病毒附着和侵入体细胞，通过干扰艾滋病病毒表面蛋白，使其不能发挥作用。这种氨基酸的发现为抗艾滋病药物的研制提供了途径。苏氨酸的主要食物来源是谷物类发酵食品、蛋类、奶类、叶菜类、花生、胡萝卜、苜蓿等。

（16）缬氨酸：其可用异丁醛做原料合成，为白色结晶型粉末，溶于水而几乎不溶于乙醇。当缬氨酸不足时，大脑中枢神经系统功能会发生紊乱，出现共济失调和肢体震颤。此外，缬氨酸等支链氨基酸的注射液可治疗肝功能衰竭；它也可作为加快创伤愈合的治疗剂。其主要食物来源是白肝酪、鱼、禽类、牛肉、花生、芝麻和小扁豆等。

（17）丝氨酸：它在脂肪和脂肪酸的新陈代谢及肌肉生长中发挥作用，有助于免疫血球素和抗体的产生。维持健康的免疫系统也需要丝氨酸。它在细胞膜的制造加工、肌肉组织和包围神经细胞的鞘的合成中也都发挥重要作用。丝氨酸主要应用于医药原料上，如配置第三代复方氨基酸输液和营养增补剂；在食品上用于运动饮料和氨基酸减肥饮料等；在饲料方面可用于动物饲料，促进动物生长发育。丝氨酸的食物来源是肉、蛋、奶、全麦粉、坚果等。此外，人体在必要时会合成一部分丝氨酸。

（18）脯氨酸：其是组成蛋白质的常见 20 种氨基酸中唯一的亚氨基酸。脯氨酸具有多种功能：它是复方氨基酸大输液原料之一，用于营养不良，蛋白质缺乏症；它还可以提高植物的抗寒性；它对牙釉具有修复作用，使牙齿更加坚固而富有韧性。脯氨酸是植物蛋白质的组分之一，并可以游离状态广泛存在于植物体中。

（19）蛋氨酸：其是构成蛋白质的基本单位之一，且是必需氨基酸中唯一含有硫的氨基酸。在食品工业上它可以用作营养增补剂；在饲料工业方面，它是动物饲料里必不可少的添加剂，帮助动物快速增长。在医药工业中，蛋氨酸可用于合成药用维生素；用于防治慢性或急性肝炎，也可缓解砷、三氯甲烷、四氯化碳、苯、吡啶和喹啉等有害物质的毒性反应。蛋氨酸的主要来源是干酸奶、奶疙瘩、奶酪干、海米、虾米、干贝、炒西瓜籽、紫菜、黑芝麻、腐竹、葵花籽等。

在此应该指出的是，以上（1）（2）（11）（12）（13）（15）（16）（19）为必需氨基酸；（4）（7）为半必需氨基酸；（3）（5）（6）（8）（9）（10）（14）（17）（18）为非必需氨基酸。

第四节　蛋白质的需要量及补充方法

既然蛋白质对生命具有如此重要的功能，那么，我们每天摄入多少蛋白质为宜呢？答案是：够用而不宜过多。

一、蛋白质的需要量

《中国居民膳食指南》提出蛋白质最高摄入量是每千克体重 0.92 g，即成人每人每天蛋白质的摄入量是 65 ~ 90 g；或者按照总能量计占 10% ~ 12%。所以，每天喝一袋牛奶，吃一个鸡蛋和 2 两鱼肉，再适量吃一些豆制品，即可补充人体所需蛋白质。此外，蛋白质摄入量因人的年龄、体重及劳动强度的不同而存在一定差异。生长发育期的儿童和青少年、怀孕期或哺乳期的妇女，蛋白质的需要量一般比正常量应高一些（表2-1）。

表 2-1　中国居民膳食蛋白质推荐摄入量（RNI）

年龄	RNI（g/d）（男）	RNI（g/d）（女）
0	1.5 ~ 3 g/kg.d	1.5 ~ 3 g/kg.d
1	35	35
2	40	40
3	45	45
4	50	50
5	55	55
6	55	55
7	60	60
8	65	65
10	70	65
11	75	75
14	85	80
18（轻体力劳动）	75	65

（续表）

年龄	RNI（g/d）（男）	RNI（g/d）（女）
18（重体力劳动）	90	80
孕妇	—	第一孕期 +5，第二孕期 +15，第三孕期 +20
乳妇	—	+20
60	75	65

注：①成年人按 1.16g/kg·d 计；老年人按 1.27g/kg·d 计，或蛋白质占总能量的 15% 计；②表中的 RNI 是新标准推荐摄入量的代号，后面的 g/d 表示每日摄入多少克；③在孕妇一项中的第二孕期 +15，表示孕妇要根据不同的体力劳动状况将蛋白质摄入量 +15。

将蛋白质摄入量化的目的，一方面是告诫人们要重视这种营养素的摄入，如果摄入量不足，就会出现蛋白质缺乏症；另一方面是要提醒人们不要超量食用，如超量食用会出现蛋白质中毒症。

二、蛋白质缺乏症

蛋白质摄入量不足，通常会引起下列情况发生：①容易感染细菌和病毒；②导致激素分泌不正常；③贫血；④出血不易停止；⑤骨骼劣化，易患关节炎；⑥容易疲劳；⑦消化不良；⑧记忆力下降；⑨腹胀、水肿。此外，婴儿因缺乏蛋白质导致营养不良合并感染的发生率高于成年人。

三、蛋白质中毒症

蛋白质是生命的基础，也是人体所需能量的主要来源。但如果蛋白质摄入量过多，就会引起相关器官的"不满"和"抗议"，甚至引起中毒。主要表现在以下四个方面：

（1）动脉要"呻吟"。如过量食用动物性食品，在获得大量蛋白质的同时，也摄入了大量的胆固醇和饱和脂肪酸。这必然损害了动脉的健康，可导致其粥样硬化改变，最后引发心血管疾病。

（2）肾脏要"诉苦"。蛋白质代谢后产生的废物要经过肾脏排出体外，过多的摄入蛋白质必然加重肾脏的负担。这一点对儿童和老人更为突出，因为儿童肾脏尚未发育健全，而老年人的肾功能则开始减退，总有不堪重负的一天。

（3）脑袋要"抱怨"。脑细胞需要不断获得能量才能正常工作。但脑细胞对能量的来源十分挑剔。在蛋白质、脂肪和糖三大产热营养素中，脑细胞多用由糖所提供的能量。如果每顿饭都不吃或少吃主食，因此可导致脑细胞能源不足，不能正常工作，人就会变得迟钝。

（4）肠子"受罪"。如果天天只吃肉类而不吃素菜，也是不行的。这样的饮食缺乏粗纤维，人难免因此发生便秘现象，致使粪便在肠内滞留时间过长，其中的毒素就不能及时排出体外，影响身体健康。这种状况若长期下去，就必然引起多种疾病发生。要想改变此种状况，就必须注意合理膳食，均衡营养，荤素搭配。

综上所述可知，高蛋白不仅不等于好营养，而且还是引起直肠癌、胰腺癌、胃癌和乳腺癌的诱发因素。

四、补充蛋白质的途径和方法

当不同食物来源的蛋白质的营养价值与人体需要的氨基酸的种类及含量总体一致时，它们之间会产生一种互为补充的作用。当食物中必需氨基酸的含量与比值接近人体组织内的氨基酸时，其利用效率较高，营养价值就大（表2-2）。但是，有些蛋白质，因一种或几种必需氨基酸的含量过低或过高，比值与人体组织不接近，则利用率低，生物学价值率也低。若将几种生物学价值较低的食物蛋白质混合使用，取长补短，混合后的蛋白质总体生物学价值可大大提高，更接近人体需要，其营养价值得到提高。此种做法所产生的效果就称为蛋白质的互补作用。在实际生活中，人们常常将多种食物混合食用，不仅可以调整口感，也符合营养科学的原则。例如，谷类食物赖氨酸的含量不足，而蛋氨酸含量较高；豆类食物蛋白质的含量恰好相反，因而将二者混合食用可以补偿其不足之处。平时五谷杂粮掺和食用，氨基酸的互补作用不仅会使营养组分更为全面，而且提高了食品的营养价值。

表2-2　食物蛋白质的数量和质量

食品	蛋白质占总热量百分比	获取20 g蛋白质需要摄入的食物数量	蛋白质质量
谷物类/豆类			
奎奴亚藜	16%	100 g/1 杯脱水重量	高
玉米	4%	500 g/3 杯	中
精白米	8%	338 g/2.5 杯	中
糙米	5%	400 g/3 杯	高
菜豆	26%	99 g/0.66 杯	低
鹰豆	22%	109 g/0.66 g	中
大豆	54%	60 g/1 杯	中
豆腐	40%	275 g/1 包	高
烘豆	18%	430 g/1 大罐	中
麦胚	24%	132 g/2 杯	中

（续表）

食品	蛋白质占总热量百分比	获取 20 g 蛋白质需要摄入的食物数量	蛋白质质量
小扁豆	28%	92 g/1/3 杯	低
鱼类 / 肉类			
罐装金枪鱼	61%	84 g/1 小罐	高
鳕鱼	60%	35 g/1 小块	高
罐装沙丁鱼	49%	100 g/1 份	高
扇贝	15%	133 g/1 份	高
牡蛎	11%	182 g/0.5 杯	高
羊排	24%	110 g/1 小块	中
牛肉	52%	80 g/2 片	高
鸡肉	63%	71 g/1 小片鸡胸烤面包片	高
坚果 / 植物籽类			
向日葵子	15%	188 g/1 杯	中
南瓜子	21%	70 g/0.5 杯	中
腰果	12%	112/1 杯	中
花生	17%	90 g/0.5 杯	中
杏仁	13%	110 g/1 杯	中
蛋类 / 乳制品类			
蛋类	34%	169 g/2 个中等大小	高
天然酸奶	22%	440 g/3 小罐	高
切达干酪	25%	84 g/0.33 盎司	高
白软干酪	49%	120 g/1 小罐	高
全脂牛奶	20%	660 mL/2 杯	高
艾登干酪	28%	70 g/2.5 盎司	高
卡门伯特干酪	25%	110 g/2 块	高
蔬菜类			
冷冻豌豆	26%	259 g/2 杯	中

（续表）

食品	蛋白质占总热量百分比	获取 20 g 蛋白质需要摄入的食物数量	蛋白质质量
青豆	20%	200 g/2 杯	中
椰菜	50%	600 g/ 大袋	中
菠菜	49%	390 g/ 大袋	中
马铃薯	11%	950 g/4 个大的	中

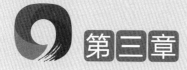

第三章

碳水化合物（糖类）

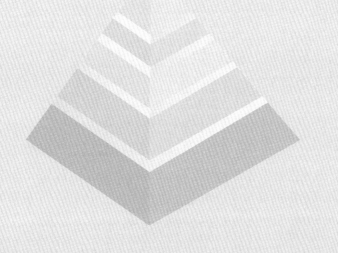

说起糖可能很多人都知道，但是讲起碳水化合物如何组成及分类，它在身体里究竟起到什么样的作用，人体生理需要量，主要食物来源，这些问题可能很多人就不一定知道了。本章从营养学的角度对碳水化合物有关知识作相关介绍。

1. 什么是碳水化合物？

碳水化合物又称糖类，是人类的基本营养物质之一，也是自然界存在最多、分布最广的一类重要的有机化合物。它与人类的生存和发展息息相关，是人体维持生命活动所需能量的主要来源，具有特殊的生理活性。人类膳食中约40%～80%的能量来源于碳水化合物。日常食用的蔗糖、粮食中的淀粉、植物体中的纤维素、人体血液中的葡萄糖等均属碳水化合物。碳水化合物在生命活动过程中起着重要的作用，是一切生命体维持生命活动所需能量的主要来源。植物中最重要的糖是淀粉和纤维素，动物细胞中最重要的多糖是糖原。生活中最好的糖来源于传统的食物，像不精制的完整谷物，包括糙米、全小麦，或是根类植物，如红薯、马铃薯、胡萝卜等。它们提供的是"复糖"，缓缓地消化成葡萄糖，供应给每个细胞。若要较快速地补给能量，可以吃水果。水果含的糖主要是果糖和葡萄糖，属于"单糖"类，吸收较快，还有一些对人体有益的维生素、矿质元素和纤维素。蔗糖是从糖料作物甜菜或甘蔗中提取出来的，是天然食品。被人食用后，在胃肠中由转化酶转化成葡萄糖和果糖，一部分葡萄糖随着血液循环运往全身各处，在细胞中氧化分解，最后生成二氧化碳和水并产生能量，为脑组织活动、人体的肌肉活动等提供能量并维持体温。

2. 什么是低碳水化合物？

"低碳水化合物"并不是碳水化合物中的一种。"低碳水化合物"来自低碳水化合物减肥法，其提出的观点认为肥胖并不是因为脂肪引起的，而碳水化合物才是肥胖的元凶，因而提出了"低碳水化合物"的饮食减肥方法。这就是"低碳水化合物"一词的由来。其主张的是少吃碳水化合物，减少或限制对碳水化合物的摄取，同时也补充矿质元素、维生素、氨基酸和必需的脂肪酸这类食物。由于碳水化合物中的含能量较高，糖类在体内可以转变为脂肪，引起肥胖。而增加维生素和必需氨基酸的摄取，可以促进脂肪的代谢。所以少吃或者不吃碳水化合物可以有效地减少糖类的摄取以及转化为脂肪的量，同时又加快了脂肪的代谢，所以对于瘦身来说，是个非常有用的方法。低碳水化合物的利就如我们上面多提到的它能够帮助瘦身。但是也有很多的人对低碳水化合物的减肥方法提出了质疑。因为有些人采用这种方法保持身材的时候拒绝碳水化合物的摄取，虽然达到了瘦身的目的，但是长期的缺乏碳水化合物的补充，会影响到身体的健康。比如容易出现肌肉无力、贫血等不利于身体健康的症状。

碳水化合物在人体内消化后，主要以葡萄糖的形式被吸收利用。葡萄糖能够迅速被氧化并提供（释放）能量。人体内作为能源的糖主要是糖原和葡萄糖。糖原是糖的储存形式，在肝脏和肌肉中含量最多，而葡萄糖是糖的运输形式。糖也是组织细胞的重要组成成分，例如：核糖和脱氧核糖是细胞中核酸的成分；糖与脂类形成的糖脂是组成神经组织与细胞膜的重要成分；糖与蛋白质结合的糖蛋白，具有多种复杂的功能；肝糖原储备充足时，可增强抵抗力；食物糖类供应足量，可减少蛋白质作为供能的消耗。

中国人正常的饮食，可以获得足够的糖，有些人甚至超过人体的需要量。随着人们生活水平的提高，享受性消费的增加，对含糖量高的点心、饮料、水果的需求和消耗日益增多，往往使摄入的糖量大大超过人体所需。加之人们运动量的减少，过多的糖不能及时被消耗掉，多余的就转化为脂肪在体内堆积下来，久之则体重增加，甘油三酯和胆固醇增高，促进了动脉粥样硬化的形成，血压水平上升，使心肺负担加重，还会造成脂肪肝。近年来，随着营养学研究的深入，人们对碳水化合物生理功能的认识已从仅"提供能量"扩展到调节血糖、降低血脂、改善肠道菌群结构等更多的方面，甚至对碳水化合物分类学及其与慢性病的关系也有了较多的研究成果。这些成果不断地丰富着人类对碳水化合物营养作用的认识和理解。

碳水化合物与人体健康关系密切。用之得当，可以保健疗疾；食之过量，则可危害健康，关键在于适时、适量，因人而异。例如某些疾病（如糖尿病、高脂血症、脂肪肝、肥胖等）的患者应忌甜食、少吃糖（临床疾病要遵医嘱）。老年人宜少吃糖，对于高原地区居民（或工作环境缺氧者），食糖用量可略有放宽。鼓励人们增加碳水化合物的摄入量、减少脂肪摄入量已成为许多国家膳食指南中的共识，而且无论对一般群体，还是对特殊人群（如糖尿病、高血脂患者和肥胖者），各国营养学专家对碳水化合物的摄入量和有关食物指导的建议变得更为细致和精确。

第一节　碳水化合物的组成及分类

一、碳水化合物的组成

碳水化合物是多羟基醛或多羟基酮及其缩聚物和某些衍生物的总称。它是自然界中存在最多、分布最广的一类重要的有机化合物。日常食用的蔗糖、粮食中的淀粉、植物体中的纤维素、人体血液中的葡萄糖等均属糖类，主要由 C（碳）、H（氢）、O（氧）三种元素所组成。分子中 H 和 O 的比例通常为 2∶1，与水分子中的比例一样，故称为碳水化合物，可用通式 $C_m(H_2O)_n$ 表示。人们过去曾把这类化合物称为碳水化合物，但是后来经学者不断研究发现，有些化合物按其构造和性质应属于糖类化合物，可是它们的组成并不符合 $C_m(H_2O)_n$ 通式，如鼠李糖、脱氧核糖等；而有些化合物如甲醛、乙酸、乳酸等，其组

成虽符合通式 $C_m(H_2O)_n$，但结构与性质却与糖类化合物完全不同。所以，碳水化合物这个名称并不确切，但因使用已久，迄今仍在沿用。葡萄糖、蔗糖、淀粉和纤维素等都属于糖类化合物，属于包括羟基、羰基的复合官能团一类化合物，如醛、酮、醇和酸等化合物的衍生物和聚合物。这种化合物是植物中的叶绿素在太阳光照射下，以二氧化碳和水做原料，经过光合作用而制造出来的。植物制造出来的糖类，一般储存在植物的种子里和根茎中。人吃了这些植物的种子和根茎，也就得到了碳水化合物。植物中最重要的糖是淀粉和纤维素，动物细胞中最重要的多糖是糖原。

在我国人民的膳食中，糖类主要来自植物性食物，由大米、面粉、玉米、小米等含有淀粉的食品供给。植物性食物包括谷类、薯类、豆类、蔬菜类和水果类。谷类、薯类等所含的大量淀粉，是糖类的主要来源。这些碳水化合物是构成机体的成分并在多种生命过程中起重要作用。含碳水化合物较多的食物一般价格比较便宜。碳水化合物在体内氧化速度较快，能够及时供给能量以满足机体需要。所以，碳水化合物是大部分人摄取能量最主要和最经济的来源。它们也是机体的重要组成部分，与机体某些营养素的正常代谢关系密切，具有重要的生理功能。

食物中的碳水化合物分成两类，即人体可以吸收利用的有效碳水化合物如单糖、双糖、多糖和人体不能消化的无效碳水化合物，如纤维素。糖类化合物是一切生物体维持生命活动所需能量的主要来源。它不仅是营养物质，而且有些还具有特殊的生理活性。例如：肝脏中的肝素有抗凝血作用；血液中的糖与免疫活性有关。此外，核酸的成分中也含有糖类化合物——核糖和脱氧核糖。因此，糖类化合物对医学来说，具有更重要的意义。

二、碳水化合物的分类

碳水化合物为人体之重要的营养素之一，根据其糖类物质可分为醛糖和酮糖；根据其碳原子数分为丙糖、丁糖、戊糖、己糖；根据其结构单元数目多少主要分成四大类，包括单糖、双糖、低聚糖和多糖。从生理学角度来看，这个大家族成员只有两类，即可利用和不可利用的碳水化合物。可利用的碳水化合物，是指可在小肠内全部消化和吸收的那些碳水化合物，如上述的糖类和淀粉。这些物质易消化，易吸收，升高血糖也快。不可利用的碳水化合物，常指一些低聚糖和膳食纤维。这些物质在小肠内不能被人体酶分解利用，就随其他小肠不吸收的物质到大肠并随粪便排出。所以，常说某些低聚糖和膳食纤维是不能利用的物质，因为它们一般不产生能量。现代科学认为，这些物质其实也可以在结肠内被细菌发酵再利用，产生小分子的物质再被人体吸收。这时，他们可以产生少量能量，但最主要的是促进肠道蠕动和健康。从化学角度来看，碳水化合物可分为几大类：①糖，如蔗糖、半乳糖、乳糖、果糖等，以及我们看得见的白糖、红糖、输液用的葡萄糖等，这些糖能很快提高血糖，快速提供能量；②低聚糖，如低聚果糖、低聚麦芽糖、低聚木糖等，这些低聚糖有很好的保健功能，对人体有益；③多糖类，指米、面等粮食含有的淀粉、膳食纤维类。其中，淀粉易被消化吸收，而膳食纤维是不容易或不能被消化吸收的。它们在生活上扮演着很重要的角色，像多糖可以被拿来当作储存养分的物质或当作动物外骨骼和植物细胞的细胞壁；另外，五碳醛糖的核糖是构成各种辅因子不可或缺的物质，也是一些遗传物质分子的骨干。糖类的众多衍生物同时也与免疫系统、受精、预防疾病、血液凝固和生长等有极大的关联。在食品科学和其他非正式的场合中，碳水化合物通常指富含淀粉（如谷物、面包或面食）或简单的糖类的食物（如食糖）。下面从营养学的角度分别对碳水化合物有关类型作介绍。

（一）单糖

单糖就是不能再水解的糖类，是构成各种二糖和多糖的分子的基本单位，如葡萄糖、果糖、半乳糖。以结构来看，单糖含 3 ~ 7 个碳原子，所以不能水解为更简单的糖。从生理学角度来看，单糖类不经消化液的作用，就可被人体直接吸收。

单糖可分为丙糖、丁糖、戊糖、己糖等。自然界的单糖主要是戊糖和己糖。根据其结构不同，单糖又可分为醛糖和酮糖。多羟基醛称为醛糖，多羟基酮称为酮糖。例如，葡萄糖为己醛糖，果糖为己酮糖。单糖中最重要的与人们关系最密切的是葡萄糖等。常见的单糖还有果糖，半乳糖，核糖和脱氧核糖等。单糖是最简单的糖，在进入人体消化道后不必经过消化液的作用即可被消化道吸收。一般情况下人体消化酶是不会再将其分解为更小分子的糖。其中，重要的单糖有葡萄糖、果糖和半乳糖。

1. 葡萄糖

葡萄糖又称 D-葡萄糖、右旋糖，是人体生理功能上最重要的糖，又是构成食物中各种糖类的基本单位。人体中血糖即为葡萄糖。葡萄糖在蜂蜜和水果中含量丰富，甜度为100。有些碳水化合物完全由葡萄糖构成，如淀粉；有些则是由葡萄糖与其他糖化合而成，如蔗糖。葡萄糖较少以单糖形式存在于天然食品中。葡萄糖有 D 型和 L 型，人体只能代谢 D 型葡萄糖而不能利用 L 型。所以有人用 L 型葡萄糖作甜味剂，以达到增加食品的甜味但不增加能量摄入的目的。

2. 果糖

果糖又称 D-果糖、左旋糖，是天然糖类中最甜的糖，甜度为110。果糖通常与蔗糖共存于水果及蜂蜜中，在苹果与番茄中含量亦较丰富。人工制作的玉米糖浆中含果糖可达40% ~ 90%，是饮料、冷冻食品、糖果蜜饯生产的重要原料。果糖吸收后，经肝转变成葡萄糖被人体利用，部分转变为糖原、乳酸和脂肪。

3. 半乳糖

半乳糖又称 D-半乳糖、脑糖，是由乳糖、蜜二糖、棉籽糖、水苏糖等双糖分解而生成。自然界没有单一形式的半乳糖存在，其很少以单糖形式存在于食品中，是乳糖的重要组成成分。半乳糖在人体中也是先转变成葡萄糖后才被利用，母乳半乳糖是在体内重新合成的，而非食物中直接获得。

4. 其他单糖

除上述 3 种重要己糖外，食物中还有少量的戊糖，如甘露糖、阿拉伯糖和木糖等。这几种糖主要存在于水果和根、茎类蔬菜中。此外，在天然水果、蔬菜中，还存在有少量糖醇类物质。因这些糖醇类物质在体内消化、吸收速度慢，提供能量较葡萄糖少，已被用于食品加工。目前，常使用的糖醇有山梨醇、甘露醇、木糖醇和麦芽醇等。

（二）双糖

双糖又称二糖，是指单糖分子中的半缩醛的羟基和另一个单糖分子的羟基共失一分子水而生成的化合物，属于碳水化合物的一种。其水解后可产生两个分子单糖，既可由两个相同的，又可由两个不同的单糖分子结合而成。两个分子单糖以糖苷键相互连接，形成多种多样的双糖结构。双糖类受消化酶及胃酸的影响，分解为单糖后方能被人体吸收。

天然存在于食品中的双糖，当进入人体消化道后，在酸性环境及消化酶作用下可分解成两个单糖分子。其中，重要的双糖有蔗糖、麦芽糖及乳糖等。

1. 蔗糖

蔗糖广泛存在于甘蔗、甜菜及有甜味的植物果实、叶、花、根茎之中，由一分子葡萄糖和一分子果糖结合而成，是砂糖（红、白）中的主要成分，也是日常生活中常用的甜味剂。蔗糖由 1 分子葡萄糖和 1 分子果糖，以 α- 键连接而成。甘蔗、甜菜和蜂蜜中含量较多，日常食用的白糖即蔗糖，其是从甘蔗或甜菜中提取加工的。

2. 麦芽糖

麦芽糖由二分子葡萄糖结合而成，大量存在于发芽的谷粒，特别是麦芽中。淀粉和糖原水解后也可产生少量的麦芽糖。麦芽糖由 2 分子葡萄糖，以 α- 键连接而成。淀粉在酶作用下，可降解生成大量麦芽糖，制糖、制酒工业中大量使用麦芽中淀粉酶就是这个目的，一般亦为食物加工中常用的甜味剂。

3. 乳糖

乳糖由一分子葡萄糖和一分子半乳糖结合而成，是唯一来自动物的糖类，故只存在于哺乳动物的乳汁及乳制品中，其浓度多为 5%。乳糖不易溶解，且不太甜，但对婴儿营养特别重要。成人的小肠液中若缺乏乳糖酶，或因年龄增加而致乳糖酶的活性下降，会导致乳糖不耐症，造成食入乳糖后腹胀、腹痛、腹泻等不适症状。乳糖由葡萄糖和半乳糖以 β- 键连接而成，主要存在于奶类及奶制品中。乳糖约占鲜奶 5%，占奶类提供总能量 30% ~ 50%。

4. 海藻糖

海藻糖是由 2 分子葡萄糖组成，存在于真菌及细菌中，如食用蘑菇中含量较多。

（三）多糖

多糖又称为高聚糖，是由 10 个以上的单糖分子或其衍生物聚合而成的大分子化合物。其特性与单糖、双糖及低聚糖等有很大的差异。多糖类一般不溶于水，无甜味，不能形成结晶，无还原性。多糖是由多个单糖分子缩合、失水而成，是一类分子机构复杂且庞大的糖类物质。凡符合高分子化合物概念的碳水化合物及其衍生物均称为多糖，根据单糖的种类可分为同多糖和杂多糖两类。由一种单糖缩合形成的多糖称为同多糖，如淀粉、纤维素等。由二种以上单糖或其衍生物缩合形成的多糖称为杂多糖，如透明质酸、硫酸软骨素等。此外，按糖分子中有无支链，分为直链多糖和支链多糖；按照功能的不同，分为结构多糖、贮存多糖、抗原多糖等；按其分布部位又分为胞外多糖、胞内多糖。

多糖的结构单位是单糖，多糖相对分子质量从几万到几千万。结构单位之间以苷键相连接，常见的苷键有 α-1，4-、β-1，4- 和 α-1，6- 苷键。结构单位可以连成直链，也可以形成支链，直链一般以 α-1，4- 苷键（如淀粉）和 β-1，4- 苷键（如纤维素）连成；支链中链与链的连接点常是 α-1，6- 苷键。

多糖的广义分类分为均一性多糖和不均一性多糖。由一种单糖分子缩合而成的多糖，叫作均一性多糖。自然界中最丰富的均一性多糖是淀粉和糖原、纤维素。它们都是由葡萄糖组成。淀粉和糖原分别是植物和动物中葡萄糖的贮存形式，纤维素是植物细胞主要的结构组分。由不同的单糖分子缩合而成的多糖，叫作不均一多糖，常见的有透明质酸、硫酸软骨素等。不均一性多糖种类繁多。有一些不均一性多糖由含糖胺的重复双糖系列组成，称为糖胺聚糖，又称黏多糖、氨基多糖等。营养学上具有重要作用的多糖有 3 种，即糖原、淀粉和纤维。

1. 糖原

糖原又称动物淀粉，由肝和肌肉合成和贮存，是含有许多葡萄糖分子和支链的动物多糖。肝贮存糖原可维持正常血糖浓度，肌肉糖原可提供机体运动所需的能量，尤其是高强度和持久运动时的能量需要。糖原含有较多分支，可提供较多酶的作用位点，以便能快速地分解和提供较多的葡萄糖。食物糖原含量很少，故不是有意义的碳水化合物食物来源。

2. 淀粉

淀粉是由许多葡萄糖组成的、能被人体消化吸收的植物多糖。淀粉主要贮存在植物细胞中，尤其是根、茎和种子细胞中。薯类、豆类和谷类含有丰富的淀粉，是人类碳水化合物的主要食物来源，也是最丰富、最廉价的能量营养素。淀粉水解后中间产物为糊精，然后变为麦芽糖，最终产物为葡萄糖。糊精是淀粉的部分水解物，分子大小约为淀粉的 1/5，它的甜度低于葡萄糖。其中，淀粉因聚合方式不同又分为直链和支链淀粉两种。

（1）直链淀粉（糖淀粉）：由几十至几百个葡萄糖分子残基相连成一直链。其在天然食品中的含量为 19% ~ 35%，且有黏性小、甜度低、易消化等特点。

（2）支链淀粉（胶淀粉）：一般由几千个葡萄糖分子残基组成。其空间形式呈树冠状，有许多分枝，结构较直链淀粉复杂。这类淀粉在植物淀粉中的含量较高，一般为65%~81%，并具有黏性大、甜度大、不易消化等特点。在谷物类中糯米的支链淀粉含量高达98%~100%；粳米中直链淀粉的含量为16%~24%，平均21%；籼米中所含的直链淀粉为16%~32%，平均26%。

3. 食物纤维

食物纤维是指存在于植物体内不能被人体消化吸收的成分。纤维内的葡萄糖分子是以β-键连接的，人体内的淀粉酶不能破坏这种化学键，故人体不能消化吸收纤维。但因食物纤维特有的生理作用，营养学上仍将其作为重要营养素。存在于食物中的各类纤维统称为食物纤维。根据其水溶性不同，分为可溶性纤维和不溶性纤维。

（四）低聚糖

低聚糖又称寡糖，是指由3~10个单糖构成的小分子多糖。比较重要寡糖是豆类食品的棉籽糖和水苏糖。前者由葡萄糖、果糖和半乳糖构成的3糖，后者是在前者的基础上再加上半乳糖的4糖。这两种糖都不能被肠内消化酶分解而消化吸收，但在大肠内可被肠内细菌代谢，产生气体和其他产物，造成胀气，故必须进行适当加工以减少不良影响。但也有些不被人体利用的寡糖，可被肠内益生菌如双歧杆菌所利用，以促进这类菌群增加而达到保健作用。低聚糖的获得大体上可从天然原料中提取、微波固相合成方法、酸碱转化法、酶水解法等。低聚糖集营养、保健、食疗于一体，广泛应用于食品、保健品、饮料、医药、饲料添加剂等领域。它是替代蔗糖的新型功能性糖源，是面向二十一世纪"未来型"新一代功效食品。低聚糖是一种具有广泛适用范围和应用前景的新产品，近年来国际上颇为流行，日本、欧洲国家等地均有规模化生产，我国对低聚糖的开发和应用起于90年代中期，近几年发展迅猛。低聚糖主要有两类，包括低聚麦芽糖和异麦芽低聚糖。

1. 低聚麦芽糖

低聚麦芽糖具有易消化、低甜度、低渗透特性，可延长供能时间，增强肌体耐力，抗疲劳等功能。人体经过重（或大）体力消耗，以及长时间的剧烈运动后，易出现脱水、能源储备减少、血糖降低、体温升高、肌肉神经传导受影响、脑功能紊乱等一系列生理变化和症状，而食用低聚麦芽糖后，不仅能调节血糖水平，减少血乳酸的产生，而且还可以使胰岛素保持平衡。人体试验证明，使用低聚糖后耐力和功能力可增加30%以上，功效非常明显。

2. 异麦芽低聚糖

异麦芽低聚糖被称之为"双歧因子"。这类糖进入大肠作为双歧杆菌的增殖因子，能有效地促进人体内有益细菌——双歧杆菌的生长繁殖，抑制腐败菌生长，长期食用可减缓衰老、通便、抑菌、防癌、抗癌、减轻肝脏负担、提高营养吸收率，特别是对钙、铁、锌离子的吸收，改善乳制品中乳糖消化性和脂质代谢，低聚糖的含量越高，对人体的营养保健作用越大。

（五）复合糖

复合糖又称结合糖、糖缀合物，是糖类的还原端和蛋白质或脂质结合的产物。其在生物中分布广泛，有多种重要功能，细胞的识别、定性以及免疫等无不与之有关。糖类和蛋白质结合的复合糖，有以蛋白质为主的称糖蛋白，如血液中的大部分蛋白质；也有以糖为主的，如蛋白聚糖是动物结缔组织的重要成分。糖类和脂质结合的复合糖，如脂多糖存在于细菌的外膜，成分以多糖为主；成分以脂质为主的，称为糖脂，大多和细胞的膜联系在一起。糖脂可由鞘氨醇、甘油等物质衍生，但在自然界分布最广，迄今研究得最多的是鞘糖脂。

（六）糖的衍生物

糖醇、单糖分子的醛基或酮基被还原成醇基，使糖转变为多元醇，如核糖醇、甘油等。糖醇是一种多元醇，含有两个以上的羟基，其虽然不是糖但具有某些糖的属性。目前开发的有山梨糖醇、甘露糖醇、赤鲜糖醇、麦芽糖醇、乳糖醇、木糖醇等，这些糖醇对酸、热有较高的稳定性，不容易发生美拉德反应，成为低热值食品甜味剂，广泛应用于低热值食品配方。国外已把糖醇作为食糖替代品，广泛应用于食品工业中。用糖醇制作的甜味食品称无糖食品，因糖醇不被口腔中微生物利用，又不使口腔 pH 降低，反而会上升，所以不腐蚀牙齿，是防龋齿的好材料。糖醇对人体血糖值上升无影响，且能为糖尿病患者提供一定热量，所以可作为糖尿病患者摄取热量的营养性甜味剂。糖醇现在已成为国际食品和卫生组织批准的无须限量使用的安全性食品之一。

糖胺聚糖，又称黏多糖，氨基多糖和酸性多糖，为杂多糖的一种，主要存在于高等动物结缔组织中，植物中也有发现。糖胺聚糖是由重复的二糖单位构成的长链多糖，其二糖单位之一是氨基己糖（氨基葡萄糖或氨基半乳糖），故称糖胺聚糖；另一个是糖醛酸。糖胺聚糖是细胞间质的重要组成部分，细胞间质绝大部分都是糖胺聚糖。糖胺聚糖分为透明质酸、4- 硫酸软骨素、6- 硫酸软骨素、硫酸皮肤素、硫酸乙酰肝素、肝素和硫酸角质素等。

糖苷单糖是通过半缩醛羟基与另一个化合物或基团共价结合后形成的化合物，即单糖半缩醛羟基与另一个分子（如醇、糖、嘌呤或嘧啶）的羟基、胺基或巯基缩合形成的含糖衍生物，也称苷元。其是单糖或寡糖的半缩醛羟基与另一分子中的羟基、氨基或硫羟基等失水缩合而产生的水合物。因此，一个糖苷可分为两部分，一部分是糖的残基（糖去掉半缩醛羟基），另一个部分是配基（非糖部分），其键称为糖苷键。糖苷键的结构有简单的，也有复杂的，其可以通过氧、硫、氮原子彼此连接起来，它们的糖苷分别简称为 O- 苷、S- 苷、N- 苷或 C- 苷。糖苷的配基可以是糖，这样就缩合成双糖、寡糖和多糖。糖苷广泛分布于植物的根、茎、叶、花和果实中。糖苷大多是带色晶体，能溶于水。

第二节　碳水化合物的基本性质及生理功能

一、碳水化合物的基本性质

1. 甜度

如以蔗糖的甜度作 100，一些糖及糖醇的甜度见表。其中转化糖是蔗糖的水解产物，含葡萄糖和果糖各 50%。各种单糖或双糖的相对甜度为：蔗糖 1.0，果糖 1.5，葡萄糖 0.7，半乳糖 0.6，麦芽糖 0.5，乳糖 0.4。

2. 溶解度

单糖、双糖、低聚糖、糊精都溶于水；淀粉不溶于水，且与水加热后可吸水膨胀，变成糊状，但经酸处理生成可溶淀粉；糖原能分散在水中得乳白色胶态"溶液"；纤维素不溶于水；果胶能溶于水。其余膳食纤维可吸水膨胀，吸水量依来源、周围液体的 PH 和离子浓度等而不同。如麦麸可吸收 5 倍生本身重量的水。膳食纤维吸水后呈海绵状，细菌和一些分子能穿插进去。在糖脂中，糖的一端亲水，脂质的一端疏水。糖蛋白和蛋白多糖中糖的一端也都亲水，常见的几种糖的溶解度如下：果糖 78.94%，374.78 g/100 g 水；蔗糖 66.60%，199.4 g/100 g 水；葡萄糖 46.71%，87.67 g/100 g 水。室温下葡萄糖的溶解度较低，其渗透压不足以抑制微生物的生长，贮藏性差，工业上一般在较高温度下 55℃（70%），不会结晶，贮藏性好。一般说来，糖浓度大于 70% 就可以抑制微生物的生长。果汁和蜜饯类食品就是利用糖作为保藏剂。

3. 结晶性

就单糖和双糖的结晶性而言：蔗糖 > 葡萄糖 > 果糖和转化糖。淀粉糖浆是葡萄糖、低聚糖和糊精的混合物，自身不能结晶并能防止蔗糖结晶。生产硬糖时不能完全使用蔗糖，因为当熬煮到水分含量到 3% 以下时，蔗糖就会结晶，不能得到坚硬、透明的产品。一般在生产硬糖时会添加一定量的（30% ~ 40%）的淀粉糖浆，其作用是：①不含果糖，不吸湿，糖果易于保存；②糖浆中含有糊精，能增加糖果的韧性；③糖浆甜味较低，可缓冲蔗糖的甜味，使糖果的甜味适中。

4. 吸湿性和保湿性

糖类具有吸湿性和保湿性：①吸湿性，指糖在空气湿度较高的情况下吸收水分的情况；②保湿性，指糖在较高空气湿度下吸收水分、在较低空气湿度下散失水分的性质。单糖和双糖的吸湿性：果糖、转化糖 > 葡萄糖、麦芽糖 > 蔗糖。生产硬糖的材料要求吸湿性低，如蔗糖；生产软糖的材料要求吸湿性要高，如转化糖和果葡糖浆。

5. 渗透性

相同浓度（质量分数）下，溶质分子的分子质量越小，溶液的摩尔浓度就越大，溶液的渗透压就越大，食品的保存性就越高。对于蔗糖来说，其浓度为 50% 即可抑制酵母的生长，65% 可以抑制细菌的生长，80% 可以抑制霉菌的生长。

6. 冰点降低

当在水中加入糖时会引起溶液的冰点降低。糖的浓度越高，溶液冰点下降的越大。相同浓度下对冰点降低的程度，葡萄糖 > 蔗糖 > 淀粉糖浆。生产糕点类冰冻食品时，混合使用淀粉糖浆和蔗糖，可节约用电（淀粉糖浆和蔗糖的混合物的冰点降低较单独使用蔗糖小），利用低转化度的淀粉糖浆还可以促进冰晶细腻，黏稠度高，甜味适中。

7. 抗氧化性

糖类的抗氧化性实际上是由于糖溶液中氧气的溶解度降低而引起的。

8. 黏度

对于单糖和双糖，在相同浓度下，溶液的黏度有以下顺序：葡萄糖、果糖 < 蔗糖 < 淀粉糖浆，且淀粉糖浆的黏度随转化度的增大而降低。与一般物质溶液的黏度不同，葡萄糖溶液的黏度随温度的升高而增大，但蔗糖溶液的黏度则随温度的增大而降低。根据糖类物质的黏度不同，在产品中选用糖类时就要加以考虑，如清凉型的就要选用蔗糖，果汁、糖浆等则选用淀粉糖浆。

二、碳水化合物的生理功能

碳水化合物是生命细胞结构的主要成分及主要供能物质，并且有调节细胞活动的重要功能。随着人类对不消化碳水化合物的研究的不断深入，对其功能的认识也在逐步扩大。人体内碳水化合物有 3 种存在形式，即葡萄糖、糖原和含糖复合物，其功能与形式有关。从生理上角度来看，根据碳水化合物能否被人体消化吸收，其可以被分成可消化吸收与不可消化吸收两类。可以消化吸收的碳水化合物是指能在人体肠道被分解成小分子成分，并透过肠黏膜细胞进入血液的糖类，包括所有单糖，如葡萄糖、果糖、半乳糖等；所有双糖，如蔗糖、乳糖、麦芽糖等；多糖中的淀粉、糖原及糊精等。不能消化吸收的碳水化合物是指人类肠道中不含其水解酶，不能被消化成小分子物质，因而不能吸收的糖类，包括低聚糖，如棉籽糖、水苏糖；多糖，如纤维素、半纤维素、果胶、木质素等。其中，连食草动物也不能消化吸收木质素。

（一）可消化吸收碳水化合物的生理功能

碳水化合物属于人体必需的一种营养，对人体的健康以及生命活动的正常进行都有着不可替代的作用。碳水化合物的功能主要体现在以下几个方面：

1. 提供和贮存能量

碳水化合物主要以葡萄糖的形式进入血液，在机体的组织细胞特别是大脑、肝脏和肌肉等组织内，先分解为 2 个丙酮酸，然后脱羧形成乙酰辅酶 A，最后进入三羧酸循环生成二氧化碳和水，同时释放大量热能，每克葡萄糖在体内进行生物氧化可产生 16.8 kJ（4 kcal）的能量。一般情况下，大脑仅利用葡萄糖作为能量来源，大脑在活动时约消耗 2/3 的血糖。肝脏既可以利用葡萄糖分解产热，也可以利用葡萄糖合成糖原作为储备能源，与脂肪不同，糖原可迅速分解，补充血糖的不足。肌肉在葡萄糖不足时，可在糖原酶的作用下直接分解糖原产生能量。碳水化合物易贮存，在体内消化吸收和利用非常快速并且完全，即使在缺氧的条件下仍能进行酵解供能。但与蛋白质及脂肪相比，碳水化合物在人体内的储备量较少，仅占人体干重的 2% 左右，一般能维持数小时活动的需要。而人体每日所消耗碳水化合物的量比体内储备量要大得多，因此必须经常性保证供给。如果血糖过低，可出现昏迷、休克，甚至死亡。食物经消化吸收进入人体的单糖，主要是葡萄糖，有少量的果糖和半乳糖吸收后经过肝脏也全部变成葡萄糖，所以当人因某些疾病不能进食或发热消耗能量大时，输液总是用葡萄糖，而人体内的糖代谢也是以葡萄糖代谢为中心。

2. 维持神经系统的功能

糖类对维持神经系统的功能具有很重要的作用。尽管大多数体细胞可由脂肪和蛋白质代替糖作为能源，但是脑、神经和肺组织却需要葡萄糖作为能源物质，尤其是脑中枢神经系统只能靠葡萄糖供能，故其是脑细胞唯一可利用的能量形式。若血液中葡萄糖水平下降（低血糖），脑缺乏葡萄糖可产生不良反应。对胎儿和婴儿来说，缺乏碳水化合物的摄入不仅会影响脑细胞的代谢，甚至能导致脑细胞的发育障碍。

3. 构成机体的重要物质

碳水化合物也是构成机体的重要物质，并参与细胞的多种活动。糖和脂形成的糖脂是细胞膜与神经组织的结构成分之一，对维持神经组织系统的机能活动有特别作用。糖与蛋白质结合的糖蛋白是一些具有重要生理功能的物质，如抗体、酶和激素的组成成分。如细胞膜中的糖蛋白、结缔组织中的黏蛋白、神经组织中的糖脂等的构成都有碳水化合物的参与；再如核糖和脱氧核糖等遗传物质合成也必须有碳水化合物的参与；某些激素、抗体的生成也与之相关。在人体的组织细胞中，碳水化合物的含量为 2% ~ 10%。

4. 调节血糖、节约蛋白质

摄入充足的糖类，可以减少体内蛋白质分解供能，可节约蛋白质，同时减少因蛋白质分解而产生的含氮化合物的含量，减轻肾脏的负担。被机体吸收的单糖进入血液，血糖升高，经组织利用或以糖原形式储存于肝脏及肌肉组织，可恢复到正常水平；当人饥饿时血糖会降低，糖原可分解为葡萄糖，调节血糖处于正常范围。当人对碳水化合物的摄入不足，供给的能量不能满足机体需要时，膳食中的蛋白质有一部分将会被用来分解供能，而不能发挥其更主要的生理功能，造成蛋白质的浪费。故摄入充足的碳水化合物可以节约蛋白质，避免其无效消耗，使蛋白质在体内的贮存量增加。这即是碳水化合物对蛋白质的节约作用。

5. 抗生酮作用

糖类供能充足时，脂肪的消耗少，而血糖不足时，脂肪动员增加。脂肪动员的增加使脂肪酰辅酶 A 形成增多，通过 β- 氧化形成的乙酰辅酶 A 增多。但长链脂肪酰辅酶 A 可抑制柠檬酸合成酶的活性，使乙酰辅酶 A 不能与草酰乙酸结合成柠檬酸而进入三羧酸循环；同时长链脂肪酰辅酶 A 还可反馈性的抑制乙酰辅酶 A 羧化酶和脂肪酸合成酶，从而抑制脂肪酸合成。其结果造成了乙酰辅酶 A 在线粒体内的堆积，聚合形成乙酰乙酸、γ- 羟丁酸、丙酮酸等酮体。一般酮体在肝脏产生，随血液循环运送到肝外组织利用，当大量酮体产生超过机体的利用能力时，可造成体内酮体堆积。酮体具有酸的性质，其在人体中过量时，可造成人体酸中毒，称为酮症酸中毒。脂肪在体内氧化时需要碳水化合物的参与。如脂肪在体内代谢所产生的乙酰基必须与草酰乙酸结合才能进入三羧酸循环被彻底氧化，而草酰乙酸是葡萄糖在体内氧化的中间产物。当碳水化合物摄入不足，草酰乙酸减少，脂肪则不能完全被氧化而会产生过量酮体。酮体过量堆积可致人体内酸碱平衡失调，甚至可能危及生命。故足量的碳水化合物摄入，能有效防止脂肪不完全氧化的情况发生，从而避免产生过量的酮体。营养学将这一作用称为抗生酮作用。

6. 协助胃肠系统

乳糖可促进肠中有益菌的生长，进而合成维生素 B 群及加强钙的吸收。有些多聚糖尽管不能被人体所吸收利用，但可被人体内肠道细菌所利用，并有利于维持人体肠道内环境的平衡，促进肠道蠕动，维护消化管的正常功能及大便通畅等。

7. 解毒作用

肝糖原充足可增强肝脏对某些有害物质，如细菌毒素的解毒作用，糖原不足时，机体对酒精、砷等有害物质的解毒作用减弱，葡萄糖醛酸直接参与肝脏解毒。碳水化合物经代谢生成的葡萄糖醛酸是人体内的重要结合性解毒物质。其可在肝细胞中与诸如细菌毒素、乙醇、重金属离子等结合，可使之毒性减弱，甚至消失，从而达到解毒的目的。

8. 食品加工中的重要原、辅材料

糖是食品加工中的重要原、辅材料，很多工业食品都含有糖，并且对食品的感官性状有重要作用。糖用于烹调可以提味；改善食品的色、香、味。某些食品加工时还要控制一定的糖酸比。另外，低聚糖等功能性食品原料也是碳水化合物。

（二）低聚糖的生理功能

低聚糖是指那些人体不消化或难消化的成分，这些成分可选择性刺激结肠有益细菌的活性，从而对宿主产生健康效应，与益生素的作用相似。低聚糖中有益生元功能的物质主要是一些非（或难）消化性低聚糖，如低聚异麦芽糖、低聚果糖、低聚半乳糖，低聚木糖，大豆低聚糖，水苏糖，棉籽糖，甘露低聚糖、低聚壳聚糖等。低聚异麦芽糖的生理功能主要是通过促进肠道内人体有益细菌繁殖，优化菌群平衡来实现的。此外，作为益生元的低聚糖还具有膳食纤维的功能，可增加大便持水性和容量，从而易于排出，还可吸附肠道中阴离子、胆汁酸，进而有效降低血脂和胆固醇。

1. 促进双歧杆菌生长，调整肠道菌群平衡，改善肠功能

通常大肠中因缺乏大肠细菌可利用的碳源，一旦有碳水化合物进入就会对肠道菌群代谢产生重要影响。大肠中的有益菌利用低聚糖的能力是不同的，体外试验结果表明，大肠中的正常菌群——双歧杆菌对各种低聚糖几乎都可以加以利用，而一些有害细菌对大多数低聚糖几乎都不能利用或很难利用。人体试验表明，各种低聚糖都可以大幅度促进大肠中双歧杆菌之增殖，食用低聚糖后，大便中双歧杆菌比试验前增加了10倍，大便中双歧杆菌的检出率也由87%增加到100%。但是，对于体内双歧杆菌缺乏的老人而言，食用低聚糖效果更显著。

2. 产生有机酸，降低肠道 pH 酸碱度，抑制腐败，预防便秘

低聚异麦芽糖、低聚果糖和低聚乳糖等各种不消化或难消化聚糖，食后直达大肠，在结肠中被大肠菌群发酵作为能源而利用，双歧杆菌、乳酸菌等有益菌发酵这类碳水化合物，可产生有机酸，其中95%为醋酸，丙酸，丁酸和乳酸而被人体吸收利用，人体10%的总能量是由这类短链脂肪酸所提供的。

有机酸可降低肠道 pH 酸碱度，可有效抑制肠道腐败产物的生成，并促使肠道蠕动而促进排便。在低 pH 酸碱度的环境中，一级胆酸转变成具有致癌性的次级胆酸的反应受到抑制，此外，氨浓度的降低也有利于减少癌变等。短链脂肪酸对大肠上皮细胞有营养作用，特别是丁酸不仅是结肠细胞的主要能源基质，有利于免疫细胞的育成，而且具有很强的抗细胞增生、分化的能力。

3. 改善脂质代谢，降低血脂和胆固醇

动物和人体实验都表明，吃低聚异麦芽糖和低聚果糖对血糖、血压、降低血清胆固醇，提高高密度脂蛋白胆固醇（HDL）/低密度脂蛋白胆固醇（LDL）比例有一定的效果。双歧杆菌可产生胆酸水解酶，将结合胆酸游离，而游离胆酸可抑制病原菌的生长，在PH6.0时，胆汁酸可同胆固醇结合而生成沉淀，随大便排出体外。双歧杆菌和低聚糖本身也可吸收胆固醇而随大便排除，从而可有效调节血脂。此外，低聚糖被双歧杆菌发酵生成的丙酸，可抑制胆固醇的生成有关酶类的活性而抑制了胆固醇的合成。虽然这一机制还待从人体实验得到证实。但低聚糖降低胆固醇的效果已从临床实验证明。

4. 促进钙、镁、锌、铁等矿物元素的吸收

低聚糖可促进人体对钙、镁、锌、铁等矿物质元素的吸收，这很大程度上是依赖低聚

糖之被发酵生成了有机酸，导致肠道 PH 值下降，使在通过小肠时形成的钙、磷酸盐、镁构成的复合物发生溶解而容易吸收。研究表明，低聚果糖具有截留矿物质元素（如 Ca、Mg、Fe、Zn）的能力。低聚糖不能被消化酶分解，在到达大肠后，随着低聚果糖被双歧杆菌发酵分解，释放出矿物质离子。众所周知，消化道的后半部分如盲肠、结肠等恰是矿物质元素被吸收的重要场所。另外，低聚果糖经双歧杆菌等发酵，产生的短链脂肪酸降低了肠道 pH 值，在酸性环境中，许多矿物质溶解速度增加，因而有利于吸收。由于短链脂肪酸能刺激结肠膜细胞生长，因而提高了对矿物质的吸收能力。

5. 提高免疫力，抑制、预防肿瘤

肠道菌群与癌症有密切复杂的关系，影响肠道菌群平衡的因素很多，包括饮食结构、生活习惯、免疫力、病原菌感染、精神压力等各种因素，其中与饮食结构的关系最为密切。临床研究发现，结肠癌患者肠道中双歧杆菌数量低下，双歧杆菌量少可能同发癌有关，食用双歧杆菌和益生元对结肠癌的预防有一定作用，故有些双歧杆菌具有很大的免疫刺激作用和抑癌作用，可活化巨噬细胞产生 IL-1，IL-6，INF-α 等多种细胞毒性效应分子，并增强其清除、抑制癌细胞能力，刺激淋巴细胞有丝分裂而增殖。体外实验看出双歧杆菌可促进结肠黏膜潘式盘生产免疫球蛋白 IgA，分泌型 IgA 具有抗感染、抗食物过敏和吸收致癌物的功能。肠道黏膜对机体免疫作用有重要作用，人体肠道有着很大的表面面积，约有 400 平方米，是病原菌入侵和抗击入侵的主战场，肠道是人体最大的免疫器官，它拥有人体免疫细胞（淋巴细胞）的 60% ~ 70%，占人体免疫球蛋白 IgA 总量的 60% 在肠道中等，肠道有关淋巴组织对人体免疫力有重要影响，有证据表明常患肠胃感染和呼吸道感染的人群 40% 缺乏 IgA，增强肠道有关淋巴组织，可增强肠道健康和全身免疫功能。用人工诱发结肠癌的鼠所作试验表明，饲料中添加低聚果糖对肿瘤发展有抑制作用，推测同刺激免疫系统有关。

腐败细菌产生的 β- 葡萄糖醛酸酶、偶氮还原酶、硝基还原酶等物质具有催化前致癌原转化成为致癌物的作用，食用益生元低聚糖也可以调节肠道细菌的酶活性，通过促进肠道双歧杆菌增殖，可有效降低上述有害酶的活性。低聚糖也能同一定的毒素、病毒和细菌表面结合而作为一种免疫佐剂，可减缓对抗原的吸收，增强抗原的效价和人体体液免疫力，并且低聚糖本身也是一种抗原，可刺激机体的免疫力。

因此，低聚糖作为一种食物配料被广泛应用于乳制品、乳酸菌饮料、双歧杆菌酸奶、谷物食品和保健食品中，尤其是应用于婴幼儿和老年人的食品中。在保健食品系列中，也有单独以低聚糖为原料而制成的口服液，直接用来调节肠道菌群、润肠通便、调节血脂、调节免疫等。

第三节 碳水化合物的消化吸收和代谢

一、碳水化合物的消化吸收

碳水化合物的消化吸收有两个重要步骤，即食物在小肠中的消化和经细菌帮助在结肠发酵。这一认识改变了我们过去几十年对膳食碳水化合物消化吸收的理解。例如，我们现在知道淀粉并不能完全地消化，实际上有些是非常难消化的。难消化的碳水化合物不仅只提供少量能量，最重要的是其发酵产物对人体有重要的生理价值。"糖"也并不是对健康普遍不利，而淀粉也不一定对血糖和血脂产生有利影响，这些研究结果充实和扩展了碳水化合物与人类健康关系的理论，使我们对碳水化合物消化和吸收的认识提到了一个崭新的阶段。

（一）碳水化合物的消化

1. 口腔内消化

碳水化合物的消化自口腔开始。口腔分泌的唾液中含有 α- 淀粉酶，又称唾液淀粉酶，并含有促进此酶活性的激动剂氯离子，而且还具有此酶最合适 pH6 ~ 7 的环境。α- 淀粉酶能催化直链淀粉、支链淀粉及糖原分子中 α-1、4- 糖苷键的水解，但不能水解这些分子中分支点上的 α-1，6- 糖苷键及紧邻的两个 α-1，4- 糖苷键。水解后的产物可有葡萄糖、麦芽糖、异麦芽糖、麦芽寡糖以及糊精等的混合物。

2. 胃内消化

由于食物在口腔停留时间短暂，以致唾液淀粉酶的消化作用不大。当口腔内的碳水化合物食物被唾液所含的黏蛋白粘合成团，并被吞咽而进入胃后，其中所包藏的唾液淀粉酶仍可使淀粉短时继续水解，但当胃酸及胃蛋白酶渗入食团或食团散开后，pH 值下降至 1 ~ 2 时，不再适合唾液淀粉酶在此环境中无法发挥作用，同时该淀粉酶本身亦被胃蛋白酶水解破坏而完全失去活性。胃液不含任何能水解碳水化合物的酶，其所含的胃酸虽然很强，但对碳水化合物也只可能有微少或极局限的水解，故碳水化合物在胃中几乎完全没有什么消化。

3. 肠内消化

碳水化合物的消化主要是在小肠中进行。小肠内消化分肠腔消化和小肠黏膜上皮细胞表面上的消化。极少部分非淀粉多糖可在结肠内通过发酵进行消化。①肠腔内消化肠腔中的主要水解酶是来自胰液的 α- 淀粉酶，称为胰淀粉酶，其作用和性质与唾液淀粉酶一样，最适 pH 酸碱度为 6.3～7.2，也需要氯离子做激动剂。胰淀粉酶对末端 α-1，4-糖苷键和邻近 α-1，6-糖苷键的 α-1，4-糖苷键不起作用，但可随意水解淀粉分子内部的其他 α-1，4-糖苷键。淀粉经肠腔消化后可变成麦芽糖、麦芽三糖（约占 65%）、异麦芽糖、α-临界糊精及少量葡萄糖等。α-临界糊精是由 4～9 个葡萄糖基构成。②小肠黏膜上皮细胞表面上的消化：淀粉在口腔及肠腔中消化后的上述各种中间产物，可以在小肠黏膜上皮细胞表面进一步彻底消化。小肠黏膜上皮细胞刷状缘上含有丰富的 α-糊精酶、糖淀粉酶、麦芽糖酶、异麦芽糖酶、蔗糖酶及乳糖酶，它们彼此分工协作，最后把食物中可消化的多糖及寡糖完全消化成大量的葡萄糖及少量的果糖及半乳糖。生成的这些单糖分子均可被小肠黏膜上皮细胞吸收。③结肠内消化：小肠内不被消化的碳水化合物到达结肠后，被结肠菌群分解，产生氢气、甲烷气、二氧化碳和短链脂肪酸等，这一系列过程称为发酵。发酵也是消化的一种方式。所产生的气体经体循环转运经呼气和直肠排出体外，其他产物如短链脂肪酸被肠壁吸收并被机体代谢。碳水化合物在结肠发酵时，促进了肠道一些特定菌群的生长繁殖，如双歧杆菌、乳酸杆菌等。

（二）碳水化合物的吸收

碳水化合物经过消化变成单糖后才能被细胞吸收。糖吸收的主要部位是在小肠的空肠。单糖首先进入肠黏膜上皮细胞，再进入小肠壁的毛细血管，并汇合于门静脉而进入肝脏，最后进入大循环，运送到全身各个器官。在吸收过程中也可能有少量单糖经淋巴系统而进入大循环。单糖的吸收过程不单是被动扩散吸收，而是一种耗能的主动吸收。目前普遍认为，在肠黏膜上皮细胞刷状缘上有一特异的运糖载体蛋白，不同的载体蛋白对各种单糖的结合能力不同，有的单糖甚至完全不能与之结合，故各种单糖的相对吸收速率也就各异。食物中的碳水化合物经消化吸收后，在肠壁和肝脏几乎全部转变为葡萄糖，主要合成为肝糖原储存，也可氧化分解供给肝脏本身所需的能量。另一部分单糖，则经肝静脉进入体循环，由血液运送到各组织细胞，进行代谢或合成糖原储存，或氧化分解供能，或转变成脂肪等。综上所述，糖的代谢包括氧化分解直接提供能量，合成糖原储存备用，转变成脂肪等，这些过程相互联系和制约，共同组成复杂而又有秩序的糖代谢。食物中的碳水化合物经消化吸收后，会有以下几种结果：

1. 直接利用

葡萄糖被称为"首要燃料"，可直接被人体组织所利用。大脑神经系统需要大量的能量来维持活动，约有 1/5 的总基础代谢发生在脑中，而葡萄糖正是大脑物质代谢的主要能源。在正常的环境中，大脑的神经系统并不储存能量，而是直接利用葡萄糖来维持生命活动，所以脑中没有糖原这个中间物。如果注射过量的胰岛素，会使葡萄糖骤然减少，并很快引起神经系统变化。当然饥饿状态下，大脑也可利用其他形式的燃料来维持生命活动。

2. 转化成糖原

人类在动物体内第一次证明葡萄糖合成糖原。目前，人们对人体中的糖代谢也已基本了解，肝脏是糖原最丰富的器官，骨骼肌的浓度比较低，但是，由于肌肉最多，肌肉仍是储存糖原的主要场所。储存在肌肉中的糖原是能量的直接来源，在不需要氧的情况下，能迅速分解，所以乳酸是一个分解产物。

糖酵解是机体普遍存在的代谢途径，但不是主要供能通路。成熟的红细胞没有线粒体，糖不能通过糖的有氧氧化来获得能量，因此酵解是红细胞获取能量的主要途径。从供能角度来看，糖酵解仅为辅助途径。因为糖酵解过程中，每一个葡萄糖靠底物水平磷酸化方式生成 4 分子 ATP，减去活化时消耗的 2 分子 ATP，净生成 2 分子 ATP。与糖经有氧氧化生成 36 ~ 38 分子 ATP 相比，糖酵解供能意义较小。但在氧供应不足时，糖酵解是某些组织获取能量的重要方式。如在剧烈运动时，糖酵解在肌肉中进行，产生的乳酸大部分由血液运到肝脏，转变为糖原或葡萄糖，葡萄糖再由血液运入肌肉氧化或合成糖原，这一过程即为乳酸循环。肌糖原不能直接分解为葡萄糖，但通过乳酸循环，可以补充血糖，间接维持血糖恒定。

3. 转化成脂肪

当食物提供的葡萄糖多于人体组织需要的时候，过量的部分最终转化为脂肪，并且沉积在脂肪组织上。用重水作为标记显示，碳水化合物含量高的膳食，葡萄糖转化为糖原到脂肪酸的比例比正常组高出 10 倍。同位素的研究进一步显示，机体中葡萄糖的转化率比游离脂肪酸要低，游离脂肪酸能够为机体组织提供的能量高出葡萄糖 2.5 倍。

二、碳水化合物的代谢

碳水化合物代谢是指葡萄糖在体内的一系列复杂的化学反应，在不同类型细胞中的代谢途径有所不同。碳水化合物在体内分解过程中，首先，经糖酵解途径降解为丙酮酸，在无氧情况下，丙酮酸在胞质内还原为乳酸，这一过程称为碳水化合物的无氧氧化。由于缺氧时葡萄糖降解为乳酸的情况，与酵母菌内葡萄糖"发酵"生成乙酸的过程相似，因此碳水化合物的无氧分解也称为"糖酵解"。在有氧的情况下，丙酮酸进入线粒体，氧化脱羧后进入三羧酸循环，最终被彻底氧化成二氧化碳及水，这个过程称为碳水化合物的有氧氧化。

（一）糖的无氧分解

糖的无氧分解指在缺氧情况下，葡萄糖生成乳酸的过程。全部反应在胞浆中进行。在缺氧条件下，葡萄糖的无氧分解可分为两个阶段：第一阶段是糖酵解，即由葡萄糖分解成丙酮酸的过程；第二阶段为乳酸还原，即丙酮酸被还原为乳酸。

1. 糖酵解

糖酵解是指 1 分子葡萄糖经十步反应转变为 2 分子丙酮酸的过程，整个过程净生成 2 分子 ATP。除葡萄糖外，果糖、半乳糖、甘露糖都是重要的代谢燃料，它们都是通过转变为糖酵解途径的中间产物进入糖酵解途径来进行代谢的。

2. 丙酮酸被还原为乳酸

在乳酸脱氢酶的催化下，丙酮酸被还原为乳酸。在无氧条件下，乳酸生成对维持酵解途经的不断进行有特殊意义。在一些植物、微生物（如酵母菌）中，丙酮酸则会脱羧变为乙醛，在经乙醛脱氢酶催化转化为乙醇，这一过程即为酿酒的原理。

3. 糖无氧分解的意义

（1）机体缺氧时获取能量的主要方式：糖的无氧分解虽仅利用葡萄糖所贮存能量的一小部分，但这种释能方式迅速，是机体缺氧时获取能量的主要方式，如剧烈运动而造成暂时缺氧状态或由于呼吸、循环系统机能障碍暂时供氧不足时，酵解作用是重要的产能手段。糖酵解对维持剧烈运动时肌肉的收缩极为重要；但同时产生大量乳酸，因此，剧烈运动后人体会感到肌肉酸痛。

（2）机体供氧充足情况下少数组织的能量来源：如红细胞只能利用糖酵解供能；而一些代谢活跃的细胞，如白细胞、骨髓细胞、神经细胞、肿瘤细胞等，即使在有氧条件下也要产生一些乳酸；另外，肝脏酵解途径的主要功能是为其他代谢提供合成原料。

（二）有氧氧化

1. 糖的有氧氧化

葡萄糖的有氧氧化反应过程可归纳为三个阶段：第一阶段是葡萄糖降解为丙酮酸，此阶段的化学反应与糖酵解途径完全相同；第二阶段是丙酮酸转变成乙酰辅酶 A。第三阶段是乙酰辅酶 A 进入三羧酸循环被彻底氧化成 CO_2 和 H_2O，并释放出能量。三羧酸循环由一连串的反应组成。这些反应从有 4 个碳原子的草酰乙酸与 2 个碳原子的乙酰 CoA 的乙酰基缩合成 6 个碳原子的柠檬酸开始，反复地脱氢氧化。通过三羧酸循环，葡萄糖被完全彻底分解。

2. 糖有氧氧化的生理意义

（1）有氧氧化是机体获取能量的主要方式，1 分子葡萄糖彻底氧化可净生成 36～38 分子 ATP，是无氧酵解生成量的 18～19 倍。有氧氧化不但释放能量的效率高，而且逐步释放的能量储存于 ATP 分子中，因此能量的利用率也很高。

（2）糖的氧化过程中生成的 CO_2 并非都是代谢废物，有相当部分被固定于体内某些物质上，进行许多重要物质的合成代谢。例如在丙酮酸羧化酶及其辅酶生物素的催化下，丙酮酸分子可以固定 CO_2 生成草酰乙酸。其他一些重要物质，如嘌呤、嘧啶、脂肪酸、尿素等化合物的合成，均需以 CO_2 作为必不可少的原料之一。

（3）有氧氧化过程中的多种中间产物可以使糖、脂类、蛋白质及其他许多物质发生广泛的代谢联系和互变。例如，有氧氧化第一阶段生成的磷酸丙糖可转变成仅一磷酸甘油；第二阶段生成的乙酰 CoA 可以合成脂肪酸，二者可进一步合成脂肪。有氧氧化反应过程中生成的丙酮酸、脂酰 CoA、仅一酮戊二酸、草酰乙酸，通过氨基酸的转氨基作用或联合脱氨基的逆行，可分别生成丙氨酸、谷氨酸及天冬氨酸，这些氨基酸又可转变成为其他多种非必需氨基酸，合成各种蛋白质。

（三）糖原的合成与分解

糖原是动物体内糖的贮存形式。肝和肌肉是贮存糖原的主要器官。肌糖原主要供肌肉收缩时能量需要，肝糖原则是血糖的重要来源。人体肝糖原总量为 70～100 g，肌糖原为 180～300 g。

1. 糖原合成

消化吸收的葡萄糖或体内其他物质转变而来的葡萄糖进入肝脏和肌肉后，可分别合成肝糖原和肌糖原，该过程称为糖原的合成作用。进入肝的葡萄糖首先在葡萄糖激酶作用下磷酸化生成 6- 磷酸葡萄糖，后者再转变成 1- 磷酸葡萄糖。1- 磷酸葡萄糖与尿苷三磷酸（UTP）反应生成二磷酸尿苷葡糖（UDPG）。UDPG 被视为活性葡萄糖在体内充作葡萄糖供体。最后在糖原合成酶作用下，UDPG 的葡萄糖基转移给糖原引物的糖链末端，形成 α-1,4- 糖苷键。上述反应反复进行，可使糖链不断延长。在糖原合成酶作用下，糖链只能延长，不能形成分支。当糖链长达 12～18 个葡萄糖时，分支酶可将 6～7 个葡萄糖基的糖链转移到邻近糖链，以 β-1,6- 糖苷键相接，从而形成分支。葡萄糖合成糖原是耗能过程，共消耗 2 分子 ATP。

2. 糖原分解

肝糖原可在肝脏分解为葡萄糖，该过程称为糖原的分解作用。肝糖原糖链的非还原端在磷酸化酶的作用下，分解下 1 个葡萄糖基，生成 1- 磷酸葡萄糖，后者转变为 6- 磷酸葡萄糖。6- 磷酸葡萄糖再经葡萄糖 -6- 磷酸酶的催化下，水解成游离葡萄糖，释放进入血液中。葡萄糖 -6- 磷酸酶只存在肝、肾中，而肌肉内没有。所以只有肝和肾可通过糖原分解补充血糖，而肌糖原不能分解为葡萄糖，只能进行糖酵解或有氧氧化。磷酸化酶只能分解 α-1,4- 糖苷键，而对 β-1,6- 糖苷键无作用。糖原分解，葡萄糖基逐步水解除去分支需在葡聚糖转移酶和 β-1,6- 葡萄糖苷酶的作用下，才能完全水解。

糖原的合成和分解作用在维持血糖相对恒定方面具有重要作用。例如，当机体处于暂时饥饿时，血糖趋于低下，这时肝糖原分解加速，及时使血糖升高恢复正常；反之，当机体饱餐后，消化吸收的葡萄糖大量进入血循环，血糖趋于升高，这时可通过糖原合成酶的活化及磷酸化酶的活性降低，使血糖水平下降而恢复正常。

（四）糖异生

由非碳水化合物转变为葡萄糖或糖原的过程称为糖异生。非碳水化合物主要是乳酸、丙酮酸、甘油、丙酸盐及生糖氨基酸。糖异生的主要场所是肝脏。

1. 糖异生基本途径

从丙酮酸生成葡萄糖的具体反应过程称为糖异生途径，与糖酵解途径相反。酵解途径与糖异生途径多数反应是共有、可逆的，但酵解途径中有 3 个不可逆反应，在糖异生途径中须由另外的反应和酶代替。①丙酮酸转变成磷酸烯醇型丙酮酸 丙酮酸经丙酮酸羧化酶作用生成草酰乙酸，此酶的辅酶为生物素。草酰乙酸再继续反应转变成磷酸烯醇型丙酮酸。由丙酮酸转变为磷酸烯醇型丙酮酸共消耗 2 分子 ATP。② 1，6- 二磷酸果糖转变为 6-磷酸果糖 此反应由果糖二磷酸酶 -1 催化，有能量释放，但并不生成 ATP，所以反应易于进行。③ 6- 磷酸葡萄糖水解为葡萄糖 此反应由葡萄糖 -6- 磷酸酶催化，因此酶主要存在于肝和肾，所以肝和肾糖异生产生的葡萄糖可补充血糖，而其他组织则不能。体内通过代谢物和激素对糖异生和糖酵解途径中 2 个底物循环的细微调节，到达控制糖代谢反应方向，以维持血糖浓度的恒定。

2. 糖异生生理意义

糖异生生理意义：①糖异生生理意义。空腹或饥饿时肝可将氨基酸、甘油等异生成葡萄糖，以维持血糖水平恒定；糖异生是肝补充或恢复糖原贮备的重要途径。②调节酸碱平衡。长期饥饿时，肾糖异生增强，有利于维持酸碱平衡。③乳酸循环。肌肉收缩时，尤其在氧供应不足的情况下，通过糖酵解生成乳酸，乳酸通过细胞膜弥散入血浆，进入肝异生为葡萄糖。葡萄糖释入血液后又可被肌肉摄取氧化利用，这就构成 1 个循环，称为乳酸循环，也叫作 Cori 循环。乳酸循环是耗能过程，2 分子乳酸异生成葡萄糖需消耗 6 分子 ATP。乳酸循环的生理意义在于避免损失仍可被氧化利用的乳酸及防止因乳酸堆积致酸中毒。

（五）血糖的代谢

血液中的葡萄糖称为血糖。体内血糖浓度是反应机体内糖代谢状况的一项重要指标。正常情况下，血糖浓度是相对恒定的。正常人空腹血浆葡萄糖糖浓度为 3.9 ~ 6.1 mmol/L（葡萄糖氧化酶法）。空腹血浆葡萄糖浓度高于 7.0 mmol/L 称为高血糖，低于 3.9 mmol/L 称为低血糖。要维持血糖浓度的相对恒定，必须保持血糖的来源和去路的动态平衡。

1. 血糖的来源去路

（1）血糖的来源：①食物中的糖是血糖的主要来源；②肝糖原分解是空腹时血糖的直接来源；③非糖物质如甘油、乳酸及生糖氨基酸通过糖异生作用生成葡萄糖，在长期饥饿时作为血糖的来源。

（2）血糖的去路：①在各组织中氧化分解提供能量，这是血糖的主要去路；②在肝脏、肌肉等组织进行糖原合成；③转变为其他糖及其衍生物，如核糖、氨基糖和糖醛酸等；④转变为非糖物质，如脂肪、非必需氨基酸等；⑤血糖浓度过高时，由尿液排出。血糖浓度大于 8.9 ~ 10.00 mmol/L（160 ~ 180 mg/dl），超过肾小管重吸收能力，出现糖尿。将出现糖尿时的血糖浓度称为肾糖阈。糖尿在病理情况下出现，常见于糖尿病患者。

2. 调节血糖水平的物质

（1）胰岛素：胰岛素是体内唯一降低血糖的激素，也是唯一同时促进糖原、脂肪、蛋白质合成激素。胰岛素的分泌受血糖控制，血糖升高立即致胰岛素分泌；血糖下降，分泌即减少；胰岛素能促进糖有氧氧化，也能促进糖原合成，抑制糖原分解和糖异生，使血糖水平下降。

（2）胰高血糖素：胰高血糖素是体内主要升高血糖的激素。血糖降低或血内氨基酸升高刺激胰高血糖素的分泌。胰高血糖素可抑制糖原合成酶和激活磷酸化酶，使肝糖原分解加强，还抑制糖酵解，促进糖异生，从而升高血糖。

（3）糖皮质激素：糖皮质激素可以促进蛋白质分解，分解产生的氨基酸转移到肝进行糖异生，还抑制肝外组织摄取和利用葡萄糖，故可致血糖升高。糖皮质激素本身并不促进脂肪分解和脂肪动员，但其存在时，其他促脂肪动员的激素才能发挥最大的效果。

（4）肾上腺素：肾上腺素是强有力的升高血糖的激素，通过肝和肌肉的细胞膜受体、cAMP、蛋白激酶激活磷酸化酶，加速糖原分解。该物质主要在应急状态下发挥调节作用。

3. 血糖指数

血糖指数是衡量碳水化合物对血糖反应的有效指标。其是指被给予测试对象 50 g 葡萄糖以后，血葡萄糖浓度的反应与被测同量碳水化合物反应的对比，有时用 50 g 白面包代替葡萄糖，对比的方法是常规的糖耐量曲线，所得的曲线面积与标准的葡萄糖曲线对比而求得。指数越小，即其糖耐量曲线低平而近于正常。影响指数大小直接因素很多，如碳水化合物，即淀粉的结构、颗粒大小及包裹淀粉的纤维状态，以及食物纤维种类与含量、食物中的蛋白质种类与含量等。

第四节　碳水化合物食物来源、含量及膳食参考摄入量

一、碳水化合物的主要食物来源

所有植物性食品均含有碳水化合物，这是因为它们均含淀粉和糖，而淀粉就是由很多

相连接的葡萄糖组成的。食物中，碳水化合物的主要食物来源有：蔗糖、谷物（如水稻、小麦、玉米、大麦、燕麦、高粱等）、水果（如甘蔗、甜瓜、西瓜、香蕉、葡萄等）、坚果、蔬菜（如胡萝卜、番薯等）等。粮谷类一般含碳水化合物 60%～80%，薯类中含量为 15%～29%，杂豆类含 40%～60%。这三类食物在我国传统的饮食结构中占有很大比例，虽然随着生活水平的提高所占比重有所下降，但仍然是我国居民日常饮食中的主要食物。其他的植物性食物也含一定量的碳水化合物，如坚果、水果和蔬菜，但后者含量差异很大，如水果含碳水化合物约 10%～20%，干果可达 50%～70%；动物性食物中，除肌肉和肝外，只有乳类可提供一些碳水化合物；在某些经济发达地区，食糖也是碳水化合物的常见来源，但大量消费食糖（每日消耗 100 g 以上）与冠心病有一定关系。

饮食中的单糖、双糖主要来自蔗糖、糖果、甜食、糕点、甜味水果、含糖饮料和蜂蜜等。一般认为，纯糖的摄入不宜过多，成人以每日 25 g 为宜。我们将所有碳水化合物食物来源分为三类：

（一）复杂碳水化合物的食物

含复杂碳水化合物的食物有粮食、豆类、土豆、白薯、嫩玉米，以及一些新鲜水果和包括瓜子在内的坚果。人们在选择复杂碳水化合物食品的时候，应避免仅选择米饭和白面包而不选择全麦面包。全麦面包具有很多优点，它们含有纤维和植物化学成分，可以预防多种疾病，如癌症、心脏病和糖尿病等。

（二）简单碳水化合物的食品

含简单碳水化合物的食品有糖、蜂蜜、果酱、普通汽水和一些含酒精的饮料。为保证体内有充足的简单碳水化合物，饮用牛奶和果汁，食用适量的水果是十分重要的。但食用糖和其他甜味剂会提供大量体内不需要的热量对健康有害。

（三）纯效碳水化合物的食物

纯效碳水化合物，指可提高血糖水平的碳水化合物。在食品包装盒上的成分表中，"纯效碳水化合物"与其他碳水化合物（食物纤维、酒精、甘油）加在一起就是碳水化合物的总量。无论是何种类型的碳水化合物，它们都含有热量，而过多的热量都会导致体重的增长。纯碳水化合物食物还包括糖果、酒类、饮料等。乳糖是哺乳动物乳腺分泌的一种特有的碳水化合物，一般仅存在于乳制品中。乳糖在不同动物的乳中含量略有不同，常见的几种动物乳中的乳糖浓度：人乳为 7.0%；牛乳为 4.7%；马乳为 2.6%；绵羊乳为 4.4%；山羊乳为 4.6%。

二、膳食碳水化合物参考摄入量

一般说来，对碳水化合物没有特定的饮食要求，主要是应该从碳水化合物中获得合理比例的热量。人体糖类需求量，依工作性质、劳动强度和年龄等而定，根据我国人民的饮食习惯，人体每天应摄入的糖类以占总热量60%为宜。例如，供给热能3 000千卡，其中糖类应占1 800～1 950千卡，即相当于摄入450～500 g粮食所产生的热量。

另外，成人每天应至少摄入50～100 g可消化的碳水化合物，以预防碳水化合物缺乏症。随着城市住户的增长和市场食品供应的丰富，从全国营养调查和部分省市营养资料来看，居民消费正在发生变化，粮食消费量普遍逐渐减少，动物性食物和蔬菜水果的消费量明显增加。

根据我国膳食碳水化合物的实际摄入量，中国营养学会2000年制订并出版的《中国居民膳食营养素参考摄入量》中的碳水化合物适宜摄入量（AI）。建议除了2岁以下的婴幼儿外，碳水化合物应提供55%～65%的膳食总能量。在该书中还提倡膳食中碳水化合物应包括复合碳水化合物，包括来自谷类、薯类、豆类、蔬菜和水果等植物性食物的多种形式的碳水化合物；并限制纯能量食物的摄入量，如食糖的摄入量不要超过1天总能量的10%；提倡摄入营养素／能量密度高的食物，以保障人体能量和营养素的需要及改善胃肠道环境和预防龋齿的需要。

第五节　食用糖的数量控制和应用与质量鉴别和选购保存

我国人民的饮食结构中以米、面为主食含有大量的糖类外，随着人们生活水平的提高，食糖量越来越多，白糖、红糖、冰糖和甜饮料、甜点心、甜果品等已成为人们日常的食品，这样人们就容易在不知不觉中摄入过多的糖，并超过人体所需。过多的糖不能被及时消耗掉，多余的糖在体内转化为甘油三酯和胆固醇，可促进动脉粥样硬化的发生和发展，还有些糖转化为脂肪在体内堆积下来，久之则体重增加，血压水平上升，使心肺负担加重。贮存在肝脏内，成为脂肪肝。因此，有学者甚至提出，吃过多的糖对身体危害不亚于吸烟。

一、食用糖的数量控制和应用

（一）食用糖的区别

1. 绵白糖和砂糖的区别

市场上供应的绵白糖与白砂糖，均属蔗糖类的糖，但绵白糖比白砂糖甜。绵白糖在生产过程中，喷入约2.5倍的转化糖浆，而白砂糖没有。因此，在品尝绵白糖时，其甜度会大于白砂糖。其外，绵白的颗粒小，水分较多，入口易于溶化，在单位面积舌部的味蕾上糖浓度较高，品位时就感觉甜度较大，而白砂糖的颗粒较大，水分相较少，在口中溶化较慢，不像绵白糖立即反映出高甜分（转化糖）。在理化指标中，白砂糖含蔗糖量高于绵白糖。

2. 红糖与白糖的区别

红糖与白糖的区别，主要是生产方法不同，组成营养成分不详。红糖大部分是土法生产，白糖大部分是机制的。在品质营养上，糖色棕，杂质多，甜度低；糖色白，质纯，甜度高。红糖在药用上胜于白糖，红糖内含有较多的葡萄糖（比白糖要多 20～30 倍），能直接被机体吸收。红糖含有较丰富的铁质（比白糖多一倍），为造血过程所必需。红糖含有白糖所没有的胡萝卜素、核黄素、烟酸等，这些都是产妇十分需要的营养物质。

（二）食用糖摄入量的控制

每天吃多少糖才能控制胆固醇升高呢？据调查认识，一个人每天食用糖的摄入量应控制在 50 g 以下。国外比较一致的意见是：一个人食用糖的摄入量每日应控制在 0.5 g 每公斤左右。也就是说，体重 20 公斤的儿童每日不超过 10 g，体重 60 公斤的成人，每日约 30 g 左右。营养学家们推荐的每日摄入白糖总量大约为 30%～40% 克，即不要超过每日摄入碳水化合物的 10%。所以，人们平时要掌握食品中的含糖量，以免摄入过量。食用糖时要适量，以免量过多影响食欲和胃肠道的消化吸收。建议老人每日摄入量为 25 g 左右；患糖尿病的人应禁食；便秘、口舌生疮的老人，为防止上火，可少食用些冰糖。但很多食品含有较多的糖，如一瓶汽水含糖量在 20 g 左右，一盒冰激凌的含糖量是 10 g，一块奶油点心的含糖量是 30 g，低度的酒类含糖量为 5%～10%，奶粉及咖啡等饮品中也含有糖。几乎所有甜味食品中，都含有大量用白糖或糖浆做成的甜味剂。所以，对于一些喜欢吃甜点、饼干、零食、饮料的孩子和年轻女性来说，每天摄入 100 g 以上的白糖是一件很普遍的事情。由此可见，每天控制进食 50 g 糖，还须精打细算。人们在日常生活中最好不吃糖果，少吃点心，做菜也尽量少放糖。

（三）食用糖的应用方法

（1）白砂糖最好要在溶液中煮沸后方能食用，当白砂糖直接高温加热时很易焦化，焦化后的黑色焦糖不宜食用。

（2）绵白糖则适用于一般饮品、点心及其他糖制食品，经常作为拌凉菜时的调味料，或者用糯米制作的食品直接蘸着吃。

（3）赤砂糖、冰片糖比白砂糖铁含量高，还富含锰、锌、铜等元素，是青少年、妇女，特别是孕产妇的最佳辅助用糖。冰糖还具有养阴生津，润肺止咳的独特功效。赤砂糖食用时需加水煮开后撇去浮沫，去除沉淀物后食用。

（4）食用滋补类食品时使用清白色的冰糖为佳；方糖常放于奶茶、咖啡中，作为必不可少的佐料。

二、食用食糖选购保存

（一）食用食糖的选购

食糖是以甘蔗、甜菜或原糖为原料，经提取糖汁、清净处理、煮炼结晶等工序加工制成的调味品，包括白砂糖、绵白糖、赤砂糖，以及进一步加工而成的冰糖、方糖、冰片糖等。在选购和食用时可注意以下几点：

（1）看：白砂糖外观干燥松散、洁白、有光泽，平摊在白纸上不应看到明显的黑点，按颗粒分有粗粒、大粒、中粒、细粒之分，颗粒均匀，晶粒有闪光，轮廓分明。绵白糖晶粒细小，均匀，颜色洁白，较白砂糖易溶于水，适用于一般饮品、点心及其他糖制食品。赤砂糖呈晶粒状或粉末状，干燥而松散，不结块，不成团，无杂质，其水溶液清晰，无沉淀，无悬浮物；赤砂糖的颜色有红褐、青褐、黄褐、赤红、金黄、淡黄、枣红等多种。冰糖呈均匀的清白色或黄色，半透明，有结晶体光泽，无明显的杂质。方糖外观应坚硬，糖晶体有光泽，洁白无斑痕，无其他杂质。冰片糖色泽自然，两面呈金黄色至棕色、腊光面，大小厚薄均匀，砂线分明，无明显黑点。

（2）闻：白砂糖、绵白糖、冰糖、方糖用鼻闻有一种清甜之香，无任何怪异气味。赤砂糖、冰片糖则保留了甘蔗糖汁的原汁、原味，特别是甘蔗的特殊清香味。

（3）尝：白砂糖溶在水中无沉淀和絮凝物、悬浮物出现，尝其溶液味清甜，无任何异味。绵白糖在舌部的味蕾上糖分浓度高，味觉感到的甜度比白砂糖大。赤砂糖、冰片糖则口味浓甜带鲜，微有糖蜜味。冰糖、方糖则质地纯甜，无异臭，无异味。

（4）摸：用干手摸时不会有糖粒粘在手上，松散，说明含水分低，不易变质，易于保存。

（5）注意生产许可证号码是不是和生产单位对应。

（二）食用糖的保存

食用糖是一种吸湿性的食品，怕潮湿、怕热、又怕寒冻。特别是蔗糖发生转化时，可滋生微生物、螨虫。因此，在保存食糖时应该注意：

（1）应保存在干燥、阴凉处，包装袋或包装盒打开后最好装入密封的玻璃或塑料瓶中或用毕后立即把塑料袋口封紧，避免受潮和阳光直射。

（2）室内相对湿度不超过70%，贮糖环境不能低于0℃，在0℃以下，食用糖会因气温过低而结块。夏季的贮糖环境不要高于35℃，温度过高糖会融化。

（3）贮存食用糖的地方，不能存放水分容易蒸发的食品或有恶劣异味的食品。

（4）注意防止老鼠、苍蝇、虫、蛾等对食用糖的侵害。把食糖装入瓷罐或玻璃皿中，将盖盖严放在阴凉、通风处，即可防止潮湿，但不可在日光下暴晒或靠近热的东西。

（5）食用糖的保存期一般为18个月，勿超期存放，建议家庭中宜贮存一个月的用糖量。

第六节　碳水化合物与人体健康的关系

近年来，很多人对吃糖与健康的关系有许多误解，甚至谈"糖"色变，认为我们平日里所吃的馒头、米饭在体内都能转化成糖，再吃糖就会得糖尿病，甚至减寿。实则不然，除糖尿病患者外，普通人每天摄取 60 g 以内的精糖，不但不会减寿，但实际适量食用糖类还会对健康有益。糖是人体维持正常生理机能不可或缺的成分，只要掌握食用糖的摄入量，糖便不是我们健康的敌人。

一、适量摄入碳水化合物益于健康

糖的主要功能是为人类提供能量，每克葡萄糖能为人体提供 4 千卡的能量。专家们认为，糖是人体最经济、最安主的能源物质，又是人体重要的结构物质，其生理功能具有不可替代性。肥胖除了遗传因素和内分泌因素外，重要的病因是人体总能量的摄入大于支出。为人体提供能量的物质除食糖外，还有脂肪和蛋白质。代谢试验表明，人体对于来白糖的多余能量的储存能力是有限的，而过多的脂肪产生的能量却不能促进其完全的"燃烧"，直接以脂肪的形式储存。由此得出结论：膳食中最易导致肥胖的是脂肪，而不是糖。现代医学认为，糖尿病的发病原因除遗传、精神疲惫和感染外，肥胖也是重要的发病因素。糖既不能直接诱发肥胖，其导致糖尿病的主因也就无从谈起。心脑血管疾病的病理基础是高血压和高脂血症。引起高血压发病的膳食营养因素主要是能量过剩引起的肥胖和高盐、饮酒等不良饮食习惯。高脂血症与膳食中总脂肪，特别是不饱和脂肪酸和胆固醇的摄入量高有密切的关系，二者与糖的摄入无明显的因果关系。中医认为肝主藏，若肌体长时间处于缺乏能量的状态，便会影响肝脏功能，故糖还是保护肝脏的重要物质。吃甜食有补充气血、解除肌肉紧张和解毒等功能，而且糖果可以丰富人们的生活，点心中适当加些糖可提高食欲。以下情况适量食糖有益身体健康：

（1）运动前。人体在运动过程中会消耗大量体能，而运动前又不宜饱餐，这时适量食用些甜食可满足人体运动时所需的一定量的能量供应。运动医学研究证实，运动员在剧烈运动前如果补充少量含糖饮料，可以帮助他们提高运动成绩；运动之后及时补糖，可以消除疲劳。

（2）过于疲劳与饥饿时。这时人体内热能失去过多，身体较为虚弱，食用些甜食，其中糖可比一般食物更快地被血液吸收，迅速补充体能。不好好吃早饭的人，临近中午时常会感到昏昏沉沉、注意力不能集中、思维能力下降，这时如果吃点甜食，就能快速恢复大脑功能。

（3）头晕恶心时。这时饮糖分高的水，可提高血糖，增强抗病能力。

（4）糖尿病低血糖时。当由于过分控制糖分的摄取，从而出现低血糖导致的休克症状时，饮糖水或其他甜性饮料，可使患者度过危机。

（5）呕吐或腹泻时。这时患者肠胃功能紊乱，有脱水症状，如喝一些盐糖水，有利于肠胃功能的恢复。

二、过量摄入碳水化合物易引发疾病

营养调查发现，长期大量食用糖、甜食会使胰岛素分泌过多，碳水化合物和脂肪代谢紊乱，引起人体内环境失调，进而促进多种慢性疾病，如心脑血管疾病、糖尿病、肥胖症、老年性白内障、龋齿、近视、佝偻病的发生。多吃甜食还会使人体血液趋向酸性，不利于血液循环，并减弱免疫系统的防御功能。白糖在体内的代谢需要消耗多种维生素和矿物质，因此，经常吃糖会造成维生素缺乏、缺钙、缺钾等营养问题。另外，癌症与缺钙有密切联系，而能造成缺钙的白糖，被认为也是造成某些癌症的诱发因素之一。有专家提醒，过量吃糖可以降低白细胞吞噬能力，削弱人体的抗癌能力。最近有学者在研究人类对于糖的消耗量和癌症的发生率之间的关系后，确认两者成正比。人们长期摄入过量的糖类导致 B 族维生素缺乏，毒素积于体内；高血压、造成肥胖；骨骼脱钙而引起骨质疏松症。

三、碳水化合物缺乏对健康不利

若一味少食或不食糖类食品，对人体的健康是不利的。碳水化合物供给的能量对于骨骼肌和心肌的工作非常重要。当糖类缺乏时，这两种肌肉工作能力降低，甚至不能工作。正常情况下，心肌与骨骼肌均贮备糖原以应急需进用。心肌若缺乏糖原贮备，在低血糖时可以发生心绞痛的症状。糖类对于神经代谢也极其重要，中枢神经组织所贮存的营养物质极少，只能利用血液输送的葡萄糖供给代谢的需要，当缺乏糖类引起低血糖时，可以引起癫痫样抽搐甚至昏迷。因中枢神经组织中储存营养素很少，主要是利用血糖供其代谢，体内缺糖时，血糖就下降，出现低血糖症，可严重影响脑组织的机体活动，影响心脏和肌肉的工作能力。短期缺糖最快的反应是低血糖、头晕、心悸、冷汗、四肢无力、面色苍白，继续缺糖还能导致晕厥甚至休克。长期的慢性缺糖表现明显是身体瘦弱，面黄肌瘦，生长发育不良，体弱无力。

四、不同人群对碳水化合物食品的选择

糖是人体生命活动必需的重要物质，适量食用甜食有益健康，但食糖过量对人体有害。在日常生活中，几乎所有甜味食品都含有大量用白糖或糖浆做成的甜味剂。完全拒绝

吃糖是一件困难的事，而糖本身无害，关键是要食用有度，切勿因贪吃而危害健康。

各种食物所含的营养成分不完全相同。除母乳外，任何一种天然食物都不能提供人体所需的全部营养素。平衡膳食必须由多种食物组成，才能满足人体各种营养需要，达到合理营养、促进健康的目的，因而要提倡人们广泛食用多种食物。事实上，各种食物只有营养成分和功能的不同，并无好坏之分，只有将它们置于某种特定环境或特定人群与个体需要时，它们才会有所谓的好坏之分。

（一）一般人群碳水化合物食品的选择

所有的食品都是为人类服务的，所有的食品都是人体需要的，它的好坏之别在于人们对食物的搭配：搭配合理的膳食就是好的，搭配不合理的膳食就是不好的。

1. 没有绝对不好的食物

人类需要多种多样的食物，各种各样的食物各有其营养优势，食物没有好坏之分，但如何选择食物的种类和数量来搭配膳食却存在着合理与否的问题。对于能量不足或者能量需要较大的人来说是一种很好的提供能量的食物，但对于已能量过剩的人来说是不应选择的食物。正是因为人体必需的营养素有 40 多种，而各种营养素的需要量又各不相同（多的每天需要数百克，少的每日仅是几微克），并且每种天然食物中营养成分的种类和数量也各有不同，所以必须由多种食物合理搭配才能组成平衡膳食，即从食物中获取营养成分的种类和数量应能满足人体的需要而又不过量，使蛋白质、脂肪和碳水化合物提供的能量比例适宜。

2. 食物多样化

在众多植物性食物中，除了含有已明确为营养素的成分外，还有许多其他成分，其中一些已被发现具有一定的生物活性，可在预防心血管疾病和癌症等慢性病中发挥有益作用，这些成分通称为植物化学物质。实验证明，十字花科植物含有的异硫氰酸盐，可以抑制由多种致癌物诱发的癌症。流行病学调查也发现，经常食用西蓝花、卷心菜等十字花科植物的居民，胃癌、食管癌及肺癌的发病率较低。几乎所有植物性食物都含有黄酮类化合物，大量研究表明，黄酮类化合物有抗氧化、抗过敏、消炎等作用，有利于高血压等慢性病的预防。随着科学的发展，新的植物化学物质和新的生物活性还将不断被发现。因此，只有摄取多样化的膳食，才能获得更多对健康有益的植物化学物质。

3. 平衡膳食

谷类食物中碳水化合物一般占重量的 75%～80%，蛋白质含量是 5%～15%，脂肪含量 1% 左右，还含有矿物质、B 族维生素和膳食纤维。谷类食物是世界上大多数国家传统膳食的主体，事实上谷类食物是最好的基础食物，也是最便宜的能源。越来越多的科学研究表明，以植物性食物为主的膳食可以避免欧美等发达国家高能量、高脂肪和低膳食纤维膳食模式的缺陷，对预防心脑血管疾病、糖尿病和癌症有益。

适宜膳食能量构成是：来自碳水化合物的能量为 55% ~ 65%，来自脂肪的能量为 20% ~ 30%，来自蛋白质的能量为 11% ~ 15%。提倡谷类为主，即强调膳食中谷类食物应是提供能量的主要来源，应达到一半以上，以谷类为主的膳食模式既可提供充足的能量，又可避免摄入过多的脂肪及含脂肪较高的动物性食物，有利于预防相关慢性病的发生。谷类食物中的能量有 80% ~ 90% 来自碳水化合物，因此，只有膳食中谷类食物提供能量的比例达到总能量的 50% ~ 60%，再加上其他食物中的碳水化合物，才能达到世界卫生组织（WHO）推荐的适宜比例。日常饮食要坚持谷类为主，应保持每天膳食中有适量的谷类食物。一般成年人每天应摄入 250 ~ 400 g。

4. 粗细搭配

粗细搭配含有两层意思：一是要适当多吃一些传统上的粗粮，即相对于大米、白面这些细粮以外的谷类及杂豆，包括小米、高粱、玉米、荞麦、燕麦、薏米、红小豆、绿豆、芸豆等；二是针对目前谷类消费的主体是加工精度高的精米白面，要适当增加一些加工精度低的米面。

不同种类的粮食及其加工品的合理搭配，可以提高其营养价值。如谷类蛋白质中赖氨酸含量低，是其限制性氨基酸；豆类蛋白质中富含赖氨酸，但蛋氨酸含量较低，是其限制性氨基酸。若将谷类和豆类食物合用，他们各自的限制性氨基酸正好互补，从而大大提高了其蛋白质的生理功效。相对于大米白面，其他粗粮中膳食纤维、B 族维生素和矿物质的含量要高得多。粮食在经过加工后，往往会损失一些营养素，特别是膳食纤维、维生素和矿物质，而这些营养素和膳食成分也正是人体容易缺乏的。以精白面为例，它的膳食纤维和维生素 B 只有标准面粉的 1/3。

另外要注意粗、细粮的搭配，适当多吃粗粮有利于避免肥胖和糖尿病等慢性疾病。与细粮相比，粗粮更有利于防止高血糖。例如，将葡萄糖的血糖指数定为 100，富强粉馒头为 88.1，精米饭为 83.2，小米为 71，糙米饭为 70，玉米粉为 68，大麦粉为 66，粗麦粉为 65，荞麦为 54，燕麦为 55。在主食摄入量一定的前提下，每天食用 85 g 的全谷食品能减少若干慢性疾病的发病风险，可以帮助控制体重。因此，建议一个人每天最好能吃 50 g 以上的粗粮。

（二）特别人群碳水化合物食品的选择

研究发现，糖对人类的影响不仅是产生"空热量"（即含有高热量却缺乏基本维生素、矿物质和蛋白质的现象）导致发胖，而且糖会干扰激素的调节作用，向大脑发送"继续摄入"的信号，让人们对其上瘾，产生依赖，就像烟瘾和酒瘾一样。过量摄入糖还会干扰代谢、使血压升高，并可能损害肝脏，是威胁人类健康的"主凶"之一。

1. 减肥者碳水化合物食品的选择

现在流行的碳水化合物减肥法深受一些减肥者的喜欢，它可以减低多余的体重和身体脂肪。低碳水化合物比低脂肪饮食更加能帮助人们加快减肥的速度，但是有些人会误解了碳水化合物对减肥的意义，认为要想减肥、减重就必须杜绝碳水化合物，减少热量的摄入。这是非常错误的认识。低碳水化合物的饮食是选择好的碳水化合物而不是不吃碳水化合物。那么应该怎样选择碳水化合物呢？想要减肥者蔬菜和水果都是不能少的，吃些含碳水化合物的蔬菜，就是不吃那些含量高的食物即可，还可以吃些糙米、燕麦片、大麦和没有经过打磨的全谷米，这些食物不仅能增加饱腹感，还能控制血糖，有帮助减肥的作用。

2. 糖尿病患者碳水化合物食品的选择

糖尿病患者本身血糖的含量就高，对于碳水化合物的选择就更是需要注意。糖尿病患者需要限制碳水化合物的量，还要注意碳水化合物的质量，避免碳水化合物对血糖的影响，使得血糖含量更加上升。糖尿病患者如果摄入的碳水化合物过多，就会使血糖升高，而过少会导致脂肪过度分解，引起酮中毒。所以调节好碳水化合物摄取的平衡才能适合糖尿病患者。有些碳水化合物很容易被人体吸收，这类化合物会使得血糖水平升高，而如膳食纤维之类的碳水化合物则是进入到结肠由细菌发酵后才能被吸收，这类碳水化合物对血糖起的是平缓的作用。糖尿病患者应严格限制一些食品，比如蔗糖、蜂蜜、麦芽糖等纯糖类制品，这些制品的含糖量都很高；还应该少吃馒头、面包、年糕、挂面等。糖尿病患者可以吃豆类，其含有丰富的膳食纤维，能降低人体对葡萄糖的吸收速度。但是如果糖尿病患者的肾功能也遭受损害，就不宜吃豆类及其制品了。传统观念误认为，食用淀粉类食物会使血糖升得更高，所以对糖类的摄入量限制越低越好。其实不然，糖尿病患者并发肾病后，必然要求减少饮食蛋白质，在能量被减少的同时，患者需要吃额外含能量高而蛋白质少的食物来代替，能量不足的部分则主要靠糖类来补充。因此，如何选择糖类成为有利控制病情的关键。血糖指数（GI）则是该选择的主要依据之一糖尿病并发肾病的患者应选择血糖指数低的复合糖类为宜，如玉米、荞麦、燕麦、筱麦、红薯等。另外，选择能量高、蛋白含量低的食物作为主食，可节省植物蛋白的摄入而增加动物蛋白的摄入，从而减轻肾脏负担，患者可以用麦淀粉饮食取代主食比如用小麦淀粉蒸馒头、包子等。能量高而蛋白质含量低的食物还包括土豆、藕粉、粉丝、芋头、白薯、山药、南瓜、菱角粉、荸荠粉等，以适宜糖尿病并发肾病的患者食用。

3. 运动者碳水化合物食品的选择

运动饮料主要为运动人群提供能量、营养及水分补充。运动饮料的补充原则：运动前2小时补充500 mL液体，可增加体内肌糖原、肝糖原储备和血糖来源；运动中采用小量多次的方式，以防止胃的不适，每15～20分钟补充125～250 mL液体，补充血糖，延长运动时间，延缓疲劳的发生；补充运动后流失的液体，例如，运动后体重减轻1kg时，补液1 000 mL，可加速恢复体内失去的水分、流失糖分、无机盐、微量元素等，促进肌糖原迅速恢复，达到消除疲劳感的作用。

现在的运动饮料市场，以补充无机盐、氨基酸和维生素为主导形式。在碳水化合物提供方面，主要以葡萄糖、果糖、蔗糖为糖源，添加浓度大部分小于5%，因为较高的葡萄糖的浓度，使饮料的渗透压增大，不利于营养成分的吸收及水分的补充。但是，过低的浓度达不到人体对能量的需求。在此条件下，部分为运动人群提供能量饮料的科研院所及生产企业，通过对聚糖类碳水化合物的研究，依据不同的比例[低聚麦芽糖（聚糖类）＋葡萄糖、低聚麦芽糖＋果糖、低聚麦芽糖＋蔗糖]进行复合使用提供碳水化合物，避免因糖浓度升高而使渗透压增大，或单独补充聚糖类碳水化合物，来达到为饮用者充分补充能量的目的，使碳水化合物在运动饮料中的补充量达到7.0%，满足了运动前、运动中、运动后，运动人群对能量补充的不同需求。

4. 儿童碳水化合物食品选择

由于儿童处于生长发育阶段，而且身体的抵抗能力较弱，所以，在选择儿童食品是应该注意以下原则：

（1）天然成分的儿童食品最好。制作的材料取自于新鲜蔬菜、水果及肉蛋类，不加人工色素、防腐剂、乳化剂、调味剂及香味素，即使有甜味也是天然的。

（2）适龄、适性。孩子的消化功能是在出生后才逐渐发育完善的，即在不同的阶段胃肠只能适应不同的食物，如果给一个很小的孩子买了大孩子的食物，小孩子吃了就会消化不良，甚至腹泻，反而影响身体健康。

（3）经济实惠。很多人总以为价位高或进口的食品一定是最好的，所以给孩子选送食品时一味求贵、贪洋。专家提示：虽然有些食品价位高，但营养不一定优于价位低的食品，因为食品的价格与其加工程序成正比，但与食品来源成反比。加工程度越高的食品，其营养素丢失的越多，但价格却很高。国外的产品也不见得要比国产的好，其中很多产品价格高是由于包装考究，原材料进口关税高，运输费用昂贵造成的，其实二者的营养功效差不多。

（4）少选膨化食品。膨化食品富含糖，盐、味精及香味素，而蛋白质纤维素、矿物质含量却极低。这类食物没有营养作用，经常食用还可能引起肥胖和高血压，因此少选此类食品为佳。

（5）不要轻易选补品。各种营养滋补剂，如含有人参、鹿茸、阿胶、冬夏虫草、花粉等，对成人可能有益而无大碍，但对孩子却经常会引发很多不利的后果，如食欲下降、性早熟，因为这些补品中含有激素和微量活性物质，对孩子正常的生理代谢有影响，因此要慎用。如果孩子确实身体比别的孩子弱，使用前最好由医生辩证使用，不能随意给孩子选用，拔苗助长只会适得其反。

（6）不选损脑食品。由精白糖渍制的食物和精白米面制成的食品吸收后进入脑细胞，可使脑细胞缺乏必要的营养素；精米面粉在制作过程中失去了大部分有益于脑细胞的营养成分，仅剩下在体内只能起到燃料作用的碳水化合物，因此它们不利于脑细胞发育。

（7）饮料应选天然果汁。这样的饮料中不含有香精，食用色素及防腐剂，其中维生素大部分保存尚好。而配方饮料如果茶、汽水、配制型果汁在消毒贮存过程中，使得本来含量就很少的维生素消耗得所剩无几，其不仅没有营养，进入人体内还会引起免疫力下降，刺激胃黏膜，还需经由肝脏解毒排出，经常食用会损害孩子娇嫩的肝脏，影响孩子的正常生长发育。

（8）正确挑选儿童强化食品。儿童强化食品是把孩子容易缺乏的几种营养素加到食品中，制成一种新食品，以改善和提高食品的营养价值，使它更适合各年龄段儿童的生长发育需要。在选购时，首先要据不同年龄层的孩子生长发育特点选购所需的营养和适宜的食品种类；其次，注意营养强化量是否合理，以免强化量过大，超出儿童生理摄取量而引起中毒，或强化量太小而没有预防营养缺乏病的作用。

（9）不宜多选巧克力、糖果及含咖啡因的饮料。巧克力质地细腻光滑，便于携带，加之其有一般糖果所不能及的浓郁香味，所以常作为馈送礼物。但孩子吃了巧克力会不易消化，并且其味道浓厚，会降低孩子味觉的敏感性，即多吃后再吃一般饭菜便味如嚼蜡，使得孩子食欲下降而不愿吃饭。同时，巧克力和咖啡因一同吃会使孩子大脑兴奋而出现难以入睡的问题。此外，咖啡因还可抑制大脑细胞的修复，导致细胞突变，从而引起发育障碍。糖果类食品口感好、种类多，但糖分高、热量大，易导致龋齿和肥胖。

5. 老人碳水化合物食品的选择

饮食如同吃药一样，人们应该知道的是，在不同年龄段、不同身体状况下，食用多少食物，食用何种食物效果最佳。营养学家对此提出了忠告：饮食一定要高碳水化合物、低脂肪、适度的蛋白质。成年人每天进食的最佳选择是：每天应食50%～60%的碳水化合物（演粉质食物和糖类），15%的蛋白质，30%的脂肪。这种进食法将会使人们避免心脏病、肾脏病、高血压病、减少糖尿病对身体的损伤，减轻风湿病的病痛，少患乳腺癌和脂癌。而且这种进食法会帮助人们达到和保持理想的体重，不用吃药就会获得身体所需要的全部维生素。什么样的营养结构最为合适呢？下面列举五类基本食物：①肉、无皮家禽肉、鱼、豆类。每天吃2～3份即可摄入人体所需蛋白质，以增强和再造肌肉。当血液中胆固醇突然升高或有心脏疾病的可能时，人们在选择食物时需要注意，瘦肉、无皮家离肉比一般肉类要优，鱼又优于家禽肉，而豆类是最好的食品。②乳制品、牛奶类。男性每天要食2～3份，女性3～4份，这些食物中含有人体必需的钙，维生素A、D，可预防老年性骨质疏松。选择乳制品或牛奶类食物时，要选脱乳和脱脂乳制品，一般商场有售。黄油及含牛奶高的乳酪，含有大量的动物脂肪，过多食用，会使胆固醇升高。③面包、谷米、面粉、大米。人们每天应食用6～11份这类食物，其正是医生所要求的碳水化合物的主要来源。人们要选择丰富纤维和维生素B的谷类制品，燕麦具有降低血液中胆固醇的特殊效力。

需要注意的是，如果碳水化合物中放了过多的脂肪调味汁，或者过多地吃含有大量脂肪的烤制食品，那么会导致肥胖。④水果类。每天食 2～4 份。⑤蔬菜类。每天食用 3～5 份，水果蔬菜都含有大量的纤维素及维生素 A 和 C。对于老人来说，在饮食上最好做到远"三白"近"三黑"。"三白"指的是盐、糖、猪油，要少吃；而"三黑"是指蘑菇、木耳、黑米，要经常吃这些食物。

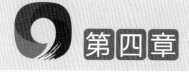

第四章

维生素

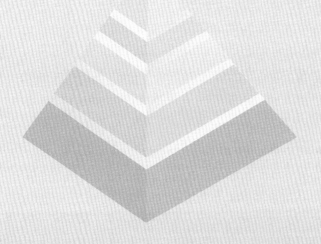

维生素一词是根据英文"Vitamin"读音译成的汉语，在拉丁语中含义为"生命"。它是维护机体生命和正常机能所必需的有机物质。英国生物化学家霍普金斯首先通过实验发现食物附加因子（后被命名为维生素）是正常膳食中不可缺少的生命必需物质。荷兰医学家艾克曼是首先提出维生素概念并发现维生素B的科学家。他们二位因此荣获了1929年度的诺贝尔生理学或医学奖。

到目前为止，已知人体必需的维生素有20多种。虽然人体所需要的量很小，但是维生素对维持人体生命有着至关重要的作用，这也正是人们将其称之为"维生素"的原因。维生素可分为两大类，即脂溶性的和水溶性的。前者包括：维生素A、D、E、K等；后者有B族维生素和维生素C。B族维生素包括B_1、B_2、烟酸（B_3）、泛酸（B_5）、B_6、B_7、叶酸（B_9）、B_{12}和生物素等。维生素大多是某些辅酶的组成部分，是人体不可缺少的营养素。人体在缺少某种（些）维生素时，多数表现为亚临床状态，不会产生饥饿感，故称为"隐形饥饿"。但人们会因此引起代谢障碍，使其生长发育缓慢或正常机能失调，严重时会引发糖尿病、高血压等多种特异性病变。为了使儿童和青少年正常生长发育，使成年人身体健康，必须保证使人体有种类齐全、数量充足的维生素供给，避免维生素缺乏症的发生。

那么，如何补充维生素呢？科学合理地补充维生素的途径和方法有如下四种：①使食物多样化，做到均衡膳食，以保证能从食物中摄取种类齐全、数量充足的维生素。这是最根本、最有效的途径。②科学地对食物进行烹调加工，以减少维生素的损失。比如蔬菜应先洗后切，切后马上加工、烧菜，炒菜时最好加盖锅盖，以减少水溶性维生素的流失和维生素的氧化分解。③尽量坚持经常晒太阳。如有条件的话，每天晒太阳的时间不少于30分钟，以利用太阳光中的紫外线帮助人体合成维生素D。这是补充维生素D的最有效、最廉价的方法。④必要时在医生指导下补充单方或复方维生素药片（丸）。

人们判断自己是否需要补充维生素增补剂时，应注意以下三点：①正常人无须补。一般人通过正常的饮食（均衡膳食）完全可达到中国营养学会对维生素的推荐量，满足机体的需要，没有必要再服用维生素补充剂。②特殊人群特殊补。部分人群可适量补充某些（种）维生素补剂，比如孕妇和哺乳期的妈妈，每日补充600 μg叶酸，可以防止婴幼儿神经管畸形；老年人因从食物中摄取维生素的能力下降，每天补充一粒复合维生素制剂是有益的；儿童及青少年因骨骼生长发育的需要，需适当补充维生素D；吸烟者应经常适量补充维生素C；经常饮酒的人应适量补充维生素B_1；经常熬夜的人因肾上腺素的分泌会增加而需要适量补充维生素C；因为肾上腺的合成需要维生素C；"电脑族"为了保护眼睛，需要适量补充维生素A；正在通过运动方式减肥的人，运动20分钟后脂肪会被利用转变成能量，而促进脂肪转换的便是维生素B_2，因此要适量补充维生素B_2；口腔经常发炎（溃疡）的人应适量补充有"抗口腔炎维生素"之称的维生素B_2。③切勿过量补。水溶性的维生素服用后多余可随尿液排出体外，因此毒性很小。但大量服用维生素补剂也会损伤人体器官。脂溶性的维生素绝不能乱补。若维生素 A、D、E、K 补充过量，很容易引起机体中毒反应。

在此还应特别指出的是，不管是何种人群，补充维生素增补剂都不能代替从食物中摄取的。这是因为：①合成的维生素药片（丸）化学成分单纯，而在谷物、蔬菜和水果中，除了含多种维生素之外，还含有丰富的矿质元素、膳食纤维和多种生物活性物质。天然食物中的这些营养素的综合营养效果绝不是维生素药片（丸）所能代替的，即使是复合维生素药片（丸）也是如此。②维生素片（丸）中的某些成分，比如维生素 C 相对而言是不稳定的。维生素 C 药片，放久了会由白变黄。这是由于维生素 C 缓慢降解的缘故，而其降解产物对人体是有害的。但是，通过食用蔬菜、水果来摄取维生素 C 就要合理、安全得多。因为蔬菜水果中的维生素 C 相对而言就稳定得多。

为了使大家对各种维生素的理化特性、生理功能及其科学合理的补充途径和方法等有关知识有全面的认识，下面将分别对各种维生素进行具体介绍。

首先把现在公认的维生素列于表 4-1，供大家参考。

表 4-1　维生素名称

名称	学名	别名
维生素 A	视黄醇	抗干眼病维生素
维生素 B$_1$	硫胺素	抗脚气病维生素
维生素 B$_2$	核黄素	G
维生素 B$_3$	烟酸、烟酰胺、尼克酸、尼克酰胺	PP、抗糙皮病素
维生素 B$_5$	泛酸	遍多酸
维生素 B$_6$	吡哆醇、吡哆醛、吡哆胺	抗皮肤炎维生素
维生素 B$_7$	生物素	H
维生素 B$_9$	叶酸	B$_{11}$、BC、蝶酰谷氨酸
维生素 B$_{12}$	钴胺素	—
维生素 C		抗坏血酸
维生素 D	钙化醇	抗佝偻病维生素
维生素 E	生育酚	生育维生素、抗不育维生素
维生素 F	亚麻油酸、花生油酸	—
维生素 K	叶绿醌	凝血维生素
维生素 P	—	卢丁、路通
维生素 T	—	—
维生素 U	碘甲基甲硫基氨酸	—

第一节　维生素 A

维生素 A，又称视黄醇、抗干眼病维生素，属于脂溶性维生素。其包括动物性食物来源的维生素 A₁、A₂ 以及植物性来源的 β- 胡萝卜素及其他类胡萝卜素。维生素 A 呈黄色晶体，熔点为 62～64℃，但不溶于水和甘油，但溶于乙醇、氯仿和乙醚等有机溶剂。维生素 A 对光十分敏感，在空气中易氧化，遇光易分解变质，主要存在于动物性食品中，特别是肝脏、鱼肝油、蛋黄、乳汁、咸水鱼中含量丰富。其前身为胡萝卜素，在人体内 1 个胡萝卜素分子可以转化为二个分子的维生素 A。维生素 A 是 20 世纪被发现的。它是目前已知的维生素中发现最早的，故以英文字母第一个冠名。

一、维生素 A 的生理功能

维生素 A 是人体不可缺少的营养素之一。维生素 A 被人体摄入后，在肠道内与其他脂类一起经小肠吸收。其主要生理功能可概括为如下几点：

（1）维生素 A 对人的视觉的形成至关重要。维生素 A 在视网膜中担任着重要角色。它和蛋白质结合生成一种叫作视紫红质的物质，能使人对弱光感光，提高眼睛对光线的适应能力，在黑暗中可以看清东西。其可防止视觉疲劳，并对预防和治疗眼干燥症、夜盲症、角膜软化症有显著疗效。

（2）维生素 A 有抗氧化作用，有助于消除体内过多的自由基，从而可减轻疲劳程度，有效预防多种慢性疾病。

（3）维生素 A 能维持皮肤黏膜上皮细胞的正常结构，并促进上皮细胞的分裂。其在皮肤角质的形成中发挥着重要作用。维生素 A 还可以促进皮肤细胞黏膜合成酸性蛋白，覆着在皮肤表面，使之保持水分并呈弱酸性，从而提高皮肤抗细菌、病毒入侵的能力，并抑制皮肤衰老进程，使之白净光滑。此外，维生素 A 可维持头皮细胞组织的正常功能，减少毛囊的油脂，以利于头发的生长。另有研究报告，在鱼鳞病患者的血清中维生素 A 的含量明显低于正常人的，这是出现鱼鳞样、蛇皮样皮损病的根本原因。所以患鱼鳞病患者平时应多食富含维生素 A 的食物。鉴于此，有人把维生素 A 称为"皮肤维生素"。

（4）维生素 A 有利于抗体的合成、T 细胞的增殖和提高单核细胞的吞噬功能，从而增强机体的免疫能力。同时，其可提高呼吸道、胃肠道、泌尿道黏膜的防御能力。

（5）近来科学家发现，维生素 A 能阻止和抑制癌细胞的增生，对预防胃肠道癌和前列腺癌功效尤为显著。能帮助化疗中的患者的正常细胞恢复功能，降低癌症的复发率。

（6）国外一份研究报告显示，维生素 A 有助于防止中风。其可阻止胆固醇在血管壁上沉积，保持血管畅通，从而防止中风发生。

（7）维生素 A 有保护支气管的作用，使之减少发炎的概率。有统计资料显示，经常喝牛奶（牛奶中富含维生素 A）的人，患支气管的概率比不喝牛奶的人要低得多。

（8）维生素 A 有预防胆结石的作用，并有利于胆管上皮组织的生长和保持其完整性，帮助病变的胆道修复，利于胆道疾病的恢复。

（9）维生素 A 维持机体骨骼的正常发育，协调机体成骨与破骨的动态平衡；可减轻骨关节疼痛，是防止骨质疏松的常用药物。

（10）维生素 A 可改善机体对铁的利用，促进造血功能。

（11）维生素 A 可调节维生素 D 在肾脏的代谢功能。

（12）维生素 A 可抑制神经细胞老化，有健脑益智作用。

（13）维生素 A 可强化黏膜组织功能，使喉咙、鼻窦、中耳、肺、肾及膀胱等处的黏膜分泌正常，以增强抗病能力。

（14）维生素 A 利于维持正常的生殖功能。

（15）维生素 A 能有效抑制吸烟者烟瘾，因而对减少吸烟量和戒烟有利。

（16）维生素 A 可防止婴儿位于喉头上前部的会大厌上肢细胞萎缩角质化，以避免因吞咽时会厌不能充分闭合盖住气管而发生呛奶。因此，乳母应食用富含维生素 A 的食物。

综上所述，维生素 A 对促进人体正常的生长发育和维持健康是何等的重要。因此，人们在日常饮食中要有意识地食用富含维生素 A 和胡萝卜素的食物，以保证摄取充足数量的维生素 A。

二、维生素 A 的需要量

人体对维生素 A 的需要量随年龄的不同而不同。现在中国营养学会的推荐量是：1 岁以下，300 μg/ 日；2 岁，400 μg/ 日；3 ~ 4 岁，500 μg/ 日；5 ~ 12 岁，750 μg/ 日；13 岁以上，800 μg/ 日。

以上需要量在一般情况下通过正常的饮食（均衡膳食）是可以满足的。如果有特殊需要的人群，可在医生指导下服用人工制成的维生素 A 药剂。

三、维生素 A 缺乏症

在日常生活中，维生素 A 缺乏症是一个值得我们注意的问题。现在，随着人们生活水平的提高和生活节奏的加快，很多人是吃肉食多了，吃果蔬少了；吃细粮多了，吃粗粮少了。因此，就出现了一些营养缺乏症，维生素 A 缺乏症就是其中一种。

维生素 A 缺乏症的症状可大体归纳为以下 6 种：

（1）导致眼睛对黑暗的适应力下降，甚至出现夜盲症（到夜晚就什么东西都看不清了）、干眼症（由于缺乏维生素 A 而使泪腺上皮细胞受损，导致分泌停止）、儿童角膜软化症。夜盲症、干眼症大家比较了解，这里重点说一下大家可能不太了解的儿童角膜软化症。角膜软化症是一种常见的由于长期营养不良，特别缺乏维生素 A 引起的疾病，严重时会造成失明。小孩得了这种病常常不能说清楚，比如在早期时，晚上看不清物体。患儿对这一症状一般是不自知的，这就很容易使病情进一步发展。患儿往往伴有身体消瘦、皮肤干燥、声音嘶哑等，但眼部充血并不严重，也没有其他明显的表现，容易被家长忽视。随着病情发展，当患儿眼球结膜失去正常光泽和弹性，出现了与角膜缘月心环状皱纹，角膜变得无光时，就已经进入干燥前期了。如再不干预治疗，球结膜的环状皱纹就更显著，出现干燥斑，角膜几乎完全失去光泽，变成灰暗干燥状态，此时患儿怕见光。若再发展下去病情进入后期，即角膜软化期。这时球结膜粗糙肥厚，皱纹更加明显，角膜混浊加重，呈现灰白色或黄白色，最后角膜上皮剥落。到了病情晚期，整个角膜坏死、崩溃、穿孔，同时伴随有虹膜脱出或葡萄样肿大，导致患儿失明。从上述情况可以看出，儿童角膜软化病是一种严重威胁儿童健康的疾病，一定要引起足够的重视，特别要重视其早期的症状，及早防治，以免引起严重后果。

（2）导致人体骨组织发生变性，使软骨骨化过程放慢或停止；还可打破成骨与破骨的平衡，引起骨骼畸形发展；使肾小管上皮损伤，影响钙的吸收，刺激甲状旁腺代偿性增生及继发性甲状旁腺功能亢进，使甲状旁腺素分泌过多，从而造成骨质疏松。

（3）会使吞噬细菌的大功臣——白细胞减少，降低人体的免疫力。

（4）使人体的皮脂腺、汗腺机能减退，造成皮肤干涩而粗糙。

（5）影响体内雌激素的正常合成，导致雌雄激素分泌失衡，不利于青少年的生长发育和成年人的健康。

（6）易引发皮肤癌、口腔癌、肺癌、呼吸道癌和膀胱癌等。

四、维生素 A 中毒症状

在此应该指出的是，虽然维生素 A 对人体非常重要，但是并不是多多益善。若维生素 A 的摄入量超过了人体的需要量，也会发生中毒现象，危害身体健康。人们通过饮食给身体补充维生素 A 时，当其进入人体后，在满足正常的需求之外，多余的便暂时储存在肝脏内。如果食物中的维生素 A 不足时，便动用库存，以满足人体的需要。因此，通过正常的饮食补充维生素 A，不会发生中毒现象。若通过服用维生素 A 制剂（药物）来补充维生素 A，就有可能发生中毒现象。比如成人或儿童连续每日服用维生素 A 制剂 10 万国际单位（IU）超过 6 个月，就会发生中毒现象。

因服用维生素 A 过多而造成慢性中毒的现象（症状）大体上可归纳为以下几种：①造

成骨骼脱钙，骨质疏松，关节肿胀疼痛、无力；②妇女月经过多；③食欲不振，呕吐，头痛，疲倦，皮肤干燥，头发脱落，肝脾肿大；④英国的一项研究结果显示，孕妇若服用维生素 A 制剂，会对胎儿造成伤害，不利于胎儿正常发育，会造成胎儿脊柱裂、脑积水、尿道畸形等；⑤若一次大量服用维生素 A 制剂，比如成人一次服用 100 万国际单位（即 25 mg），儿童一次服用 30 万国际单位（即 7.5 mg），则可发生急性中毒，甚至危及生命。

五、补充维生素 A 的途径和方法

从前面所述可以清楚地得出如下三个结论：

（1）维生素 A 是人体必需的营养素之一。

（2）过量摄入维生素 A 会引起中毒现象。

（3）若维生素 A 缺乏了则会引起多种疾病。

根据以上结论，就应该采取科学的方法来补充维生素 A，既可以满足身体的必需，又不过量和不足。这种方法就是通过平时的均衡膳食来实现。只有在特殊情况下，即由于某种原因造成维生素 A 缺乏而引发某种疾病时，才应该在医生指导下补充维生素 A 药物。因为维生素 A 是脂溶性的，所以在饭后服用为宜，食物中的脂类物质可促进它的吸收。关于均衡膳食下面将单列一章详细叙述。

在日常生活中，不管是动物性食品，还是植物性食品，都有很多富含维生素 A 的。现将富含维生素 A 的食物列于表 4-2。

表 4-2　含维生素 A 丰富的食物　　　　单位：国际单位 /100 g

食物	含量	食物	含量
鸡肝	50900	鸡蛋黄	3500
蜂花粉	40000	黄油	2700
羊肝	29900	咸鸭蛋	1480
牛肝	18300	鸡蛋	1440
人乳	17490	牛奶粉	1400
鸭肝	8900	鸭蛋	1380
猪肝	8700	乳酪	1280
河蟹	5960	蜂王浆	1155
鸡蛋粉	4862	鹌鹑蛋	1000

注：① 3300 国际单位折合 1 mg 维生素 A，即 3.3 国际单位折合 1 μg 维生素 A；②以上数值是目前测定的平均值，随着科学技术的进步和分析方法、分析手段的改进，其测定结果会有所变化；③由于食物的产地不同，其采集（收）时间与加工方法、加工深度的不同，同一种食物中维生素 A 的含量也不同，其测定结果也就不同；④除了上表中所列出的之外，还有很多富含维生素 A 的食物，比如胡萝卜、红薯、南瓜、玉米、番茄、红辣椒、橘子、杏、芥蓝、萝卜缨、菠菜、花椰菜、茼蒿、小白菜、豌豆苗、芹菜和韭菜等。

相关链接

类胡萝卜素

类胡萝卜素是一类天然的橙、黄或红色的色素。其是由40个碳原子组成的四萜化合物，不含金属元素，有很多种异构体，可分为胡萝卜素和胡萝卜素的含氧衍生物两类。胡萝卜素是不饱和的碳氢化合物，其分子式是 $C_{40}H_{56}$。最常见的胡萝卜素有 α、β、γ 胡萝卜素和番茄红素，在绿色植物中主要是 β- 胡萝卜素。β- 胡萝卜素在动物和人体内可在小肠黏膜的 β- 胡萝卜素加氢酶的作用下，生成两分子的维生素 A。叶黄素、玉米黄素（质）和 β- 隐黄素均是胡是萝卜素的含氧衍生物，呈黄色，有多种异构体。这两类色素都不溶于水，而溶于有机溶剂。它们存在于所有光合细胞的叶绿体内。它们不仅能保护叶绿素免受光氧化而破坏，而且它们吸收的光通过传递而用于光合作用。它们也存在于果实（番茄、西瓜、南瓜、辣椒、柿子等），黄色花冠（蒲公英、毛茛等）柱头等的有色体中。胡萝卜素和番茄红素、叶黄素虽然都属于类相萝卜素，但是，它们的理化特性和生理功能却有所不同。为了使大家对它们有比较深入的了解，下面分别地讲一下各自的特性和功能及有关问题。

1. 胡萝卜素

胡萝卜素有多种同素异物体，其中最主要的是 α、β、γ 三种。胡萝卜素可以在人体内转化为维生素 A。但是，国外一项研究结果显示，多数人吸收和利用胡萝卜素的情况相似，也确有少数人吸收和利用胡萝卜素的能力很低。胡萝卜素有两个特性：一是不怕热，在烹调过程（炒、煮、炖）中，胡萝卜素不但不会损失，而且还由于它们溶于脂肪中而变得更容易被人体吸收；二是怕醋酸，醋酸可以分解胡萝卜素。所以在炒、煮、炖富含胡萝卜素的食物（如胡萝卜、南瓜）时不要加醋。因为此时胡萝卜会大量释放出来，加热又会加速化学反应的速度，以加速胡萝卜素的分解。在凉拌菜时，由于绝大部分胡萝卜素含在食物内，而不是以游离态存在的，所以加醋后胡萝卜素的损失很少。在此顺便强调一下，吃胡萝卜时为了充分吸收和利用其所含的胡萝卜素，一定不要削皮，而且还要熟吃。胡萝卜中的胡萝卜素绝大多部分含在几乎透明的薄薄的表皮内，如果削皮吃大部分胡萝卜素就都浪费了。生吃胡萝卜时，其中胡萝卜大部分（大约90%）胡萝卜素不能释放出来被人体吸收利用，就被排泄掉了。

胡萝卜素除了在人体内转化为维生素 A 而发生作用外，其本身还有如下生理功能：

（1）帮助消除自由基：在胡萝卜素的分子中存在由双键形成的共轭体系。当人体中的自由基遇到胡萝卜素时，会发生化学反应生成稳定的二聚胡萝卜素。自由基能够独立存在，含有一个或多个未成对电子的分子或分子的一部分。它具有配对的倾向。大多数自由基都很活泼，具有高度的化学活性。在其配对反应的过程中，又会形成新的自由基。在正常情况下，人体内的自由基处于不断产生与清除的动态平衡中，这是机体的有效防御系统。如果不能维持一定水平，会对生命活动带来不利影响，但当自由基产生过多或清除过慢时，会通过攻击生命大分子物质及各种细胞造成机体在分子、细胞和组织器官水平上的各种损伤，加速机体的衰老进程并诱发包括癌症在内的多种疾病。因此，胡萝卜素有利于预防多种癌症。

（2）抗氧化：由于胡萝卜素与组成细胞的其他分子相比，其稳定性要低得多，所以就更容易与活性氧发生反应。正因为如此，胡萝卜素可消耗机体内的活性氧，使得组成细胞的其他分子免受活性氧的破坏。

（3）护眼明目：现代医学研究证明，胡萝卜素能有效阻挡紫外线，还可以护肝明目，缓解眼睛疲劳，其作用和鱼肝油相似。

（4）辅助治疗婴幼儿慢性腹泻：给慢性腹泻的婴幼儿补充富含胡萝卜素的食物，可增强其身体的抵抗力，并能促进其肠道上皮细胞的修复，从而改善其对脂肪、糖、淀粉的吸收，消除对脂肪吸收的障碍。因此，补充胡萝卜素可以辅助治疗婴幼儿腹泻。

（5）增强肺功能：法国一项历时8年的跟踪调查研究结果说明，β-胡萝卜素可增强人的肺功能，可延缓其随年龄增大而衰退的进程。但是，若过量补充β-胡萝卜素制剂反而会增加患肺癌的危险。

（6）预防子痫：β-胡萝卜素可预防孕妇妊娠期的子痫病，这是一种妊娠中毒症，多发于妊娠后期或分娩时，孕妇发作时会昏倒、口吐白沫、四肢抽搐等。

从以上所述可以清楚地看出，胡萝卜素对促进人体健康、预防多种疾病有着十分重要的作用。因此，人们在日常生活中应经常食用富含胡萝卜素的食物。含胡萝卜素比较丰富的食物有很多，详见表4-3。

表4-3 含胡萝卜素丰富的食物　　　　单位：mg/100 g

食品	含量	食品	含量	食品	含量
甜樱桃	100	油菜	3.15	紫菜	1.23
豆瓣菜	9.6	小白菜	2.95	金针菜	1.17
蒲公英	7.35	荠菜	2.95	柿子	0.85
绿茶花	7.2	茴香菜	2.61	辣椒	0.73
野苋菜	7.15	菜苜蓿	2.6	海带	0.57
冬寒菜	6.9	南瓜	2.4	番茄（红）	0.37
胡萝卜	4.1	芜菁	2.38	柿子椒	0.37
菠菜	3.87	马齿苋	2.2	丝瓜	0.32
芫荽	3.77	雪里蕻	1.46	茼蒿	0.28

（续表）

食品	含量	食品	含量	食品	含量
芥蓝	3.5	杏	1.79	蒜苗	0.20
韭菜	3.21	红薯	1.3	西瓜	0.17

注：①以上数据是目前微量分析方法测定的平均值，随着科学技术的进步和分析手段、分析方法的改进，其测定结果会有所变化；②由于食品的产地不同、其收集时间与加工方法、加工深度的不同，同一种食品中胡萝卜素的含量也不同，当然其测定结果也就不同。

在此还应指出的是，胡萝卜素和其他营养素一样，也不是越多越好。国外一项最新年研究发现，女性若摄入胡萝卜素过量，会影响卵巢的黄体素合成，使之分泌减少，严重的甚至会造成无月经、不排卵。这可能是β-胡萝卜素过量干扰类固醇正常合成所造成的。因此，女性若要服用胡萝卜素制剂，一定要在医生的指导下适量补充。

2. 叶黄素

叶黄素是目前已知多种类胡萝卜素中的一种，是人体必需的营养物质之一。人体自身不能合成叶黄素，必须从食物中补充。有研究资料显示，叶黄素是视网膜黄斑区（视网膜中心的一个椭圆形的黄色区域）的重要构成物质。在黄斑中央有一个小凹，叫黄斑中心凹，直径约一毫米，是视网膜上视觉最敏感的部位，其功能是精细视觉和辨别各种颜色。因此，黄斑区一旦受损，就会直接影响到人的中心视力。老年黄斑病变是老年人致盲的眼病之一，虽然黄斑变性的原因现在还没有完全搞清楚，但是已知黄斑区叶黄素含量的减少与黄斑变性密切相关。叶黄素是一种很好的天然抗氧化剂，可减少紫外线对眼睛的伤害、延缓眼睛的老化、预防视网膜黄斑变性和白内障等眼病。叶黄素的减少，使视网膜黄斑失去抗氧化剂的保护，因而使视觉细胞损伤，使黄斑组织损坏，导致黄斑变性，严重时可致感光组织坏死，造成失明。另有研究资料显示，人眼的晶状体中含有微量的叶黄素，它保护着晶状体不被氧化损坏，有助于避免视力下降、白内障及其他眼病的发生。老年人摄取和吸收叶黄素的能力逐渐下降，所以平时要有意识地补充叶黄素，另据新加坡国立大学的一项历时5年的研究结果显示，叶黄素可保护心脏，降低由多种冠心病风险因素引起的严重心肌炎症、心肌梗死的风险。因此，人们日常生活中要坚持食用玉米、南瓜、鸡蛋黄、菠菜、甘蓝、花生、红辣椒、木瓜、西瓜等含叶黄素比较丰富的食物。

3. 玉米黄质（素）

玉米黄质（素）是目前已知的多种类胡萝卜素中的一种。玉米黄素是人眼成像部位——视网膜中黄斑的黄色营养来源，具有很强的抗氧化作用，特别是有保护眼睛的作用。它能减少紫外线对眼睛的伤害，延缓眼睛的老化，预防视网膜黄斑变性和白内障等眼症。

另据英国曼彻斯特大学的一项研究报告显示，玉米黄素可以有效抑制关节炎的发生。该项研究通过对 2.5 万多个抽样对象的相关数据分析发现，关节炎患者每日食用的类胡萝卜素物质少于健康人群，其中玉米黄素少 20%。相比之下，叶黄素、番茄红素似乎不能预防关节炎。该项研究还发现，每天喝一杯橙汁，对预防关节炎有良好的效果。富含玉米黄素的食物有玉米、橙子、菠菜、甘蓝等。

4. β－隐黄素

β－隐黄素是目前已知的多种类胡萝卜素中的一种。其是一种安全、无毒的天然植物色素，化学名称为 3－羟基－胡萝卜素，分子式为 $C_{40}H_{56}O$，在化学中常被归入叶黄素中。β－隐黄素也是一种维生素 A 原成分，在人体内转化为维生素 A 的比率接近 50%。

β－隐黄素是一种抗氧化作用很强的物质。它对癌症，特别大肠癌有一定的抑制作用。另据新加坡国立大学的一项历时 5 年的研究结果，β－隐黄素可保护心脏，降低由多种冠心病风险因素引起的严重心肌炎症、心肌梗死的风险。富含 β－隐黄素的食物有红辣椒、木瓜、香菜、柑橘、玉米、西瓜、葡萄柚等。

5. 番茄红素

番茄红素是目前已知的多种类胡萝卜素中的一种。它是人体不能自身合成的营养素，必须从食物中摄取。番茄红素是脂溶性的，且存在于细胞的有色体中，只有在破碎细胞壁后才能释放出来。因此，虽然番茄中富含番茄红素（14 mg/100 g），但是生吃番茄时其吸收率很低，如能经过加油烹调再食用就容易被人体吸收了。

现代医学研究证明，番茄红素有如下几种生理功能：

（1）番茄红素具有很强的抗氧化作用，可以清除人体内导致衰老和疾病的自由基、中和极不稳定的分子。从成熟的番茄中提取出的番茄红素的抗氧化能力是 β－胡萝卜素的两倍。它可抑制、杀死细菌，对某些癌症也有一定的预防作用。有研究资料显示，膳食中富含番茄红素的人群，患宫颈癌、前列腺癌、乳腺癌、胰腺癌、结肠癌、肝癌、膀胱癌和消化道癌的风险明显偏低。哈佛大学的一项研究结果显示，在目标人群中，摄入番茄最多和最少的男性相比，前者患前列腺癌的概率比后者低 1/3。以后的研究证实，其主要功劳在于番茄红素。

（2）番茄红素具有预防动脉粥样硬化、冠心病及某些慢性病的功能；可提高人体免疫力，延缓衰老和老年性视力衰退，预防白内障。

（3）番茄红素在防止皮肤晒伤方面有重要作用。英国曼彻斯大学的一项研究发现，番茄红素能有效阻挡紫外线，每天摄入 16 mg 的番茄红素，皮肤晒伤的危险系数下降 40%。因此最佳防晒食物就是西红柿。

（4）番茄红素在防治男性不育症方面有一定作用。

（5）番茄红素有帮助消化、健胃的功能。

从以上所述可以清楚地看出，番茄红素对促进人体健康有着十分重要的作用。因此，我们一定要保证摄入充足量的番茄红素。根据营养学专家的建议，成人平均每天摄入番茄红素的量应为 5～10 mg。

富含番茄红素的食物主要有番茄、红瓤西瓜、香木瓜、胡萝卜、粉红色葡萄柚、杏和红色棕榈油等。其中，小西红柿（圣女果）中番茄红素的含量是普通西红柿（番茄）的 2 倍。在普通的番茄中，番茄红素含量在 0.37～7.7 mg/100 g，最高的可达 14 mg/100 g。

在此还要指出的是，最好不要空腹吃番茄。因为番茄中除了含有丰富的维生素 C、E、胡萝卜素及磷、铁等矿质元素外，还含有大量的胶质等其他成分。这些胶质等成分在酸性条件下（胃酸）容易发生化学反应，在胃里凝结成不易溶解的团状物，造成胃中不适。

第二节　B 族维生素

在多种维生素中，B 族维生素是一个特殊的群体。这个群体的主要成员有 12 个以上，现在被公认的有 8 种，即 B_1、B_2、B_3、B_5、B_6、B_7、B_9 和 B_{12}。它们有如下共同特点：①都是水溶性的；②在人体内均只能停留数个小时，多余的就会被排出体外，所以必须每天补充；③不同的 B 族维生素彼此有协同作用，一次摄入多种比单独一种的效果好；④ B 族维生素是推动体内新年陈代谢，把糖类、脂肪和蛋白质转化为热量的必不可少的物质；⑤最新研究结果表明，B 族维生素还参与体内 DNA（脱氧核糖核酸）的合成，保持基因组的稳定性，并辅助修复 DNA，调节细胞的增殖与死亡，因此对维持人体健康十分重要；⑥ B 族维生素具有一定的抗癌功能，可降低滋生肿瘤的风险。B 族维生素的成员除具有上述共同特性，每个成员还都有各自的特点和用途。为了便于大家了解它们，在分别介绍每个成员之前，先将这个大家族的成员排个队，让我们先认识一下表 4-4。

表 4-4　B 族维生素成员表

名称	学名	别称
维生素 B_1	硫胺素	盐酸硫胺
维生素 B_2	核黄素	G
维生素 B_3	烟酸、烟酰胺、尼克酸、尼酰胺	PP、抗糙皮病素
维生素 B_5	泛酸	遍多酸
维生素 B_6	吡哆醇、吡哆醛、吡哆胺	抗皮肤炎维生素
维生素 B_7	生物素	H

（续表）

名称	学名	别称
维生素 B_9	叶酸	H_{11}、Bc、M 蝶酰谷氨酸
维生素 B_{12}	钴胺素	—

为了对维生素 B 族的每个成员有个全面而又具体的了解，现在分别介绍如下。

一、维生素 B_1

维生素 B_1，学名硫胺素，盐酸硫胺，为白色晶体或白色结晶型粉末，熔点 284℃，溶于水。其不溶于苯和乙醚，比较耐热、耐酸，但不耐碱，有天然的和人工合成的两种。天然的维生素 B_1 主要存在于酵母、米糠、麦麸、花生、瘦肉和大豆等食物中。该维生素有重要的生理功能，已广泛用于医疗中。

（一）维生素 B_1 的生理功能

维生素 B_1 是人体不可缺少的营养素之一。其主要生理功能可归纳为以下几个方面。

（1）维生素 B_1 对神经组织和精神状态有重要而良好的影响。其有利于大脑的发育，缓解脑细胞的疲劳状况，帮助恢复脑力；可以让人平静心态，调理情绪，舒缓焦虑；可调节自主神经功能，使之处于正常状态；还可以改善记忆力，缓解神经疼痛，并能预防过度疲劳。因此，维生素 B_1 也被称为"精神性维生素"，也有人称之为"快乐要素"。这是因为大脑活动所需要的能量是由葡萄糖所供给的，而葡萄糖转为能量离不开维生素 B_1。一项最新研究发现，当把大蒜和维生素 B_1 放在一起时，会生成一种叫"蒜胺"的物质。而蒜胺的补脑作用比单纯的维生素 B_1 更强，因此，脑力劳动度强大的人，多食大蒜有助脑力恢复。

（2）维生素 B_1 是人体中一种重要的辅酶——脱羧酶的重要成分，可参与物质的氧化脱羧过程和糖类的代谢过程，因而对能量利用、生长发育均有积极作用，并能帮助人体抵抗衰老。另外，其还能消除烟酒对人体的不利影响。

（3）维生素 B_1 能促进人体神经系统中主要的传递介质（神经递质，即神经信号传令兵）——乙酰胆碱的合成。乙酰胆碱可使神经末梢所支配的细胞兴奋或抑制，从而产生多种生物效应，使肌肉收缩、血管舒展、心跳减缓、胃肠蠕动和消化腺的分泌等。

（4）维生素 B_1 有助于治疗失眠症。其可调节自主神经功能，降低大脑皮层的兴奋度，因此有助于睡眠。

（5）维生素 B_1 有一定的抗癌作用。B 族维生素（含 B_1 B_2 B_6 B_{12}）可抑制癌细胞的生长，降低患癌症的风险。最近加拿大的一项"大规模女性癌症筛查及长期追踪调查"的结果显示，随着维生素 B_1 摄入量的增加，直肠癌、结肠癌的发病风险有下降趋势。相比每天摄入维生素 B_1 低于 1.06 mg 的受访者，每天维生素 B_1 摄入量达 1043 mg 的受访者，患直肠癌、结肠癌的风险大约降低 22%。波兰的一项研究结果显示，当维生素 B_1 的摄入量由低于每天 0.81 mg 增加到每天 1.17 mg 以上（不要超过安全摄入量）时，患直肠癌、结肠癌的风险下降 86%。意大利的一项研究结果也显示，在男女性受访者中，患直肠癌、结肠癌的风险均随着维生素 B_1 摄入量的增加而降低。

（6）维生素 B_1 有助于防治有害元素铝在体内蓄积中毒。临床研究发现，维生素 B_1 或其代谢产物不仅可与铝生成化合物而排出体外，而且能遏制铝的吸收。

（二）维生素 B_1 的需要量

有研究资料显示，维生素 B_1 在人体内仅仅能停留 3 ~ 6 小时，多余的会随尿液排出体外，所以必须及时补充。根据中国营养学会推荐的每日膳食中营养素的供给量，维生素 B_1 的供给量见表 4-5。

表 4-5　不同人群对维生素 B_1 的需要量　　　　　　　　　　单位：mg/ 天

人群	日需要量
1 ~ 6 岁	0.6 ~ 1.0
6 ~ 18 岁	1.0 ~ 1.8
18 ~ 45 岁	1.2 ~ 1.7
45 岁以上	1.3
孕妇	1.8
乳母	2.1

（三）维生素 B_1 缺乏症

由于饮食习惯的原因，维生素 B_1 是中国最容易缺乏的维生素。人体若缺乏维生素 B_1，就会引起多种疾病，其中最常见的是以下几种：

（1）脚气病　其主要症状是：①指端、趾端麻木，肌肉压痛，胃肠功能受到不良影响。②水肿、心悸、气短、心脏扩大、心脏杂音。若处不当，可造成心力衰竭，俗称"脚气冲心"。③婴儿脚气病主要发生在出生后 2 ~ 5 个月。其主要症状是：食欲不振，呕吐，便秘，假性脑膜炎，体重不增，心跳过速，呼吸急促且困难等，严重时可危及生命。

（2）神经系统疾病　患者不仅会产生疲倦、健忘、易怒、焦虑不安等症状，而且会产生神经炎（最常见的是视神经炎）、神经过敏及肌肉酸疼、萎缩、麻木等。

（3）糖代谢失常　现代医学研究证明，在胰腺分泌胰岛素来维持血糖平衡的过程中，要消耗大量的维生素 B_1。因此，当体内缺乏维生素 B_1 时，使机体的能量代谢发生障碍，胃肠功能紊乱，糖的代谢产物丙酮酸、乳酸就不能被进一步氧化利用，就会在体内积蓄，特别是在大脑中积蓄，从而刺激脑神经，使之出现情绪不稳、爱激动、多躁动等现象。这就是一些小孩吃糖过多而体内又缺乏维生素 B_1 时，容易出现爱哭闹、脾气爆躁的原因。

（四）补充维生素 B_1 的途径和方法

营养学家告诉我们，补充维生素 B_1 最根本的途径和方法就是食补，即从食物中摄取。为了达到食补的目的，就要坚持两点：首先，也是最重要的一点，就是坚持均衡膳食，不要偏食，从多种多样的食物中摄取维生素 B_1 和其他营养素；其次，就是要根据家庭成员的身体状况，有意识选择一些富含维生素 B_1 的食物。当身体出现缺乏维生素 B_1 的症状时，应去医院就诊，并遵照医嘱适量服用维生素 B_1 药物。

关于均衡膳食的问题，将单列一章阐述，在此就不详细讲述了。为了便于大家选择，现将富含维生素 B_1 的食物列于表4-6中。

表4-6 含维生素 B_1 较丰富的食物　　　单位：mg/100 g

食物	含量	食物	含量	食物	含量
干酵母	6.56	瘦肉	0.53	鸡蛋黄	0.27
花生仁	1.07	小麦标粉	0.46	小麦精粉	0.24
豌豆	1.02	开心果	0.43	籼米	0.22
黄豆	0.79	黑米	0.41	玉米	0.21
小米	0.67	猪肝	0.40	江米	0.19
榛子仁	0.62	葵花子	0.36	芹菜叶	0.17
燕麦	0.60	糙米	0.35	黑木耳	0.15
猴头菇	0.59	猪心	0.34	芫荽	0.14
腰果	0.54	薏米	0.33	莴苣叶	0.14

注：①以上数据是目前测定的平均值，随着科学技术的进步和分析手段、分析方法的改进，其测定结果会有所变化。②由于食物的产地、采集（收）时间、加工方法与加工深度的不同，同一种食物中维生素 B_1 的含量会不同，当然其测定结果也不同。

在补充维生素 B_1 时，应注意以下几个问题：①维生素 B_1 怕碱，一遇碱就会被分解破坏。因此，在做小米粥、大米粥时不要放碱（小苏打），否则不仅会破坏维生素 B 族，还会破坏维生素 C。②由于维生素 B_1 是水溶性的，所以在淘米时次数不宜多，用清水淘两遍（免淘米一遍）即可。据专家测定，每淘一次，维生素 B_1 要损失31%以上，维生素 B_2 要损失25%左右。③由于水中的氯气会破坏维生素 B_1，所以在煮米粥时，要先烧开水，让水中的氯气（自来水现在都是经过加液氯消毒的，水中会残留少量氯气）基本蒸发完之后再下米，以减少维生素 B_1 的损失。在用电饭煲烧饭时，可直接用开水，这样不仅可以减少因水中氯气对维生素 B_1 的破坏，而且可以使米中不溶于冷水的淀粉一开就处于较高温度的热水中，有利于淀粉的膨胀，破裂（糊化），使之尽快变成糊状，更容易被人体消化吸收。

在为了防治维生素 B_1 缺乏症而服用维生素 B_1 药物时，应注意以下几点：①应在饭后服用。维生素 B_1 是水溶性的，如果空腹服用，它很快会被吸收而入血液，在人体没完全利用之前便会经肾脏排出体外，使药物不能充分被利用。②忌与阿司匹林合用。维生素 B_1 可使胃液的 pH 值降低（酸度提高），而阿司匹林在胃里会水解为水杨酸，因而会因加剧对胃黏膜的刺激而伤胃。③忌与含鞣质的中药合用。中成药四季青片、感冒片、复方千日红片，紫金粉、七厘散、虎林浸膏片、舒痔丸、肠风槐角丸等含有鞣质，可与维生素 B_1 结合生成沉淀，不仅不易被人体吸收利用，并且可使维生素 B_1 变质，降低其药效。④忌与碱性药物合用。维生素 B_1 在碱性环境中不稳定，会很快被分解，因而降低甚至失去药效，妨碍其正常的功能，可减少维生素 B_1 的利用率。

二、维生素 B_2

维生素 B_2，学名核黄素，呈黄色结晶型粉末，熔点为 $282℃$（分解），微溶于水，不溶于苯、乙醚、氯仿和丙酮；其味微苦、微臭，对热、酸稳定，对碱敏感，在光（可见光、紫外光）照射下稳定性极差，很容易被破坏，还易被抗生素和酒精破坏。维生素 B_2 既有存在于动植物食品中的天然的，也有用人工方法合成的，主要存在于动物性食品中，以肝、肾和心脏中为最多，奶类、蛋类中也较多。在植物性食品中，绿叶蔬菜和豆类中维生素 B_2 的含量也较多，在其他蔬菜中含量很少。维生素 B_2 在人体中有重要的生理功能，已在医疗中广泛应用。

（一）维生素 B_2 的生理功能

维生素 B_2 在人体中的主要生理功能可归纳为以下几方面：

（1）是人体中多种辅酶的重要成分，参与糖类、脂肪和蛋白质的代谢过程。

（2）有一定的抗癌作用，能够分解和氧化人体内的一些致癌物质。有研究资料显示，维生素 B_2 摄入量高，患卵巢癌的风险降低。与每天摄入 1.41 mg 的受访者相比，每天摄入 2.17 mg 以上的受访者，患卵巢癌的风险降低了 40%。

（3）在红细胞形成、抗体制造和细胞呼吸中发挥着重要作用。

（4）有助于眼睛视网膜和角膜的正常代谢，增强视力，预防白内障。

（5）有助于防治口腔溃疡。

（6）与维生素 A 合用时，不仅可以维持和改善呼吸道黏膜的功能，而且还可以帮助皮肤、指甲、头发利用氧气。

（7）可协助铁与维生素 B_6 的吸收，促进色氨酸的代谢；在与维生素 B_6 合用时，对治疗腕骨综合征有一定的效果。

（二）维生素 B_2 的需要量

根据中国营养学会推荐的每日膳食中营养素的供给量，维生素 B_2 的供给量见表4-7。

表4-7 不同人群对维生素 B^2 的需要量　　　　单位：mg/天

人群	日需要量
1～6岁	0.6～1.0
6～18岁	1.0～1.8
18～45岁	1.2～1.7
45岁以上	1.3
孕妇	1.8
乳母	2.1

（三）维生素 B_2 缺乏症

由于维生素 B_2 主要存在于动物性食物中，在谷物等植物性食物中含量很少，而中国人的膳食结构中是以植物性食物为主的，因此中国人容易缺乏维生素 B_2。当人体内缺乏维生素 B_2 时，容易产生如下疾病：

（1）人体内缺乏维生素 B_2 时，可导致一些辅酶的合成发生障碍，进而影响物质的代谢过程。例如：使担任物质代谢过程中传递氢原子的黄酶的合成发生障碍，体内代谢中所产生的氢无法正常传递，就会引起代谢紊乱。其主要表现状状是口腔溃疡、舌炎、口角炎、阴囊炎、脂溢性皮炎、眼睑炎等。

（2）孕妇缺乏维生素 B_2 时，即使本人没什么明显的表现症状，也会使胎儿的正常发育受到不良的影响，导致其骨骼畸形。

（3）缺乏维生素 B_2 可引起眼睛怕光、发红、发痒、流泪、易疲劳、视力逐渐减退，甚至导致白内障，严重者会丧失视力。

（4）人体内缺乏维生素 B_2 会影响机体对铁的吸收，导致缺铁性贫血。

（四）补充维生素 B_2 的途径和方法

维生素 B_2 是人体中不可缺少的一种营养素，一旦缺乏了就会产生多种疾病。同时，因维生素 B_2 在体内不能长时间储存，因此就必须及时补充。营养专家指出，补充维生素 B_2 的途径就是食补，补充的方法就是均衡膳食。只有在发现因缺乏维生素 B_2 而出现某种疾病时，才去医院就诊，并遵照医嘱适量服用维生素 B_2 药物。

人们平常食补维生素 B_2 时应注意如下两个问题：首先，要坚持均衡膳食，使食物多样化，以便从膳食中获取机体所需要的各种营养素。因为全营养的食物（含人体所需的七类品种齐全、数量充足的营养素的食物）在实际上是不存在。每种食都会有一定量的某些营养素，只有多种食物凑在一起，才有可能使七类营养素基本齐全，并可满足人体的需要。其次，要大体了解各种食物的营养素含量，有意识地选用富含维生素 B_2 的食物，并进行合理搭配，兼顾其他营养素，从而更好地满足机体的需要。为了便于大家选择，现在把已知富含维生素 B_2 的食物列于表4-8，供大家参考。

表4-8　含维生素 B_2 较丰富的食物　　　　　　　单位：mg/100 g

食物	含量	食物	含量
羊肝	3.57	葵花子	0.20
干酵母	3.35	榛子仁	0.20
牛肝	2.30	芹菜叶	0.18
猪肝	2.11	腰果	0.18
猴头菇	1.89	牛奶	0.16
鸡肝	1.63	干枣	0.16
鸭肝	1.28	芜菁	0.15
黑木耳	0.55	燕麦	0.14
薏米	0.50	苋菜	0.13
鸭蛋	0.37	菠菜	0.13
鸡蛋	0.31	小米	0.12
蚕豆	0.27	小白菜	0.11
黄豆	0.25	玉米	0.06
开心果	0.24	江米	0.03

注：①以上数据是目前测定的平均值，随着科学技术的进步和分析手段、分析方法的改进，其测定结果会有所变化；②由于食物的产地不同、采集（收）季节与方法和加工方法、加工深度的不同，同一种食物中维生素 B_2 的含量也不同，当然其测定结果也不同。

为了尽量减少在烹饪过程中食物中维生素 B_2 的损失，在烹饪食物中应注意以下两点：①在大多数情况下不要放碱。因为维生素 B_2 遇碱后其营养成分会被破坏，所以在煮米饭时尽量不要放碱。②淘米次数不宜过多。由于维生素B族是水溶性的，所以在淘米时以一次为宜，最多不超过两次。据实验测定，大米水淘一次，维生素 B_2 大约要损失23%～25%。

三、维生素 B₃

维生素 B₃，学名烟酸、烟酰胺、尼克酸、尼克酰胺，又称维生素 PP、抗糙皮病素。其结构很稳定，可在肠道中被人体吸收。维生素 B₃ 存在于所有的动植物组织中，含量较丰富的食物有花生、豆类、酵母和动物肝脏等，其他食物中含量很少。维生素 B₃ 有重要的生理功能，因而是人体中不可缺少的一种营养素。

(一)维生素 B₃ 的生理功能

维生素 B₃ 在人体内参与 40 多种生化反应，其主要生理功能可归纳为以下几个方面：

(1)维生素 B₃ 在体内有调节脂肪的作用。它是构成脱氢酶的辅酶，主要是辅酶Ⅰ、辅酶Ⅱ的前体物质，在脂质代谢中起着传递氢原子的作用，能增强胆固醇外流及其逆向转运，降低总胆固醇，降低低密度脂蛋白胆固醇、甘油三酯。同时，维生素 B₃ 能升高高密度脂蛋白胆固醇，因而对降低血压、保护心脏、预防心血管疾病有重要作用，临床上常用于治疗脑血管痉挛。

(2)维生素 B₃ 可保护皮肤，防治糙皮病、癞皮病，还有助于去除黑色斑痕。

(3)维生素 B₃ 是合成神经传导素——多巴胺的重要物质，这是形成和保持记忆组织的重要成分。

(4)维生素 B₃ 具有降低毛细血管通透性、扩张血管的作用；同时，对维生素 C 的抗坏血生理作用有增强功能。

(5)维生素 B₃ 是胰岛素的激活剂，可以改善糖尿病患者的糖代谢过程。

(6)维生素 B₃ 可与肾上腺产生作用，有助于缓解压力，改善睡眠。

(二)维生素 B₃ 的需要量

根据中国营养学会的推荐，各类人群每天应从膳食中摄取的维生素 B₃ 的量见表 4-9。

表 4-9　不同人群对维生素 B₃ 的需要量　　　　单位：mg/日

人群	需要量
1~6 岁	6~10
6~18 岁	10~18
18~45 岁	11~20
45 岁以上	13
孕妇	18
乳母	21

（三）维生素 B_3 缺乏症

当人体内严重缺乏维生素 B_3 时，会产生以下几种疾病：

（1）癞皮病　因代谢过程产生的氢原子无法正常传递而引发癞皮病。其症状是：开始时全身无力，以后出现皮炎及色素沉淀，还可出现肠胃功能失调、消化不良、口舌发炎、头疼、失眠等。

（2）神经系统疾病　患者表现为：从轻度精神病转向严重的癫痫、精神分裂症，甚至昏迷。

（四）补充维生素 B_3 的途径和方法

补充维生素 B_3 在一般情况下应以食补为好。人们只要坚持均衡膳食，一般不会出现维生素 B_3 缺乏症。若因某种特殊原因出现其缺乏症时，则应及时就诊，在医生指导下服用维生素 B_3 药物。因为维生素 B_3 制剂服用过多会出现副作用如皮肤发红发痒、肠胃不适、青光眼等，若长期服用量超过每天 500 mg，可能会对肝脏造成损害。

为了便于大家进行食补，现把已知的富含维生素 B_3 的食物列于表4-10中。

表4-10　富含维生素 B_3 的食物　　　　　单位：mg/100 g

食物	含量	食物	含量	食物	含量
口蘑	55.1	葵花子	4.8	燕麦	1.2
冬菇	23.4	鸭肉	4.7	干枣	1.2
羊肝	18.9	猪肾	4.5	芫荽	1.0
猪肝	16.2	金针菜	4.1	开心果	1.0
牛肝	16.2	松子仁	4.0	南瓜	0.70
鸡心	11.5	鲤鱼	3.1	山药	0.61
午餐肉	11.1	黑木耳	2.7	茭白	0.60
鲐鱼	9.7	榛子仁	2.5	番茄	0.55
牛心	8.6	黑米	2.3	白萝卜	0.50
鸡肉	8.0	红米	2.0	胡萝卜	0.35
牛肉	6.0	薏米	2.0	黄瓜	0.30
猪心	5.7	标粉	1.7	梨	0.20
紫菜	5.1	小米	1.6	樱桃	0.20
羊肉	4.9	玉米	1.6	菠萝	0.20

注：①以上数据是目前测定的平均值，随着科学技术的进步和分析手段、分析方法的改进，其测定结果会有变化；②由于食物的产地不同，采集（收）时间和方法及其加工方法、加工深度的不同，同一种食物中维生素 B_3 的含量也不同，当然其测定结果也不同。

另外，在富含维生素 B_3 的谷物烹调时，应注意如下两个问题：①在米类淘洗时维生素 B_3 会损失大约在 23% ~ 25%。因此淘洗次数不宜多。②玉米中的维生素 B_3 是以结合型的形式存在的，加工过程中也不会离解，而这种结合型的维生素 B_3 不能被人体吸收，只有游离型的才能被人体吸收。因此，在烹调维生素 B_3 的食物中要加入少量的碱，使之分解成游离型的，以便人体吸收。

四、维生素 B_5

维生素 B_5，俗称泛酸，又称遍多酸。其名源于希腊文 "panto"，意指每处。因其性质偏酸并广泛存在于多种食物中，故而得名。维生素 B_5 呈浅黄色黏稠油状物，溶于水、乙酸、乙酸乙酯，几乎不溶于苯、氯仿，对碱和高温不稳定。其药物存在形式是泛酸钙。泛酸钙是白色粉末，无臭、微苦，有吸湿性，易溶于水。维生素 B_5 在人体内有多种生理功能。

（一）维生素 B_5 的生理功能

维生素 B_5 也是人体不可缺少的一种营养素。其主要生理功能如下：

（1）是人体制造乙酰胆碱——神经系统的传递介质的原料，也是神经和大脑的必需营养物质。乙酰胆碱不仅是神经信号的"传令兵"，而且具有调节血压高低、降低血糖的作用。此外，维生素 B_5 还有助于体内抗压力荷尔蒙（类固醇激素）的分泌，缓解精神压力。

（2）是辅酶 A（CoA 或 CoASH）的组成部分。CoA 参与酰基的各种合成和代谢过程，与脂类和糖类的代谢关系密切。

（3）有助于细胞的合成和维持肾上腺的正常机能；帮助制造抗体，以抵抗传染病；有助于伤口的愈合，并能缓和多种抗生素的副作用及毒素作用。

（二）维生素 B_5 的需要量

根据中国营养学会的推荐，各类人群每天应从膳食中摄取的量见表 4-11。

表 4-11　不同人群对维生素 B_5 的需要量　　　　单位：mg/ 日

人群	需要量
0 ~ 12 个月	2 ~ 3
1 ~ 9 岁	3 ~ 5
10 岁以上	4 ~ 7
孕妇	5 ~ 9
乳母	5 ~ 9

最近有研究资料显示，成年人每天从膳食中摄取维生素 B_5 以 30 ~ 50 mg 最为适宜。

由于维生素 B_5 广泛存在于多种食物中，人们通过均衡膳食就能满足身体所需，因此至今尚未发现有典型的维生素 B_5 缺乏病例。同时，至今也没有发现其副作用的相关报道。

对一些特殊的人群，如患关节炎、某种传染病及有过敏症的患者，则应在医生指导下适量补充泛酸钙制剂。

五、维生素 B_6

维生素 B_6，包括吡哆醇、吡哆醛和吡哆胺。其中吡哆醛和吡哆胺可以互相转换。维生素 B_6 不耐热、不耐光，有多种生理功能，广泛存在于动植物食物中。

（一）维生素 B_6 的生理功能

维生素 B_6 的生理功能主要有以下几方面：

（1）在人体内与磷酸结合生成磷酸吡哆醛、磷酸吡哆胺，参与构成多种酶的辅酶，在物质代谢中发挥重要作用，因而有利于脂肪、蛋白质的吸收。

（2）对防治糖尿病有一定作用。维生素 B_6 可以阻止色氨酸转化为黄尿酸，保护胰岛中的 β 细胞不受损伤，使之正常地分泌胰岛素，对维持血糖的正常水平，防治糖尿病有积极作用。

（3）有一定的抗癌作用。国外科学家对 32 000 多名 3~50 岁的妇女进行了研究，其结果显示，血液中维生素 B_6 含量最高的女性患结肠癌的危险性比含量最低的要低 44%。还有研究资料显示，维生素 B_6 可提高人体免疫力，预防皮肤癌。

（4）可预防动脉硬化，降低脑中风的危险。维生素 B_6 可以分解体内的高半胱氨酸。后者是导致脑中风的重要物质。

（5）对调节人体内脂肪酸的合成，抑制皮脂的分泌和刺激毛发的生长均有重要作用。

（6）有助于维持体内的钠钾平衡，促进红细胞的形成，参与 DNA、RNA 等遗传物质的合成，有助于维生素 B_{12} 的吸收等。

（二）维生素 B_6 的需要量

维生素 B_6 的需要量与蛋白质的代谢量成正比。营养学家对各类人群的建议每天摄入量分别是：成年男性为 2.2 mg；女性为 2.0 mg，怀孕期增加 0.6 mg，哺乳期增加 0.5 mg；青少年为 1.8~2.0 mg；1~10 岁的儿童为 0.9~1.6 mg；婴儿为 0.3~0.6 mg。

（三）维生素 B_6 的缺乏症

由于维生素 B_6 广泛存在于多种动植物性食物中，人体肠道菌群又可以合成一部分，所以一般人群都不易缺乏。但是以下人群可能会缺乏维生素 B_6：口服雌性激素避孕药的女性、怀孕者，长期在强电离辐射和高温下工作与生活者，服用抗结核药烟肼的人。

缺乏维生素 B_6 的主要症状是：①可导致眼、鼻和口腔周围皮肤脂溢性皮炎；②个别患者有神经过敏、易激动、颓丧等症状；③孕妇若缺乏维生素 B_6，可有新生儿死亡的危险；④可导致体内慢性炎症。塔夫茨大学的研究人员对比调查了 2229 名成年人的血液维生素 B_6 水平，以及其 C 反应蛋白等 13 种体内炎症信号水平之间的关系性。结果发现，慢性炎症水平最高的人，其血液维生素 B_6 水平最低，及之亦然。而慢性炎症是引发心脏病、中风和 Ⅱ 型糖尿病等多种疾病的危险因素。

（四）补充维生素 B_6 的途径和方法

营养学家表示，普通人群应通过饮食补充维生素 B_6，特殊人群应在医生的指导下服用维生素 B_6 药物。一般每日服用的剂量不宜超过 500 mg，否则易出现副作用。现在把富含维生素 B_6 的食物列于表 4-12 中，供大家参考。

表 4-12　含维生素 B_6 丰富的食物　　　　单位：mg/100 g

食物	含量	食物	含量
牛肝	840	火腿	320
核桃仁	730	鲑鱼罐头	300
黄豆粉	724	蛋黄	300
猪肝	650	乳粉	300
香蕉	510	牛腿	275
牛肾	430	土豆	250
比目鱼	430	葡萄干	240
金枪鱼罐头	425	菜花	210
花生仁	400	玉米	200
脱脂奶粉	360	豌豆	160
猪肾	350	洋白菜	160
小牛肉	340	枣	150
牛腿肉	330	菠菜	150
鸡肉	325	—	—

注：①以上数据是目前采用微量分析方法测定的平均值，随着科学技术的进步和分析手段、分析方法的改进，其测定结果会有所变化；②由于食物产地、采集（收）时间与方法和加工方法、加工深度的不同，同一种食物中维生素 B_6 的含量不同，当然其测定结果也不同。

六、维生素 B_7

维生素 B_7，常用名生物素，又称维生素 H、辅酶 R。其是一种水溶性维生素，呈无色针状晶体，熔点为 232～233℃，溶于水和乙醇，不溶于氯仿和石油醚等。维生素 B_7 是维持人体生长、发育和健康的必需的营养素，但其容易与生鸡蛋中蛋清结合成一种不能被人体吸收的物质，大家应该注意这个问题。

（一）维生素 B_7 的生理功能

（1）人体内很多酶都要有维生素 B_7 的参与才能发挥作用。因此，其在脂肪、蛋白质和糖类的代谢中起着重要作用。

（2）促进人体汗腺、神经组织、骨髓、男人性腺、皮肤及毛发的正常发育和健康。可预防过早白发及脱发，因而有助于治疗秃顶。

（3）可缓解肌肉疼痛，减轻湿疹、皮炎的症状。

（4）可缓解失眠、抑郁的症状。

（5）参与维生素 B_{12}、叶酸、泛酸的代谢。

（6）促进体内尿素的形成与排泄。

（7）可提高人体的免疫功能。

（二）维生素 B_7 的需要量

营养学专家建议，成年人每天应从膳食中摄取 25～300 μg 的维生素 B_7。因为其在人体内只能停留 3～6 个小时，所以每天都必须补充。

（三）生物素缺乏症

人体如果缺乏维生素 B_7，则会在 10 周以后产生如下症状：

（1）以皮肤症状为主，会出现皮肤干燥、鳞片状皮炎、红色皮疹，严重者其皮疹可延续到眼睛、鼻子和口腔周围。同时，可伴有食欲减退、恶心、呕吐、精神不振、疲乏、肌肉疼痛、高胆固醇血症及脑电图异常等。

（2）可出现毛发变细并失去光泽。

（3）6 个月以下的婴儿可出现脂溢性皮炎。

（四）补充维生素 B_7 的途径和方法

在一般情况下，应通过膳食来摄取人体所需要的维生素 B_7。在发现身体缺乏维生素 B_7 的情况下，应及时去医院就诊，并在医生指导下适量服用维生素 B_1 制剂。虽然至今尚未见维生素 B_7 中毒的报道，但是过量服用会随尿液排出，这无疑是一种浪费。

富含生物素的食物包括动物性食品和植物性食品两种。动物性食品包括：肝、瘦肉、蛋类、乳品等。植物性食品包括：糙米、小米、小麦制品、草莓、葡萄、柚子、番茄等。另外，在酵母、啤酒中生物素的含量也较多。

根据维生素 B_7 的理化特性，为保证其足量补充，应注意如下两点：①因为维生素 B_7 和维生素 A、B_2、B_5、B_6 有协同作用，所以要坚持均衡膳食，以便从各种食物中同时摄入多种营养素；②一定要把鸡蛋煮熟了再吃，以防止生鸡蛋中蛋白质与生物素生成人体不能吸收的物质。

七、叶酸

叶酸又称维生素 B_9、维生素 BC、维生素 M，学名蝶酰谷氨酸，呈淡黄色结昌或薄片状物，易溶于水、乙酸（醋酸）、酚、吡啶等，且不溶于乙醇（酒精）、苯、丙酮、氯仿等溶液。叶酸在强紫外线照射下易失去活性，且在酸溶液中对热不稳定。其存在于绿色植物、酵母和动物肝、肾中。除了天然存在的以外，早已有人工合成的叶酸。该营养在人体中有重要的生理功能。

（一）叶酸的生理功能

叶酸在人体中的重要作用，早在 1948 年就已经得到证实。叶酸参与人体新陈代谢的全过程，其生理功能可归纳为以下几个方面：

（1）叶酸是婴幼儿神经细胞和脑细胞发育的必需物质。经研究证实，叶酸是预防新生儿出现缺陷的重要物质。妇女在孕前一个月到孕后三个月期间（特别是怀孕后的 20 天之内），每日服用 0.4～0.68 mg 的叶酸制剂，可以预防神经管畸形的发生。

（2）国内外的研究资料显示，叶酸作为精神分裂症的辅助治疗药物，对缓解病情有显著效果。

（3）叶酸有助于提高智力，延缓衰老，降低老年痴呆症发生的概率。荷兰的一项研究结果显示，60 岁以上的老人适量补充叶酸，可提高记忆力，延缓大脑功能退化。哥伦比亚大学医学研究中心的研究人员经过对 965 名身体健康、平均年龄为 75 岁的老人为期 6 年的跟踪研究后发现，通过饮食和服用添加剂的方式增加叶酸的摄入量，可以降低患老年痴呆症的概率。

（4）叶酸是人体合成 DNA、RNA 的必需物质。在人体内叶酸是以四氢叶酸的形式存在的。四氢叶酸参与嘌呤核酸和吡啶酸的合成与转化，因而在合成核糖核酸（RNA）和脱氧核糖核酸（DNA）中扮演着重要角色，在维持 DNA 的稳定及其甲基化水平中起重要作用。同时，其还是人体细胞生长和繁殖所必需的物质。

（5）叶酸有一定的抗癌作用。叶酸对癌细胞的基因表达有一定影响，可诱发癌细胞凋亡。有研究结果显示，如果人体内 DNA 甲基化的水平低，癌基因活性就强，容易诱发癌症。而叶酸可以使 DNA 甲基化保持在正常水平，使癌基因失去活性，从而防止癌症的发生。上海交通大学医学院附属仁济医院的一项研究结果显示，中国超过八成的胃癌是肠型胃癌，其中慢性萎缩性胃炎是主要的癌前病变，叶酸可以治疗慢性萎缩性胃炎，预防这种胃癌的发生。

（6）叶酸可降低患心脑血管疾病的风险。最近英国的一项研究发现，血液中半胱氨酸的浓度每增加 1 个单位，缺血性心脏病发生的危险性即增加 32%～42%；类似的情况也存在于脑卒中、下肢静脉血栓形成等疾病中。又有研究发现，每日摄入适量的叶酸可以降低血液中半胱氨酸的水平，从而降低患心脑血管疾病的危险性。另外，国外研究发现，叶酸和维生素 B_{12} 协同作用，可有效防止因高同型半胱氨酸血症的形成与发展，减少婴儿患先天性心脏病或精神分裂症的可能性，同时，还可防止因高同型半胱氨酸血症所引起的冠状动脉硬化与心肌梗死等。叶酸还有降低胆固醇、高血脂的作用。

（7）意大利的一项研究发现，叶酸可减少人体内可诱发心脏病的一种氨基酸的量。

（8）叶酸与维生素 B_{12} 协同作用可促进红细胞的形成与成熟。

（9）叶酸可增加男性精子的数量，并提高其质量，降低其染色体异常的比例。

（二）叶酸的需要量

营养学专家的建议，成年人每日应从膳食中摄入 200～400 μg 的叶酸，孕妇每天应摄入 400～600 μg 的叶酸。

（三）叶酸缺乏症

叶酸是人体不可缺少的一种营养素。如果缺乏了该营养素，则可产生以下疾病：

（1）孕妇若在怀孕前三个月内缺乏叶酸，可导致胎儿神经系统发育迟缓乃至神经管缺陷，增加裂脑儿、无脑儿的概率。其一般症状是智力障碍、大脑萎缩、甚至使胎儿出生后很快夭折。同时，可使孕妇出现妊娠高血压、自发性流产、早产等。

（2）叶酸缺乏症可使细胞内 DNA 合成减少，引起红细胞、白细胞生长受阻，还可出现红细胞异常，进而引起巨幼红细胞性贫血（恶性贫血）。

（3）缺乏叶酸会降低机体免疫力，还会使人易出现疲劳、健忘和失眠等症状。

（4）叶酸的缺乏可使儿童、青少年的智力发育产生障碍。中央电视台曾报道，一位年轻人由于从 5 岁起就不吃肉，也很少吃蔬菜，结果到 18 岁时出现行走困难、情感障碍、智力低下等症状，比如"100-7 ＝？"不会算，早上吃什么饭到中午就记不起来了。经多家医院检查，最后才发现其是因严重缺乏叶酸所造成的，后在医生指导下服用叶酸制剂，病情很快就有了好转。

（四）叶酸中毒症

人体对叶酸的需求量是很少且有一定限度的，如果超出了这个限度，就会出现中毒症状。一般来讲，由于叶酸是水溶性的，可从食物中摄取，即使超出成年人的最低量（200 μg）的 20 倍也不会中毒。因为多余的可以从尿液中排出体外。但是，若大剂量服用叶酸制剂，则可能发生中毒现象。

（1）若孕妇长期大剂量服用叶酸，不仅起不到预防胎儿畸形的作用，而且还会给孕妇和胎儿造成不良的后果，如影响锌的吸收，使胎儿发育迟缓、出生儿体重过轻等。

（2）国外一项研究发现，绿叶蔬菜等食物中所含的叶酸在人的肠道中被吸收，而人工合成的叶酸则是在肝脏被吸收的。由于肝脏吸收叶酸的量有限，未被吸收的会进入血液，有可能引起关节炎，甚至白血病。

（3）可掩盖维生素 B_{12} 缺乏的早期表现，导致神经系统受损。

（4）可干扰抗惊厥药的作用，诱发患者出现惊厥。

（5）患者可出现恶心、腹胀等胃肠道不适。

（五）补充叶酸的途径和方法

由于叶酸广泛存在于绿色蔬菜和动物肝、肾及酵母等食物中，所以科学的补充途径和方法，无疑是通过均衡膳食。实践证明，只要坚持均衡膳食，从饮食中摄取的叶酸完全可以满足人体的需要。只有在特殊情况下，即因某种特殊原因使身体缺乏叶酸或对特殊人群（孕妇），可在医生指导下服用人工合成的叶酸制剂。

为了便于大家食补，现在把目前已知的含叶酸比较丰富的食物列于表 4-13 中。

表 4-13　含叶酸丰富的食品　　　　　　　　　　单位：μg/100 g

食品	叶酸含量	食品	叶酸含量	食品	叶酸含量
大米	3800	绿菜花	71	胡萝卜	30
燕麦	2800	鲜豌豆	65	羽衣甘蓝	30
黑米	1500	花生	63.8	小米	29
玉米	1200	荠菜	60.6	番茄	22
葵花子	280	开心果	59	金橘	20
菠菜	193	圆白菜	57	芡实	18
黑豆	149	生菜	55	土豆	13
芦笋	128	火龙果	44	黄瓜	13
南瓜	80	猕猴桃	36	山药	8

注：①以上数据是目前测定的平均值，随着科学技术的进步和分析手段、分析方法的改进，其测定结果会有所变化；②由于食物的产地不同、采集（收）的季节与方法和加工方法、加工深度的不同，同一种食物中叶酸的含量也不同，当然其测定结果也不同。

为了保证人体对叶酸的摄入量还应注意以下问题：①由于叶酸是水溶性的，一些富含叶酸的蔬菜在烹调过程中损失较多（高的可达 50% 以上），因此在烹调加工中应注意，能生食的尽量生食。②注意叶酸与其他药物的相互作用。服用叶酸制剂时，维生素 C 可抵制叶酸在胃肠中的吸收。因此，当必须二者同服时，应适当加大叶酸的剂量。甲氧苄啶对二氢叶酸还原酶有较强的亲和力，能阻止叶酸转化为四氢叶酸，降低叶酸药效。磺胺类药物、雌激素、苯巴比妥等也可降低叶酸的药效。

八、维生素 B_{12}

维生素 B_{12}，学名钴胺素。一种含钴的有机化合物，溶于水，遇光、热会逐渐分解变质。其生理活性在很大程度上取决于人体必需的微量元素钴。该营养素主要存在于动物性食物中，在蔬菜中含量很少。现在已有人工合成的维生素 B_{12} 制剂。

（一）维生素 B_{12} 的生理功能

维生素 B_{12} 可以与人体内的多种辅酶结合，参与多种代谢活动。具体而言，其主要生理功能如下：

（1）维生素 B_{12} 可与叶酸协调作用，促进血红细胞的形成和再生，并有利于铁的吸收和利用，能防治恶性贫血。

（2）维生素 B_{12} 有助于维持正常的消化机能。其可维持消化系统上皮细胞的功能。食物的消化、蛋白质的合成，脂肪和糖类的代谢，都需要有维生素 B_{12} 的参与。

（3）维生素 B_{12} 可维护中枢神经和外周神经功能的完整性。其可防止神经损伤和神经脱髓鞘；有助于增强记忆力，消除烦躁、抑郁，并可预防老年痴呆症。

（4）维生素 B_{12} 可增进食欲，促进正常的生长发育。

（5）维生素 B_{12} 在人体 DNA 的合成中扮演着重要角色，有助于维持男性的正常生育能力。

（6）维生素 B_{12} 可提高治疗丙肝药物的疗效。意大利那不勒斯大学的一项研究发现，丙肝患者在接受国际标准治疗（聚乙烯醇干扰素＋利巴韦林）的同时，补充维生素 B_{12} 针剂，可增强治疗丙肝病毒药物的疗效。

（二）维生素 B_{12} 的需要量

营养学家建议各类人群每天对维生素 B_{12} 的需要量：成人为 3.0 μg；孕妇为 4.0 μg；乳母为 4.0 μg；11 ~ 18 岁青少年为 3.0 μg；1 ~ 10 岁儿童为 2.0 ~ 3.0 μg；0 ~ 1 岁为 0.5 ~ 1.5 μg。

（三）维生素 B_{12} 缺乏症

人体对维生素 B_{12} 的需要量很少。在一般情况下，人们通过正常的饮食是不会缺乏维生素 B_{12} 的。

一些特殊人群会因为某种原因而缺乏维生素 B_{12}，并因此而影响造血系统和神经系统的功能，导致恶性贫血和记忆力衰退，甚至痴呆。有资料显示，当维生素 B_{12} 缺乏时，叶酸不能维持造血功能，使血液中出现大量的未成熟的红细胞，最终导致巨幼红细胞性贫血（恶性贫血）。还可使红细胞发生形态巨大、畸形和功能异常。

（四）补充维生素 B_{12} 的途径和方法

在一般情况下，补充人体的需要的维生素 B_{12}，应通过均衡膳食来摄取。实践证明，只要坚持均衡膳食，是不会缺乏人体所需的维生素 B_{12} 的。在特殊情况下或某些特定的人群，会因某种原因而缺乏维生素 B_{12}，这时应该在医生指导下服用维生素 B_{12} 制剂，来治疗因缺乏维生素 B_{12} 而引起的疾病。此外，因为维生素 B_{12} 主要存在于动物性食品中，所以在日常的膳食中一定要注意荤素合理搭配，而不能只是一素到底，以免因长期素食引发维生素 B_{12} 缺乏症。

考虑到维生素 B_{12} 的理化特性，在服用时应注意以下几点：

（1）应在饭后服用。因口服本品后主要经小肠吸收，若在饭前服用，会很快被吸收而进入血液，使血液中的浓度迅速增加，因而极容易在没被人体完全利用之前就经肾脏、尿道排出体外，降低其药效。

（2）应存放在阴凉处，以防其光解变质、失效。

（3）不宜与维生素C同放在一个瓶内，以防其药效降低。此外，维生素 B_{12} 也不宜与维生素C同时服用，以免维生素C能降低其生物利用度。若需合用，二者应相隔2~3小时。

（4）口服时不宜饮酒。因酒精会损伤胃黏膜，所以会干扰和影响肠黏膜的转运功能，阻碍和减少维生素 B_{12} 的吸收。

（5）不宜与考来烯胺（降血脂药）合用。若二者合用，可遏制和减少其肠道对维生素 B_{12} 的吸收。

（6）不宜与新霉素、氯霉素并用。因新霉素可干扰和减少它的吸收；而氯霉素能抑制骨髓的造血功能，影响骨髓对造血原料及维生素 B_{12} 的有效利用，从而削弱其治疗贫血的效果。

（7）在长期服用维生素 B_{12} 治疗巨幼红细胞性贫血时，可引起血钾明显下降。因此，在用药期间应定期检查血钾水平，以便采取其他补救措施。

为了方便大家食补，现把目前已知的富含维生素 B_{12} 的食物列出：①动物性食物有动物肝、肾、鱼类、牛奶及其制品，瘦肉和蛋品等；②植物性食物有紫菜、海带、薏米、大豆及其制品等。

相关链接

1. 酶

酶，又称酵素，属于一种生物催化剂，是由生物活细胞在遗传物质的控制下所形成的具有催化作用的蛋白质，其催化作用称为酶的活性。酶的分子量很大，存在于一切细胞中，对机体内的生化反应加以控制。生物体内的化学变化几乎都是在酶的作用下进行的。一般分为两大类，即单纯蛋白酶（淀粉酶、脂肪酶）和结合蛋白酶（蛋白酶与辅基或辅酶结合，又称全酶）。根据其催化作用的性质，又可分为氧化还原酶、移换酶、水解酶、裂合酶、异构酶和合成酶6大类。酶的催化反应的本质是它能与反应底物（催化作用的反应物）构成不稳定的中间产物，中间产物又迅速地被裂解为稳定物，而它本身在反应中并不发生变化。

酶作为催化剂具有以下特点：①专一性，又称特异性。一种酶只能作用于一种或一类底物；②高效性。酶的作用是非酶类反应速度的 $10^6 \sim 10^9$ 倍（百万~十亿倍）；③受温度影响。在生理温度范围内酶能正常工作，在高温时蛋白质变性（酶失去活性），在低温时酶会变形；④有适宜的酸碱度。如胃蛋白酶最适宜的 pH 值为 1.5（pH 值为 7 时是中性；pH 值＞7 时为碱性；pH 值＜7 时为酸性）；⑤受激活剂的影响。某些酶必须经某种物质作用（即激活）后才具有催化性能。⑥受抑制剂影响。某些酶在某种物质作用下其催化作用会削弱甚至消失（失活）。在酶缺乏时，会引起人类遗传病。关于酶的研究，对于了解生命现象的本质、诊断和治疗疾病以及工农业生产，都具有重大的意义。现在，酶制剂已用于疾病诊断、灭菌及化合物的制造。

2. 辅酶Ⅰ

辅酶Ⅰ，缩写为 NAD+ 或 DPN+，是烟酸参与组成的烟酰胺嘌呤二核苷酸。其作为一些脱氢酶的辅酶，传递底物脱下来的氢原子。当辅酶Ⅰ接受氢原子之后，就变成了还原型的辅酶Ⅰ。其缩写为 NADH 或 DPNH。

3. 辅酶Ⅱ

辅酶Ⅱ，缩写为 NADP+ 或 TPN+，全称为尼克酰胺腺嘌呤二核苷酸磷酸，是含有 B 族维生素烟酸的一种辅酶。其是脱氢酶的辅酶，作用是传递底物脱下来的氢原子。当它接受氢原子之后，就变成还原型的辅酶Ⅱ。其缩写为 NDAPH 或 DPNH。

4. 辅酶 A

辅酶 A，简写为 CoA 或 CoASH，由 B 族维生素泛酸参与组成的一种辅酶。其是酰基代谢中的重要辅酶，参与酰基的各种合成和分解代谢过程。在乙酰化作用中，辅酶 A 与乙酰基结合变成乙酰辅酶 A，而乙酰辅酶 A 与脂肪代谢、糖类代谢都有密切关系。丙酮酸、乙酸、脂肪酸、乙醛等物质经过一系列变化都变成乙酰辅酶 A。

第三节　维生素 C

维生素 C，又称抗坏血酸，分子式 $C_6H_8O_6$，一种水溶性维生素。维生素 C 是匈牙利生物化学家 Albert Szent-Gyorgyi 于 1928 年首先从牛的副肾腺中分离出的，并确定了维生素 C 的分子式为 $C_6H_8O_6$。他因分离出纯净的维生素 C 及研究维生素 C 在人体内的氧化反应成果，荣获了 1932 年的诺贝尔医学奖。之后，英国化学家 Walter H·Haworth 对维生素 C 进行了更深入的研究，确定了它的化学结构，并用不同的方法制造出了维生素 C，因此他获得了1937 年的诺贝尔化学奖。上述两位科学家决定将维生素 C 命名为抗坏血酸 ascorbic acid。

维生素 C 是白色晶体，熔点为 190～192℃，其易溶于水，微溶于乙醇，不溶于乙醚、苯、氯仿及油类。它是维生素中最不稳定的一种，除在酸性条件下稳定外，对热、光、碱、烟、氧都不稳定；在 80℃时就会遭到破坏，在 100℃时几乎全部被破坏，特别和铁、铜离子接触时更容易受到破坏。另外，维生素 C 具有氧化还原性质，很容易被氧化成脱氢抗坏血酸。在人体内存在还原型和氧化型维生素 C，而且这两种形式处在动态变化中。

一、维生素 C 的生理功能

维生素 C 是人体必需的营养素之一，在人体中具有多种生理功能。根据现代医学研究及临床实践的结果，维生素 C 在人体中有多种作用，其主要生理功能可以归为以下 12 个方面。

（1）可治疗坏血病。维生素 C 是一种抗坏血病因子，因为其是酸性的，所以就被称为抗坏血酸。人的血管的强度与维生素 C 关系密切，而微血管是所有血管中最细的，其管壁只有一个细胞的厚度。微血管壁的强度、弹性是由负责连接细胞的胶原蛋白所决定的。当体内维生素 C 不足时，胶原蛋白的合成就发生障碍，微血管就容易破裂，血液就会流到邻近组织。因此，机体就会发生一系列病变，严重者就会变成危及生命的坏血病。及时补充足量的维生素 C 不仅可以避免上述情况的发生，而且一旦发生了这些问题，也可通过补充维生素 C 很快得到治愈。

（2）有助于治疗贫血。维生素 C 可以将人体不易吸收的三价铁还原成易被人体吸收的二价铁，从而提高肝脏对铁的利用率。维生素 C 还能使亚铁络合酶等化合物的巯基处活性状态，以便其发挥作用，促进肠道对铁的吸收。维生素 C 还能帮助机体制造血红素，有助于防治缺铁性贫血。因此贫血的患者一定要摄入足量的维生素 C。

（3）在体内参与脯氨酸和赖氨酸的羟基化反应，使之形成胶原蛋白。胶原蛋白是细胞间质的重要成分，占人体中蛋白质总量的 1/3。胶原蛋白把细胞彼此连接起来并决定只有一个细胞厚度的微血管的硬度和弹性。同时，胶原蛋白是皮肤的重要成分，因而使之更有弹性、更滋润。国外研究人员对 4025 名女性进行跟踪调查发现，适量服维生素 C 的人，不仅皮肤更加细腻光滑，皱纹也少，而且有利于组织创伤的愈合，还能增强机体对外界环境变化的适应能力。另外，有研究资料显示，维生素 C 在骨胶原——组成软骨和骨骼的重要成分的合成中起重要作用，可维持结缔组织细胞的健全结构和功能，保障骨骼、关节和牙齿的正常生长发育及其新陈代谢。因此，关节疼痛的患者应多吃富含维生素 C 的食物，以减轻其疼痛。

（4）可增强人体的免疫力，并对防治癌症有重要作用。其主要作用在以下几方面：①维生素 C 可促进前列腺液和淋巴液的分泌，使机体产生干扰素和抗毒素，以对抗并消灭癌细胞，解除外来致癌物质的毒性或抑制外来致癌物质的活性。同时，维生素 C 可阻止亚硝酸的合成，从而避免或减少强致癌物——亚硝胺在体内生成。因此，维生素 C 有助于防止胃癌、食道癌等癌症的发生。临床研究发现，对各类晚期癌症患者注射大量（每天 10 ~ 30 g）维生素 C，能明显地延长患者的生存期。因为机体摄入大量的维生素 C 后可以制造大量的免疫球蛋白，从而使抗癌的淋巴细胞高效率地发挥作用。有调查资料显示，由于冰岛的国民平时摄入维生素 C 较少，所以胃癌的发病率较高。在日本，由于其盛产富含维生素 C 的柑橘，国民因食之而摄入维生素 C 就较多，而胃癌的患病率相对较少。有临床研究资料显示，对因癌症而死亡的患者解剖后发现，其体内维生素 C 的含量几乎为零。另有新西兰的一项研究发现，维生素 C 对癌症治疗有辅助作用，使化疗更有效。因为维生素 C 对控制细胞活动、细胞死亡和癌细胞的生长具有重要作用。当人体内维生素 C 含量较少或缺乏时，肿瘤细胞就会长得更快，同时还会抵御化疗、降低疗效。②维生素 C 不仅是淋巴细胞的主要成分，促进淋巴细胞的生成，而且能增加 T 淋巴细胞的数量并增强其活力。可提高机体对外来细胞和癌变细胞的识别和杀灭能力。③大剂量的维生素 C 可以加速血液中白细胞的再生，并增强其吞噬细菌及抗病毒的能力，还有助于胱氨酸还原成半胱氨酸，进而促进抗体的形成，提高机体的免疫力。④维生素 C 可保护肝脏并提高其解毒能力。其通过清除自由基，促进肝细胞再生和肝糖原合成，稳定肝细胞膜，从而促进受损肝脏组织的修复，增强肝细胞的抵抗力。⑤维生素 C 可以使体内病毒钝化，减弱其致病作用。英国剑桥大学临床医学院的研究人员，对 19496 名 45 ~ 79 岁的人员进行了为期 4 年的跟踪调查，追踪其中死亡人的原因。将这些人的血浆中维生素 C 含量按 5 分位值划分，并按不同性别，采用比例风险模型确定维生素 C 与其他因素对死亡率的影响。其结果显示，血浆中维生素 C 浓度与男女两性所有原因（包括心血管病、缺血性心脏病等）的死亡率呈负相关（即呈反比）。位于维生素 C 浓度最高 5 分位值组的死亡风险为最低 5 分位值组的一半（$P < 0.0001$）；整个血浆中维生素 C 浓度的分布与死亡率连续相关，血浆中维生素 C 浓度每升每上升 20 μmol，所有病因死亡风险下降约 20%（$P < 0.0001$），且不受年龄、血压、胆固醇、吸烟习惯、糖尿病和补充剂应用的影响。在男性中，血浆中维生素 C 浓度的水平与癌症死亡率呈负相关；但在女性中则不然。⑥维生素 C 是白细胞的重要成分。当机体感染时，白细胞中的维生素 C 急剧减少。同时，维生素 C 可增强中性粒细胞的趋化性和变形能力，从而提高其杀菌能力。

（5）维生素 C 是一种强的还原剂，也是一种抗氧化剂。其主要作用有以下两种：①在人体内可将氧化型谷胱甘肽还原成还原型的，对保障细胞膜的完整性起重要作用；②作为一种抗氧化剂，它可以保护其他抗氧化剂（如维生素 A、维生素 E、不饱和脂肪酸），并与之协同作用，防止自由基对机体的伤害，阻止脂质过氧化，预防慢性病和色斑出现，还可去除有氧化作用的空气污染物毒性。

（6）维生素 C 可预防动脉硬化。其参与胆固醇的羟基化过程，使之形成胆酸，从而促进胆固醇的排泄，降低血液中胆固醇的含量，防止其在血管壁上沉积，因此有利于预防动脉粥样硬化。

（7）维生素 C 有助于保护眼睛。其是眼球中晶状体的重要成分，有研究资料显示，人眼中维生素 C 的含量大约比血液中的高出 30 倍以上。维生素 C 能减弱光线（紫外线）和氧对晶状体的损害，防止视力减退和老年白内障发生。随着年龄的增长，由于机体吸收营养与代谢机能逐渐衰退，使晶状体营养不良，其中维生素 C 的含量明显下降，久而久之，会引起晶状体变性、混浊、甚至导致白内障发生。因此，老年人应注意摄入足量的维生素 C。研究资料还显示，血液中维生素 C 含量低的老年人患白内障的可能性（概率）比血液中维生素 C 含量高的要高出 11 倍。因此，摄入充足量的维生素 C 对防止视力减退和老年白内障大有益处。

（8）维生素 C 有助于预防小儿哮喘。其是一种抗过敏的营养素，能够促进那些能诱发过敏的物质——医学上称之为组胺中的代谢分解，降低毛细血管的通透性，从而起到抗过敏的作用。由于毛细管通透性的增加，过敏物质就容易经鼻、口、皮肤和胃肠道等部位进入体内，导致哮喘的发生。因此，易患或已患哮喘的儿童应坚持食用新鲜的富含维生素 C 的蔬菜和水果，以助于防治哮喘。

（9）维生素 C 是参与骨骼新陈代谢的重要物质。有助于骨骼内的蛋白质、多糖类物质的代谢过程，防止骨质疏松。同时，在肠道内维生素 C 易与钙离子结合，有利于钙离子通过肠黏膜进入血液，为钙在骨骼上沉着提供了条件。

（10）维生素 C 对预防糖尿病有积极作用。英国的一项研究结果表明，糖化蛋白是引起糖尿病的祸首。而维生素 C 则是糖化蛋白的克星。因此，有意识地多食富含维生素 C 的蔬菜、水果，对防治糖尿病有重要作用。但是在此还应特别指出的是，糖尿病患者必须慎服维生素 C 药物。最新年研究发现，糖尿病患者补充过多的维生素 C 之后，可能会增加发生心脏病和中风的危险。其原因是当维生素 C 进入人体后，与自由基发生作用产生一种叫作“前氧化剂”的物质。这种物质必须被其他抗氧化剂解毒后，才能发挥有利于人体健康的作用。这个过程在正常人体内进行得很快，而在糖尿病患者体内则缺乏这种迅速解毒的功能，使这个过程进行得很缓慢。因此，这种由维生素 C 所形成的新的有害的化合物就排泄得缓慢，不仅起不到应有的良好的防病、治病的效果，反倒对人体细胞可能造成损害。因此，糖尿病患者要慎服维生素 C 药物，以免对心脑血管造成伤害。若确需服用维生素 C 药物，一定要在医生指导下进行，每天的服用量应控制在 300 mg 以下。但是，蔬菜、水果中所含的维生素 C 不会引起上述由维生素 C 药物所产生的不良后果。

（11）临床实践证明，维生素 C 对肺功能有显著的改善作用，尤其是对慢性呼吸道疾病如慢性支气管炎、阻塞性肺气肿具有防治效果。需要注意的是，若患者处于缓解期，并且消化、吸收功能良好，此时只要重视饮食调理，多吃富含维生素 C 的蔬菜、水果，无须额外再补充维生素 C 药物。若患者处于急性发作期，伴有发热、消化功能障碍或营养不良，则需要通过服用维生素 C 药物的方法给予补充，且服用方法与剂量应遵守医嘱，不可自行其是，以免造成因服用维生素 C 药物过量而损害身体。

（12）维生素 C 的其他生理功能包括：①参与羟基化（羟化）反应。羟基化反应是体内许多重要的物质合成和分解的必要步骤，在这个反应过程中，必须有维生素 C 参与。②具有平衡心理压力的作用。有资料显示，当人体承受巨大压力时，身体会消耗比平常情况下多 8 倍的维生素 C。国外一项研究结果表明，维生素 C 可以通过对肾上腺产生作用而帮助人缓解压力。③具有健脑益智的作用。维生素 C 可以促进神经递质——5- 羟色胺和去甲肾上腺素的合成，从而使脑功能更灵活、更敏锐。④具有降低血压的功能。有研究资料显示，人体血清中维生素 C 的含量与血压高低呈负相关的关系。因此，高血压患者应足量食用新鲜的蔬菜（每天不少 500 g）和水果，以保证有足量的维生素 C 摄入。⑤对男性不育症有辅助治疗作用。⑥可提高人体对寒冷的适应能力。⑦可阻断黑色素形成的过程，对年轻人美容和减少老年斑有益。⑧能抑制大脑皮层中自主神经的过度兴奋，调整紧张、急躁等心态。⑨可预防牙龈萎缩、出血。牙龈是软组织，当缺乏蛋白质、钙和维生素 C 时，就容易出现萎缩、出血等症状。维生素 C 有助于胶原蛋白合成，从而加固细胞组织，强健骨骼和牙齿，预防牙龈萎缩、出血。⑩具有一定的解毒作用。补充大量的维生素 C，可以缓解重金属铅、汞、镉及有害类金属元素砷（三价时）对人体的毒害作用。其中维生素 C 可有助于排出体内的汞的作用很显显。⑪维生素 C 和维生素 A、还原型辅酶Ⅱ在体内可协同发挥作用清除自由基。

二、维生素 C 的需要量

维生素 C 是人体必需的营养素之一。1958 年生物化学家 J·J·Burns 发现，人类和灵长类动物之所以会患坏血病，是因为他们的体内（肝脏内）缺乏能将葡萄糖转化成维生素 C 的四种必要酶的一种。其他的哺乳动物都能在肝脏中自行制造维生素 C，两栖动物和鱼类则在肾脏中制造维生素 C。因此，人必须从食物中摄取维生素 C，才能维持其健康。

中国营养学会推荐维生素 C 的正常摄入量如下：①正常人 60 mg/ 天；②孕妇 100 mg/ 天；③乳母 150 mg/ 天。由于每个人个体情况不同，所以对维生素 C 的需要量也不同，也就是每个人的维生素 C 肠道耐受量（一个人能承受的不引起轻微腹泻的量）不同。人体对于维生素 C 的肠道耐受量是变化的。人体在生病的时候，比如在急性感染或患有心脏病、肿瘤等病时，其维生素 C 的肠道耐受量会有不同程度的提升。现代医学研究结果表明，对一个正常人即健康人而言，按上述推荐量从食物中（主要是从新鲜的蔬菜和水果）摄取足量的维生素 C 就可以维持其健康状态，但是以下几类人群则应注意适量多摄入一些维生素 C。

（1）紧张工作和学习中的人。因为紧张会抑制免疫系统的功能，降低其效率，容易使机体内潜伏的病毒重新复活，引发某种疾病。

（2）怀孕哺乳期的女性。此时妇女体内维生素 C 的水平比平时低，因而使其抵抗感冒的能力下降，而不少感冒药又对孕妇有副作用，因此感冒往往被视为怀孕期间的大"麻烦"。因此，孕妇及哺乳期女性一定要摄入足量的维生素 C（必要时应在医生指导下适量补充维生素 C 药物），以预防感冒。

（3）体内缺铁的人。在一般情况下，缺铁不一定是由于食物中铁的含量不足，而有可能是由于体内缺乏维生素 C，而使其从食物中吸收铁元素的能力下降。有资料显示，在人体缺铁时若补充维生素 C，可帮助人体从食物中吸收铁元素的能力上升 10 倍。

（4）正常抽烟的人。研究结果显示，吸烟者对维生素 C 的消耗率比普通人群高，重度吸烟者对维生素 C 的需求量比不吸烟者增加 40% 以上。在此还要特别指出的是，最近以色列的一项研究结果表明，吸烟可使唾液中的维生素 C 转变性能，使之成为对人体有害的物质。因此，在吸烟时不要喝果汁或补充维生素 C 制剂。

（5）从事剧烈运动和高强度劳动的人。这些人因流汗过多会损失大量的维生素 C，应及时给予补充。

（6）在污染环境中工作的人。这类体内维生素 C 含量高的人群，几乎不会再吸收铅、镉、铬等有害金属元素，也不容易受到有毒气体的危害。

（7）坏血病患者。坏血病是因为缺乏维生素 C，使结缔组织形成不良，毛细血管壁脆性增加所造成的，故患者应多食富含维生素 C 的食物，以对症饮食。

（8）白内障患者。维生素 C 是眼内晶状体的营养要素其摄入量不足是导致的内障的因素之一　因此，白内障患者应多补充维生素 C。

（9）脸上有色素斑的人。维生素 C 具有抗氧化作用，因而可抑制色素斑的形成，并可促进其消退。

三、维生素 C 缺乏症

如果较长时间（比如数月）由于从膳食中摄入维生素 C 不足，每天少于 10 mg，在 2 ~ 3 个月之后，机体缺乏维生素 C，就会引起多种疾病。对成年人而言，维生素 C 缺乏症多表现为全身无力、嗜睡，精神抑郁、厌食、面色苍白、体重下降、轻度贫血、浮肿、牙龈肿胀等；严重者可出现牙龈及牙槽坏死、出血、牙齿松动甚至脱落，容易感染、伤口愈合较慢、流鼻血、患白内障及关节肌肉疼痛、皮肤瘀斑、毛囊过度角化及其周围出血等；最严重的情况便是引发患坏血病。对小儿而言，长期缺乏维生素 C 则会出现因骨膜下出血而导致假性瘫痪、肿胀、压痛明显、髋关节外展、膝关节半屈，足外旋等。

在此重点讲一讲坏血病。这是几百年前人们就已经知道的疾病。但是，由于以前人们对它发生的原因不了解，当时称之为不治之症，死亡率很高。15 世纪（1497 ~ 1498）葡萄牙航海家达伽马发现绕过非洲到达印度洋的航线，在航行期间，他的 160 名船员中有 100 多人死于坏血病。之后，葡萄牙航海家麦哲伦率领的远洋船队、法国探险家的船队、西班牙的远洋船队和英国的远征船队，先后有几十万水手死于坏血病。这是由于他们长时间远离陆地，缺乏新鲜水果和蔬菜。其食物主要是面饼、鱼和咸肉、咸菜，含有很少的维生素 C。一直到 1911 年人类才知道发生坏血症原因是缺乏维生素 C。

坏血病初期的症状是四肢无力、精力消退、烦躁不安、做什么工作都易疲惫，皮肤易红肿，肌肉疼痛，精神抑郁；随着病情进展，患者出现脸部肿胀、牙龈出血、牙齿脱落、口臭，皮肤下大片出血；最后，患者出现严重疲惫、腹泻、呼吸困难，骨折、肝肾衰竭而死亡。

在此还要指出一点，缺乏维生素 C 是导致肥肿的一个原因。2005 年亚利桑那州立大学的约输逊教授的一项研究结果显示，维生素 C 可促进人体内能够消耗脂肪的肉碱的形式过程。因此，一旦人体内缺乏维生素 C，就不能产生足够的肉碱来消耗脂肪，从而导致脂肪的积累，使人肥胖起来。

从以上所述可以清楚地看出，维生素 C 对维持人类身体健康是何等的重要。

四、维生素 C 中毒症状

补充维生素 C 也不是多多益善，如果补充过量反而会危害身体，甚至会引发出疾病。综合多方面的研究结果提示，过量服用维生素 C 会引发以下疾病：

（1）腹泻。人体对维生素 C 的吸收率是有一定限度的。当每天的摄入量在 30 ~ 60 mg 时，吸收率为 100%，即全部被有效利用。若每天的摄入量为 1 500 mg 时，其吸收率仅为 16%，未被吸收的维生素 C 由于在肠内发生渗透的作用，可使小肠蠕动加速，引起腹疼、腹泻。

（2）动脉硬化。南加利福尼亚大学的研究人员发现，滥用维生素 C 可能加快动脉硬化。他们对 573 名中年男女分组进行了研究，其中 30% 的研究对象定期服用各种维生素，而大量服用维生素 C 的人，其颈部大动脉壁的增厚速度比一般人要快。研究显示，每天服用 500 mg 维生素 C 且连用 1 年的人，其颈部大动脉壁增厚的速度是那些不服用任何补充营养剂的人的 2.5 倍；如果服用维生素 C 的人是吸烟者，则其颈部大动脉壁增厚的速度会达到正常人的 5 倍。

（3）降低人的免疫力。奥地利维也纳大学医学化学研究所的专家提示，滥用维生素 C 会削弱人的免疫力。人体在受到感染或有其他炎症时，对维生素 C 的需要量有所增加，但在大量服用维生素 C 时要十分谨慎。若将维生素 C 的服用剂量提高且一日多次，不仅毫无意义而且会适得其反。因为在白细胞周围的维生素 C 过多，不仅会妨碍白细胞去摧毁病菌，还会使其功能受到削弱。因此，千万不可滥用维生素 C。

（4）尿路结石。维生素 C 进入人体后，绝大部分被肝脏代谢分解。其代谢过程及转换方式目前尚无定论，但可以肯定的是，其最终代谢产物是草酸。草酸在从尿中排泄的过程形成草酸盐（主要是草酸钙）沉淀，容易引起结石。有研究资料显示，若每日口服 4 g 维生素 C，在 24 小时之内，尿中草酸盐的含量会从 58 mg/100 mL 猛增 620 mg/100 mL，若继续服用，则草酸盐会不断增加。在这种情况下，极易形成泌尿系统结石。

（5）癌症。宾夕法尼亚大学癌症药理中心研究小组在《科学》期刊上发表的文章指出，维生素 C 过去被认为是可以保护 DNA 的抗氧化剂，但是他们证实在一定情况下维生素 C 也能够成为一种催化剂，帮助某种物质生成一种能与遗传物质 DNA 作用后导致 DNA 发生突变，因而诱发癌症。

（6）贫血。若长期过量服用维生素 C，可造成人体对铁元素过量吸收，而肠道对维生素 B_{12} 的吸收减少，致使巨幼红细胞性贫血的病情加剧恶化。若患者先天性缺乏 6- 磷酸葡萄糖脱氢酶，每日服用维生素 C 超过 5 mg 时，会引起红细胞破裂，发生溶血现象而导致贫血，严重者可危及生命。

（7）育龄妇女不孕症。育龄妇女若长期过量（日剂量大于 2 g）补充维生素 C，可引起子宫颈黏液中糖蛋白二硫键改变，阻止精子的穿透，造成不孕或生育力下降。

（8）影响胎儿正常发育。孕妇若长期过量服用维生素 C，可影响胚胎正常发育，还可使胎儿对维生素 C 产生依赖作用，若孕妇不继续补充维生素 C，可能使胎儿出生后出现坏血病。

（9）痛风。长期过量服用维生素 C，可引起尿酸剧增，诱发痛风。其主要病因是过量的维生素 C 使体内嘌呤代谢紊乱所引起的，主要表现是血液中尿酸浓度过高，致使关节、结缔组织等处疼痛等症状。

（10）维生素 C 依赖症。长期过量服用维生素 C，人体会逐渐适应高剂量的维生素 C，调节机制改变，加速维生素 C 的分解与排泄。一旦停用，三天后就会出现维生素 C 缺乏症状。

（11）胃出血。如果人们长期大量口服维生素 C，会发生恶心、呕吐等现象；还可使胃酸分泌过多，导致胃及十二指肠溃疡，严重者可酿成胃黏膜充血、水肿而导致胃出血。

五、补充维生素 C 的途径和方法

维生素 C 是人体不可缺乏的维生素，但是若补充的途径、方法不当，也可以引起很严重的后果。临床研究结果告诉我们，坚持通过食用足量的新鲜的蔬菜、水果，是唯一正确的补充维生素 C 的途径和方法。只有在特殊的情况下，即为了治疗某种疾病，患者才应该在医生指导下适量服用维生素 C 药物。

由于人体不能合成维生素 C，又没有长时间储存它的能力，再考虑到维生素 C 的理化特性，在此要强调几点。

（一）每天都要补充

维生素 C 在进入人体后将通过血液输送到需要它的各个组织中，在各个组织呈饱和状态（即需要多少即可保证供给多少）后，多余的部分均从尿、汗中排出了。因此，人体需要每天补充一定量的维生素 C 才能满足其生理代谢的需要。

（二）最好是食补

维生素 C 的主要来源是新鲜的蔬菜和水果。药用的维生素 C 是通过人工方法合成的。因此，有人认为，既然有现成的维生素 C 药片，每天吃一点，就不用吃蔬菜、水果了。其实，这种做法并不能使人体有效利用维生素 C，有时还可能适得其反。这是因为：①存在于蔬菜、水果中的天然维生素 C，与人工合成的维生素 C 相比，有一个突出的优点，那就是很多蔬菜、水果中的维生素 C 是以两种物质，即维生素 C 与维生素 P 组合的状态共存的。在人体组织中，维生素 P 能协助维生素 C 更好地发挥其作用。②在食用蔬菜、水果而获得维生素 C 的同时，还可获得其他多种人体必需的维生素和矿物质，就是说可以一举多得。③人工合成的维生素 C 是纯药物制剂，因此其效果远不如天然的。此外，服用维生素 C 药片，往往用量较大，如长期服用，会带来一些副作用，甚至造成中毒症状。

（三）尽量提高食物中维生素 C 的利用率

维生素 C 是维生素中最不稳定的一种，除了在酸性条件下稳定外，对热、碱、氧都不稳定，特别是和铜、铁等金属元素接触时被破坏更快。因此，我们应根据维生素 C 的特点，采取有效的保护措施，使之尽量少损失一些，提高食物中维生素 C 的利用率。

（1）蔬菜、水果及时食用。这里有两层含义：一是买回来的新鲜蔬菜和水果，应尽快食用，缩短储存期，室温下储存时间越长，维生素 C 损失的就越多；二是烹制好的菜肴应立即食用，久置会因氧化作用而增加维生素 C 的损失。有实验资料显示，蔬菜炒熟后放置 1 小时维生素 C 损失 10%；放置 2 小时，则损失 14%；5 小时后回锅烹煮，则其损失就更严重。

（2）妥善保存。收藏的蔬菜、水果经长时间存放，会因酶的分解而使维生素损失较多。例如，苹果储存三个月后，维生素 C 的含量会减少到原来的 1/3。绿色蔬菜的耐储性更差，室温下保存数天后，其维生素 C 几乎全部损失。实践证明，在 0℃左右储存果蔬可以大大减少维生素 C 的损失。

（3）正确洗切蔬菜。由于维生素 C 是一种水溶性维生素，所以正确的洗切处理方式对保存其含量很重要。为此强调以下几点：①在保证卫生的条件下（关键是去除蔬菜表面的农药残留），蔬菜清洗浸泡的时间不宜过长；②保证完整状态清洗，尽量避免先切后洗；③菜不宜切得过碎。蔬菜经切割后，细胞膜就被破坏，会使氧化酶均匀分布，同时也增大了与空气的接触面积，从而就加速了维生素的氧化过程，增加了它们的损失。例如，小白菜切段最好生食，若炒熟后维生素 C 损失 31%，而切成细丝后则会损失 51%。

（4）可生食的蔬菜最好生食。有一些蔬菜可以生食，比如黄瓜、芹菜、白萝卜、辣椒、洋葱、大白菜、莴苣、茼蒿、圆白菜、紫甘蓝等。生食蔬菜可以保存其更多的营素。因此，凡是可以生食的蔬菜最好是生食。但是应注意的是，在凉拌蔬菜时，一定要放入适量的醋，以保护维生素 C 不被氧化破坏；还要放入适量的香油、橄榄油，以帮助人体吸收一些脂溶性的维生素。

（5）科学烹调蔬菜。为了保存蔬菜中的营养素不被破坏和少流失，一定要注意烹调方法。一般来讲，用蒸、煮法比炒、炸法要好得多。除此之外，为减少维生素 C 的流失，要注意以下几点：①洗切处理完毕的蔬菜要迅速加工。切好的蔬菜放在空气中，由于切口处与空气中的氧接触，维生素 C 就会被氧化分解。放置的时间越长，维生素 C 就损失的越多。②长时间高温加热对维生素 C 破坏很大。为此在开水焯菜时要用大火沸水，且要少量多次放菜，动作要快，入水后翻身即可，也不要挤汁。经测定，如此处理后，原料菜中维生素 C 的保存率平均为 84.7%。在做汤时，若要放蔬菜、水果也应在水沸后再下锅，不仅可以保色，而且可更多地保存维生素 C。经实验测定，蔬菜、水果在水中煮 20 分钟，至少有 1/3 的维生素 C 遭到破坏，煮的时间越长，维生素 C 被破坏的就越多。③在炒制时，应采用"急火快炒"方式。这样不仅可使维生素 C 的保存率达到 60% ~ 70%，经测定，若用大火快炒，维生素 C 会损失约 17%；若用小火炖焖，则损失达约 57%，而且可以基本保持菜原来的色泽，脆嫩可口。同时，在炒菜时不宜过早放盐。否则，不但菜不易熟，而且增加菜汁渗出，维生素 C 流失增加。④切忌放碱。食物中的维生素 C 最怕碱，遇碱（小苏打）后发生酸碱中和反应，很快被破坏。若适当放点醋，则可保护维生素 C 不被破坏。

（四）服用维生素 C 药物时应注意的事项

在为了治疗某种疾病而要服用维生素 C 药物时，根据维生素 C 的理化特性和生理功能，一定要注意以下事项：

（1）一定要遵照医嘱，千万不可自行用药。因为服用维生素 C 的剂量若是不足，则治疗疾病的效果不佳；若服用的剂量过大，又会引起不应有的中毒症状，得不偿失。因此，若是为了治病而服用维生素 C 药物时一定要在医生的指导下进行。

（2）临床医学专家提醒我们：维生素 C 千万别和治溃疡药同时吃。这是因为，维生素 C 不能与治疗溃疡的药同时吃。维生素 C 是弱酸性药，而给溃疡药多是弱碱性药，如复方氢氧化铝、碱式碳酸镁铝、枸橼酸铋钾、复方铝酸铋片等，可以中和胃酸，从而降低胃及十二指肠内的酸度，以利于溃疡面的愈合。如果维生素 C 和治溃疡药同时服用，就会发生酸碱中和反应，使这两种药物都失去药效。为了避免这种"两败俱伤"的结果，专家建议在服用治溃疡的抗酸药后至少 2 小时，再服用维生素 C，可确保这两种药都不失效。因为服用抗酸药 2 小时之后，药物在人体内经代谢分解，绝大部分已被吸收，基本不会和维生素 C 发生反应，相互影响的机会很少。

（3）服用维生素 C 时不要吃虾等软壳类海鲜。芝加哥大学的研究人员通过实验发现，虾等软壳类海鲜食物中含有大量浓度较高的五价砷化合物。这种物质食入人体内，它本身对人体无毒害作用。但是，在同时服用大量维生素 C 之后，由于后者的还原作用，使原来无毒的砷酸酐（AS_2O_5）变成了有毒的亚砷酸酐（AS_2O_5），俗称砒霜。食物中所含的维生素 C 的量很小（一般都在毫克级），所以和砷酸酐（AS_2O_5）发生化学反应的概率很小，一般不会发生中毒现象。

（4）维生素 C 不宜和磺胺类药物同时服用，因为维生素 C 可促使磺胺药在肾脏形成结石。

（5）维生素 C 不宜和氨茶碱、链霉素、青霉素、异烟肼合用。因为维生素 C 会使上述药物因酸性环境而疗效降低或失效。

（6）肾功能差的人不宜多服维生素 C。若这类人群长时间大剂量服用维生素 C，则有可能引起胃酸过多，胃液反流，甚至导致泌尿系统结石。

（7）服用维生素 C 药物时，忌食动物肝脏。因为维生素 C 如遇铜离子可加速其氧化，而动物肝脏中含铜量丰富，因此若在服用维生素 C 药物时食用动物肝脏，就会因铜的作用使其失去生理功能。

（五）有意识地食用富含维生素 C 的食物

除特殊情况为治疗某种疾病可适量服用维生素 C 药物外，为了满足人体对维生素 C 的要求，主要以食补为主，特别是通过食用新鲜的蔬菜、水果来摄入。那么，哪些蔬菜、水果富含维生素 C 呢？下面就将目前已知的含维生素 C 较多的蔬菜、水果及其维生素 C 的含量集中列于表 4-14，表 4-15，以便读者查阅。

表 4-14 常见蔬菜中维生素 C 含量　　　　　　　　单位：mg/100 g

菜名	含量	菜名	含量	菜名	含量
蒜苗	590	豆瓣菜	52	冬瓜	16
辣椒	198	绿菜花	51	黄瓜	14
苜蓿	118	苋菜	47	瓠瓜	12
芥菜	117	芫荽	41	胡萝卜	10
金针菜	105	苤蓝	41	番茄	10
菠菜	96	香椿	40	莴笋	10
菜花	92	圆白菜	39	南瓜	8
雪里蕻	89	绿豆芽	36	茄子	6

（续表）

菜名	含量	菜名	含量	菜名	含量
莼菜	89	油菜	36	丝瓜	6
苦瓜	84	芜菁	35	山药	6
萝卜缨	77	土豆	34	菊芋	6
芥蓝	76	红薯	30	笋瓜	6
大蒜	68	白萝卜	30	芋头	5
油菜薹	65	韭菜	30	茭白	5
小白菜	65	空心菜	25	蘑菇（干）	5
藕	58	大白菜	24	香菇（干）	5
甘蓝	57	芹菜	20	竹笋	5

注：①以上数据是目前测定的平均值，随着科学技术的进步和分析手段、分析方法的改进，其测定数据会有所变化；②由于产地不同，采收时间与加工方法的不同，同一种蔬菜中维生素 C 的含量也不同。

表 4-15　常见水果中维生素 C 的含量　　　　单位：mg/100 g

果名	含量	果名	含量	果名	含量
酸枣	900	柑橘	28	枇杷	8
干枣	700	葡萄	25	香蕉	8
猕猴桃	652	菠萝	24	番茄	8
鲜枣	540	杧果	23	南瓜	8
沙棘	182	柠檬	22	桃	8
黑加仑	181	芦柑	19	杏	7
柚子	110	白金瓜	17	阳桃	7
无花果	62	冬瓜	16	火龙果	7
山楂	53	甜瓜	15	椰子	6
草莓	47	白兰瓜	14	梨	6
橙子	45	人参果	12	西瓜	6
桂圆	43	哈密瓜	12	黄瓜	5
木瓜	43	胡萝卜	12	李子	5
柿子	43	樱桃	10	苹果	4

（续表）

果名	含量	果名	含量	果名	含量
荔枝	41	石榴	9	沙果	4
金橘	35	波罗蜜	9	蓝梅	9

注：①以上数据是目前测定的平均值，随着科学技术的进步和分析手段、分析方法的改进，其测定数据会变化；②由于产地不同，采收时间与加工方法的不同，同一种水果中维生素 C 的含量也不同。

在日常生活中，市场上的蔬菜、水果种类繁多，为了获得更多的维生素 C 和其他营养素，应采取买新鲜的、多样化和常变换的原则。因为新鲜的蔬菜和水果其中所含的维生素损失的少，而且同一种蔬菜、水果中所含的营养素总是有限的。多样化和常变换可以保证摄取多种营养素，而不能喜欢吃什么就经常吃什么，否则，长此以往就容易使身体缺乏某种，甚至某几种营养素。

第四节　维生素 D

维生素 D，又称抗佝偻病维生素、钙化醇、胆钙化醇、骨化钙，属于类固醇化合物。目前，已分离出维生素 D_1、D_2、D_3、D_4 和 D_5 五种。跟人体关系密切的是维生素 D_2 和 D_3。维生素 D_2 由植物中的麦角固醇经紫外线照射而生成，在天然食品中不存在。维生素 D_3 则由皮肤中的 7- 脱氢胆固醇经紫外线照射而形成，在鱼肝、禽畜肝脏及蛋、奶类中含有少量。其是白色针状晶体，无臭、无味，脂溶性的，不溶于水，溶于有机溶剂，在空气中或日光照射下易变质。维生素 D_2 的熔点为 115～118℃。维生素 D_3 的熔点为 84～88℃。维生素 D 在人体中有着多种生理功能。

一、维生素 D 的生理功能

现代医学研究已经证明，维生素 D 是人体必需的营养素之一。其在人体中有着非常重要的生理功能，主要是以下几种：

（1）维生素 D 提高机体对钙、磷的吸收率，促进钙、磷代谢，调节血钙、血磷水平，使血浆钙、血浆磷的水平达到饱和。其既能促进小肠黏膜对食物中的钙、磷的重吸收，又能促进肾小管对钙、磷的吸收，使游离在血液中的钙离子向骨骼组织转移和沉淀，以保证骨骼健康，从而预防儿童佝偻病和老年骨质疏松。

（2）维生素 D 参与骨骼的钙化作用。维生素 D_3 可提高骨骼吸收钙的能力。摄取足量的维生素 D，可以预防和缓解骨质疏松及软骨病。现在骨质疏松和骨折已成为威胁老年人（妇女更甚）健康的重要问题之一。对这类疾病及早预防比治疗更重要，尤其是绝经后的妇女更应注意这个问题。因此，就要摄取足量的维生素 D，以促进钙的吸收。

（3）维生素 D 有助于预防心脏病、高血压、糖尿病、癌症等多种疾病。现代医学研究发现，维生素 D 可以提高机体的免疫力。保证每天都能摄取身体所需的维生素 D，可有助于预防多种疾病。维生素 D 可降低机体对胰岛素的耐受性，而胰岛素耐受性是导致糖尿病的重要因素之一。维生素 D 为颈部甲状腺上的副甲状腺所利用，这些腺体可分泌出一种能调节体内钙水平的激素，而钙元素可帮助调节血压。英国皇家医学院对刚出生的 12 万名儿童进行跟踪调查，经过长达 30 多年的调查结果显示小时候服用过维生素 D 的成年后患糖尿病的概率降低至少 80%。而在糖尿病患者中，维生素 D 缺失的发生率为 61%，且其中女性偏高。有资料显示，维生素 D 对调节细胞繁殖的机制起着关键作用。癌症患者体内缺乏调控细胞繁殖的机制。维生素 D 在一定浓度、时间内，可以诱导肿瘤细胞凋亡，防止癌细胞扩散，尤其是对宫颈癌、乳腺癌、直肠癌、结肠癌和卵巢癌的辅助治疗更为有效。另有研究结果显示，维生素 D 可延长肿瘤患者的寿命。在维生素 D 摄入量高的患者中，75% 的在手术后能活 5 年以上，相比之下，在维生素 D 摄入量低的患者中，这一比率仅为 29%。

（4）维生素 D 可以规范免疫系统的行为，降低自身免疫性疾病的患病风险。研究发现，世界上光照不足的国家都是自身免疫性疾病多发的国家。虽然人们可以从食物中摄取一定量的维生素 D，但是事实上补充维生素 D 的最好办法还是晒太阳。

（5）维生素 D 还具有一定的抗氧化作用，可帮助消除人体中有害的自由基。

二、维生素 D 的需要量

中国营养学会推荐的日膳食维生素 D 的供给量见表 4-16。

表 4-16　日膳食维生素 D 的供给量

年龄	需要量（μg/ 日）
1 ~ 15	10
16 ~ 45	5
60 岁以上	10
孕妇、乳母	10

三、维生素 D 缺乏症

人体如果缺乏维生素 D，可引起钙、磷吸收减少，血钙水平下降，骨骼无机化受阻，导致骨质软化、变形。因此，儿童会患佝偻病，成人会患软骨病，还会导致手足抽搐、关节疼痛或僵硬、背部疼痛、蛀牙以及头发脱落等多种疾病。另据英国的一项研究发现，维生素 D 缺乏会导致神经性耳聋。经检查，维生素 D 缺乏致耳聋患者的血清中维生素 D 含量明显低于正常值，后经补充维生素 D 治疗，一部分患者的听力得到恢复。研究结果提示，体内维生素 D 及其衍生物含量的降低，可造成听觉障碍。还有调查发现，血清中维生素 D 的水平随着人的年龄的增加而降低。因此，维生素 D 缺乏在老年性耳聋病因学上有重要意义。

四、维生素 D 中毒症状

维生素 D 是人体必需的营养素，但并不是多多益善。若长时间过量服用维生素 D 药物，就会引起慢性中毒，导致高血钙、高尿钙、高血压，还会生成尿道结石。其表现特征是食欲减退、过度口渴、恶心、呕吐、烦躁、便秘和腹泻交替发生、弥散性肌肉乏力及肌肉疼痛等症状。若短时间大量服用，则会引起急性中毒，甚至危及生命。因此，在服用维生素 D 药物时，一定要适可而止。

五、补充维生素 D 的途径和方法

为了保证身体对维生素 D 的正常需要，必须采取科学的途径和方法来补充。国内外的实践都证明，正确的补充维生素 D 的途径和方法有三种。①通过正常的饮食，应该是均衡膳食，并有意识地食用一些富含维生素 D 的食物，比如三文鱼、金枪鱼、牛奶、鸡蛋、蘑菇、虾等（详见表 4-17）。现代医学研究结果表明，通过科学合理的膳食补充维生素 D 是最有效而健康的方式。②坚持晒太阳，一般情况下，每天若能晒太阳 30 分钟即可。国外一项临床研究发现，通过 30 分钟的日照，太阳中的紫外线可经过皮肤合成维生素 D_3，使血液中的维生素 D_3 增加 0.25 mg，从而降低患肠癌的危险，并将增强巨噬细胞的战斗力，以减缓结核菌的增殖速度。同时，适当日照还可促进骨骼与牙齿对钙的吸收，达到壮骨强身的功效。该项研究还显示，一般人每天只要有 0.005 mg 的维生素 D_3，就可以预防中老年最常见的骨病——骨质疏松症；若每天有 0.009 mg 的维生素 D_3，可将其机体的免疫力提升 1 倍。因此，有医学专家称，身体中通过太阳光中紫外线光来产生的维生素 D_3 是太阳送给人类最大礼物。那么，什么时间晒太阳效果最好呢？专家给出的建议是上午 9：00 ~ 10：00 与下午 4：00 ~ 6：00。因为在这两个时间段，太阳光中紫外线的密度最大，因而是晒太阳储备维生素 D_3 的黄金时段。有资料显示，通过以上两种途径，会使 99% 的人不缺乏维生素 D。③在身体确因维生素 D 吸收发生障碍而产生某种疾病，且经正规医院检查确定的情况下，应遵医嘱，补充适量的维生素 D 药物。但是千万不要服用过量，以免发生中毒现象。

表 4-17　含维生素 D 较丰富的食物　　　单位：$\mu g/100\ g$

食物	含量	食物	含量
鱼肝油	212.5	鳕鱼	2.13
沙丁鱼	37.5	罐装脱脂牛奶	2.2
鲱鱼	22.5	炖鸡肝	1.7
大麻哈鱼	12.5	鸡肝	1.3 ~ 1.6
虹鳟鱼罐头	12.5	油煎猪肝	1.3
鲱鱼罐头	8.3	奶油	1.3
沙丁鱼罐头	7.5	鸡蛋	1.3
鲑鱼罐头	5.5 ~ 11.0	牛奶	1.0
金枪鱼罐头	5.8	羊肝	0.5
鲭鱼	3.0	牛肝（煎）	0.5

注：①以上数据是目前用微量分析方法测定的平均值，随着科学技术的进步和分析手段、分析方法的改进，其测定数据会有变化；②由于食物的产地不同，其采集时间与加工方法、加工深度的不同，同一种食物中维生素 D 的含量也不同，测定结果也就不同。

第五节　维生素 E

维生素 E，又称生育酚，是一种脂溶性维生素。目前，在自然界中已知具有维生素 E 活性的物质有 δ- 生育酚、β- 生育酚、γ- 生育酚等八种。其中，以 δ- 生育酚活性最高，β- 生育酚和 γ- 生育酚的活性分别是 δ- 生育酚的 25% 和 19%。维生素 E 微黄色黏稠油状液体，不溶于水，易溶于乙醇、乙醚和丙酮等有机溶剂，密度为 0.95，广泛存在于动物脂肪和植物油中。

一、维生素 E 的生理功能

维生素 E 是人体必需的营养素之一，由于它在人体中的生理功能显著并涉及多个方面，所以有人体的"护卫天使"之称。根据现代医学的研究结果，维生素 E 在人体中的主要生理功能可以归纳为以下 14 个方面：

（1）维生素 E 可调节女性内分泌，维持其正常的生育能力；还可预防女性先兆流产、习惯性流产和早产。因此，把维生素 E 又称为"生育酚"。

（2）维生素 E 是一种强抗氧化剂，被喻为自由基清除剂。其主要作用有以下三个：①它与多种酶一起构成体内的抗氧化系统，保护细胞骨架，维持细胞膜的完整性和正常功能，并促进细胞分裂，还能保护蛋白质的巯基（–SH）、细胞内核酸等免受自由基的攻击；②它可防止体内不饱和脂肪酸的氧化，而不饱和脂肪酸是维持人体细胞膜弹性的重要物质，一旦被氧化，人体细胞膜就会受到损伤甚至破坏；③它不仅可以防止卵磷脂的氧化，而且还可以促进其吸收。卵磷脂是大脑的重要营养物质。因此，维生素 E 的存在有利于维护人体免疫、神经和心脑血管系统的正常功能，防止动脉硬化，有效降低心肌梗死和中风的概率。同时，对延缓衰老也有一定的作用。

（3）维生素 E 可有效抑制人体内的不饱和脂肪酸因被氧化而生成一种叫作"游离基"（又称自由基）的物质——脂褐质色素。这种色素如果在人体表面沉积，即形成老年斑。但是，这种色素不仅能聚集在皮肤上，而且还能侵扰机体内部。如果色素沉积在血管壁上，就会使血管发生纤维化病变，导致动脉硬化、高血压、心肌梗死；如果积存在脑细胞，则会损伤大脑功能，加速大脑衰老进程；对老年人来说，缺乏维生素 E 则可引起记忆、智力障碍及抑郁症，严重时可诱发老年痴呆。因此，维生素 E 具有调节中枢神经、健脑益智的功能。有研究资料显示，维生素 E 可使老年痴呆症的发生率降低 70%，而且天然的维生素 E 比人工合成的效果好。另据实验测定，老年痴呆症患者血液中的维生素 E 含量比正常人少一半。

（4）维生素 E 有助于抗体的产生，增强 T 淋巴细胞的活性，并能协助 T 淋巴细胞抗击侵入体内的细菌和病毒，因而提高机体的免疫力。

（5）维生素 E 具有一定的抗癌作用。一方面，由于它是强抗氧化剂，而多数致癌的化学物质都是氧化剂，所以维生素 E 能对抗致癌物质对机体的侵害，增强机体的抵抗力；另一方面，维生素 E 能阻止亚硝酸盐的形成，从而避免或减少亚硝酸盐转化生成强致癌物质——亚硝胺。因此，维生素 E 可有效降低癌症的发病率。最近国外一项研究证实，维生素 E 可有效阻止前列腺癌和膀胱癌的发生率。

（6）维生素 E 有护肤美容的作用。其有助于维护肌肉组织的正常功能，促进血液循环，使原本已经淤滞的血液循环恢复畅通。另外，维生素 E 可促进皮肤细胞的新陈代谢，抑制脂褐质色素在皮肤上沉积，延缓皮肤衰老的进程；可防止手足皲裂，使皮肤白净光滑。因此，一些化妆品（护肤乳等）常把维生素 E 作为一种重要的添加剂。同时，维生素 E 可提高头皮毛囊细胞的活力，保证其营养供应，改善头发干枯、易折断的状况，使之变得柔顺亮泽。这也正是一些老年人坚持食用富含维生素 E 的黑芝麻，结果使其白发变黑的原因。

（7）维生素 E 不仅对人的视觉组织的形成至关重要，而且对眼球、眼肌有滋养作用。因此，维生素 E 对预防黑眼圈的形成和老年白内障有重要作用。有研究资料显示，血液中维生素 E 含量低的老年人患白内障的概率比正常老年人要高一倍。

（8）英国的研究人员发现，女性在怀孕期间如果适量补充（主要通过均衡膳食）维生素 E，可大大减少幼儿患哮喘的概率。该项研究在 5 年内对 2000 名孕妇及其婴儿进行了跟踪调查，结果显示维生素 E 有助于胎儿肺部的发育。因为在怀孕的前 16 周是胎儿最关键的阶段，所以专家建议，孕妇应在怀孕前期注意（通过均衡膳食）适量补充维生素 E。但也不要摄入过多的维生素 E（比如食用维生素 E 制剂），以免出现维生素 E 中毒的现象。

（9）维生素 E 有助于预防帕金森病。一项新的研究结果显示，饮食中富含维生素 E 的人患帕金森病的可能性比较小。

（10）维生素 E 可保护维生素 A 不被氧化分解，延长其在肝脏内的储存时间，增强肝脏的解毒功能，利于抗病防病；其还可促进维生素 A 的吸收和利用。

（11）维生素 E 在骨骼的生长发育、新陈代谢中发挥了重要作用。另有研究结果证实，维生素 E 维持骨骼强健、缓解关节疼痛的效果比非类固醇抗炎药还要显著。但是，维生素 E 不能过量摄取，以免诱发骨质疏松。

（12）有研究资料显示，维生素 E 不仅能分解脂肪和胆固醇，促进血液循环，而且能纠正脂肪代谢中的紊乱而预防或改善糖尿病的并发症。

（13）在临床上维生素 E 常用于肾病、高血压病等慢性疾病的辅助治疗；还可用于预防多种老年妇女疾病，比如女性更年期出现的常见病潮热等。

（14）德国科学家强调指出，人在夏天会遇到影响健康的三大危险因素，即强烈的日晒、臭氧和疲劳，而维生素 E 可将这三大危险因素降到最低程度。为此，在夏天应适当多吃一些富含维生素 E 的食物，必要时可适量补充维生素 E 药丸。

二、维生素 E 的需要量

通过均衡膳食摄取数量充足的维生素 E，对防病、治病保持身体健康是十分重要的。那么，维生素 E 的需要量究竟应该是多少呢？医学专家告诉我们，在一般情况下，每天摄入 10 mg 维生素 E 即可满足人体所需，而这个量在日常生活中只要坚持均衡的膳食结构，不挑食、不偏食，就完全可以从饮食中摄取到了，不必另外再服用维生素 E 药物。在特殊情况下，即为了辅助治疗某种疾病的需要，则应遵照医嘱服用维生素 E 药物。如果要长期服用相关药物，以辅助治疗某种慢性病，则每日的剂量以 100 mg 为宜，而且每服用 2～3 个月，最好停用 1 个月，以免发生维生素 E 中毒现象。在预防和治疗产科疾病时，最好不要超过 200 mg。若服用剂量超过 300～400 mg/ 日时，则会出现维生素 E 中毒现象。

在服用维生素 E 药物时应注意以下两点：第一，注意药物使用说明书的计量单位。维生素 E 的计量单位国内使用的是毫克（mg），而国外使用的是国际单位（IU），其换算方法是 1 mg 相当于 149 国际单位。第二，注意维生素 E 和 5 种药"不和"。①维生素 E 与阿司匹林都能降低血液黏稠度，所以二者同时服用时，应根据具体情况在医生指导下调整剂量；②维生素 E 和维生素 K 有拮抗作用，并且能抑制血小板凝聚，降低血液的凝固性，因此，在做手术前或在服用维生素 K 时，不要服用维生素 E；③维生素 E 可增强洋地黄的强心作用，所以在服用洋地黄时要慎用维生素 E，以免引起洋地黄中毒；④新霉素是影响脂肪吸收的药物，同时还会影响维生素 E 的吸收，如果二者同时服用会降低药效；⑤如果在长期同时服用维生素 E 和雌激素，并且维生素 E 的剂量超过 400 mg/ 天时，可能诱发血栓性静脉炎。综上所述，当维生素 E 与以上 5 种药物同时使用时，一定要在医生指导下进行，切勿自行服用，以免造成不应有的后果。

三、维生素 E 缺乏症

根据目前临床上的表现，维生素 E 缺乏症主要有以下 3 种：①可以使细胞失去功能，使脑组织中沉积过多氧化脂质，损伤大脑的机能，加快衰老的进程；②会出现妇女不育、孕妇流产；③会出现心血管疾病和肌肉萎缩、乏力、无精打采等症状。

在此应该着重指出的是，由于中国民众的膳食结构主要以植物性食物为主，因此维生素 E 的摄入量普遍较高，已基本可以满足正常的人体需要。对中国人来说，维生素 E 缺乏是比较罕见的病症。所以只要坚持均衡的膳食结构，无须刻意补充维生素 E 药物。

四、维生素 E 中毒症状

维生素 E 是人体中必需的营养素，但就人体的需要来说并不是越多越好，若超出了人体的需要量，也会引起维生素 E 中毒。在一般情况下，从食物中摄取维生素 E 不会出现中毒现象。在特殊情况下，为了防病、治病而服用维生素 E 制剂时，若遵医嘱，每日剂量不超过 100 mg，即使是长期服用，目前临床上也没有出现中毒的病例。但是，若长期大剂量服用维生素 E，就有可能出现中毒症状。

（1）如果服用剂量超过 300 mg/ 日，就有可能会出现免疫力下降、头疼、头晕、皮肤脱落等症状。若服用剂量超过 400 mg/ 日，则有可能会出现血栓性静脉炎。

（2）维生素 E 摄入过量有可能诱发癌症。日本三重大学医学院的一项最新年研究结果证实，过量摄入维生素 E 有诱发癌症的可能性。该项研究的临床结果证实，维生素 E 致癌的原因是由于维生素 E 形成的氧化物损伤了构成 DNA（脱氧核糖核酸）的胸腺嘧啶和胞嘧啶。

（3）医学专家警告：长期大剂量服用维生素 E，可能会引起肺栓塞、血清胆固醇升高、血糖明显下降、血压升高、视力模糊、男女两性乳房肥大等症状，会增加患心脏衰竭的危险，还会导致出血性疾病的发生。

（4）过量摄取维生素 E 易致骨质疏松。日本庆应义塾大学的一项动物实验证明，过量摄取维生素 E 使实验小鼠的骨骼量减少，并出现了骨质疏松症状。

（5）长期服用维生素 E 且每日摄入量超 400 mg，容易导致恶心、呕吐、胃肠功能失常、腹疼、腹泻、唇炎、口角炎、乏力等症状。

五、补充维生素 E 的途径和方法

摄入足量的维生素 E 是保证身体健康的一个重要举措。如何才能使机体摄入的维生素 E 既能满足需要，又不多不少呢？营养学家和医学专家有着一致的意见，即在正常情况下食补，通过均衡膳食，以合理的膳食结构，从饮食中摄取维生素 E。在食物的搭配上，有意识地使富含维生素 E 的食物和其他食物合理搭配，使身体所必需的各种营养素都有一定量的供给。只有在特殊情况下，如为预防和防治某种疾病时，才应适量补充维生素 E 药物。此时，应该遵照医嘱服用，切不可自行决定服用量，以免因维生素 E 摄入量过大而引起中毒现象。为了便于在日常生活中合理选配食物，现把目前已知的富含维生素 E 的一些食物列表 4-18，供大家参考。

表 4-18　含维生素 E 较丰富的食物　　　　　单位：mg/100 g

食物	含量	食物	含量
蜂花粉	500	花生油	11.6
麦胚油	49.4	大豆油	11.0
葵花子油	44.9	山楂	7.32
杏仁油	39.2	土豆片	6.4
榛子油	36.43	金枪鱼罐头	6.3
棉籽油	35.2	开心果	4
葵花子	34.53	燕麦片	3.1
红花油	34.1	蜂王浆	1.9
苜蓿子	33.0	整粒黑麦	1.7
米糠油	32.3	玉米	1.7
杏仁	21.0	煎鸡蛋	1.6
鱼肝油	20.0	煮龙虾	1.5
棕榈油	19.1	鲑鱼罐头	1.4
玉米油	14.3	花茎甘蓝	1.3
橄榄油	11.9	生番茄	1.2
木耳	11.3	—	—

注：①以上数据是目前采用微量分析方法测定的平均值，随着科学技术的进步和分析手段、分析方法的改进，其测定结果会有所变化；②由于食物的产地及其加工方法、加工深度的不同，同一种食物中维生

素 E 的含量不同，其测定结果也就不同；③除了表中所列食物之外，核桃、芝麻、莴苣、红薯、卷心菜、菜花等也富含维生素 E。

相关链接

抗衰老蔬菜、水果排行榜

最近国外一项关于"蔬菜与衰老"的研究结果发现，多吃蔬菜有助于保持大脑年轻，延缓因衰老造成的智力下降。这项研究成果是芝加哥拉什大学医学中心的研究人员，在芝加哥市选取了 1946 名年龄在 65 岁及以上的老年男女，进行了长达 6 年的饮食习惯跟踪调查。调查结果发现，每天食用大约 500 g 左右蔬菜的，大脑衰老的速度比那些很少或几乎不吃蔬菜的要慢 40%（相当于年轻 5 岁）。另外，此前一项专门针对老年女性进行的类似研究也得出与此类似的结论。该项研究还表明，在各类蔬菜中，像菠菜、甘蓝这类绿叶蔬菜抗衰老的效果最明显。研究人员分析认为，这可能是因为这些蔬菜含有丰富的维生素 E。维生素 E 被认为是一种典型的抗氧化剂，能有效抵抗那些会破坏人体细胞的有害物质，从而延缓衰老。在此项研究的基础上，天津环境医学研究所的研究人员又作了进一步的研究。为了弄清蔬菜水果的抗衰老效果，他们把国内常见常用的 66 种蔬菜、水果的抗氧化活性进行比较测定，从强到弱进行了排队，详见表 4-19 和表 4-20。

表 4-19　36 种蔬菜抗衰老排行榜（数值代表抗氧化活性）

蔬菜	抗氧化活性	蔬菜	抗氧化活性	蔬菜	抗氧化活性	蔬菜	抗氧化活性
藕	4.57	西蓝花	0.71	洋葱	0.41	丝瓜	0.24
姜	2.24	青毛豆	0.71	西红柿	0.40	蒜薹	0.20
油菜	1.55	大葱	0.69	茄子	0.39	莴苣	0.19
豇豆	1.43	白萝卜	0.60	黄瓜	0.36	绿豆芽	0.14
芋头	1.03	香菜	0.59	菜花	0.31	韭黄	0.12
大蒜	0.87	胡萝卜	0.55	大白菜	0.30	南瓜	0.12
菠菜	0.84	卷心菜	0.49	豌豆	0.28	芹菜	0.12
甜椒	0.82	土豆	0.46	蘑菇	0.30	山药	0.08
豆角	0.75	韭菜	0.44	冬瓜	0.27	生菜	0.06

表 4-20　30 种水果抗衰老排行榜（数值代表抗氧化活性）

（续表）

水果	抗氧化活性	水果	抗氧化活性	水果	抗氧化活性
山楂	13.42	柠檬	1.43	玫瑰葡萄	0.49
冬枣	6.98	樱桃	0.99	柚子	0.39
番石榴	6.07	龙眼	0.94	杧果	0.38
猕猴桃	4.38	波罗蜜	0.87	桃	0.38
桑葚	4.11	红香蕉苹果	0.80	杏	0.34
草莓	3.29	菠萝	0.80	哈密瓜	0.23
玛瑙石榴	3.10	香蕉	0.73	水晶梨	0.22
芦柑	2.29	李子	0.71	白兰瓜	0.19
青皮橘子	2.19	荔枝	0.59	西瓜	0.16
橙子	1.89	金橘	0.50	柿子	0.14

第六节　维生素 P

维生素 P，又称芦丁、洛丁、络通、柠檬芸香苷、杜皮苷、L- 表儿茶素等。其是生物类黄酮化合物；分子式为 $C_{27}H_{30}O_{16}$，呈黄色或微绿色针状结晶或粉末，溶于水、乙醇和丙酮。维生素 P 通常情况下含 3 分子结晶水，在 95 ~ 97℃下干燥失去两分子结晶水；在 110℃、1.33 kpa 下，经 2 小时，变成无水物；其在 214 ~ 215℃时分解；转变为无水物后易受潮，无气味，在光的作用下逐渐变暗。维生素 P 是人体无法自身合成的，必须从食物中摄取。目前，除了知道一些食物富含维生素 P 外，已经可以通过人工的方法制取维生素 P。

一、维生素 P 的生物功能

维生素 P 是人体必需的营养素之一。根据现在所掌握的资料，其的主要生理功能大体上可归纳为以下 9 个方面：

（1）维生素 P 可增强毛细血管壁的韧性、致密性和弹性，降低其脆性和通透性，改善其正常功能，以及扩张血管，加快血流速度。同时，维生素 P 有减少红细胞和血小板凝聚的作用，降低血液黏稠度，改善血液循环，减少血栓形成的概率。因此，其常作为辅助药物治疗高血压、动脉硬化和防治脑溢血、视网膜出血、出血性紫癜等疾病。

（2）维生素 P 和维生素 C 合用有协同作用，其不仅能防止维生素 C 因被氧化而破坏，而且可增强维生素 C 的药效。因此，营养学家建议，在服用 500 mg 维生素 C 的同时，应服用 100 mg 的维生素 P，以发挥二者的协同作用。

（3）维生素 P 可增强毛细血管壁细胞的黏着力和修复功能，促进细胞新陈代谢，改善心血管功能。

（4）维生素 P 具有抗氧化、消除体内自由基，因而有一定的抗癌功能。

（5）维生素 P 能抑制血液中脂质含量上升，改善脂质代谢，降低血液中的胆固醇总量，从而起到预防高脂血症、脂肪肝的作用。

（6）维生素 P 不仅具有一定的祛痰、止咳、平喘、消炎、抗过敏的功能，可用于治疗支气管炎、慢性支气管炎，而且还有降低血压、扩张冠状动脉、增加冠脉血流量的作用，因而对中老年人心脑血管疾病的防治有辅助疗效。

（7）维生素 P 有助于牙龈出血的预防与治疗。

（8）维生素 P 有助于因内耳疾病所引起的浮肿和头晕的治疗。

（9）维生素 P 可增强机体对传染性疾病的抵抗力。

二、维生素 P 的需要人群及其需要量

由于先天和后天的多种原因，各类人群对维生素 P 的需求情况是不同的。有资料显示，现在幼儿和儿童一般不需要补充维生素 P 药剂。而对于成年人，尤其是工作繁忙、中老年人（包括更年期妇女）一般由于膳食结构不太合理，从饮食中摄取的维生素 P 往往不能满足自身的需要。例如，更年期妇女若适量补充维生素 P（最好和维生素 D 同时服用）可以缓解更年期女性特有的自觉身热、潮红症状；在刷牙时牙龈经常出血及容易发生淤伤的人，则应在医生指导下适量补充含有维生素 P 的复方维生素 C 药物。其他人群没有特殊情况一般不需要补充维生素 P 药物，只要注意均衡膳食即可从饮食中摄取足量的维生素 P 以满足机体需要。

现在，关于各类人群对维生素 P 的供给量（需要量）还没有确定。但营养学家建议，在需要补充维生素 C 时，最好每服用 500 mg 维生素 C，同时服用 100 mg 的维生素 P，以利用二者的协同作用。

三、维生素 P 缺乏症及中毒症状

有资料显示，当人体缺乏维生素 P 时，易使其毛细血管脆弱，导致容易破裂，出现淤伤、紫癜、牙龈出血等症状。

若过量服用维生素 P 药物，其副作用虽然现在还不确定，但是一般认为可引起腹泻。因此，在确需补充维生素 P 药物时，一定要遵从医嘱，以免引起副作用。

四、补充维生素 P 的途径和方法

在一般情况下，补充体内所需的维生素 P 的主要途径和方法，就是保持合理的膳食结构，即通过均衡膳食，以保证机体摄取种类齐全、数量充足的各种营养素。在此建议大家要有意识地食用那些有特殊营养的食物。目前，已知富含维生素 P 的食物有以下几种：茄子（紫皮 700 mg/100 g）、枣（300 mg/100 g）、柑橘类水果、杏、茶叶、樱桃等。在此，要特别说一说荞麦和茄子。荞麦可以说是一种全营养的食品，不仅含有丰富的维生素 P，还含有丰富的其他多种营养素（其他维生素、蛋白质、矿质元素、不饱和脂肪酸和膳食纤维等）。因此，要把荞麦作为一种重要小杂粮经常食用。中国南方产的荞麦多为苦荞，北方产的多为甜荞。荞麦的嫩茎叶富含维生素 P，可以食用。现在荞麦的茎叶是人工提取维生素 P 的重要原料。在紫皮茄子中，含维生素 P 最丰富的部位是在其表皮与果肉的结合部。因此，在吃茄子时，一定不要把皮削去。

第七节　维生素 K

维生素 K，学名叫叶绿醌，又称凝血维生素，是 2- 甲基萘醌的衍生物。根据其性质可分为两大类：一类是脂溶性的，即从绿色植物中提取的维生素 K_1 和从微生物中提取的维生素 K_2；另一类是水溶性的，即用人工方法合成的维生素 K_3 和 K_4。实际上，对人体最重要的是维生素 K_1 和 K_2，这两种营养素不怕热，因此在加热烹调含其食物的过程中基本不损失。但是，在冷冻条件下会因分解而损 12.5% ~ 24.5%。

一、维生素 K 的生理功能

（1）维生素 K 是止血"功臣"。其具有收缩血管和凝血功能，因而对减少术后出血、预防皮下出血有一定功效；可加速血液凝固，是四种凝血蛋白（凝血酶原、转变加速因子、抗血友病因子和司徒因子）在肝内合成时不可缺少的物质。

（2）维生素 K 具有促进骨钙形成的功能。其是骨钙素的重要成分，现代医学研究结果证明，在补钙的同时，如果适当增加维生素 K 的摄入量，可以提高补钙效果，促进钙沉积于骨骼中。人们若每天补充 200 μg 的维生素 K，即可维持和提高骨密度，并能防止骨骼不良生长发育。荷兰的一项研究证明，在股骨颈骨折合并骨质疏松症的患者血液里，维生素 K 的浓度比正常人的低 30%。一项对 7.2 万名老年妇女的调查中发现，与摄入维生素 K 量高的相比，每天维生素 K 的摄入量低于 109 μg 的人，发生髋骨骨折的危险明显增加。

绝经妇女若每天补充 1 mg 的维生素 K，能使其骨钙素的密度迅速增加，使骨质损失减少40%。

（3）维生素 K 可预访动脉硬化。一项研究结果显示，每天补充 1 mg 维生素 K 的老年妇女和服用安慰剂的相比，服用安慰剂者血管弹性要低 10%。另一项研究结果显示，维生素 K 摄入量高的人比维生素 K 摄入量低的人患冠心病的死亡率要低 50%。

二、维生素 K 的需要量

维生素 K 是体必需的营养素之一。各国至今对维生素 K 的需要量并没有一个统一的认识。欧盟专家组的推荐量是成人每日 200 μg，目前中国关于维生素 K 的推荐量见表 4-21。

表 14-21　维生素 K 的推荐需要量　　　　　　　　单位：μg/ 人·日

年龄	1 岁以下	1 ~ 11	12 ~ 18	19 岁以上
维生素 K 需要量	10 ~ 20	11 ~ 60	50 ~ 100	100 ~ 120

以上维生素 K 的需要量，在一般情况下通过正常的饮食（均衡膳食）是可以得到满足的，不需要另外补充维生素 K 制剂。

三、维生素 K 缺乏病

当人体缺乏维生素 K 时，会出现以下病症：①延迟血液凝固，甚至会出现皮下出血，皮肤上会出现紫斑；②引起新生儿出血。由于母乳中的维生素 K 含量较少（只有牛乳的1/4），且初乳中几乎不含维生素 K，所以单纯吃母乳的婴儿易发生维生素 K 缺乏症。此病多见于出生后 3 天至 3 个月的婴儿，主要表现为全身多部位出血。一旦出血，尤其是颅内出血，对婴儿的生命威胁很大。因此，医院会在孩子出生后给注射维生素 K 制剂，出生一个月后最好再到医院注射一次。

在此还要特别指出的是，至今尚未见因补充维生素 K 过量而出现中毒症状的报道。

四、补充维生素 K 的途径和方法

补充维生素 K 的途径有三条：第一条，通过均衡膳食是最主要也是最有效的途径；第二条，可通过体内（大肠内）的益生菌来合成部分维生素 K；第三条，对特殊人群，如婴儿和老年妇女，遵照医嘱适量补充维生素 K。

在绿色蔬菜和植物油中都含有一定量的维生素 K。其中含量最多的是西蓝花、菠菜、蜂王浆、蒲公英、莲藕、纳豆、圆白菜等。现将其中维生素 K 含量较多的一些食物列于表 4-22 中，供大家查阅。

表 4-22　含维生素 K 丰富的食物　　　　单位：μg/100 g

食物	含量	食物	含量
花椰菜	3600	生菜	135
开心果	2900	卷心菜	125
球芽甘蓝	1888	马铃薯	80
葡萄	1004	芦笋	57
菠菜	415	豆瓣菜	56
蚕豆	290	玉米油	50
豌豆	260	番茄	5
椰菜	200	牛奶	1

注：①以上数据是目前用微量分析方法测定的平均值。随着科学技术的进步和分析手段、分析方法的改进，其测定结果会有所变化；②由于食物产地、采集（收）时间、加工方法与加工深度的不同，同一种食物中维生素 K 的含量会不同，当然其测定结果也会不同。

第八节　其他种类的维生素

在维生素这个大家族中，除了维生素 A、B 族、C、D、E、P、K 之外，还有几个人体中不可缺少的维生素，它们分别是维生素 F、T 和 U，下面分别对其作简单介绍。

一、维生素 F

维生素 F，学名亚麻油酸、花生油酸，是十八碳三烯酸，属于一类不饱和脂肪酸。其是脂溶性维生素，在高温和氧气的作用下发生氧化变质。维生素 F 在人体内不能合成，但又是人体不可缺少的营养素。人类对它的认识比较晚，于 1917 年由德国化学家发现，到 20 世纪 70 年代才逐渐认识它在人体内的作用机制。天然的维生素 F 主要存在于植物性油中，现在已经可以通过人工合成。

（一）维生素 F 的主要生理功能

维生素 F 参与体内的代谢过程。其是前列腺素的前体物质。在人体内，亚油酸经脱氢酶作用转化为维生素 F，再合成前列腺素（一种内分泌激素）。人体若缺少前列腺素，则会引发多种疾病。维生素 F 的主要生理功能如下：

（1）维生素 F 可防止动脉中胆固醇的沉积。其降低胆固醇的作用是亚油酸的 163 倍，是现今已知天然药物中降低胆固醇最有效的，因而可防治心血管疾病。

（2）维生素 F 可促进细胞对钙的吸收，从而增进人体健康。

（3）维生素 F 可促进脂肪线粒体的活性，消耗过多的热量，同时抑制体内糖类转化为脂肪的酶的活性，从而防止脂肪蓄积，起到减肥的作用。

（4）维生素 F 可防治粉刺，利于皮肤健康。

（5）维生素 F 在一定程度上可预防 X 射线对人体的影响。

随着对维生素 F 的深入研究和临床应用，它有可能在抗衰老、抗癌等方面发挥重要作用。

（二）维生素 F 缺乏症及需要量

体内若缺乏维生素 F，则会出现湿疹和粉刺。维生素 F 的需要量现在尚未确定，其副作用也尚未见报道。

（三）富含维生素 F 的食物

在正常情况下应通过均衡膳食从食物中摄取维生素 F。若确实发现其缺乏时，可在医生指导下服用维生素 F 药物。

含维生素 F 较丰富的食物有花生、葵花子、核桃、亚麻子、红花子、大豆、鳄梨等。

二、维生素 T

维生素 T 的主要作用是帮助血小板的形成和血液的凝固，因此其对预防贫血和血友病有重要作用。维生素 T 主要存在于芝麻和蛋黄中，目前尚没有维生素 T 的药物制剂。关于维生素 T 每日的建议摄入量尚未确定，且至今尚未发现它的副作用。除此之外，目前对它的其他方面的了解还甚少。

三、维生素 U

维生素 U，学名碘甲基甲硫基丁氨酸，有特殊气味，味咸苦；易溶于水，水溶液呈酸性，不溶于乙醇和乙醚；在光照或久置于空气中不稳定。天然的维生素 U 主要存在于卷心菜、白菜、甘蓝、莴苣、苜蓿等蔬菜中，现在已可由人工方法合成。其主要用于治疗胃溃疡和十二指肠溃疡。

第九节　人体必需的植物活性物质

在植物性食物中，除了含有人体必需的蛋白质、脂肪、糖类、矿质元素、维生素和膳食纤维之外，还含有一类人体所必需的营养素——植物活性物质。虽然人体对它们的需要量很少，但是它们在人的生命活动中的生理功能却是非常重要的。这一类物质主要包括：叶绿素及包括花青素、白藜芦醇、类黄酮、异黄酮、单宁、儿茶素等在内的多酚类物质等。为了使大家对这类营养素有个大概的了解，下面将分别作简单介绍。

一、叶绿素

叶绿素是存在于绿色植物体内并使之呈现绿色的物质，是一类金属有机化合物，主要包括叶绿素 a、b、c、d 等。叶绿素 a 存在于所有能进行光合作用放出氧气的植物中（光合细菌中有细菌叶绿素）；叶绿素 b 存在于高等植物、绿藻和裸藻中；叶绿素 c、d 只存在于某些藻类中。叶绿素是叶绿酸（双羧酸）的酯。叶绿素 a 的分子式为 $C_{55}H_{72}O_5N_4Mg$，叶绿素 b 的分子式为 $C_{55}H_{70}O_6N_4Mg$。它们不溶于水，溶于酒精（乙醇）、乙醚、丙酮等有机溶剂。叶绿素是光合作用中吸收光能的主要色素，主要吸收红光和蓝紫光。叶绿素 a 在红光区的吸收带比叶绿素 b 宽，而且偏向长波方面；在蓝紫带比叶绿素 b 窄，且偏向短波方面。因此叶绿素 a 为蓝绿色，叶绿素 b 则为黄绿色。虽然叶绿素 a 和 b 吸收的光能均可用于光合作用，但是叶绿素 a 在光合作用中起关键作用。叶绿素在光合作用中是利用太阳的光能把土壤中的水分解为氢和氧（称之为光解），并将一半的氢原子送入植物细胞中，一半的氧原子释放到空气中，其余的氢原子和氧原子则重新合成水。叶绿素经过光合作用能使水分解，并将这种方式得到的大量能量储存下来。因此，可以说叶绿素和光合作用是生命的基础。由于在破译有关光合作用方面的贡献，生物化学家卡尔文荣获了 1961 年的诺贝尔化学奖。

叶绿素在人体中的主要生理功能如下：

（1）叶绿素具有较强的防癌作用。这种作用在 1980 年已被发现，随后进一步的研究结果表明，蔬菜中含叶绿素越多，其抗癌（突变）的作用越强；叶绿素的摄入量与患多种肿瘤的风险大小呈负相关。这就是说，吃深绿色的蔬菜对乳腺癌、肠癌和肝癌的发生有很强的抑制作用。研究人员还发现，叶绿素可以大大降低黄曲霉素的致癌作用。黄曲霉素的毒性是砒霜（AS_2O_3）的 68 倍，具有极强的致癌作用。在潮湿的气候条件下，花生、玉米和大米都容易滋生黄曲霉，污染微量的黄曲霉毒素。吃了这样的粮食，哪怕含毒素很少，长年累月之后，都会大大增加致癌的风险。叶绿素一方面可以减少黄曲霉毒素被吸收的量，另一方面在黄曲霉毒素对人体产生毒害的过程中对其进行拮抗，以减少其对人体的毒害。

（2）叶绿素可以刺激骨髓中红细胞的生成，从而促进造血功能。

（3）叶绿素可以防止部分辐射，杀死细菌，还具有较强的疗伤作用。

从以上所述可以看出，叶绿素的确是人体不可缺少的一种营养素。因此，在膳食中一定要坚持"菜中有叶"的原则，注意合理搭配，并有意识地多吃绿色蔬菜，以补充足量的叶绿素。

二、多酚类物质

在植物性食物中，多酚类物质通常以多种环状化合物的集合状态存在，即多种酚类物质一起出现，故称之为多酚。多酚易溶于水，存在于多种植物性食物中，现在，人类对多酚类物质的理化特性及其在人体内的生理功能的认识越来越深入，因而也越来越引起人们的重视。为了全面地了解这类物质，以便从膳食中更多地摄取、更好地利用，现在分别介绍多酚类物质如下：

（一）花青素

花青素，又称花色素、花色苷，是一种水溶性的植物色素，属于多酚类中的黄酮类化合物，存在于植物的液泡细胞液中。花青素不但存在于花中，而且也含在根（如胡萝卜）、叶（如紫苏、红叶）、果皮（如葡萄、茄子）和种皮（如黑豆）等部分中。其种类很多，但其骨架结构相同。它的颜色因酸碱度的不同而不同，在酸性条件下呈红色，在碱性条件下呈蓝色。花青素在植物中常以糖苷的形式存在。它的形成似乎与植物中糖的积累有关，一些有利于植物组织内含糖量增加的环境因子（如强光照、低温等）往往也有利于花青素的形成。

花青素是一种生理功能很强的植物活性物质，其在人体内的主要生理功能如下：

（1）花青素是一种效能明显的抗氧化剂。它是目前科学界发现的防治疾病、维护人类健康的最有效、最安全的自由基清除剂。其清除自由基的能力是维生素 C 的 20 倍，是维生素 E 的 50 倍。花青素分子比较小，可以穿过血脑屏障清除自由基而保护大脑细胞，还能防止血管硬化，因而可以防止心脏病发作和因血液凝块而引起脑中风。它还有助于防止皮肤松弛及皱纹的产生，改善由紫外线照射而引起的皮肤色素沉淀，淡化老年斑和色素斑。此外，花青素还可抑制痴呆症的发生。现在，随着对自由基、氧化应激与疾病关系研究的日益深入，越来越多的证据表明，疾病、衰老和肿瘤等许多生理和病理变化，都和生物体内的氧化作用有关。因此，花青素等抗氧化剂的开发和应用就越来越重要。

（2）花青素有助于预防眼病。其保护眼睛的作用有：①可有效预防眼底动脉硬化，增强眼部微循环；②能促使过滤蓝光而保护眼睛的视紫质快速再生；③能增强红细胞的变形能力，使之更容易通过毛细血管，从而增强了眼部的营养代谢。因此，花青素不仅可以缓解眼部疲劳，改善视力，而且可延缓眼睛的老化。

（3）花青素可降低心血管病的发生概率。其可降低血液中对健康有害的低密度脂蛋白胆固醇（LDL）的含量，增强血管的弹性，改善静脉曲张的状况，防止因肾脏释放出的血管紧张素转化酶而造成的血压升高。

（4）花青素可阻止组胺的异常分泌，改善过敏性体质。

（5）花青素有助于预防吸烟对烟民所造成的肺损伤。

（6）花青素可提高人体的免疫力。

富含花青素的食物有紫葡萄、紫甘蓝、紫薯、卷心菜、草莓、黑豆、茄子、胡萝卜、火龙果等。

（二）类黄酮

类黄酮，又称栎精，在人体内可以生成对人体有益的化合物。类黄酮在人体内有以下生理功能：

（1）降低患心脏病的风险。它是很好的血管清理剂，能阻止胆固醇氧化，防止血小板凝结，对动脉血管的健康产生积极作用。墨西哥的一项研究发现，葡萄中所含的类黄酮不仅可以清洁动脉里的血液，防止胆固醇的形成，而且还可以降低血液中低密度脂蛋白胆固醇（LDL）的含量，而提高高密度脂蛋白胆固醇（HDL）的含量，从而防止动脉粥样硬化。因此，类黄酮可以保护心脏，降低患心脏病和中风的风险。

（2）有助于预防癌症。类黄酮在人体内通过新陈代谢可以产生重要的抗氧化物质，不仅可以使 DNA 免受损伤，促进 DNA 的修复，而且还可以控制人体内自由基的过度生长（自由基与恶性肿瘤的形成关系密切）。因此，类黄酮有助于预防癌症的发生。

（3）防止感染。从以上所述可以看出，经常食用一些富含类黄酮的食物，对维护身体健康是十分有益的。

富含类黄酮的食物有西蓝花、苹果、柑橘类、红葡萄、樱桃、杏、桃、梨、胡萝卜、芥菜、西红柿、洋葱、菠菜、莴苣、黄瓜、谷物、豆类、茶叶、咖啡豆、可可豆等。

（三）异黄酮

异黄酮是大豆中特有的一种植物雌激素。其结构与人体所分泌的雌激素十分相似，都是双酚结构。异黄酮是动物雌激素的前体，对人有如下重要的生理功能：

（1）女性乳腺癌的"克星"。异黄酮对女性，特别是更年期的女性有非常重要的保健作用。其作为雌激素，能刺激乳房、子宫内膜细胞受体的强度，仅为自然产生或人工合成的动物雌激素的千分之一，所以是非常安全的。大豆异黄酮不像动物雌激素那样会诱发乳腺癌和子宫内膜癌。据调查，天津市的乳腺癌患者很少，其主要原因就是天津人爱喝豆浆和豆腐脑。中国产的大豆中异黄酮的含量丰富（近 3%。）因此，经常食用豆浆、豆腐等豆制品，可以降低患乳腺癌、结肠癌和前列腺癌的风险。

（2）预防女性更年期综合征。妇女在更年期以前，由于卵巢不断分泌雌激素，使中青年妇女出现女性美的特征。但是当进入更年期之后，由于自身的雌激素减少，女性便会出现肥胖、骨质疏松、心脑血管病、糖尿病，甚至癌病等多种疾病，这种情况俗称女性更年期综合征。而大豆雌激素能与人体激素受体结合，可以替代人体分泌的雌激素，从而可减少不良反应及上述疾病。此时应多食用大豆制品，补充大豆雌激素。

（3）保护心脏健康。国外一项研究结果表明，大豆异黄酮不仅可以降低血液的黏度，防止血液凝固，而且可以扩张血管，增加血流量，因此，它可以保护心脏。

中国是大豆的原产地。中国产的大豆中异黄酮的含量很丰富。坚持经常食用大豆及其制品对身体健康是有益的。营养专家建议，每日食用大豆及其制品的量以50 g（1两）为宜。

（四）白藜芦醇

白藜芦醇是一种多羟基酚类化合物，易溶于水，在人体内有如下重要生理功能：

（1）预防心脑血管疾病。白藜芦醇可以降低血清中胆固醇的含量，稀释血液，减少血小板聚集，防止动脉粥样硬化，因而可预防心脑血管疾病。有统计资料显示，饮食习惯与英国人相似的法国人，虽然脂肪和热量的摄入量较高，但是他们的心脑血管疾病的发病率仅是英国人的1/3。究其原因，是法国人爱喝红葡萄酒，而红葡萄酒中的白藜芦醇可降低了人体内胆固醇的含量，因而减少了脂肪在血管壁上的沉积，也就减少了心脑血管病的发生概率。

（2）具有较强的抗癌能力。它可以有效阻止细胞癌变，并可抑制恶性肿瘤的生长。芝加哥伊利诺斯学院的一项动物实验研究结果证实了这一点。

（3）白藜芦醇还是一种有开发潜力的抗衰老的化合物。

白藜芦醇存在于多种蔬菜中，但在红葡萄皮和花生中含量较高，其含量分别为50 ~ 100 μg/g和27.7 μg/g。因此，平时坚持多吃蔬菜、水果、花生，并适量饮用红葡萄酒，就可以摄入充足的白藜芦醇，有益于维护身体健康。

（五）儿茶素

儿茶素，又称儿茶精、茶单宁为无色结晶体，溶于水。其水溶液在受热或酸性条件下易发生聚合反应而生成无定形的鞣质。当用开水沏茶时，开始茶水为黄绿色澄清液，在放置过夜后，茶水就变成黄棕色混浊液，就是这种聚合反应的结果。它还可与重金属和蛋白质发生反应生成沉淀。儿茶素广泛地存在于植物中，但在茶叶中含量最丰富。在茶叶中，儿茶素占茶多酚的含量为75% ~ 80%，是茶叶苦涩味的来源之一。儿茶素在人体中有如下重要生理功能：

（1）抗氧化作用。儿茶素是一种较强的天然抗氧化剂，其抗氧化性比维生素E还要强，可清除人体内的自由基，保护细胞膜，延缓衰老。

（2）控制血压的作用。儿茶素可降低血液中对人体有害的低密度脂蛋白胆固醇，而增加对人体有益的高密度脂蛋白胆固醇。

（3）可改善肠道菌群结构。儿茶素可抑制人体致病菌（如肉毒菌）的繁殖，但又不伤害益生菌（如乳酸菌）的繁殖，从而有利于肠道中的致病菌和益生菌处于动态平衡状态中。

（4）有一定的抗菌作用。儿茶素可以减少牙菌斑，预防牙周病，还可抑制能引起皮肤病的细菌的滋生，并对治疗湿疹有较好的效果。

（5）有助于控制肥胖。儿茶素可对人体内的脂肪代谢和脂肪的分布，特别是对内脏脂肪的减少有明显的作用。

（6）有助于除臭。儿茶素可以抑制肠道内产生恶臭的细菌的繁殖，减轻人体排泄物的臭味，还可以去除吸烟者的口臭。

儿茶素在绿茶中含量最丰富。因此，坚持经常饮用绿茶，就可以从中摄取较多的儿茶素，因而对维持身体健康是非常有益的。但是不要饮用浓茶，营养学专家提示："浓茶伤身，淡茶养人"。

（六）单宁

单宁是英文 Tannins 的音译名，又称单宁酸、鞣质。其呈黄色或棕黄色无定形粉末；易溶于水、乙醇和丙酮，不溶于苯、乙醚和氯仿；吸湿性强，在空气中颜色逐渐变深；水溶液有涩味。单宁化学成分复杂，大体上可以分为缩合单宁和水解单宁两类。其化学性质比较活泼，能与蛋白质、多糖、生物碱、微生物、酶、金属离子发生化学反应，还具有抗氧化、抑菌等生化活性。目前，其已在食品加工、果蔬加工、医药、日化产品及水处理等方面得到广泛应用。单宁主要存在于多种植物的皮层及其果实中，比如橡树、漆树的皮层中和红葡萄、柿子、苹果等水果中。单宁在人体中的主要生理功能如下：

（1）抗氧化作用。食物中的单宁主要是缩合单宁，它可被微血管吸收而进入血液，可清除自由基和活性氧；能有效抵御生物氧化作用，因而具有一定的防病作用。由于单宁的抗氧化作用，其也是一种较好的防腐剂。它对多种细菌、真菌和微生物有明显的抑制作用，而在同样的情况下，不会对人体细胞的生长发育产生不利影响。

（2）有益于预防心脑血管疾病。早在 20 世纪 60 年代人们就发现，单宁不仅有保护动脉血管管壁的作用，而且还能抑制胆固醇，特别是抑制血液中低密度脂蛋白胆固醇（LDL）的氧化，提高血液中对人体有益的高密度脂蛋白胆固醇（HDL）的含量，并抑制血小板的凝结，预防血栓的形成，从而起到保护心脑血管的作用。

（3）对皮肤的保护及美白作用。其具体作用主要表现在以下几个方面：①防晒功能。单宁在紫外光区有很强的吸收功能，对紫外线的吸收率达 98% 以上。因此，加入单宁的防晒化妆品被称为"紫外线过滤器"，对日晒皮炎和色斑均有明显的防御作用。②收敛护肤作用。含单宁的化妆品在防水的条件下，对皮肤有很好的附着力，使粗大毛孔收缩、皮肤绷紧而减少皱纹，并使皮肤显得细腻。另外，皮肤的弹性主要是由其所含的弹性蛋白的量决定的。弹性蛋白（一种纤维蛋白）的含量下降或变性使皮肤弹性下降及其皱纹形成的主要原因，而弹性蛋白酶对弹性蛋白有降解作用。因此，抑制弹性蛋白酶的活性就是维持皮肤弹性、延缓皱纹产生和衰老的有效途径。而单宁就具有抑制弹性蛋白酶活性的作用，加之单宁还可以促进细胞新陈代谢、培养皮肤活力的功能，因此就能保护皮肤的健康、弹性和光泽。③保湿作用。皮肤中的透明质酸是一种能起到保湿作用的黏多糖。随着年龄的增长，透明质酸会因透明质酸酶的分解而使其减少，于是皮肤出现干燥、硬化、起皱的现象。单宁对透明质酸有显著的抑制作用，从而在深层次的生理上起到保湿作用。同时，由于单宁本身结构中含有亲水基团——酚羟基，使其在空气中吸收水分而具有保湿作用。④美白作用。皮肤的颜色主要由黑色素含量的多少决定。黑色素的形成是在紫外线的作用下黑色素细胞内的酪氨酸经酪氨酸酶催化而形成的。单宁既能吸收紫外线，又能抑制酪氨酸酶的活性，还能使黑色素还原脱色。因此，在化妆品中加入单宁后就具有综合美白的效果。

富含单宁的食物有：红葡萄（主要存在于其皮和籽中）、红葡萄酒、柿子和苹果等。

（七）红酒多酚

西班牙巴塞罗那大学的一项医学研究结果证明，红酒中富含的多酚类物质，不仅可以增加肠道中某些益生菌的数量，而且还可以抑制无益细菌的增殖。益生菌即对生命有益的细菌。这些细菌包括双歧杆菌、肠球菌、普雷沃菌和多形杆状菌等。它们是人肠道中的"嘉宾"，可以改善肠道菌群的动态平衡，提高消化系统的新陈代谢效率。益生菌可以增强人体免疫力，促进肠道系统健康，帮助吸收食物中的营养素，降低血清胆固醇和C反应蛋白。C反应蛋白是人体炎症的参与者和标志物。C反应蛋白的含量越高，炎症反应越大，消化系统和心脏患病的风险就会加大。另外，红酒多酚可以防止人体中的胆固醇被氧化，堵塞血管；多酚和酒精结合在一起更为稳定，容易被人体吸收。因此，有条件的话，坚持适量饮用红酒是有益于身体健康的。

（八）荞麦多酚

荞麦是目前发现含多酚最多的谷类食物，有甜荞麦和苦荞麦两种。甜荞麦多产于中国北方，而苦荞麦则多产于中国的南方。苦荞麦含多酚的量比甜荞麦多。荞麦多酚具有如下生理功能：

（1）能降低毛细血管的通透性及脆性，增强毛细血管的韧性与抵抗力。

（2）具有降低血脂、扩张冠状动脉，增加血流量的作用。

（3）促进细胞增长，防止血细胞的凝聚。

荞麦是一种具有特殊营养素的小杂粮，应配合细粮坚持适量食用。

（九）苹果多酚

苹果多酚是苹果中所含有的多酚类物质的总称。它在人体中有以下生理功能：

（1）具有抗氧化、清除自由基的功能。

（2）有助于预防高血压，抗突变，抗肿瘤。

（3）抗过敏，抗辐射，防龋齿，强肌力等。

苹果中多酚的含量与苹果的品种及其成熟程度有关。红富士中多酚的含量比其他品种要高出近 10%；未成熟的含的多酚是成熟的 10 倍。因此，坚持吃苹果是有益于身体健康的。

（十）咖啡多酚

咖啡中的多酚易与食物中的蛋白质和嘌呤发生反应并结合在一起，而且以这种结合的形式排出体外，从而减少人体对食物中蛋白质和嘌呤的过度吸收和利用。因此，咖啡多酚有利于减肥和预防痛风病。对那些应酬多的人，喜食高蛋白食物的人，嗜酒的人，在过量食用高蛋白质和高嘌呤的食物（海鲜产品等）的同时，喝上一杯咖啡是有益的。

（十一）葡萄多酚

葡萄中的多酚是苯酚的聚合物，它具有如下生理功能：

（1）可预防心血管疾病。法国路易·巴斯德大学的一项研究发现，葡萄多酚可抑制引起心血管疾病的一种蛋白质生成，同时还能激活内皮细胞产生一氧化氮（NO）。而一氧化氮可以保持血管的活力，维持正常的血压，因而有利于预防心血管疾病。

（2）是一种强抗氧化剂。英国格拉斯哥大学的一项研究发现，紫葡萄汁中的一种强抗氧化剂多酚含量最高，活性最强。抗氧化剂在保护人体免受自由基损害方面发挥关键作用。葡萄多酚通过抑制、消除自由基来维持人体内的氧化平衡，延缓衰老，并降低癌症和心脏病等疾病的发病率。

（3）保护皮肤免受紫外线的伤害。葡萄多酚具有促进血液循环，保护皮肤中的胶原蛋白和弹性纤维不受紫外线的伤害。它能改善因自由基的形成而导致皮肤出现干燥、斑点、皱纹、松弛、粗糙和敏感等老化问题，使皮肤保湿、美白、抗皱、抗老化同步完成，保持和维护皮肤的活力和光泽。

（4）预防牙龈疾病。加拿大的一项对引起牙周疾病的各种细菌的分析研究发现，葡萄多酚对牙周细菌的繁殖有着显著的抑制作用，因而可有效阻止牙周疾病的发生与发展。

（5）预防一些传染病。葡萄多酚能与一些细菌和病毒中的蛋白质化合，使之失去活性，从而失去传染能力。葡萄多酚在葡萄中的含量因品种不同而各异，在紫皮葡萄中含量最多。它在葡萄汁中与红酒中的含量基本相同。因此，多吃葡萄和适量饮用红酒对身体是有益的。

（十二）芝麻酚

芝麻酚，学名 3，4- 亚甲二氧基苯酚，是小磨油（芝麻油）比较耐储存的原因。芝麻酚已在食品、医药工业中得到广泛应用。例如，它是合成治疗高血压、心血管病药物的重要原料；还是合成高效农药的原料。

（十三）香菇多糖

香菇多糖，从香菇籽实体中提取的活性成分。是具有分支结构的 β-（1-3）-D- 葡聚糖。水溶性的。主要存在于香菇中。香菇多糖具有以下多种生理功能：

（1）抗肿瘤作用　体现在以下几个方面：①在人体内可诱导产生一种具有免疫活性的细胞因子。在这些细胞因子的作用下，增强了机体的免疫系统的功能，对肿瘤细胞有防御和杀伤作用。②通过激活巨噬细胞，增强抗体依赖性细胞诱导的细胞素（ADDC）的活性，发挥抗肿瘤的作用。③能使肿瘤部位的血管扩张和出血，导致肿瘤出血坏死和完全退化。值得注意的是，香菇多糖没有化疗药物的毒副作用。

（2）免疫调节作用　体现在以下几个方面：①是典型的 T 细胞激活剂，促进白细胞介素的产生，还能增强单位巨噬细胞的活性。②能促进淋巴细胞活化因子（LAE）的产生，释放多种辅助性 T 细胞因子，增强宿主腹腔巨噬细胞的吞噬效果。

（3）抗病毒活性　硫酸化香菇多糖具有抗艾滋病病毒（HIV）的活性，可干抗反转录病毒及其他病毒的吸附和侵入。

（4）抗感染作用　香菇多糖对 Abelson 病毒，12 型腺病毒及流感病毒均有抑制作用，对防治肝炎特别是慢性迁移性肝炎有明显效果。

从以上所述可知，香菇多糖的保健作用明显。因此，平时多食用富含它的香菇对维护身体健康是非常有益的。由于香菇多糖是水溶性的，所以在用水浸泡香菇时，应先将附在上面的尘土洗去，然后再用少量水发泡。因发泡后的棕色水溶液中含有一定量的香菇多糖，不要倒掉，应在烧菜使用。

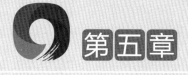

第五章

矿物质

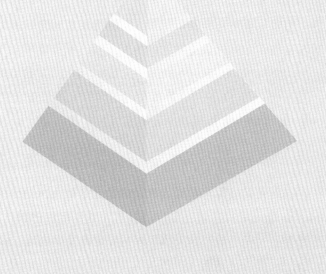

5

第一节　人体中的矿物质

一、概述

矿物质，又称无机盐，是人体内无机物的总称。矿物质是地壳中自然存在的化合物或天然元素。矿物质和蛋白质、脂肪、维生素一样，是人体必需的营养物质。一个人每天矿物质需求量和摄取量都是确定的，但人体无法自身产生也无法自行合成矿物质，必须依靠膳食和饮用水来补充。同时，随年龄、性别、身体状况、环境、工作状况等因素的不同，一个人所需的各种矿物质也有所不同。

一个成年人，其身体重量的 96% 是由有机物和水分组成，其余 4% 为无机物。研究发现，人体中大约存在有 50 多种化学元素，并已证明有 20 多种化学元素是构成人体组织、维持人体生理功能、生化代谢所必需的。其中，除氧（O）、碳（C）、氢（H）、氮（N）主要以有机化合物形式存在外，其余的无机物质统称为无机盐或矿物质。

二、人体中矿物质的分类

人体中的矿物质按在人体中的含量的多少大致可分为常量元素和微量元素两大类。

1. 常量元素

含量占人体 0.01% 以上的矿物质元素被称为常量元素，又称为宏量元素。这类元素在体内所占比例较大，有机体需要量较多，是构成有机体的主要元素。标准健康成年人体内的常量元素组成为：氧 65%、碳 18%、氢 10%、氮 3%、钙 1.5%、磷 1%、钾 0.35%、硫 0.25%、钠 0.15%、氯 0.15%、镁 0.05% 等 11 种。这些常量元素约占人体总重量的 99.9%。除去氧、碳、氢和氮元素以外，人体中的常量元素主要有钙、镁、钾、钠、磷、硫、氯7种。

2. 微量元素

含量占人体 0.01% 以下的矿物质元素被称为微量元素。微量元素最突出的作用是与生命活力密切相关。虽然在人体内微量元素的含量不多，但却与人的生存和健康息息相关。它们的摄入过量、不足或缺乏都会不同程度地引起人体生理的异常或发生疾病。

分子生物学的研究揭示，微量元素通过与蛋白质和其他有机基团结合，形成了酶、激素、维生素等生物大分子，发挥着重要的生理生化功能。

微量元素首先构成了体内重要的载体与电子传递系统。例如，铁元素存在于血红蛋白与肌红蛋白之中，在它们执行载氧与储氧的过程中，铁元素扮演了十分重要的角色。

酶是生命的催化剂，迄今体内发现的 1 000 余种酶中，有 50% ~ 70% 需要微量元素参加或激活。它们在细胞酶系统中的功能相当广泛：从弱离子效应到构成高度特殊的化合物——金属酶与非金属酶。谷胱甘肽过氧化物酶是典型的非金属酶，它具有抑制自由基生成、清除过氧化物、保护细胞膜完整性等作用。该酶分子中含有 4 个锌原子。锌不仅是碳酸酐酶、DNA 聚合酶、RNA 聚合酶等几十种酶的必需成分，而且同近百种酶的活性有关。锰作为离子性较强的微量元素则是有效的激活剂，可催化金属活化酶。

微量元素还参与了激素与维生素的合成。众所周知，碘为甲状腺激素的生物合成所必需的；而锌在维持胰岛素的主体结构中亦不可缺少，每个胰岛素分子结合 2 个锌原子。

维生素 B 是胸腺嘧啶核糖核苷酸合成，以及最终 DNA 生物合成与转录所必需的甲基转移的辅酶。该分子中螯合有一个钴原子的环状结构部分，含有它的化合物——类咕啉辅酶是已知最有效的生物催化剂之一，在许多酶中起着不寻常的分子重排作用。

核酸是遗传信息的携带者，而微量元素对核酸的物理、化学性质均可产生影响。例如，多种 RNA 聚合酶中含有锌；核苷酸还原酶的作用则依赖于铁元素。

根据科学研究，到目前为止，已被确认与人体健康和生命有关的微量元素有 24 种，即有铁（Fe）、铜（Cu）、锌（Zn）、钴（Co）、锰（Mn）、铬（Cr）、钼（Mo）、钒（V）、锶（Sr）、锗（Ge）、硒（Se）、碘（I）、氟（F）、硅（Si）、硼（B）、锡（Sn）、镍（Ni）、铷（Rb）、铅（Pb）、铝（Al）、镉（Cd）、汞（Hg）、银（Ag）、砷（As）等。尽管它们在人体内含量极小，但每种微量元素都有其特殊的生理功能。它们对于维持人体健康却是十分必要的。依照微量元素对人体健康影响的不同，人体中的微量元素又可进一步分为人体中必需的微量元素、人体中可能必需的微量元素和对人体有害的微量元素三大类。

三、矿物质的共同特点

人体中的矿物质有以下共同特点：①人体内不能自行合成，必须从食物和饮用水中摄取；②矿物质在体内组织器官中的分布不均匀；③矿物质元素相互之间存在协同或拮抗效应；④部分矿物质需要量很少，生理需要量与中毒剂量的范围较窄，过量摄入容易引起中毒。

四、矿物质的生理功能

1. 构成机体组织的重要成分

矿物质是构成人体组织的主要成分之一，如钙、镁、磷，为骨骼、牙齿的重要成分，缺乏这些元素，可能引起骨骼或牙齿不坚固。

2. 为多种酶的活化剂、辅因子或组成成分

矿物质是人体内多种酶的活化剂、辅因子或组成成分，如钙为凝血酶的活化剂，锌为多种酶的组成成分。

3. 某些具有特殊生理功能物质的组成部分

矿物质还是人体内某些具有特殊生理功能物质的组成部分，如碘——甲状腺素、铁——血红蛋白等。

4. 维持机体的酸碱平衡及组织细胞的渗透压

矿物质对于维持人体内的酸碱平衡及组织细胞的渗透压作用重大，如酸性（氯、硫、磷）和碱性（钾、钠、镁）无机盐适当配合，加上重碳酸盐和蛋白质的缓冲作用，共同维持着机体的酸碱平衡；无机盐与蛋白质一起维持组织细胞的渗透压；缺乏铁、钠、碘、磷可能会引起疲劳等。

5. 维持神经肌肉兴奋性和细胞膜的通透性

矿物质有利于维持神经肌肉兴奋和细胞膜的通透性，如钾、钠、钙、镁是维持神经肌肉兴奋性和细胞膜通透性的必要条件。

五、矿物质的作用

各种矿物质在人体新陈代谢过程中，每天都有一定量随各种途径，如粪、尿、汗、头发、指甲、皮肤及黏膜的脱落排出体外。因此，必须通过饮食及时补充矿物质。由于某些无机元素在体内，其生理作用剂量带与毒性剂量带距离较小，故过量摄入不仅无益反而有害，特别要注意用量不宜过大。根据矿物质在食物中的分布及其吸收、人体需要特点，在我国人群中比较容易缺乏的有钙、铁、锌。在特殊地理环境或其他特殊条件下，也可能有碘、硒及其他元素的缺乏问题。

矿物质和酶结合可以促进代谢。酶是新陈代谢过程中不可缺少的蛋白质，而使酶活化的是矿物质。如果矿物质不足，酶就无法正常工作，代谢活动就随之停止。

矿物质在人体内不能自行合成，必须通过膳食进行补充。人体内矿物质不足可能出现许多症状，而如果摄入过多矿物质，也会引起矿物质过剩症及中毒。所以一定要注意矿物质的适量摄取。

六、人体为什么会缺乏矿物质

1. 不健康的饮食方式

矿物质在食物中的含量不同，每天均有一定量的损耗，只有通过平衡和多样化的膳食，才能够得到良好的补充。海产品、动物性食物、五谷杂粮、坚果类食物的矿物质含量丰富，应适当食用，而酗酒、抽烟等不良习惯则会干扰人体对矿物质的吸收和利用。

2. 食物加工不当

食品加工过于精细，食品中谷物外皮和胚芽中的矿物质就会随糠麸一起丢失。水果和蔬菜削皮、过分淘洗米和菜、蔬菜切得过碎、烹调时间过长，都会使矿物质的损失增加。

3. 矿物质之间相互干扰

由于一些矿物质元素之间存在有拮抗作用，所以，当某些矿物质在体内含量过高时，就会干扰其他元素，如钙、镁、磷、铁、锌、铜等元素的吸收。

4. 特殊生理需要

处于迅速生长发育期的儿童、妊娠和哺乳期的妇女、某些疾病的恢复期，或是运动量过大、劳动强度过大时，人体对某些矿物质的需求量就会显著增加。例如，人体大量出汗可造成钾、钠、氯等元素的丢失，此时若不及时补充，就会导致矿物质缺乏。

5. 其他因素

消化系统疾病、某些药物以及某些地区的自然环境，导致当地的食物和饮用水中天然缺乏某些矿物质。另外，贫穷饥饿、环境污染、生活紧张、遗传生理缺陷等因素，都会导致矿物质的缺乏和失衡。

在我国居民膳食中较易缺乏的矿物质主要有钙、铁、锌、碘、硒等。

第二节　人体中的常量金属元素

健康成年人体内的常量金属元素主要为钙（Ca）、钾（K）、钠（Na）、镁（Mg）等4种。

一、钙（Ca）

钙是构成人体的重要元素，成人体内大约含有 1.0 ~ 1.2 kg 的钙元素。缺钙是世界卫生组织确认的世界性四大营养素缺乏症之一。在我国，成人每天钙的流失量约为 700 mg，其中约 500 mg 随粪便排出，约 200 mg 随小便排出。而钙的更新速度随年龄的增长而减慢：幼儿每 1 ~ 2 年更新一次，成年人每 10 ~ 12 年更新一次。大约从 35 岁开始，人体骨骼中的钙以每年 1% 的速度下降。

1. 钙的生理功能与作用

（1）构成骨骼。人体内 99% 的钙存在于骨骼和牙齿中。骨骼和牙齿是人体中钙的"大仓库"。当血液中的钙不足时，人体就会自动从"大仓库"中提"货"以保持血液中钙浓度的正常。所以，缺钙时骨骼和牙齿中的钙的含量将下降，出现骨质疏松、佝偻病、牙齿松动等。必须指出，出现骨质疏松后补钙，只能保证骨质疏松情况不再发展、恶化，并不能治愈骨质疏松。所以，补充钙质，必须从年轻时开始关注。

（2）控制神经感应性及肌肉收缩。适当补充钙可减轻腿部抽筋，帮助肌肉放松，而缺钙时容易出现抽筋的现象；控制肌肉收缩（包括心肌收缩）离不开血液中的钙。

（3）帮助血液凝固。血液中的钙含量只占总钙量的0.1%，但却担任着激活酶的重要角色。离子态的钙可促进凝血酶原转变为凝血酶，使伤口处的血液凝固。相反，缺钙者会发生伤口流血不止的现象。

此外，钙还是很好的镇静剂，有助于神经刺激的传达，神经的放松，它可以代替安眠药使人容易入眠。缺钙时会导致人神经紧张，脾气暴躁、失眠。钙还能降低细胞膜的渗透性，防止有害细菌、病毒或过敏源等进入细胞中。钙还是良好的镇痛剂，还能帮人减少疲劳、加速体力的恢复。

2. 人体钙的需要量

世界卫生组织专家指出，成人对钙的日需要量为800～1 000 mg，主要靠日常饮食补充。中国营养学会的专家根据人体发育的不同阶段，提出了一个更为详细的建议标准：0～6个月婴儿，每天300 mg；7～12个月婴儿，每天400 mg；1～10岁儿童，每天600 mg；14～16岁，每天1 000～1 200 mg；成年男女，每天800～1 000 mg；孕产妇、哺乳期妇女及60岁以上的老年人，每天1 500 mg。中国营养学会在全国进行的营养调查结果显示：全国平均每人每天钙的摄入量为405 mg，其中城镇居民为458 mg，农村居民为378 mg，均不足我国营养学会推荐的膳食中钙供给量的50%。儿童、青少年和孕产妇钙的摄入量与推荐量的差距更大。我国居民钙的摄入量明显不足，每天还需补钙400 mg钙。值得指出的是，与钙的摄入量相比较，我国成人每天人均磷的摄入量却高达1 058 mg，远远超过了1∶1的比例。钙于磷的摄入量一个偏低，一个过高，再加上我国居民的膳食结构以谷类食物为主，而谷类食物又含磷丰富，这就造成了我国居民膳食中钙的摄入量严重不足。补钙，已成为我国居民必须严肃认真对待的问题。

3. 缺钙对人体健康的影响

（1）钙与血压：人体缺钙会刺激产生导致高血压的多肽物质。钙的日摄入量少于300 mg者与正常摄入者相比，高血压的发病率要高2～3倍。

（2）钙与视力：钙参与视神经的生理活动，还使眼球充满弹性。眼球如果缺乏钙元素，其液压就会忽高忽低，不能保持正常状态，导致发育异常而形成近视。钙摄入量不足还会影响眼肌收缩功能，导致眼肌紧张、疲劳、视力下降。

（3）钙与免疫力：钙能激活淋巴液中的免疫细胞，改善其吞噬能力，同时促进血液中免疫球蛋白的合成，增强人体免疫力，抑制有害细菌繁殖。

（4）钙与消化能力：钙可激活人体内的脂肪酶、淀粉酶等多种消化酶，改善其消化蛋白质、脂肪、碳水化合物的能力。钙摄入不足易导致消化不良、食欲降低。

（5）钙与排毒能力：肝脏是重要的解毒器官，各种毒素都是在肝脏细胞的作用下变成无毒或低毒物质。钙是参与肝细胞修复的重要元素，对保护肝脏的排毒功能十分重要。若钙摄入不足，不仅排毒不充分，肝脏健康也会受到影响

（6）钙与皮肤弹性：钙对维持皮肤细胞膜的完整非常重要。当细胞液中钙离子浓度下降时，细胞膜通透性增加，使皮肤和黏膜对水的渗透性增加，导致皮肤弹性降低，甚至引起皮肤瘙痒、水肿。

此外，缺钙是许多疾病的诱发因子。骨质疏松、骨质增生、动脉血管硬化、儿童佝偻病、手足抽搐症、成人癫痫症、失眠、帕金森氏症、血友病、贫血、糖尿病、皮炎、关节炎、软骨症、灰指甲、手足麻木、肌肉痉挛、白内障等，均与钙摄取不足有着因果关系。

儿童、青少年正处于成长发育时期，钙的需要量大。严重缺钙，会造成发育迟缓、长不高、牙齿不齐、佝偻病、"O"形或"X"形腿。

妇女特别是孕产妇，缺钙会造成腰酸背痛、骨关节痛、浮肿、牙齿松动、抽筋等。

中老年人缺钙，则会造成骨质疏松、骨折、驼背、掉牙、脱发、腰酸背痛等。

4. 钙的吸收与排泄

（1）钙的吸收与排泄：钙有两个最亲密的"合作伙伴"——维生素 D 和磷。它们三个既相互依存，又相互制约。维生素 D 可以促进钙的吸收。当维生素 D 缺乏时，钙就不能正常吸收；当维生素 D 过量时骨骼中的钙就会大量流失，导致血液中的钙的浓度过高甚至造成中毒。钙和磷的摄入量也是有比例要求的。当磷的摄入量大于钙时，磷与钙就会"自相残杀"，生成不溶于水的磷酸钙，并排出体外。而且，磷的摄入量大于钙会干扰钙的吸收，导致严重的钙缺乏。研究表明，摄入钙与磷的比例，婴儿为 1：1.5，一岁以上则按 1：1 的量供给。

（2）富钙食物：奶及奶制品是理想的钙源。此外，海参、海带、紫菜、芝麻、核桃仁、蚕豆、虾皮、干酪、小麦、大豆、豆制品、芥末、蜂蜜等也含有丰富的钙。因为适量的维生素 D_3 及磷有利于钙的吸收，所以葡萄糖酸钙及乳酸钙易被人体吸收，是较理想的钙的补充片剂。

5. 科学补钙有利人体健康

首先，每个人都要有健康的生活方式，包括多运动和晒太阳。运动员的骨密度大于静坐较多的人群，同一个人上臂优势侧的骨密度也大于另一侧。这说明运动可以增加骨骼的密度和强度。多运动还可以增加身体的平衡能力，减少摔跤盖率和骨折的发病率。此外，多晒太阳可以增加体内的维生素 D 储存，而维生素 D 的活性代谢产物有助于钙在肠道的吸收。

其次，对于女性而言，在不同的生理阶段对钙的需求也有不同。女性因月经、怀孕、生产、更年期等，都会造成体内钙质大量流失，仅靠日常饮食获取的钙远远不够。研究结

果显示，我国女性过了 30 岁就开始出现骨量下滑，到了 40 岁以后，每年人体会丧失的骨质大约为 1%。尤其是很多白领女性，动辄上楼电梯，出门打车，每日活动量极少；再加上，大城市的工作、生活节奏都很快，不少女性终日在商务楼宇里"拼命"，很少有机会晒太阳，因此体内缺乏维生素 D。此外，一些追逐时尚的女性非常注重体形，为减肥或保持良好身材，往往在饮食上过分挑剔，其后果是营养失调，饮食不均衡。加之部分现代女性还嗜好烟、酒和咖啡等，开始出现骨量下降的年龄会更早。所以，对于成年女性来说，应当从 30 岁以后就应该注重补钙。

对于补充人体的钙质，专家同时指出，补钙不可过量，尤其是单纯过量补钙，很可能会造成钙中毒及高血钙（指血钙浓度高于或等于 2.75mmol/L 时的症状）。血钙量常年处在高水平时，可导致动脉硬化、高血压、各种结石症及老年痴呆。临床实践表明，老年人的各种不适症，例如：食欲不振、恶心、呕吐、腹痛、腹胀、注意力不集中、情感淡漠、脆弱、周身疲惫乏力、骨痛、关节痛、便秘、心律失常、嗜睡、非规律性搐搦、多尿、搔痒、手足麻木等均与血钙增高有关。特别是当人体内血钙高于 3.75mmol/L 时，会出现高血钙危象，多数患者病情迅速恶化，十分凶险，需要紧急抢救。此外，对于单纯性补钙，人体的吸收量至多只有 30% ~ 40%。如果缺乏维生素 D，或者肝肾无法顺利把维生素 D 转化为活性维生素 D，食物中的钙就不能被有效吸收。即使吃再多的富钙食物或补钙制剂，中老年人也只能把钙白白排出体外，造成浪费。所以，人们补钙一定要慎而又慎，要在专家的指导下科学补钙。

日常生活中，人们对于补钙还存在着一些误区，主要包括以下几点：

误区一：多晒太阳就行。 晒太阳是为了促进人体内合成维生素 D，而维生素 D 只是可以促进钙的吸收而本身并不是钙元素。所以，晒太阳虽然可以增加人体内维生素 D 的合成，但如果不及时增加钙的摄入量，人体仍然无法获得钙的补充。对于人体缺钙、需要补钙的人而言，只有二者兼顾，才能达到补钙的目的。

误区二：每天吃钙片就不会缺钙。 这种说法不对。仅只是吃钙片，体内维生素 D 的含量不增加的话，再多的钙片也无助于人体对钙的吸收，因为人体内维生素 D 的多少直接决定着对钙的吸收。补钙时，一定要多活动，多晒太阳，适当补充维生素 D，这样效果才会好。

误区三：骨质增生不能再补钙。 其实，骨质增生和骨质疏松的发病原因都是因为体内缺钙。骨钙丢失不仅会造成骨质疏松，人体固有的代偿作用又促使钙元素在骨端不均匀沉积，由此形成骨质增生。所以，骨质增生患者与骨质疏松患者一样，都需要补钙。

二、钾（K）

钾是人体内不可缺少的常量元素。一般成年人体内约含钾元素 150 g 左右。钾（K）是细胞内含量最多的阳离子，正常人体内钾含量约为 50mmol/ 千克体重，其中 98% 分布在细胞内，2% 分布在细胞外液中，后者浓度为 $3.5 \sim 5.0$mmol/L。成人每日需钾约 $3 \sim 4$ g。

1. 钾的生理功能与作用

钾参与人体内许多新陈代谢过程。其生理功能与作用主要有：

（1）维持细胞内正常渗透压。钾是生长必需的元素，是细胞内的主要阳离子，对维持细胞内液的正常渗透压具有重要作用。

（2）维持神经肌肉的应激性和正常功能。细胞内钾与细胞外钠共同作用，激活钠泵，产生能量，维持细胞内外钾钠离子的浓度梯度，发生膜电位，使膜有电信号能力，膜去极化时在触突发生动作电位，激活肌肉纤维收缩并引起触突释放神经递质。

（3）维持心肌的正常功能。心肌细胞内外适宜的钾浓度与心肌的自律性、传导性和兴奋性的维持密切相关。钾缺乏时，心肌兴奋性增高；钾过高时，可使心肌自律性、传导性和兴奋性受抑制。二者均可引起心律失常。在心肌收缩期，肌动蛋白与肌球蛋白和 ATP 结合前，钾从细胞内逸出，舒张期又内移。若缺钾或钾过多，均可引起钾的迁移，从而使心脏功能严重失常。钾协同钙和镁维持心脏正常功能。因腹泻、蛋白质严重缺乏而导致的儿童突然死亡，多数与失钾引起的心力衰竭有关。

（4）参与细胞的新陈代谢和酶促反应。钾在体内参与许多代谢反应，如葡萄糖合成糖原储存于肝，氨基酸合成肌肉蛋白，二磷酸腺苷生成三磷酸腺苷，以及血液中糖和乳酸的消长等。葡萄糖和氨基酸经过细胞膜进入细胞合成糖原和蛋白质时，必须有适量的钾离子参与。估计 1 g 糖原的合成约需 0.6mmol 钾离子，合成蛋白质时每 1 g 氮需要 3mmol 钾离子。三磷酸腺苷的生成过程中也需要一定量的钾。当人体内缺乏钾时，糖、蛋白质的代谢将受到影响，碳水化合物和蛋白质的代谢也将受到影响。

（5）降低血压。研究发现，血压与膳食钾、尿钾、总体钾或血清钾呈负相关。补钾对高血压及正常血压有降低作用。其作用机制可能与其直接促进尿液排出，抑制肾素血管紧张素系统和交感神经系统，改善压力感受器的功能，以及直接影响周围血管阻力等因素有关。钾也可通过利尿、降低肾素释放、扩张血管，提高 Na^+-K^+-ATP 酶的活力以改善水钠的潴留，使血压下降。此外，钾能对抗食盐引起的高血压。

2. 人体的需要量

中国营养学会的专家推荐，每日膳食中钾的"安全和适宜的摄入量"：初生婴儿至 6 个月为 $350 \sim 925$ mg；1 岁以内为 $425 \sim 1\,275$ mg；1 岁以上儿童每人每天 $550 \sim 1\,650$ mg；4 岁以上 $775 \sim 2\,325$ mg；7 岁以上为 $1\,000 \sim 3\,000$ mg；11 岁以上青少年为 $1\,525 \sim 4\,575$ mg；成年男女为 $1875 \sim 5625$ mg。

3. 缺钾对人体健康的影响

钾是人体矿物质中最重要的"护心元素"。它可抑制心肌的兴奋、控制心率，还可排除体内多余的钠，稳定血压，减轻心脏的负担。当人体血浆中钾离子浓度低于 3.5 mmol/L 时，称为低血钾。当人体发生低血钾时，将影响人体的心脏血管、中枢神经、消化、泌尿及肌肉系统。人体缺钾时可出现以下症状：

（1）神经肌肉症状：钾具有保持神经肌肉的应激性功能，神经肌肉系统只在血钾保持一定浓度时才能使其应激性正常。细胞外液中钾浓度降低时，神经肌肉应激性降低，而出现麻痹。因此，低血钾的症状为肌肉无力及瘫痪。患者从发病时一般从下肢开始，表现为活动困难、站立不稳，随着低钾的加重肌无力可能更严重，使躯干、上肢肌力也明显减弱。影响呼吸肌时，可出现呼吸衰竭；平滑肌无力表现为肠麻痹，甚至麻痹性肠梗阻。肌无力同时常伴有肢体麻木、肌肉压痛和手足搐搦。

（2）中枢神经症状：患者烦躁不安，情绪波动，无力，严重者精神不振，嗜睡，神志不清，昏迷。

（3）循环系统症状：钾可维持心的功能。心肌收缩期肌动蛋白与肌球蛋白和 ATP 结合前钾从细胞内逸出，而舒张时又向细胞内转移，所以心肌细胞内、外钾的浓度对心肌的自律性、传导性和兴奋性都有影响。缺钾时心肌兴奋性增高，可使心脏停止于收缩状态，并可引起心律失常，包括房性或室性早搏、窦性心动过缓、阵发性心房性、交界性心动过速、房室阻滞，严重时甚至出现尖端扭转性室性心动过速或心室颤动。缺钾后可加重或引起心力衰竭，亦可促使洋地黄中毒发生。心电图对于低钾诊断有较特异价值，T 波延长、ST 波段下降、T 波低平、U 波出现，随着血钾进一步下降，出现 P 波幅度增高、QRS 增宽，补钾后上述情况很快改善。

（4）横纹肌肉裂解症：正常肌肉收缩时，横纹肌中钾可释放出来，使局部血管扩张以适应能量需要。严重缺钾时，上述作用发生障碍，肌肉收缩时肌组织相对缺血，严重时可以出现横纹肌裂解，肌球蛋白大量从肾排出，有时可诱发急性肾功能衰竭。

（5）消化道症状：可有消化功能紊乱，如厌食、恶心、呕吐、腹气胀、重者肠麻痹或肠梗阻。

（6）心血管症状：以心律失常为主，如期前收缩、房室传导阻滞、房速、室速、室颤等，心电图表现为 ST–T 改变、U 波增高等。

（7）泌尿系统症状：长期低钾可导致肾小管收缩功能减退，患者有口渴、多尿、夜尿等表现。

（8）高钾血症：输钾过多过快可引起高钾血症的表现，轻度增高可有手足麻木或感觉异常。神经肌肉表现为四肢无力、重者出现松弛性软瘫，或呼吸肌麻痹而骤死。心血管表现为心肌抑制，可有心动徐缓、心室颤动或心搏停止。因此，高钾血症对人的生命危害很大。输液补钾时浓度不宜过高，速度不宜过快。肾功能不全时尤其如此。

4. 缺钾的原因

（1）钾摄入不足。肉类、水果和许多蔬菜中含有丰富的钾。如果摄入无钾饮食 2 ~ 3 周以后，或者长期禁食而静脉补液中无钾，可能会患低钾血症。患者表现为肌肉软弱无力，甚至出现软瘫。

（2）失钾过多。在严重呕吐、腹泻、肠瘘或作胃肠减压等情况下，由于大量消化液丢失，可引起失钾；大量使用利尿药、肾功能不全、醛固酮增多、大量使用某些抗生素（如庆大霉素、羧苄西林等）、II 型肾小管性酸中毒、低镁血症、I 型肾小管性酸中毒时，均可导致钾随尿液流失；此外，钾还可以通过汗液丢失。

（3）钾向细胞内转移。碱中毒、胰岛素的使用、低钾血症型周期性麻痹症、钡中毒等都会引起钾离子由细胞外向细胞内转移。

5. 钾的吸收与排泄

（1）钾的吸收与排泄：人体内钾含量比钠高两倍，而体内所含钾的 98% 都在细胞内。人体钾全靠外界摄入，膳食中的钾吸收率很高，每日从食物中摄入钾约 50 ~ 100mmol，90% 由小肠吸收。肾脏是排钾和调节钾平衡的主要器官，当摄入钾量变动较大时，血浆钾的浓度仍很稳定。肾小球滤液中的钾先在近曲肾小管内被完全吸收，以后肾小管和集合管的细胞再将过剩的钾分泌出来，由尿排出，使钾在体内维持平衡。正常成年人排钾的主要途径是尿液（约占 80%），肾脏对钾的排泄能力很强，而且比较迅速，在肾功能良好时，其排钾量与人体钾摄入量大致相等，过多钾摄入不会引起血钾的异常增高，在摄入钾极少时，肾脏仍会排出一定量的钾，甚至在停止摄入钾时，每日还可从尿中排出钾 20 ~ 40mmol（约占总体钾的 1%）。钾在肠道经粪便排出的很少，约占摄入量的 10%，只有在严重腹泻和呕吐时，由于排出大量含钾丰富的消化液，才会造成患者大量失钾。汗液也是钾的一个排出途径，但平常排泄量很少，仅在大量出汗时才可造成一定钾量的流失。另外，从膳食中摄入的钾与细胞内的钾达到相互平衡有一个滞后期，大约需 15 个小时，这也是缺钾的常见原因。但是，血清钾降低并不一定表示体内缺钾，只能表示细胞外液中钾的浓度低，而全身缺钾时，血清钾不一定降低。故临床上应结合患者的病史和临床表现分析判断。

（2）钾的食物来源：钾广泛存在于食物中，其丰富来源有脱水水果、糖蜜、土豆粉、米糠、海藻、大豆粉、调味品、向日葵籽和麦麸等；良好来源有鳄梨、牛肉、海枣、番石榴、多数生菜、油桃、坚果、猪肉、禽类、沙丁鱼和小牛肉等；一般来源有面包、谷物、干酪、煮过的或罐装蔬菜、蛋、果汁、奶、生的或煮过的或罐头水果、贝壳类、全麦粉、油和酸奶酪等；微量来源有米饭、玉米粉、脂肪、油、蜂蜜、橄榄和糖等。

由于钾是所有生命细胞的基本物质，故广泛分布于各种食物中。动物组织内钾浓度相当恒定，但脂肪含量高的组织含钾相反较低。虽然在食物加工过程中添入一些钾，但总的来讲，这种加工过程是增加钠而减少钾。所以，含钾较多的饮食是那些未加工食物，尤其是各种新鲜水果，如香蕉、橙子、橘子、柠檬、杏、梅、甜瓜等；各种新鲜蔬菜，如土豆、辣椒、苋菜、菠菜、油菜、蘑菇、紫菜、海带、花生、豆类粗粮、新鲜精肉类等。

6. 科学补钾有利于人体健康

（1）夏季汗多当补钾。夏季人体缺钾原因有三：一是人体在夏季大量出汗，汗液中除了水分和钠以外，还含有一定量的钾离子；二是夏季人们的食欲减退，从食物中摄取的钾离子相应减少，这样会造成钾的摄入不足；三是天气炎热，人体消耗能量增多，而能量代谢需要钾的参与。因为天热人体大量出汗，致使体内丢失一部分水分和盐分，随汗液排出的还有一定量的微量元素钾。成年人体内含钾150 g，分别储存在细胞内外，起着维持细胞内外渗透压和酸碱平衡的作用，维持神经和肌肉的正常功能。如果体内缺钾，往往会使人感到倦怠无力，出现精力、体力下降等症状，同时还出现耐热平衡失调、代谢紊乱、心律失常和全身肌肉无力等症状。低钾者经适量补钾后会很快振作精神。此外，补钾还能防止动脉壁受高血压的机械损伤，并能降低高血压患者中风发病率。

（2）多食钾可预防中风。研究表明，在中风的病例中，60%是高血压引起的，30%是动脉硬化引起的，只有10%是因脑动脉瘤、脑血管畸形或出血性疾病等引起的，而高血压、动脉硬化的形成和发展都与患者的饮食有关。有国外学者经12年对859名50～79岁的男女追踪观察表明，进一步证明低钾饮食者发生中风所致的死亡率高于高钾饮食者。观察发现，如果每天的钾进食量增加10 mg，即可使发生中风所致死亡的危险性减少40%。因此，高血压和动脉硬化患者若能多吃一些含钾量较高的食物，将有利于降低血压，减少中风所致死亡的可能性。

（3）过量摄入钾易患高钾血症。如果血液中钾含量过高，也会引发高钾血症。其表现为四肢乏力、手足感觉异常、弛缓性瘫痪等症状。心脏也受其害，可导致心音减弱、心率减慢和心律失常，严重时甚至可出现心脏骤停危及生命，不可等闲视之。肾衰时需警惕高钾血症。其原因主要包括：钾摄入过多；酸中毒，少尿或醛固酮过少症；分解代谢亢进；低胰岛素血症或使用保钾利尿剂，血管紧张素转换酶抑制剂或滞剂等，所以肾功能衰竭患者要低钾饮食。需要注意的是，当摄入含钾高达18 g的强心剂时很可能发生钾中毒导致心搏停止，使用此类药物一定要严格控制用量。

需要指出的是，补钾和补氯化钾不是一回事。氯化钾、枸橼酸钾、醋酸钾、谷氨酸钾、门冬氨酸钾镁都可以在临床用于补钾，但由于氯化钾较便宜，副作用少，又兼顾补氯，故临床最为常用，所以不少人认为补钾指的就是补充氯化钾。其实不然，钾的分子量为39，而氯化钾的分子量为74.5。虽然100 mmol的钾和100 mmol的氯化钾所含的钾相同，都是3.9 g，但1 g的钾和1 g的氯化钾所含的钾则不一样，1 g的氯化钾含钾只有0.53 g。临床上补钾应以国际单位换算，例如缺钾3 g时，如果用氯化钾来补则需要5.6 g。

三、钠（Na）

1. 钠的生理功能与作用

（1）调节体内水分与渗透压。钠主要存在于细胞外液，是细胞外液中的主要阳离子，约占阳离子总量的90%，与对应的阴离子构成渗透压。钠对细胞外液渗透压调节与维持体内水量的恒定是极其重要的。此外，钠在细胞内液中同样构成渗透压，维持细胞内的水分的稳定。钠、钾含量的平衡，是维持细胞内外水分恒定的根本条件。

（2）维持酸碱平衡。钠在肾小管重吸收时与 H^+ 交换，清除体内酸性代谢产物（如二氧化碳），保持体液的酸碱平衡。钠离子总量影响着缓冲系统中碳酸氢盐的比例，因而对体液的酸碱平衡也有重要作用。

（3）钠泵。钾离子的主动运转，由 Na^+–K^+–ATP 酶驱动，使钠离子主动从细胞内排出，以维持细胞内外液渗透压平衡。钠对三磷酸腺苷的生成和利用、肌肉运动、心血管功能、能量代谢都有关系，钠不足均可影响其作用。此外，糖代谢、氧的利用也需有钠的参与。

（4）增强神经肌肉兴奋性。钠、钾、钙、镁等离子的浓度平衡，对于维护神经肌肉的应激性都是必需的。满足体内所需要的钠可增强神经肌肉的兴奋性。

（5）钠有维持血压的功能。钠调节细胞外液容量，构成细胞外液渗透压。细胞外液钠浓度的持续变化对血压有很大影响，如果膳食中钠过多，钾过少，钠钾比值偏高，血压就会升高，出现血压升高的年龄愈轻，寿命愈短。体内水量的恒定主要靠钠的调节，钠多则水量增加，钠少则水量减少，所以摄入过多的食盐，易发生水肿；过少则易引起脱水。

（6）钠对肌肉运动、心血管功能及能量代谢都有影响。钠不足时，能量的生成和利用较差，以至于神经肌肉传导迟钝，患者表现为肌无力、神志模糊甚至昏迷，出现心血管功能受抑制的症状。糖和氧的利用必须有钠的参加。钠在肾脏被重吸收后，与氢离子交换，清除体内的二氧化碳，保持体液的酸碱度恒定。肾对钠的主动重吸收，引起氯的被动重吸收，有利于胃酸的形成，帮助消化。人们如果在晨起后喝一杯淡盐水，可起润肠通便作用。

2. 人体钠的需要量

世界卫生组织推荐的标准为：成年人日均钠的摄入量应低于 2 000 mg，折合成氯化钠（食盐），每日氯化钠吸收量不应超过 5 000 mg。我国营养学会依据我国居民的实际状况制定的每日"钠元素的安全和适宜的摄入量"为：6 个月以内婴儿 115 ~ 350 mg；6 个月至 1 岁为 250 ~ 750 mg；1 岁以上 325 ~ 975 mg；4 岁以上 450 ~ 1 350 mg；7 岁以上 600 ~ 1 800 mg；11 岁以上 900 ~ 2 700 mg；成人每天需 1 100 ~ 3 300 mg。食盐的主要作用是钠离子的作用。正常人的血液有一个比较恒定的酸碱度，适合于细胞的新陈代谢。这种恒定的酸碱度主要靠血液的缓冲系统、呼吸调节和肾脏调节三个方面来维持。血液中主要的缓冲剂是碳酸氢钠和碳酸，其中钠离子起到重要作用。正常人钠离子的最小需要量每人每日为 0.5 g，相当于食盐 2~3 g，但这样的低盐饮食人们往往不能长期耐受，所以正常成年人一般每日食用食盐以 5~6 g 为宜。

3. 缺钠对人健康的影响

从细胞分裂开始，钠就参与细胞的生理过程，其化合物——氯化钠是人体最基本的电解质。钠对肾脏功能有影响，缺乏或过多则引起许多疾病，如眩晕、中暑衰竭、低血压、脉搏加快、对事物缺乏兴趣、缺乏食欲、肌肉痉挛、恶心、呕吐、消瘦和头痛等；脱钠可导致低钠血症、电解质紊乱、酸碱失衡、体位性低血压。

（1）人体缺钠的症状：轻度缺钠者可出现疲乏、头晕、直立时晕倒、尿量正常或增多、尿密度低、体位性低血压（缺盐 0.5 g/ 每千克体重）；中度缺钠者除上述症状外，可出现皮肤弹性减退、饮食不佳、恶心呕吐、尿量减少、尿密度仍低、表情淡漠、血压下降致 12 kPa 以下；重度缺钠者除以上症状加重外，并有休克、昏迷、少尿。老人缺钠的症状表现为口渴、头晕乏力、谵妄、神志淡漠、反应迟钝、嗜睡昏迷、厌食、恶心、呕吐、腹胀、尿少甚至无尿、皮肤弹性减低、口唇和皮肤干燥、眼窝凹陷、浅静脉萎陷、心率加快、血压下降等。

（2）缺钠的原因：腹泻、呕吐等造成胃肠道消化液丧失，可导致缺钠。汗液中氯化钠含量约 0.25%，如高热患者、高温作业、大运动量而大量出汗时，可能会发生缺钠为主的失水。此外，肾功能异常、糖尿病酸中毒、利尿剂的应用和大面积烧伤等，均可失钠过多，造成缺钠、脱水等其他代谢紊乱。钠过多也会引起高钠血症，使中枢神经受到明显影响，患者易激动，烦躁不安，嗜睡，肌张力增高，抽搐，惊厥，甚至昏迷。

4. 钠的吸收与排泄

（1）钠的吸收与排泄：正常成人体内钠的总量一般为每千克体重含 1 g 左右，其中 44% 在细胞外液，9% 在细胞内液，47% 存在于骨骼之中。总体钠中可交换钠约占 75%。钠是细胞外液中主要阳离子，占 90% 以上。正常成人每日摄入的钠全部经胃肠道吸收。机体对钠的保留机制比较完整，特别体现在肾脏的保钠机制。钠由尿排出约占 90%，其余经粪和汗液排出。

钠的摄入主要是通过食物，尤其是食盐。每日摄入体内的钠几乎全部都由胃肠道吸收，经血液到肾脏。钠排出的主要途径是通过肾脏、皮肤及消化道来完成的。通常情况下肾脏是钠的主要排泄器官。肾脏根据机体钠含量的情况调节尿中排钠量。皮肤对钠的排泄主要是通过汗液的排出，特殊情况下，如大量出汗等，通过皮肤排出的钠则大大增加。也有少量钠随粪便排出。钠排出的量与机体摄入的量相关，摄入得少则排出的少；但在无钠摄入时，机体仍可有少量的钠排出，因而长期的无盐饮食，将导致体内钠的缺失，出现钠代谢的异常。

肾小管滤过的钠95%经肾小管又重吸收。近端肾小管吸收约65%，亨利氏袢吸收25%，其余10%在远端肾小管与钾、氢分泌相交换。高血钠时细胞外液容量增加，尿排钠也增多。低血钠常可减少尿钠的排出。肾脏排钠主要受肾素－血管紧张素－醛固酮系统调节，主要作用于远端肾小管对钠的重吸收。体液中钠离子浓度高时，肾素－血管紧张素－醛固酮分泌增加，使钠重吸收减少，排钠增多。反之，则排钠减少。影响肾脏排钠的因素还有肾小球－肾小管平衡机制、肾血管阻力、前列腺素、肾上腺皮质激素及心房利钠素等。维生素D有助于钠元素的吸收。钾与氯化物可以抑制钠的吸收，使其在人体内含量保持平衡。

（2）钠的最佳食物来源：富含钠的食物包括泡菜、橄榄、小虾、豆面酱、甜菜根、火腿、芹菜、卷心菜、螃蟹以及红豆菜等。

5. 科学补钠有利于人体健康

因食物中钠含量丰富，所以不需要补充，正常饮食即可满足人体需要。需要注意的是，从加工食品中摄入大量的钠以及饮水量少时可能会出现钠中毒，引起浮肿、高血压、肾炎等病症。

（1）盐吃多了害处多

■ 食盐过多易患高血压　食盐是人体必需的营养物质，是人体摄取钠元素的主要来源，对维持人体的生理活动至关重要。但是，若食用食盐过量，则会引起高血压等多种疾病。由食盐诱发的高血压还会引起心肌梗死、动脉粥样硬化、脑中风等疾病。资料显示，北极地区的因纽特人平均一天仅摄入4 g盐，其高血压患病率为4%；日本北海道的农民平均每天摄入食盐27 g，其高血压患病率高达40%。在我国，与"南甜北咸"的饮食习惯相对应，高血压的患病率也呈北高南低的趋势。在大城市中，高血压的患病率是北京＞上海＞广州，北京是广州的4.4倍。目前，我国居民每天食盐的平均摄入量为13 g左右，远高于世界卫生组织提出的预防高血压、冠心病每天食盐摄入量5 g的建议标准，也远高于我国相关部门推荐的每天6 g以下的标准。因此，为了预防高血压等病症，口味重的人一定要改变自己的饮食习惯，把食盐摄入量降下来。

■ 过多摄入食盐易引起消化系统癌症　资料显示，食盐虽不是致癌物质，但长期过量摄入，易引发胃癌和食道癌等病变。因为长期摄入高盐饮食，会引发慢性胃炎、胃溃疡和胃酸分泌减少。细菌则会过量生长，促使硝酸盐还原为亚硝酸盐，从而诱发癌变。

■ 食盐过多易患白内障　研究人员发现，如果食盐（氯化钠）含量过高，患白内障导致失明的可能性将成倍增加。钠摄入量较高者患后囊性白内障的风险可比正常人高出两倍，而后囊性白内障是一种对视力损伤最大的白内障。

此外，吃得太咸易患感冒。研究表明，过多地摄入含盐食物，可导致口腔内唾液分泌减少，是口腔和鼻腔内病原微生物增多，容易引起上呼吸道感染，最终导致感冒。

（2）食用低钠盐好处多　低钠盐顾名思义就是一种钠离子含量比较少的盐。普通食盐的成分是氯化钠，而低钠盐中氯化钠的含量只有 65%，其他成分为 25% 的氯化钾和 10% 的硫酸镁。低钠盐与普通食盐口味相似，但钠含量明显减少，而且钾和镁还具有排钠和降低血压的作用。

（3）定期吃顿无盐餐　一项多国科学家的联合研究显示，定期吃一顿没有食盐的午餐或晚餐，会给人体健康带来许多好处。科学家们认为，没有食盐的食物有利于平衡细胞内外的渗透压力，从而会释放出部分对细胞不利的因素，这是一种全身现象。对于那些口味重或经常在外就餐、平时没办法控制食物中食盐含量的人，每周吃一次无盐餐，让肠胃和血管得到一定的净化，对身体绝对有百益而无一害。

（4）多种食物可促进排钠

■ 紫菜　紫菜中含有食物纤维卟啉和镁，可以促进排钠，预防高血压，外出就餐时不妨喝点紫菜汤。

■ 芹菜　芹菜中含有丰富的钾，而钾是钠的克星，能排出人体内多余的钠。

■ 牛奶　牛奶中含钙量丰富，而钙对血液中高钠引起的血压升高效应有拮抗作用。

■ 绿豆　绿豆中含镁较多，每 100 g 绿豆约含 150 mg 镁。食物中镁的摄入量与钠有拮抗作用。

■ 玉米　玉米含有丰富的钙和镁，排钠效果明显。将煮玉米或玉米粥作为主食，可以有助于控制盐的摄入。其他的粗粮如小米、荞麦、燕麦、高粱米、马铃薯等也有类似的作用。

■ 核桃　核桃中镁含量丰富，适当食用可以帮助减盐。另外，芝麻、杏仁、板栗、瓜子等坚果也有相同的作用。

四、镁（Mg）

1. 镁的生理功能与作用

镁在人体中含量约为体重的 0.05%。它是生物必需的营养元素之一。在人体中，镁元素的含量约 20～30 g，其中约 70% 与钙和磷结合成骨盐参与骨骼和牙齿的形成，大约 25% 与蛋白质结合成络合物存在于软组织和体液中。镁在细胞和体液中主要以离子形式存在。镁离子参与体内所有能量代谢，激活和催化 300 多个酶系统，包括葡萄糖的利用，脂肪、蛋白质和核酸合成，三磷酸腺苷代谢及膜离子转运等。镁与线粒体细胞及所有膜结构和功能的完整性有关。镁离子通过激活膜上的 $Na^+–K^+–ATP$ 酶，保持细胞内钾的稳定，维持心肌、神经、肌肉的正常功能。

（1）预防心律失常及心力衰竭。缺镁可引起各种心律失常如室性早搏、房性期前收缩、心动过速甚至房颤。其原因可能是缺镁心肌细胞膜上 $Na^+–K^+–ATP$ 酶抑制造成细胞内缺钾，增加心肌自律性和兴奋性。现在镁剂已成为广谱抗心律失常及心力衰竭的药物，镁的这一作用不仅对缺镁患者有效，而且正常人也可获效。临床实验表明，镁具有直接保护心肌自律性的药理作用。国外一些学者认为，镁缺乏可能是心律失常及心力衰竭的病因之一。

（2）预防心肌梗死。大量流行病学研究发现，含镁低的软水地区缺血性心脏病发生率及病死率高于含镁高的硬水区。最近，加拿大、南非、芬兰和瑞典等国家的流行病学研究表明：饮水中镁含量与男性缺血性心脏病病死率之间呈负相关，证实饮水中镁有助于防止心肌梗死。

（3）预防动脉粥样硬化。动脉试验表明，镁降低血清胆固醇浓度、甘油三酯浓度，使高密度脂蛋白升高，降低低密度脂蛋白，扩张血管，抑制血小板聚集、预防动脉硬化。

（4）预防高血压及脑卒中。动物试验结果表明，缺镁使大鼠血压升高、周围血管张力增加，补镁使高血压病进展减慢。流行病学调查表明，镁的摄入量和高血压呈明显负相关。补镁对血压的调节机理可能与镁活化膜上 Na^+–K^+–ATP 酶，使细胞内 Na^+ 浓度降低，引起平滑肌松弛及镁活化膜上腺苷酸环化酶使细胞内环磷酸腺苷增加，使血管张力和血管紧张性下降。

（5）镁对神经系统的保护作用。镁能预防中枢神经系统损伤。镁离子影响能量代谢，是 DNA、蛋白质高能物质合成的必需离子，对神经组织、神经细胞维持正常功能、再生修复以及膜的完整起着重要作用。镁可通过抑制 Na^+–K^+–ATP 酶及镁 –ATP 酶，调节中枢神经递质如儿茶酚胺、阿片受体及神经 DNA 受体，影响中枢神经功能及激素对神经功能的调节。

（6）镁离子能降低神经、肌纤维的兴奋性。镁离子能阻滞神经、肌接头的传导。缺镁可使神经肌肉的兴奋性增高，表现为四肢震颤、肌强直、感觉异常，甚至肌肉坏死。

（7）镁离子能预防偏头痛。现已证明，偏头痛患者的血、唾液及脑脊液中镁水平较低。缺镁可引起偏头痛，其原因可能与下列机理有关：镁抑制血栓素水平，合成前列腺素及作为钙拮抗剂抑制钙离子内流，体内外周血管镁降低，使脑内镁水平下降，一旦降至脑阈值水平，就导致偏头痛发作。临床上用镁治疗效果表明患者体内镁水平越增高，疗效越明显。这说明补镁可以防治偏头痛。

（8）镁离子能调节机体免疫功能，增加抗病能力。现已证明镁离子参与免疫球蛋白的合成及参与激活补体，调节吞噬细胞的吞噬功能，调节 T 淋巴细胞的成熟和功能。缺镁可使蛋白质合成受阻，降低机体抵抗力及免疫功能，使人体肿瘤发生率增加。

（9）镁离子有一定的抗过敏作用。镁可直接抑制活性物质释放致敏物质，临床上采用镁治疗效果很好。老年性白内障患者房水镁含量低，可能与缺镁造成免疫功能改变有关。

（10）镁与糖尿病之间存在密切关系。镁代谢与糖代谢之间存在相互影响。血糖浓度同血镁呈负相关。糖尿病患者血清镁比正常人低，尿镁比正常人高，可能与高血糖造成渗透性利尿使镁排出增加，而低镁反过来影响胰岛素的合成与分泌。缺镁与糖尿病之间存在恶性循环。缺镁可能导致患者对胰岛素不敏感，食物中补充镁离子后，胰岛素分泌功能和胰岛素的敏感性得到改善。糖尿病并发视网膜病变与血镁呈负相关，与病程呈正相关。糖尿病的低镁血症被认为是视网膜病变的危险因素。

（11）镁预防骨质疏松。哺乳动物体内镁含量60%是骨化合物，主要存在骨骼中，所以镁对保护骨骼健康非常重要。动物试验发现，镁影响大鼠成骨细胞生长分泌，可促进成骨细胞碱性磷酸酶活性及蛋白质分泌。如果没有镁的参与，无论补钙多少仍会骨质疏松。现已证明，镁可促进人体骨形成及细胞形成。此外，镁可预防酒精中毒者的肝癌和氟中毒。

2. 人体镁的需要量

一般认为，成人每日适合的镁摄入量为200~300 mg。国外营养学家对镁的推荐量为：1岁以内婴儿每日为50~70 mg，1~3岁为150 mg，4~6岁为200 mg，7~10岁为250 mg；男性11至14岁为350 mg，15到18岁为400 mg，18岁以上的则均为350 mg；女性11岁以上至成年300 mg，妊娠和哺乳期增加150 mg。中国营养学会没有对镁的供给量标准，但有"安全和适宜的摄入量"指南，与国外的推荐量相似。运动后和高温条件下，由于汗液中丢失镁，使血清镁明显下降时，镁的需要量较一般情况下为多。当钙、磷、维生素D及蛋白质的摄入量增加时，则镁的需要量也随着增加。

3. 缺镁对人健康的影响

镁是维持人体生命活动的必需元素，具有调节神经和肌肉活动、增强耐久力的神奇功能。此外，镁也是高血压、高胆固醇、高血糖的"克星"，它还有助于防治中风、冠心病和糖尿病。镁缺乏可致血清钙下降，神经肌肉兴奋性亢进；对血管功能可能有潜在的影响，有人报告低镁血症患者可有房室性早搏、房颤以及室速与室颤，半数有血压升高；镁对骨矿物质的内稳态有重要作用，镁缺乏可能是绝经后骨质疏松症的一种危险因素；少数研究表明镁耗竭可以导致胰岛素抵抗。缺镁的临床症状表现为情绪不安、易激动、手足抽搐、反射亢进等。

人体缺镁的原因与下列情况有关：①蔬菜短缺、蔬菜摄入量不足、蔬菜加工程序复杂致使含镁量大减；②经常食用磷过剩食品，如肉、鱼、蛋、虾等，动物蛋白食物中的磷化合物能使肠道中的镁吸收困难，而这些磷过剩的食物却是我们推崇的高蛋白营养物；③靠雪水生活的居民，经常饮用"纯水"（包括蒸馏水、太空水、纯净水）这些水固然纯净，但它在除去有害物质的同时，也除去了包括镁在内的有益营养物质；④饮酒、咖啡和茶水中的咖啡因也会使食物中的镁在肠道吸收困难，造成镁排泄增加；⑤食用食盐过量会使细胞内的镁减少；⑥身心负荷"超载"引起应激反应，可使尿镁排泄增加。

正常情况下，由于肾的调节作用，口服过量的镁一般不会发生镁中毒。当肾功能不全时，大量口服镁可引起镁中毒，表现为腹痛、腹泻、呕吐、烦渴、疲乏无力，严重者出现呼吸困难、发绀、瞳孔散大等。高镁血症可引起低血钙，其部分机制可能是由于甲状旁腺素分泌降低或靶器官对激素的反应性降低。高镁血症可影响骨和血液凝固。在尿毒症时，骨中镁含量显著增高。更重要的是镁过多可致骨异常。镁过多可干扰血小板黏附和凝血酶原生成时间。尿毒症部分是凝血障碍原因，也可能是由于慢性高镁血症所致。

4. 镁的吸收与排泄

（1）吸收镁的部位：主要在远侧肠道，即小肠和降结肠。此外，大肠亦可吸收镁离子。其吸收机制是主要通过肠上皮细胞靠被动扩散、迟缓溶解和主动转运 3 种机制进行。影响镁吸收的因素主要有药用量的镁，维生素 D 可促进吸收，但大量镁吸收不受维生素 D 支配。镁和钙及磷酸盐之间存在互相干扰作用。

（2）镁缺乏的原因：常见的有以下几种情况：①居住地软水，镁摄入不足；②营养不良、单一饮食或偏食引起摄入不足；③酒精中毒；④各种细菌、病毒感染及各种疾病增加机体镁的消耗，如急性胰腺炎、胃肠炎、慢性肝病、糖尿病、甲状腺功能亢进或机能不足、心律失常、血管痉挛等；⑤使用药物尤其是利尿剂、氨基甙类抗生素、强心苷造成缺镁。

（3）有助于镁吸收的物质：维生素 B_1、维生素 B_6、维生素 C、维生素 D、锌、钙以及磷等。

（4）妨碍镁吸收的物质：牛奶制品中的钙质、蛋白质、脂肪、草酸（菠菜）以及麦胚和面包（肌醇六磷酸盐）等。

（5）镁的最佳食物来源：杏仁、腰果、啤酒酵母、荞麦粉、花生、山核桃、熟蚕豆、大蒜、青豆、马铃薯皮以及螃蟹等。常见食物中镁的含量见表 5-1。

5. 科学补镁有利于人体健康

目前许多发达国家已将镁列为人体必需元素。补镁的重要性并不亚于补钙。从镁与疾病的发生、发展有关来看，在缺镁或高氟地区以及高危人群普及补镁对预防疾病尤为重要。

补镁方法及用量：适当补充镁不仅适用于缺镁者也可用于健康者进行预防保健。补镁方法有 2 种，即食补法和服用镁剂法。坚果、豆及海藻类含有大量镁，而米、麦、豆等由于加工而失去镁，鱼类、肉类、蔬菜、薯类、水果类等日常食品中镁含量不高，镁的主要补给来源是花生、芝麻、海带、苦扁豆等。常见的镁剂有硫酸镁和天门冬酸钾镁。关于正常人镁的用量问题看法不一，有人认为肾功能正常者，每日 4 ~ 6 g 不引起毒副作用。健康者保健用量参考德国人口服标准：成年男性 350 mg/ 天，女性 300 mg/ 天，孕妇 400 mg/天，乳母 450 mg/ 天。

表 5-1　常见食物中镁的含量　　　　　　　　　单位：mg/100 g

食物	镁的含量	食物	镁的含量	食物	镁的含量
小麦粉（标准粉）	50	小麦粉（富强粉）	32	麸皮	382
粳米（标一）	34	粳米（标二）	20	黑米	147
籼米（有机米）	13	小米	107	薏米	88
苦荞麦粉	104	黄豆	199	黑豆	243
豆腐（平均）	32	豆腐皮	111	绿豆	125
花生仁	178	芝麻酱	238	韭菜	25
菠菜	58	油菜	29	大白菜	9
卷心菜（甘蓝）	12	西蓝花	51	芹菜叶	58
芹菜茎	18	紫菜	460	南瓜子	450

第三节　人体中的常量非金属元素

一、磷（P）

磷作为人体极为重要的一种常量元素，因为它是所有细胞中的核糖核酸、脱氧核糖核酸的构成元素之一，对生物体的遗传代谢、生长发育、能量供应等方面都是不可缺少的。磷也是生物体所有细胞的必需元素，在维持细胞膜的完整性、发挥细胞机能方面具有重要作用。磷脂是细胞膜上的主要脂类组成成分，与膜的通透性有关。它促进脂肪和脂肪酸的分解，预防血中聚集太多的酸或碱，磷的功能也影响血浆及细胞中的酸碱平衡，促进物质吸收，刺激激素的分泌，有益于神经和精神活动。磷能刺激神经肌肉，使心脏和肌肉有规律地收缩。磷帮助细胞分裂、增殖及蛋白的合成，将遗传特征从上一代传至下一代。磷离子对于碳水化合物、脂类和蛋白质的代谢是必需的，它作为辅助因子作用于广大的酶体系，也存在于高能磷酸化合物中。如有机磷酸盐、三磷酸腺苷、磷酸肌酸等具有储存和转移能量的作用。在骨的发育与成熟过程中，钙和磷的平衡有助于无机盐的利用。磷酸盐能调节维生素 D 的代谢，维持钙的内环境稳定。

1. 磷的生理功能与作用

（1）构成骨骼和牙齿的原料。磷与钙同是构成骨骼和牙齿的重要成分，其中钙磷比例为 2:1。成人骨骼中含磷总量为 600~900 g，约占体内含磷总量的 80%~85%，以无机化合物形式与钙结合。在骨的发育与成熟过程中，钙和磷的平衡有助于无机盐的利用。此外，磷酸盐能调节维生素 D 的代谢，维持钙的内环境稳定。

（2）细胞构成成分。细胞内磷大部分是有机磷，是核酸、蛋白质、磷脂等细胞组成成分。磷也是生物体所有细胞的必需元素，是维持细胞膜的完整性、发挥细胞机能所必需的。磷脂是细胞膜上的主要脂类组成成分，与膜的通透性有关。它促进脂肪和脂肪酸的分解，预防血中聚集太多的酸或碱，磷的功能也影响血浆及细胞中的酸碱平衡，促进物质吸收，刺激激素的分泌，有益于神经和精神活动。磷能刺激神经肌肉，使心脏和肌肉有规律地收缩。磷帮助细胞分裂、增殖及蛋白的合成，将遗传特征从上一代传至下一代。

（3）储存能量。体内产生能反应中释放的能量，以高能磷酸键的形式储存于三磷酸腺苷及磷酸肌酸分子中。磷离子对于碳水化合物、脂类和蛋白质的代谢是必需的，它作为辅助因子作用于广大的酶体系，也存在于高能磷酸化合物中。如有机磷酸盐、ATP、磷酸肌酸等具有储存和转移能量的作用。

（4）活化代谢物质，调节酸碱平衡。碳水化合物和脂肪中间代谢都需先经过磷酸化，然后继续反应。它是很多辅基、辅酶的成分。经尿排出不同量和不同形式的磷酸盐，是机体调节酸碱平衡的一种机制。

2. 人体磷的需要量

磷在食物中广泛存在，只要饮食钙和蛋白质的供给量充足，磷能满足机体需要。食物中磷的来源广泛，不易引起缺乏。一般人体中，每 2.5 L 左右的血浆中，含磷约 75~100 mg，含钙 250 mg。正常情况下，1 岁以下婴儿，只要能按正常需求喂养，钙和维生素 D 能满足要求，磷也能满足要求。1 岁以上幼儿乃至成人，由于摄取食物种类广泛，磷的来源不成问题。有些国家规定：婴儿按钙/磷为 1.5:1 供磷，1 岁以上则按 1:1 供磷。一般成人对磷的需求每日为 1.2 g，重体力劳动者 1.5 g，儿童为 1~1.5 g，孕妇和哺乳期妇女为 2 g。高磷摄入对钙有决定性作用，如每日摄入钙在 400 mg 以下，而磷的摄入量又多于钙时，会影响钙的吸收率，导致钙不足。因此，对需要高钙膳食供应的人，膳食中磷钙比例为 1:1.5 最适宜。此外，钙与磷的吸收是否良好，直接影响骨的钙化，而维生素 D 能促进钙和磷的吸收。

3. 缺磷对人体健康的影响

人们几乎所有的食物中都含有磷。正常情况下，人们饮食中磷的摄入量总高于钙的摄入量，因此人体缺磷的现象极为少见。但有下列情况发生时，则可能造成人体缺磷：①过量摄入不能被吸收的抗酸药物，如铝、钙、镁制剂等，会影响磷的吸收；②喂食牛奶的婴儿；③素食者或常食产自缺磷土壤的高纤维食品；④疾病引起的低血磷和高尿磷，如已被临床证实肿瘤会引起低磷软骨病发生。典型的磷缺乏病症有：

（1）低磷酸盐血症：①中枢神经系统症状，如感觉异常、构音障碍、反射亢进、震颤、共济失调、昏迷；②由于红细胞2，3-二磷酸甘油酸减低，红细胞寿命缩短，可表现球形红细胞症、溶血、乏力、肌肉软弱，肌肉疼痛，甚至瘫痪；③骨痛（由于骨软化病），X射线片上可见假骨折；④白细胞吞噬功能障碍，易发生感染；⑤血小板功能障碍，血小板聚集能力降低。

（2）佝偻病：磷和钙都是骨骼牙齿的重要构成材料，促成骨骼和牙齿的钙化不可缺少的营养素，缺少钙和磷，常发生软骨病或佝偻病。骨骼和牙齿的主要成分叫作磷灰石，它就是由磷和钙组成的。佝偻病即维生素D缺乏性佝偻病是由于婴幼儿、儿童、青少年体内维生素D不足，产生的一种以骨骼软化、畸形为特征的全身、慢性、营养性疾病。其症状表现为：骨疼痛和压痛、骨骼和（或）颅骨畸形、弓形腿或膝外翻、脊柱畸形、鸡胸（胸骨向前突出）、生长受损，导致矮身材、容易骨折、牙齿畸形（形成延迟、缺陷等）、食欲差或体重减轻、睡眠困难、肌肉无力、学走路晚等。

（3）低磷软骨病：这是一种发生在成人中的新形成骨基质（类骨质或者骨样组织）不能正常完成矿化的代谢性骨病。由于骨样组织钙化不足和骨硬度不够，因而易弯曲变形。患者早期表现为腰腿疼痛、肌无力，严重时行走困难，容易发生病理性骨折，后期表现为胸廓畸形、脊柱侧弯、前凸等畸形，心肺功能严重受损。

4. 磷的吸收与排泄

食物中磷以有机磷酸酯和磷脂为主，在肠管内磷酸酶的作用下被分解为无机磷被吸收。磷在小肠中段吸收，吸收率因年龄、食物中其他阳离子如钙、铝、锶等含量以及食物来源等差别而有不同，年龄越小磷的吸收率越高，母乳喂养的婴儿吸收率为85%~90%。血清中所含的主要为无机磷。正常细胞外液中磷浓度随年龄增加而减少，如每100 mL细胞外液中磷含量初生儿6.1 mg，1~10岁4.6 mg，成人3.5 mg。钙与磷的吸收是否良好，直接影响骨的钙化。维生素D能促进钙和磷的吸收。正常情况下，成人每人每昼夜从尿液中排出的磷达1 000 mg。磷主要由肾排泄，其排出量约占总排出量的70%，每天经肾小球滤过磷约5 g，但85%~95%被肾小管回吸收。

5. 科学补磷有利人体健康

（1）磷的食物来源：磷是人体遗传物质核酸的重要组分，也是人类能量转换的关键物质三磷酸腺苷的重要成分。磷还是多种酶的组分，生物膜磷脂的组分，是构成骨骼、牙齿的重要成分，对人体生命活动有十分重要的作用。磷在食物中分布很广，无论动物性食物，还是植物性食物，在其细胞中，都含有丰富的磷。动物的乳汁中也含有磷，所以磷是与蛋白质并存的。瘦肉、蛋、奶和动物的肝、肾含量都很高。海带、紫菜、芝麻酱、花生、干豆类、坚果、粗粮含磷也较丰富。但谷物中的磷为植酸磷，不经过加工处理，吸收利用率较低。常用食物含磷量见表5-2。

表 5-2　常用食物含磷量表　　　　　单位: mg/100 g

食物	含量	食物	含量	食物	含量	食物	含量	食物	含量
小麦	405	面筋	35	高筋面粉	175	低筋面粉	96	营养面粉	112
糙米	280	米饭(熟)	51	营养面粉	112	燕麦	451	面包	67
糯米	120	黄豆	506	蚕豆	570	豆腐	169	红豆	318
芝麻	574	绿豆	320	干莲子	583	豌豆	387	花生米	392
马铃薯	58	莲藕粉	80	菱角	104	甘薯	110	猪血	11
鸭肉	190	猪腰	246	肥猪肉	8	瘦猪肉	123	鹅肉	191
香肠	265	五花肉	83	猪肉松	430	腊肉	128	猪血	11
猪肚	240	猪肝	521	牛肚	170	牛肉(半肥)	90	牛肉(瘦)	177
鸡肉	230	鸡肝	283	羊肉	134	鲜牛乳	85	鲜羊乳	110
鲤鱼	174	蛤蜊	128	鳝鱼	54	虾	139	鱼松	291
白带鱼	205	乌贼	156	白萝卜	11	油菜	25	空心菜	36
冬瓜	12	丝瓜	25	菠菜	36	苋菜	66	黄瓜	18
苦瓜	26	绿豆芽	28	青椒	21	韭菜	41	花菜	30
芹菜	23	南瓜	30	香菇	190	红茶	270	玉米(嫩)	100
番茄	24	洋葱	33	冬笋	55	绿茶	550	金针(干)	208
木耳	210	鸡蛋	238	鸡蛋黄	547	皮蛋	198	鸭蛋	232

（2）药物补磷: 补磷药物主要包括有机磷盐和无机磷盐。甘油磷酸钠为有机磷盐, 它克服了无机磷酸盐制剂的刺激性大、吸收不完全等缺点, 与钙有很好的相容性。补充甘油磷酸钠, 除纠正低磷血症外, 还可以预防磷缺乏或低磷血症的发生。

二、硫（S）

硫是一种广泛存在于自然界中的非金属元素。谈到硫, 人们首先想到的就是具有强烈腐蚀性质的硫酸, 例如酸雨对环境的破坏也是因为其中含有很多硫。但是, 很多人还不了解, 硫元素还是人体中不可缺少的一种常量化学元素。人体中, 硫的含量约占到人体体重的 0.25%（成年男性中约 175 g）。作为和我们生活息息相关的一种非金属元素, 硫和其他元素一样, 在人体内也是以化合物的形式存在的, 可以毫不夸张地说, 人体内的每一个细胞都含有硫。硫存在于人体蛋白质之中, 确切地说是存在于含硫氨基酸之中, 其是构成皮肤、骨骼、肌肉等结缔组织和毛发等组织的重要成分。其中, 硫在毛发、皮肤和指甲中浓度最高。在这些组织中, 硫的含量可高达 5% 左右。此外, 在日常生活中, 某些硫化物还能治疗一些疾病, 如牙龈疾病、口腔溃疡、痤疮、眼睛发炎、风湿性关节炎、红斑狼疮、动脉硬化、糖尿病、疲劳等疾病。硫元素对于我们人类有很重要的作用，当然也有不小的危害。所以，在日常生活中我们要注意尽量减少二氧化硫的排放，减少环境污染，让硫元素更多地造福于我们的生活。

1. 硫的生理功能与作用

硫不仅是人体所需的较大量元素，也是构成氨基酸的重要成分之一，有助于维护皮肤、头发及指甲的健康、光泽，维持氧平衡，促进胆汁分泌，帮助消化，有助于抵抗细菌感染，帮助脑功能正常运作。硫还与 B 族维生素一起帮助人体的基本代谢等方面起着重要作用。其实，明代医圣李时珍在《本草纲目》中就谈到了硫在医药中的作用，其认为硫可治腰肾久冷、除冷风、痹寒热，若生用可治疥癣。现代科学研究发现，人的肝脏、肾脏、心脏等的硫蛋白中含有镉、锌、铜等金属，称之为金属硫蛋白，这些蛋白质含硫量高达 16.3%。由于硫特殊的化学性质，金属硫蛋白具有极其独特和重要的生理功能，在生命活动中起着非常重要和广泛的作用。金属硫蛋白对人体健康的贡献不可估量。

（1）清除自由基。自由基又称衰老因子或致病因子。自由基过剩或任何引起自由基过剩的因素均会引起细胞病变，影响细胞正常功能的发挥，甚者引起衰老及疾病。金属硫蛋白是迄今为止发现的清除自由基最强的活性蛋白质（或多肽），它清除自由基的能力比体内专职的自由基清除剂——超氧化物歧化酶强 1 000 倍以上。

（2）生物解毒，保护肝、肾、脑等重要器官。每个金属硫蛋白分子上有 20 个活性巯基（–SH），除直接清除自由基外，还对铅、镉、汞等重金属有解毒作用。

（3）参与微量元素的储存、运输、代谢。硫可保护正常的酶促反应，维护机体正常的新陈代谢，使机体组织细胞发挥正常有序的生理功能。

（4）防癌、抑癌。硫通过刺激机体淋巴因子的产生，激活免疫细胞活性，达到正常免疫监视功能，从而起到防癌作用。

（5）癌症化疗、放疗的辅助治疗手段。金属硫蛋白减轻化疗等药物的毒副作用，并可增加化疗的药物剂量，达到有效治疗的目的，如减轻顺铂的毒副作用。此外，金属硫蛋白具有抗辐射作用，减轻放疗的副作用。

（6）防止动脉粥样硬化。金属硫蛋白是通过防止血管内皮细胞的脂质过氧化作用，从而防止动脉粥样硬化的。

（7）补充生物锌。1 分子金属硫蛋白与 5 ~ 7 个锌离子结合并被吸收，可预防机体由缺锌导致的对机体的不良影响。

此外，金属硫蛋白还可防止紫外线的辐射，治疗消化道溃疡、心肌梗死、风湿及类风湿关节炎，防止老年性痴呆、保护皮肤，同时还可减轻和预防吸烟对人体的危害。

2. 硫元素的危害

硫的危害主要体现在硫的一些化合物的危害上。例如，硫化氢是一种剧毒气体，人体吸入会受很大的危害；二氧化硫是一种无味的气体，人体吸入后会刺激呼吸道，影响呼吸系统的正常功能，而它和水结合产生的亚硫酸是酸雨的主要组成部分，对环境和人体健康的影响也是比较严重的；硫酸是一种酸性物质，也是一种重要的化工原料，它对环境的影响尤为明显，并可通过作用于环境而影响到人们正常的生活和身体的健康。

3. 人体硫的需要量

由于硫元素广泛存在于各种可食用的蛋白质之中，极易获取，日摄取量未能确定。但只要摄取了足够的蛋白质，也就摄取了足够的硫元素。

4. 缺硫对人体健康的影响

硫元素是头发、指甲和皮肤健康必不可少的成分。如果没有充足的硫元素补充，就会出现一系列相关的疾病。缺硫会使皮肤、毛发、指甲等含角质蛋白组织的更新过程发生障碍。

5. 硫的吸收与排泄

人和某些单胃动物很少能利用无机硫，即元素状态及硫酸化合物状态下的硫。因此，人体对硫的需要主要由一些有机的复合物，其中最主要的是蛋白质的一些氨基酸，而不是由某些无机的来源来满足。蛋白质食品的硫含量在 0.4% ~ 1.6% 之间变动，这取决于蛋白质的性质。混合饮食平均含硫约 1%。硫的优质食物来源为干酪、蛋类、鱼、谷类、谷物制品、豆类、肉类、坚果类和家禽。小肠是吸收硫的主要部位，在消化期间，蛋白质被裂解出含硫的氨基酸，并进入门静脉循环。过量的硫被排入尿和粪便中。

6. 科学补硫有利人体健康

（1）药物补硫：当人们因某种原因身体缺失了硫元素，可直接到药房去买硫酸亚铁片，按说明书或医嘱服用，即可迅速得到补充。此药一般药房都有售，较安全。日常生活中，主要还是以合理饮食来调节硫元素的摄入量。

（2）硫的食物来源：含硫元素较多的食物，在体内的最终代谢产物常呈酸性，与呈碱性食物适当搭配，有助于维持体内酸碱平衡。日常生活中，含硫量较多的食物有牛肉、猪肉、鸡肉、金枪鱼、牡蛎、比目鱼、奶酪、米、麦、面包、酒类、花生、核桃、薄肠、糖、饼干、白糖、啤酒，以及火腿、鸡蛋、龙虾、章鱼、鱿鱼、荞麦、奶油、豌豆、鳗鱼、河鱼、巧克力、葱、空心粉、炸豆腐等。

■ 十字花科蔬菜应多吃　十字花科蔬菜都含有丰富的多种维生素，矿物质和膳食纤维的含量也很多。此外，十字花科蔬菜中的各种强效抗氧化物质，能帮助人们消除污染，加快自身的排毒过程。如十字花科蔬菜中含有的被称为"硫配糖体"的葡萄糖异硫氰酸盐，虽无抗癌活性，但在加工、烹调、咀嚼的过程中，蔬菜的细胞被破坏，在某些酶的作用下会生成具有抗癌作用的异硫氰酸酯，同时还有其他活性物质形成，如吲哚、萝卜硫素等。有资料显示，生食蔬菜比加热食用能获得更多的异硫氰酸酯，较长时间的水煮会造成异硫氰酸酯大量减少。研究表明，每周吃三次十字花科的蔬菜，能将患结肠癌的风险性降低60%。所以，要增强疾病的抵抗力，提高人体的排毒能力，一定要在饮食中适当多吃十字花科的蔬菜。也正因为如此，《中国居民膳食指南》在建议人们每天摄入的 300～500 g 蔬菜时，特意推荐十字花科蔬菜。常见的十字花科蔬菜主要有卷心菜、花椰菜（菜花）、大白菜、小白菜、各种甘蓝、油菜、雪里蕻、芥末、白萝卜、胡萝卜、水萝卜、芥菜、大头菜、荠菜等。

■ 洋葱生吃最营养　生吃洋葱并没有人们想象的那么恐怖。把洋葱切成片，每天吃饭时和其他食物一起吃下几片，就不会辣了。洋葱的营养价值非常高，尤其是生吃，不会破坏其中的营养成分，每天坚持下去，对身体健康极有好处。生吃洋葱最好选择紫皮的，紫皮洋葱里含有丰富的花青素，具有很强的抗氧化作用。洋葱还可以刺激消化道，促进消化液分泌，既消除肉腻又帮助消化，一举多得。此外，紫皮洋葱更辣一些，说明其中硫化物含量更丰富，既能抗氧化，又可以降血脂、降血压。

三、氯（Cl）

氯是人体必需的一种矿物质元素，氯是维持人体内电解质平衡的重要元素。人体内的氯以氯化合物存在，主要为氯化钾和氯化钠，它们可保持体液和电解质的平衡。人体中氯化物浓度最高的地方是脑脊髓液和胃中的消化液。日常生活中，氯主要存在于食盐和水中。食盐是氯化物主要的饮食来源，只要正常饮水和食用盐，人体一般不必额外补充氯。但如果食盐的摄入量不足，体内的氯化物水平就会下降，进而引起因缺氯引发的各种病变。

1. 氯的生理功能与作用

氯离子是细胞外液中的主要阴离子，在维持细胞外液渗透压上起重要作用。红细胞和血浆之间存在氯离子和碳酸氢离子交换，当血浆中的碳酸氢离子增高时，会从血浆进入红细胞，红细胞中的氯离子进入血浆，以维持电荷平衡，这一过程称为氯离子转移。通过氯离子转移可调节血浆碳酸氢离子浓度，从而调节酸碱平衡，血浆氯离子浓度降低时，红细胞中的碳酸氢离子向血浆转移，可导致低氯性碱中毒；血浆氯离子浓度增高时，血浆中的碳酸氢离子向红细胞转移，导致高氯性酸中毒。氯离子是唾液淀粉酶、胰淀粉酶的激活剂。氯离子主要分布于细胞外液。血浆氯浓度为 96～106mmol/L，细胞内液氯离子分布很少，仅为 1mmol/L。在体内氯离子与钠离子伴行，代谢状况与钠离子类似。

氯对人体健康发挥着多种作用，其主要功效如下：

（1）保持体内水分与酸碱值的平衡。氯与钠、钾同等重要，多集中于细胞外液。它最重要的功能就是保持体内水分与酸碱值的平衡，并使细胞壁渗透压稳定，以维持正常的水分含量。

（2）形成胃酸的主要成分。氯是形成胃酸的主要成分之一。有足够的胃酸，才能让胃中维持一定的酸性，让消化蛋白质的胃蛋白酶发生作用。所以摄取适当的氯，也可帮助消化和杀灭食物中有害的细菌。

（3）维持肌肉的应激能力。氯能维持肌肉的应激能力，保持身体的柔软性。

（4）协助肝脏机能帮助扫除体内废物。氯与钠、钾一样，都具有电解质的功能，可协助肝脏机能，帮助扫除体内的废物，并且协助血液将二氧化碳运到肺，促进蛋白质、维生素 B_{12} 及铁的吸收。

2. 人体氯的需要量

氯存在于食盐和水中，只要正常饮水和食用盐，一般不必额外补充。而人体对食盐的需要量一般为每人每天 3~5 g。由于生活习惯和口味不同，实际食盐的摄入量因人因地有较大差别。在我国一般人每天约进食食盐 10~15 g，已大大超过了世界卫生组织和我国营养学会推荐的成年人每人每天 5 g 食盐的标准，成为威胁人们的身体健康的最大隐患，需要引起我们高度重视。

3. 缺氯对人体健康的影响

（1）缺氯症状：呼吸缓慢、有气无力、腹胀、手足麻木、头昏、肌肉收缩不良、消化受损、腹泻、缺水等症状，还会出现头发、牙齿脱落。婴儿如果由于遗传的因素而缺氯，会导致生长障碍。

（2）需补充氯的人群：①胃酸不足者：由于氯是形成胃酸的主要成分之一，且有足够的胃酸，才能让胃中保持一定的酸性。因此胃酸不足者可依照医师指示服用补氯药剂。②腹泻与常大量出汗者：此类人群在大量水分流失时，除应补充水分外，还需补充电解质。否则很容易产生无力、痉挛、呕吐、腹泻等衰竭症状。此时可依照医师指示服用补氯药剂。

氯主要存在于食盐和水中，一般不必额外补充。

4. 氯的吸收与排泄

食物中的氯主要在小肠被吸收。在消化过程中，血液中的一些氯化物用于产生胃酸。饮食中多余的氯化物则随尿排出。出汗、呕吐和腹泻会引起氯化物的额外消耗。氯经胃肠道吸收，主要由肾排泄，少量氯可从汗中排出。在热环境中劳动，大量出汗，可使氯化钠排泄增加。腹泻时，食物及消化液中的氯可随粪便大量排出。值得注意的是，机体失氯与失钠往往相平衡，当氯化钠的摄入量受到限制时，尿中氯含量下降，紧接着组织中的氯化物含量也下降。出汗和腹泻时钠损失增加，也会引起氯的损失。

正常人血浆中氯离子的浓度约为 98~108mmol/L，主要存在于细胞外液，细胞内液的氯离子浓度只有 1mmol/L。血液中氯几乎都以氯化钠的形式存在。每日随尿滤出的氯量约为 5~9 g。肾小球滤过液中的氯离子，99% 在肾小管中重吸收入血，其中 60%~80% 在近曲小管重吸收。由于钠在近端小管主动重吸收，引起水被动重吸收，使管腔中氯、钾离子等的浓度升高，通过扩散而被动重吸收。因此，钠的主动重吸收直接关系着包括氯在内的钾、钙等离子的重吸收。凡未被重吸收的氯，主要以氯化钠形式随尿排出，小部分以氯化铵由尿排出。尿氯的排泄量，主要受摄入钠盐的影响，其次与肾小管液中的酸碱度有关。肾小管泌氢离子增加，远曲小管重吸收氯离子减少，尿中排氯增加。

5. 科学补氯有利人体健康

（1）过量表现：通常只要肾功能正常，体内便可正常调节氯的含量，不会发生过多的问题。但若每天摄取氯超过15 g以上的话，则可能发生酸中毒、高氯血症、高血压，还会造成呼吸急迫、体内酸碱值失调等。

（2）食物来源：酱油、虾米、菠菜、茼蒿、雪里蕻、榨菜、芹菜、茴香；食盐、腌制食品、海带及各类海藻、橄榄、茶等；肉鱼蛋禽，谷类，坚果（如榛子、花生、核桃等），水果（如李子、梅子、葡萄干、杏、山楂等）。酸性食物含氯、硫、磷元素高，使人体血液呈酸性，易引发疲劳、溃疡，胃酸过多者不宜多食。

温馨提示

氯是目前使用最为广泛的消毒剂，用含氯的消毒药剂对自来水进行消毒杀菌，价廉、效果好、操作方便，深受欢迎，全世界通用。但是氯对细菌细胞杀灭效果好，同样，对其他生物体细胞、人体细胞也有严重影响。添加氯剂一种有效的杀菌消毒手段，例如自来水中必须保持一定量的余氯，以确保饮用水的微生物指标安全。但是，当氯和有机酸反应，就会产生许多致癌的副产物，比如三氯甲烷等。接触超过一定量的氯，就会对人体产生许多危害，且氯带有难闻的气味，俗称"漂白粉味"。研究发现，用自来水洗澡十分钟，浴室内氯气总量中有四成是经由呼吸道吸入，三成是由皮肤吸收，可见在密闭的空气中，经由呼吸或皮肤吸入的氯含量相当惊人。这些被皮肤所吸收的氯气，轻者会伤害皮肤，使肤质粗糙甚至产生瘙痒，重则经日积月累会造成人的生理机能的衰退，癌症发病率的增加。因此，日常生活中，每一个家庭都应科学用水，奉行吃水、用水统一标准。

饮水重要，用水同样重要。有条件的家庭最好置备一套家庭中央净水机（系统），使用滤除自来水中余氯的净水，避免余氯对身体的侵害。此外，饮用含氯的水最好烧开后再引用，或者饮用时能吃一些酸奶酪和含维生素E的食物，因为酸奶酪能补充被氯杀死的肠内有益菌，而维生素E能补充被氯破坏掉的部分。

第四节　人体中的微量金属元素

一、铁（Fe）

1. 铁的生理功能与作用

（1）参与氧的运输和储存

一般情况下，人体中的氧来自空气。氧通过人的呼吸进入肺泡，然后进入血液，与血红蛋白结合，通过血液循环进入人体的各个组织和细胞。血红蛋白分子是由 1 个球蛋白和 4 个血红素组成，血红素是由卟啉中四个吡咯环上的氮原子与 1 个 Fe^{2+} 结合形成的螯合物。血红蛋白的任务是运输氧，这就决定了氧与血红蛋白的结合必须是可逆的。但是血红蛋白与氧的结合并不是氧化，氧合血红蛋白中的铁仍为 Fe^{2+}。血红蛋白在肺部结合氧之后，随血液循环将氧带至各组织器官。在组织器官中，因为氧的分压较低，氧合血红蛋白离解出氧，再结合 CO_2，随血液循环回到肺部，即完成一个循环。铁还参与合成肌红蛋白。肌红蛋白也是一种含血红素的蛋白质，它由一个血红素和一个球蛋白组成，其结构与血红蛋白相似，只不过肌红蛋白是单链蛋白，血红蛋白是由四个亚基组成的寡聚蛋白。氧合血红蛋白把氧气放出后，氧分子立即与肌红蛋白结合。肌红蛋白也是一种含血红素的蛋白质，因此它也含 Fe^{2+}。在氧气分压低的地方，肌红蛋白与氧分子结合的能力比血红蛋白强，因此，与血红蛋白结合的氧气可以传递给肌红蛋白。肌红蛋白主要存在于肌肉细胞里，这些细胞的代谢是非常需要氧气的，而肌红蛋白的基本功能就是在肌肉组织中起转运和储存氧的功能。

（2）参与细胞色素和某些金属酶合成并影响其活性

铁与某些金属酶的合成及其活性密切相关，如它参与细胞色素氧化酶、过氧化物酶、过氧化氢酶、单胺氧化酶等的合成的，并且它与乙酰辅酶 A、琥珀酸脱氢酶、细胞色素 C 还原酶等的活性密切相关。过氧化氢酶，又称触酶，是一种含铁血红素酶；过氧化物酶也是一类含铁的酶，其中大多数以含三价铁 – 卟啉为辅基。这一类酶可以有效清除体内氧化过程中产生的过氧化氢、有机过氧化物等有害物质，使机体组织细胞免受损伤破坏。单胺氧化酶是一种含铁的黄素蛋白酶，是神经递质的灭活酶，被认为与抑郁症的发病，以及缺铁性贫血引起的幼儿智商偏低等有关。细胞色素也是以铁 – 卟啉复合体为辅基的血红素蛋白。它可以通过结构中铁价态 Fe^{2+} 与 Fe^{3+} 的可逆变化而进行电子的传递，对细胞呼吸和能量代谢有着非常重要的影响。

（3）维持正常造血功能

铁对人体健康的重要性在于它是血红蛋白的一个必不可少的成分，在造血过程中是必需的元素之一。红细胞生成除要求骨髓造血功能正常外，还要有足够的造血原料，制造红细胞的主要原料为蛋白质和二价铁，红细胞中含铁约占机体总铁的2/3，铁在骨髓造血细胞中与卟啉结合形成高铁血红素，再与球蛋白合成血红蛋白。

（4）增强免疫功能

铁缺乏和过量都会引起免疫系统的受损。铁可使人体内外周淋巴细胞、吞噬细胞、中性白细胞保持正常功能。研究发现，缺铁可引起巨噬细胞游走和抑制因子减少，吞噬细胞活性受损，外周淋巴细胞对抗原的反应下降等，进而影响机体的免疫系统。另外体内铁过剩也可使免疫功能受损。

2. 人体铁的需要量

世界卫生组织建议的供铁量：成年男子每天 5～9 mg；成年女子每天 14～28 mg。中国营养学会推荐：婴儿至9岁儿童每天需铁 10 mg；10 至 12 岁儿童每天需铁 12 mg；13 至 18 岁的少年男性每天需铁 15 mg；少年女性每天 20 mg；18 岁以上每天 12 mg；但成年女性每天 18 mg；乳母、孕妇为每天 28 mg。此外，足月新生儿体内的总铁量约为 250～300 mg（75 mg/kg 体重），出生后由于氧环境的改善，同时新生儿血红蛋白浓度的下降，造成铁的重新分布，红细胞分解的铁转为储存铁，可为出生后 4～6 个月的婴儿提供所需。另外，母乳中虽然铁的含量相对较低，但母乳中铁的吸收率非常高，约为 50%，能够满足 4～6 个月后婴儿的铁需要量增加。婴儿至 12 个月时大约每天需要 0.7～0.8 mg。断乳期婴儿的铁需要量在人一生中是相对最多的，每天约为 1.0 mg。因为生长快速的断乳期婴儿体内没有储存铁，所需量必须依靠膳食补充，但一般的膳食补充又难以满足其生理所需，这时应适当增加铁的补充。对于老年人，铁也是必不可缺少的微量元素。但随着年龄的增长和多种有关因素，均会影响铁的吸收和代谢。研究发现，对于大于 55 岁的成年男女，铁的饮食推荐量每天为 10 mg 即可。这时的老龄妇女，因为绝经，每月随月经损失铁的过程已经停止，从而减少了饮食中铁的需要量。

3. 铁失调对人体健康的影响

铁是维持生命的主要物质，在正常情况下，铁的吸收和排泄维持动态平衡。体内的铁呈闭锁循环，人体一般不易缺铁。只有在需要量增加、铁的摄入不足及慢性失血等情况下，才会导致缺铁。大家都知道它与血红素有着密切的关系，肌体缺少它会导致贫血等一系列身体不适的症状：①经常感到软弱无力、疲乏困倦；②皮肤、黏膜、指甲、口唇等颜色苍白或苍黄；③婴儿巩膜发蓝，头发干枯、易落；④稍一运动就感到心悸、气短；⑤经常有头晕、头痛、耳鸣、眼花、注意力不集中的时候；⑥嗜睡，且睡眠质量不好；⑦食欲减退、食不知味，儿童有厌食、偏食甚至异食症；⑧生育期妇女经期时间短，一般少于3

天，量少、色淡。

当体内铁缺乏时，除可因血红蛋白合成减低而致贫血外还可引起：①含铁酶的活性下降，影响细胞线粒体的氧化酵解循环；②运动后骨骼肌中的乳酸堆积较正常人多，使肌肉功能及体力下降；③单胺氧化酶的活性降低，使患儿神经及智力发育受到影响；④上皮蛋白质角化变性，胃酸分泌减少，消化功能下降。

此外，近期的研究发现一些鲜为人知的缺铁征兆，应引起人们的注意：

（1）主妇综合征。国外有人做过调查，发现在 25～45 岁育龄妇女中，有 40%～60% 的人有全身乏力，无精打采，早上不想起床而晚上又辗转难眠，情绪易波动、郁闷不乐，记忆力减退、注意力不集中等症状。究其原因系缺铁，但常常化验无明显贫血，仅血清铁偏低。因这种情况多发生于家庭妇女，所以称之为"主妇综合征"。补充铁剂后，上述症状可显著改善。

（2）妇女冷感症。缺铁的妇女体温较正常妇女低，热量产生少 13%，经常手脚冰凉，巩膜发蓝。因为铁是合成胶原的一个重要辅助因子，所以当体内缺铁后，阻断了胶原的合成，而使胶原纤维构成的巩膜变成十分薄弱，其下部的色素膜就会显出蓝色。因此，如果看到白眼球偏蓝色，也是缺铁的表现。

（3）异食癖。患者对正常饮食不感兴趣，却对粉笔、糨糊、泥土、石灰、布、纸、蜡烛等异物有癖好，吃得津津有味。缺铁引起的异食癖形式多样，最为多见的是嗜食冰，大冷天也喜食冰块。对于异食癖者，补充铁、锌后可迅速好转。

（4）影响婴儿发育。有研究发现婴儿缺铁时常常不爱笑、精神萎靡不振，平时不合群、不爱活动、爱哭闹，而且智商也显著低于正常儿。

误服大量铁剂会发生铁中毒。铁中毒又称血色病。发生铁中毒的过程可以分为五期：①在误食铁剂 30 分钟后到 2 小时。由于铁对胃肠黏膜的刺激作用，发生局部坏死和出血，导致出血性胃肠炎。临床表现恶心、呕吐、腹痛、腹泻、呕血、血性粪便，并可发生严重低血压、休克和昏迷。此期约可持续 4～6 小时。②继后 2～6 小时为无症状期。患者表面现象较好，此时铁聚集于线粒体和各器官中。③内服大量铁剂约 12 小时以后。由于铁剂导致细胞损伤，因而发生低血糖和代谢性酸中毒，同时可有发热、白细胞增多和昏迷等现象。患儿出现迟发性休克，④2～4 天后会出现肝、肾损害。患者主要症状为肝大、黄疸、肝功能异常以至肝衰竭、血尿，尿中有蛋白及管型。⑤食入铁剂 2～4 周以后，胃部常因瘢痕形成而残存幽门狭窄。若长期内服大量铁剂，还会引起肺、肝、肾、心、胰等处的含铁血黄素沉着症，并可导致栓塞性病变和纤维变性。

4. 铁的吸收与排泄

铁在体内吸收的机理较为复杂。一般认为，整个肠道对简单的铁化合物均能吸收，但以十二指肠的吸收能力最强。人体对铁的排泄是相当稳定的，因此人体不是通过排泄而是依靠吸收来调节体内铁的平衡。如体内缺铁时，铁的吸收增多。缺氧、贫血、红细胞生成加速均促进铁的吸收增加；而体内铁过多时，铁的吸收能自动减少。

铁进入肠道、被肠黏膜细胞吸收后，部分铁进入血浆，部分铁留在肠黏膜细胞内，随着肠黏膜细胞衰老、脱落而进入肠腔，随粪便排出体外。这是铁的主要排泄途径。此外，铁也通过尿、汗等排出，但量极微小。出血也可使铁丧失。妇女在来月经时、妊娠和分娩、哺乳时都丧失较多的铁。所以，育龄期妇女更容易缺铁。

从肠道吸收进入血浆的铁，或从红细胞破坏释放出来的铁，在血浆铜蓝蛋白的催化下变成 Fe^{3+}，才能与血浆转铁蛋白结合，然后被输送至骨髓中幼红细胞或其他各需铁组织。正常情况下，血浆中的转铁蛋白仅有约 1/3 与铁结合。当血浆（清）减少时，铁总结合力就增高，转铁蛋白饱和度降低；反之则升高。正常人的转铁蛋白饱和度为（35±15）%。血浆转铁蛋白每天转换的铁约为 30 mg。

进入骨髓幼红细胞的铁聚集成小粒，称为"铁小粒"。这类幼红细胞被称为"铁粒幼细胞"。在幼红细胞线粒体中，铁在血红素合成酶的作用下，与原卟啉结合成血红素。血红素合成后，多余的铁从幼红细胞中被排出，进入巨噬细胞。当幼红细胞内合成的血红蛋白足够时，细胞亦已成熟，此时细胞核被排出，成为成熟的红细胞。当红细胞衰老进入脾脏及其单核巨噬细胞系统（肝、骨髓）时被破坏，将铁释放出来，又与血浆转铁蛋白结合，再次被输送至骨髓幼红细胞内，重新用来合成血红蛋白。多余的铁还可被送至其他需铁的组织，或以铁蛋白、含铁血黄素的形式储存在肝、脾、骨髓等器官、组织的单核巨噬细胞系统中。铁蛋白不但具有储存铁的功能，而且还有保护机体免于铁中毒的作用。因为游离铁是有毒性的，游离铁与脱铁蛋白结合成铁蛋白，就能防止血液中游离铁浓度过高而产生中毒反应。在正常情况下，铁基本上不被排出体外，而是进入全身的铁代谢池，可以无数次被重新利用。

5. 科学补铁有利身体健康

铁是维持生命、制造血红素和肌血球素的主要物质，也是促进维生素 B 族代谢的必要物质。铁和钙是中国人特别是女性饮食中最缺乏的两大营养素。人体所摄取的铁中实际上只有大约 8% 被吸收而进入血液之中。体内的铁大部分用于制造血红素。血红素在血液细胞每 120 天更换新细胞时被循环、再利用。与蛋白质结合的铁储藏在体内，而组织铁（存在于肌血球素中）储藏在体内的量则非常少。

（1）预防宝宝缺铁

胎儿的营养由妈妈来守护，母亲在孕期注意铁储存（孕妇每天的需铁量为 15 mg）；宝宝出生后应尽量母乳喂养，这是预防缺铁性贫血的最好方法，但乳母要注意摄取富含铁的食物；适龄添加富铁的辅食。4~6 个月时开始添加蛋黄，它是这一阶段宝宝唯一可添加的富铁食物。6 个月后为宝宝提供肝泥、肉末、肉松等辅食。

早产儿从 5 个月起、足月儿从 6 个月起可在医生的指导下补充铁剂，以加强预防。乳酸亚铁是很好的二价补铁制剂；阿胶是中国传统的补血配方；蛋白锌能起到一个很好的补锌和增加营养的作用，并提高机体免疫力，增进食欲。补铁、生血加营养三效合一，能更好地预防贫血和补充铁元素。

（2）日常生活避免铁流失

■ 忌过量饮茶及咖啡　因为茶叶中的鞣酸和咖啡中的多酚类物质可以与铁形成难以溶解的盐类，抑制铁质吸收。因此，女性饮用咖啡和茶应该适可而止，一天 1～2 杯即可。

■ 用铁锅炒菜易于铁的吸收　食物加工应尽量少用铝锅，因为铝能阻止铁的吸收。

■ 选择好的补铁制剂　铁制剂应选择对人体肠胃刺激小、吸收好、口感好的产品为佳。在服用补铁制剂的过程中，还需要注意：应饭后服用补铁制剂；忌牛奶与补铁制剂同时服用。

■ 多吃蔬菜和水果　因为蔬菜水果中富含维生素 C、柠檬酸及苹果酸，这类有机酸可与铁形成络合物，从而增加铁在肠道内的溶解度，有利于铁的吸收。

■ 多食用含铁丰富的食物　如蛋黄、海带、紫菜、木耳、猪肝、桂圆、猪血等。

（3）女性饮食补铁有误区

世界卫生组织的调查表明，大约有 50% 的女童、20% 的成年女性、40% 的孕妇会发生缺铁性贫血。首先，女性的生理特点决定了女性易发生贫血。青春期的女孩生长发育旺盛，机体对铁的需求量大，加上月经来潮，容易发生缺铁性贫血；妊娠哺乳期女性要供给胎婴儿营养物质，铁的需要量大大提高，如不额外补充，贫血几乎不可避免；中年女性受宫内节育环、子宫肌瘤等影响，月经量较多，铁的流失已成必然；老年妇女胃肠道吸收功能减退，造血功能衰弱，贫血的发生也是有增无减。但是，除了自身的生理特点以外，女性在饮食方面存在一些认识误区和行为习惯，也是导致缺铁性贫血的重要原因。

误区一：**肉食损害健康**。部分女性受媒体广告的误导，只注重植物性食品的保健功效，导致富含铁元素的动物性食品摄入过少。实际上，动物性食物不仅含铁丰富，其吸收率也高。而植物性食物中的铁元素受食物中所含的植酸盐、草酸盐等的干扰，吸收率很低。因此，不食肉类食物容易出现缺铁性贫血。

误区二：**吃鸡蛋喝牛奶营养足够**。牛奶的铁含量很低，且吸收率只有 10%。鸡蛋中的某些蛋白质还会抑制铁质的吸收。例如，用牛奶喂养的婴幼儿，如果忽视添加辅食，常会引起缺铁性贫血，即"牛奶性贫血"。因此，牛奶鸡蛋虽然营养丰富，但要依赖它们来补充铁质则不足取。

误区三：**蔬菜水果无益补铁**。许多人不知道多吃蔬菜、水果对补铁也是有好处的。这是因为蔬菜水果中富含维生素 C、柠檬酸及苹果酸，这类有机酸可与铁形成络合物，从而增加铁在肠道内的溶解度，有利于铁的吸收。

误区四：嗜饮咖啡与茶。 对女性来说，过量地饮用咖啡和茶有可能导致缺铁性贫血。这是因为茶叶中的鞣酸和咖啡中的多酚类物质，其可以与铁形成难以溶解的盐类，抑制铁质吸收。因此，女性饮用咖啡和茶应该适可而止，一天 1 ~ 2 杯足矣。

（4）快速补铁好方法

■ 多吃富含铁元素的食物　食物中的铁有两种存在形式：非血红素铁及血红素铁。非血红素铁主要存在于植物性食物中，由于受其他食物成分的干扰，吸收率极低，例如米面中铁的吸收率只有 1% ~ 3%。血红素铁主要存在于动物性食品中，不受其他食物成分干扰，吸收率较高，如肝脏中铁的吸收率达 10% ~ 20%，能让大家补铁补血更充分。

■ 多吃促进铁吸收的食物　维生素 C 可以促进铁的吸收，其还是一个强还原剂，能使食物中的铁转变为能吸收的亚铁。猕猴桃、柑橘、橙子、西红柿等果蔬都富含维生素 C。饭前饭后喝茶会抑制铁的吸收。

■ 多吃强化食物　在奶粉、米粉、豆浆中，有很多食物中都是特别添加了铁的。"铁"的强化食物中食物标签上都有特别注明，大家选择合适的购买就可以。食用富含铁元素的食物，可以增加铁的吸收。

（5）老年人补铁常识

老年人缺铁较为普遍。缺铁的主要是因为机体消化、代谢功能逐步减退、胃部功能萎缩，导致胃酸、胃蛋白酶等的分泌减少，使机体对铁的吸收减少，对其他营养的吸收也大幅下降。但在日常生活中，老年人补铁要懂得适可而止，因为长期食补或补充铁剂过量会出现恶心、呕吐、腹泻等急性铁中毒症状，重者会导致人休克。铁蓄积过量还会诱发、加重老年痴呆症的病情。老年人使用补铁剂时还应注意不宜吃高脂及碱性食物，以免影响铁的吸收。

（6）补铁食物

■ 猪肝　猪肝富含铁元素，每 100 g 猪肝含铁 25 mg。猪肝还富含维生素 A 和维生素 C，每 100 g 猪肝含有维生素 A 10000 国际单位，含维生素 C_2O mg。此外，猪肝还含有蛋白质、脂肪、硫胺素、核黄素及钙、磷等矿物质。这些营养成分不仅对养生健体有益，更重要的是猪肝具有补血补铁、补肝明目、防治妇女分娩后贫血的作用。

■ 猪血　猪血中含有人体不可缺少的无机盐，特别是铁的含量丰富，每 100 g 中含有铁 45 mg，比猪肝几乎高一倍，比鲤鱼高 30 倍，比牛肉高 22 倍。因此，要常食用猪血，既防治缺铁性贫血，又增补营养，对身体大有益处。

■ 黑木耳　黑木耳含有蛋白质、糖，尤其富含钙、磷、铁，每 100 g 生黑木耳含铁 100 mg，每 100 g 干黑木耳含铁 185 mg，是猪肝含铁量的 7 倍。

■ 红枣　红枣味甘温，具有养血安神、补中益气之功效。红枣的营养价值颇高，虽然红枣中铁含量不高，但是它含有大量的维生素 C 和维生素 A。每 100 g 红枣含维生素 C

500 mg，而缺铁性贫血患者往往伴有维生素 C 缺乏。在补铁吃富含铁的食物的同时，还要吃富含维生素 C 的食物，而红枣正是最佳补品。

需要注意的是，食用补铁食物时最好不要同时食用含草酸或鞣酸高的菠菜、苋菜、鲜笋及浓茶等，以免结合成不易溶解的铁盐，妨碍铁的吸收。

二、锌（Zn）

1. 锌的生理功能与作用

锌是微量元素的一种，在人体内的含量以及每天所需摄入量都很少，但对机体的性发育、性功能、生殖细胞的生成却能起到举足轻重的作用，故有"生命的火花"与"婚姻和谐素"之称。锌在人体内主要存在于骨骼、头发、皮肤和血液中，血液中锌 75% ~ 85% 在细胞中，全身锌量成人为 1.4 ~ 2.2 g。锌的生理功能与作用主要表现在：

（1）构成含锌酶类，促进生长发育和组织再生。锌在 300 多种酶当中发挥重要的作用，尤其是 DNA 和 RNA 合成不可缺少的酶。此外，锌还参与生长素的合成，加速细胞分裂，促进生长发育，保护皮肤黏膜的健康。

（2）维持生物膜结构和功能。在细胞质膜中，锌主要结合在细胞膜含硫、氮的配基上，形成牢固的复合物，从而维持细胞膜稳定，减少毒素吸收和组织损伤。锌对膜功能的影响还表现在对屏障功能、转运功能和受体结合的影响。

（3）对脑发育和功能具有重要的生理作用。锌缺乏导致脑发育和成熟落后，锌参与输送信号到中枢神经系统的过程，增加记忆和思维技能。一定剂量范围内的锌能促进神经细胞的生长发育、增殖及 DNA 复制和蛋白质合成。因此，缺锌可导致学习能力的损害和工作记忆能力的缺乏，影响认知功能。其他研究还表明，锌缺乏还可以产生情感和行为问题。

（4）保持正常的味觉和食欲。锌在味觉、嗅觉和消化等方面也起着重要的作用，锌对口腔黏膜细胞的正常结构和功能具有重要作用，缺锌时口腔黏膜细胞发育不全，易于脱落，阻塞味蕾小孔，味蕾细胞难以感受食物的刺激，味觉功能下降，使儿童进食的欲望降低，影响进食量。

（5）对性器官和性功能的发育有促进作用。锌是睾丸和前列腺发育和保持正常功能所必需的，锌可明显促进第二性征的发育，缺锌可导致性功能不全。

（6）参与调节免疫功能。锌缺乏会对各种 T 细胞的功能、淋巴细胞功能、天然杀伤细胞的功能、胸腺激素的产量和活性等都会产生一定影响。因而，锌对于保证免疫系统的完整性是必需的。锌还广泛参与生物大分子的构成、基因表达及调控，并参与蛋白质、脂类和糖的合成与降解，帮助建立人的免疫功能。现已证明，锌对抵御各种有害因子（包括有机化合物）具有有益的作用，如对 X 放射线和 γ 放射线，以及感染因子（内毒素等）均有一定的抵御作用。

此外，口服锌制剂还可使肝硬化患者的肝功能恢复正常。锌制剂对治疗心绞痛、脑缺血、类风湿关节炎及感冒等病症都有良好的效果。

2. 人体锌的需要量

现在还没有最适于健康和生长的精确的最小的锌的需要值。世界卫生组织于1977年曾推荐了临时的锌供给量标准：婴儿及儿童 0 ~ 12 个月 6 mg/ 日，1 ~ 10 岁 8 mg/ 日；男性 11 ~ 17 岁 14 mg/ 日，18 岁以上 11 mg/ 日；女性 10 ~ 13 岁 13 mg/ 日，14 岁以上 11 mg/ 日；妊娠妇女 15 mg/ 日，哺乳期妇女 27 mg。这一标准是按锌的可利用率为 20% 提出的。此后，也有国外学者推荐半岁以内婴儿需锌 3 mg/ 日，1 岁以内 5 mg/ 日，1 ~ 10 岁儿童 10 mg/ 日，11 岁以后至成年均需 15 mg/ 日；妇女妊娠期在上述基础上每天增加 5 mg，哺乳期增加 10 mg/ 日。中国营养学会推荐的每日膳食中锌的供给量与上述相似，但儿童从 10 岁起增加到 15 mg/ 日，而孕妇和乳母均在每天 15 mg 的基础上增加 5 mg。

3. 缺锌对人体健康的影响

（1）缺锌的症状

■ 影响生长　锌在人体内是促进生长发育的重要物质，儿童在发育阶段如果严重缺锌，身体就长不高，成为侏儒。故锌享有"婴儿生长素"的美称。

■ 影响体内淋巴细胞的增殖和活动能力　锌能维持上皮和黏膜组织的正常功能，使病菌难以入侵。如果体内缺少了锌，皮肤易生痤疮，皮肤黏膜则会出现水泡、溃疡和糜烂的现象，伤口也不易愈合。

■ 影响胎儿发育　严重缺锌的母亲会生出畸形的下一代，胎儿可出现神经系统发育不全，眼睛头部和骨关节变形等。有些妇女怀孕初期，发生味觉异常和厌食等症状，也是体内缺锌的一种反应。

■ 智力发育低下　锌与智力发育有着密切的关系。智力较强、学习成绩较好的青少年，体内含锌量都较高。

■ 影响人的味觉和食欲　医学研究发现，体内含锌量不足推荐量一半的儿童，其中50% 的没有正常味觉，70% 的食欲不振。

■ 影响性功能　现已发现，人和动物的精液中，锌的含量都很高。肌体内缺锌时，青年男子的性机能便会减退，中年男子的睾丸也会受到不良影响。若长期缺锌，精子数量便会大幅度下降。补锌或多摄入一些含锌量高的食物后，性功能又会恢复正常。有人把锌称作"夫妻和谐素"。

■ 增加患糖尿病的风险　锌在胰岛素中的作用也是很明显的。研究表明，胰腺里的锌降为总量的一半时，患糖尿病的风险大大增加。

（2）锌缺乏易得的疾病

■ 原发性男性不育症　缺锌时机体受影响最严重的为生殖过程，性成熟受到严重的影响。成人缺锌可发生性腺萎缩，性功能低下。实验室检查发现，男性血清睾酮及锌水平低下，精子数目减少，用锌治疗可收到良好效果。

■ 营养性侏儒症　本病多为摄入锌不足者，婴幼儿营养不良者，多见于谷物食品为主的国家和地区。谷类含锌低，若副食补足不够，或虽然锌摄入充分，但由于吸收不好，6- 磷酸肌醇与锌结合成难溶的复合物，阻碍了锌的吸收，造成机体低锌而起病。本病影响生长发育，多发于儿童、青少年，患儿表现为生长发育停滞，骨骼发育障碍，智力及性功能低下，肝脾肿大，皮肤粗糙，色素沉着，伴有贫血。实验室检查可发现患儿血清锌及头发锌低，不及时补锌治疗，可导致侏儒症发生。

■ 肠源性肢体皮炎　临床表现为持续性、间断性腹泻及口腔炎，肛门、外生殖器、膝部、踝部、小腿、足、肘等部位瘙痒和炎症，伴有食欲不佳、精神不振、头发变浅棕色、脱发等，不积极治疗可引起败血症。

（3）锌缺乏的主要原因

■ 膳食摄入不平衡　动物性食物摄入偏少，有偏食习惯，食物含锌量低。

■ 特殊生理需要　因特殊生理需要，引起需要量增加。如青少年生长发育期以及孕妇、乳母和婴幼儿对锌的需要量都会增加，容易引起锌摄入量不足。

■ 高排出锌疾病导致缺锌　如腹泻、急性感染、肾病、糖尿病、创伤、大面积烧伤、吸血性肠道寄生虫感染、肝胆引流、溶血、出血、疟疾及某些利尿药物使用增加锌的排出。

（4）需要补锌的人群

■ 吃素者宜补锌　有些人喜欢吃蔬菜，有些人由于患了动脉硬化症或其他疾病而不得不多吃蔬菜。蔬菜内纤维丰富，对身体固然有很多好处，但是有些重要的微量元素在蔬菜中的含量却极微。尤其是女同志，如果只吃蔬菜，由于摄入的热量及锌不足，容易给下一代带来先天性疾病。因此，多吃蔬菜的人也应该吃一些含锌较多的食物，例如畜肉、家禽、海产品、豆类及乳制品等。

■ 早衰者宜补锌　如果人体得不到正常的锌的供应，体内细胞机能将会变得不正常，并会加速人的衰老。具体地说，锌可延缓高血压、糖尿病、心脏病、肝病等疾病的进展。对健康人来说，摄取适当量的锌，则有防病延寿的作用。

■ 营养不良的儿童宜补锌　小儿处于生长发育阶段，对锌的需要量较大。据上海市有关单位对 158 名 6 岁以下营养不良儿童做锌含量测定，发现其中有 118 名儿童缺锌。经服用硫酸锌后，这些儿童食欲增强，身高、体重也有明显增长。因此，如发现小儿体弱多病，必要时可作含锌量测定，在医生的指导下服用补锌类药物。

■ 厌食症患者宜补锌　医学研究发现，人体内缺乏锌元素不仅会影响正常的机体生长发育进程，而且还会出现多种症候，如食欲不振、味觉减退、疲乏、消瘦，甚至厌食等等，还可能发生脚浮肿、烦躁不安、皮肤溃疡等。少数患者还可能出现异食癖，正常的味觉和食欲发生了病态的改变，常爱吃一些根本不能吃的东西，如石灰、泥土、砖块、香烟头、粉笔等，令人难以理解，但他们却津津有味地吃。

■ 视力差者宜补锌　因锌参与了维生素 A 和视黄醇结合蛋白的合成，并动员肝脏内的维生素 A 到血浆中，以维持血浆中维生素 A 的正常含量，有保持视力的作用，眼球中的锌可使夜间视力增强。

■ 免疫力差者宜补锌　锌在核酸合成中起重要作用。当体内缺锌时，可导致胸腺萎缩，胸腺因子活性降低，T 细胞功能减退，免疫功能因此而下降，机体极易受到微生物的感染。

■ 味觉差者宜补锌　缺锌会使身体功能出现诸多障碍，表现最明显的就是常常感到味觉异常，吃东西不香，其原因除了舌头上味蕾数目减少和牙齿缺损影响咀嚼外，锌的缺乏也是重要原因。

（5）警惕锌过剩对身体带来的危害

锌是人体必需微量元素，保证锌的营养素供给量对于促进人体的生长发育和维持健康具有重要意义。正常人体内含锌量 2 ~ 2.5 g。但人体内摄入过量锌也会导致锌中毒。锌的供给量和中毒剂量相距很近，即安全带很窄，如人的锌供给量为 10 ~ 20 mg/ 天，而中毒量为 80 ~ 400 mg。误用过量锌盐后患者可出现口、咽及消化道糜烂，唇及声门肿胀，腹痛，腹泻、呕吐以及水和电解质紊乱；重者可见血压升高、气促、瞳孔散大、休克、抽搐等危象。锌中毒的原因有：空气、水源、食品被锌污染以及电子设备的辐射均可造成锌过量进入人体；临床误治，如大量口服、外用锌制剂或长期使用锌制剂治疗；意外口服过量可溶性锌盐；吸入氧化锌烟雾，引起金属烟尘热。对于锌中毒，不同病因应作不同处理。氯化锌中毒可用 4% ~ 5% 碳酸氢钠雾化吸入并吸入氧气，保持呼吸道通畅，必要时静脉注射糖皮质激素；皮肤接触部位要用大量清水冲洗；误服可溶性锌盐应迅速洗胃、催吐，内服鞣酸蛋白、浓茶或牛奶，继服镁盐导泻，并给予对症支持治疗；因接触过量金属烟尘而致热轻症者，不需特殊治疗，应休息、保温、大量饮水或服用红糖、生姜煎剂；发高热时，可内服退热镇痛片或用中药治疗，如银翘解毒片或感冒片等。

4. 锌的吸收与排泄

食物中的锌随食物进入人的小肠，它首先要被消化分解为离子状态的锌，再通过小肠上皮细胞进入血液，再由血液把它输送到全身各处发挥作用。多余的锌从粪便、尿、汗、头发及乳汁排泄。

5. 科学补锌有利身体健康

（1）如何给宝宝补锌 "锌"对宝宝成长发育很重要，机体内缺锌会使脑细胞数目减少，尤其在胎儿期到 3 岁期间，如果缺锌将影响脑的发育。因此，在宝宝生长发育期间应高度重视锌的营养补充问题。具体地讲，应当做到：

■ 提倡母乳喂养 母乳中含有促进婴儿生长发育的锌，尤其初乳中含有大量的锌，人工喂养的孩子则需要按时添加辅助食品，同时注意补充含锌丰富的食品。

■ 适量摄入含锌丰富的食物 这是最有效的补锌方法。粗制完整的谷类食物中含有丰富的锌；海产品含有丰富的锌，如海带、紫菜、鱿鱼、牡蛎、黄鱼等，尤其牡蛎中含有较多的锌；动物内脏、蛋类、坚果类、食用菌、瘦肉类、豆类、鱼类等均含有丰富的锌；绿色蔬菜也含有丰富的锌，其中芹菜含锌量较丰富。需要注意的是，食物中的铁、钙、磷、铜等成分含量过高时，锌的吸收利用率就会降低，因此大家应在日常饮食中保证食物多样化，力求达到平衡膳食。

（2）锌的来源广泛，普遍存在于各种食物中，但动植物性食物之间，锌的含量和吸收利用率差别很大。动物性食物含锌丰富且吸收率高。每千克食物含锌量，如牡蛎、鲱鱼都在 1000 mg 以上，肉类、肝脏、蛋类则在 20～50 mg。一般植物性食物含锌较低。在我国部分常用植物性食物中，每千克含锌量在 30 mg 以上的有大白菜、黄豆、白萝卜；含锌量在 10～30 mg 之间的有稻米（糙）、小麦、小麦面、小米、玉米、玉米面、高粱面、扁豆、马铃薯、胡萝卜、紫皮萝卜、蔓菁、萝卜缨、南瓜；含锌量不足 10 mg 的有甜薯干等。一般来说贝壳类海产品、红色肉类、动物内脏类都是锌极好的来源；干果类谷类胚芽和麦麸也富含锌。

（3）补锌不宜喝牛奶。锌是人体内不可或缺的一种微量元素，对于促进人体的生长发育、稳定味觉系统、保护皮肤健康等有着举足轻重的作用。补锌原则上以食补为主，多吃些糙米、全麦、海产品或动物肝脏即可。当缺锌严重时则可使用锌制剂，如葡萄糖酸锌加以补充。但需要注意的是，服用葡萄糖酸锌时千万别喝牛奶。因为葡萄糖酸锌中的二价锌离子易于牛奶中的蛋白质形成络合物，以致影响蛋白质和锌的吸收。同时，锌还会与牛奶中的其他二价金属离子，如钙、铁、铜等在吸收上竞争拮抗，相互干扰影响吸收。

（4）多吃苹果有益治疗前列腺炎。苹果是营养学界公认的健康食物。最近的研究发现，长期食用苹果能够减轻慢性前列腺炎患者的症状，并减少复发。这主要是因为苹果中的锌含量很高，而锌是前列腺的重要抗病因子。前列腺液中含有一定量的含锌蛋白，其主要成分是锌。这种蛋白的抗菌作用与青霉素相似。当人患了前列腺炎时，锌的含量明显降低。当前列腺炎改善或治愈，锌的含量又可逐渐恢复正常。苹果汁含锌较高，且具有安全、易消化吸收及易接受的特点。每天吃 2～3 个苹果，就可获得较充足的锌元素，达到协同治疗前列腺炎、防止复发的目的。

三、锰（Mn）

1. 锰的生理功能与作用

锰是一种广泛存在与自然界中的金属元素。在地表的土壤中，锰元素的含量可达到0.25%。茶叶、小麦及硬壳果实中锰元素的含量均比较多。锰也是人体必需的微量元素之一，它构成人体内若干种有重要生理作用的酶，对人体的成长发育和健康十分重要。锰的生理功能与作用主要有：

（1）参与许多酶的合成与激活。锰参与精氨酸酶、脯氨酸肽酶、丙酮酸羧化酶、超氧化物歧化酶、羧化酶、磷酸化酶、醛缩酶、磷酸葡萄糖变位酶、异柠檬酸脱氢酶、胆碱酯酶、多糖聚合酶、半乳糖转化酶、三磷酸腺苷酶等的组成和激活。

（2）保持正常的心、脑功能。锰有祛脂作用，能加速细胞内脂肪的氧化，并减少肝脏内脂肪的堆积，有利于保护心、脑血管，对维持血糖、血脂和血压的正常水平作用明显。

（3）维持正常的糖代谢和脂肪代谢。实验发现，胚胎或新生儿缺锰，会出现细胞发育不良及胰岛素分泌量减少，糖耐量曲线下降，出现糖尿。锰对脂质代谢、硫酸铜软骨素合成、蛋白质合成都起着重要作用。锰与人的衰老有密切关系，是过氧化物歧化酶的组成部分，能清除人体内的自由基，延长人的寿命。锰还有祛脂作用，能加速细胞内脂肪的氧化，并减少肝脏内脂肪的堆积，有利于保护心、脑血管，对维持血糖、血脂和血压的正常水平作用明显。

（4）促进生长发育。锰不但参与蛋白质的合成，还参与遗传信息的传递及甲状腺和性腺的分泌。锰缺乏会导致男性退行性病变、精子减少、性周期紊乱以致不育。锰是硫酸软骨素合成酶的必须辅助因子，与结缔组织韧性、硬度和黏多糖合成、硫酸软骨素代谢、钙磷代谢密切相关。锰是过氧化物歧化酶的组成部分，能清除人体内的自由基，延长人的寿命。锰还与软骨生长密切相关，促进骨骼生长和智力发育。还可改善机体的造血功能。

2. 人体锰的需要量（每日）

婴儿对锰的需要量：0 ~ 0.5 岁为 0.5 ~ 0.7 mg；0.6 ~ 1 岁为 0.7 ~ 1.0 mg。儿童和青少年对锰的需要量：1 ~ 3 岁为 1.0 ~ 1.5 mg；4 ~ 6 岁为 1.5 ~ 2.0 mg；7 ~ 10 岁为 2.0 ~ 3.0 mg；11 ~ 18 岁为 2.5 ~ 5.0 mg。成人（18 岁以上）对锰的需要量为 3 ~ 5 mg。

3. 锰失调对人体健康的影响

（1）人体锰缺乏的症状

■ 骨质疏松症　人体的骨骼中有"成骨细胞"和"破骨细胞"，二者相辅相成共同维持骨骼的正常代谢。当体内长期锰缺乏时，破骨细胞的"破骨"作用增强而成骨细胞的活性受到抑制，骨孔增大，于是骨组织的强度和硬度均下降、韧性减退，变得疏松薄脆，受外力易发生骨折。

■ 骨骼畸形 软骨受损是缺锰的又一表现。酸性黏多糖是构成软骨与骨组织的重要成分；硫酸软骨素也是构成骨骼与软骨、肌腱、皮肤和眼角膜的重要成分。酸性黏多糖和硫酸软骨素在体内的合成过程需要含锰的酶参与。当体内锰缺乏时，含锰酶的活性下降，这两种物质合成减少，于是发生骨骼畸形、软骨受损。中老年人缺锰时易出现疲劳乏力、腰酸背痛、牙齿早脱、骨骼畸形且易断裂、角膜薄翳等，儿童则是生长发育迟滞，甚至引起侏儒症。

■ 加速衰老 人体甲状腺分泌出的甲状腺素是一种统筹调节全身生命物质代谢的激素，然而这需要在锰的参与下才能发挥其正常功效。此外，人体细胞的正常分裂增殖以及体内蛋白质的合成过程，也都需要有锰的参与才能实现。缺锰时便可出现上述生理功能的退行性改变，皮肤角化过度，加速老年人的衰老进程。同时，人体内的超氧化物歧化酶具有抑制和消除体内有害的"氧自由基"、防止脂质过氧化的功效，从而起到抗氧化、抗疲劳、抑制癌症，尤其是抗衰老作用。然而，此酶必须在锰的催化下才有上述作用。由此可见，体内缺锰可加速衰老，适宜量的锰常被誉为"益寿元素"。

■ 导致不孕不育 体内严重缺锰可导致不孕症，甚至出现死胎、畸胎和孕妇死亡。此外，缺锰可使男性雄性激素分泌减少、性功能低下、睾丸萎缩、精子减少等。

■ 影响维生素的合成 锰虽然不是维生素的成分，但与维生素 A、B、C 的代谢有密切关系，并刺激抗毒素的形成。缺锰可影响维生素的合成及发挥其作用，从而降低机体抗病能力。

■ 引起贫血 大量研究资料表明，贫血除铁、铜外，还与锰的缺乏有关。锰有刺激红细胞生成素和促进造血的作用。锰在线粒体内的含量很高，而血红素的合成与线粒体有特殊关系。血红素由一个二价铁离子与原卟啉分子上 4 个吡咯环上的氮原子结合而成。元素锰可以取代二价铁，使血红蛋白结合氧的能力减弱，造成组织细胞缺氧，反馈产生红细胞生成素，刺激造血。所以，锰缺乏与贫血关系密切。

此外，脑正常功能的发挥也需要锰。缺锰可使人智力减退、儿童多动，甚至使人患惊厥、诱发癫痫（羊角风）和精神分裂症等精神病。

（2）锰过量会危及人体健康

从人体锰的需要上来讲，锰的摄入量少了不行，多了也不行。锰的毒性虽然较小，且关于口服锰中毒的报道很少。但是，过量吸入锰含量超标的空气，仍然会造成锰中毒，严重威胁人体健康。早期轻度锰中毒患者的表现有精神差、失眠、头昏、头痛、无力、四肢酸痛、记忆力减退等症状，部分患者易激动、话多、好哭等情绪改变，常有食欲不好、恶心、流涎、上腹不适、性欲减退或阳痿、多汗等，四肢有时麻木、疼痛、两腿沉重无力。发展到中度中毒时，患者除上述症状外，感觉两腿发沉、笨拙、走路速度减慢、易于跌倒、语言不清、口吃、做精细动作困难。重度中毒者以上症状加重，四肢僵直、说话含糊不清，下颌、唇、舌出现震颤；写字试验时字越写越小，叫"书写过小症"；精神症状为自主的哭笑、记忆力减退、智能下降，严重者会出现重度的精神病症状，出现幻觉和暴力倾向。病情进一步发展，患者的神经系统会发生像帕金森氏病一样的形态学改变。如被确诊为慢性锰中毒，应脱离锰污染环境，尽快到医院进行驱锰治疗。驱锰药有依地酸钙、二巯基丁二钠等，神经衰弱症状可用中药调节。

4. 锰的吸收与排泄

锰全部由小肠吸收。锰的吸收是一种迅速的可饱和过程，很可能是通过一种高亲和性、低容量的主动运输系统和一个不饱和的简单扩散作用完成。锰的吸收机制有可能包括两个步骤，首先是从肠腔摄取，然后是跨过黏膜细胞输送，两个动力过程同时进行。在吸收过程中，锰、铁与钴竞争相同的吸收部位，三者中任何一个元素的含量高都会抑制另外两个的吸收。锰几乎完全经肠道排泄，且排泄速度非常快，仅有微量经尿排泄。

5. 科学补锰有利身体健康

锰的主要食物来源见表5-3。

表5-3 常见食物中锰含量 单位：mg/100 g

食物	含量	食物	含量	食物	含量	食物	含量	食物	含量
紫菜（干）	105	河蚌	59.61	红茶	49.8	藿香	38.6	高良姜	36
绿茶	32.6	砂仁	22.96	黑芝麻	17.85	花茶	16.95	榛子（干）	14.94
蛏子	11.93	辣椒（红、尖、干）	11.7	小麦麸	10.85	姜（干）	10.65	松子（生）	10.35
霉干菜	9.33	芥菜干	9.33	木耳（干）	8.86	竹荪（干）	8.47	莲子	8.23
陈醋	7.97	蛏干	7.8	地衣（水浸）	7.74	八角	7.42	刺楸	6.13
松子（炒）	7.4	松子仁	6.01	口蘑	5.96	香菇（干）	5.47	炒南瓜子	4.38
榛蘑（干）	4.13	白牛肝菌（干）	3.88	莜麦面	3.86	葵花子（熟）	3.48	菊花	3.47
核桃	3.44	子姜	3.38	花椒粉	3.33	花椒	3.33	发菜（干）	3.29
小龙虾	3.25	姜	3.2	豆豉	3.17	小茴香籽	3.14	茴香粉	3.14
姜（糟）	3.11	小麦	3.1	黄蘑（干）	3.09	芥末	3.05	醋	2.97
炒榛子仁	2.9	红花	2.88	黑豆	2.83	油皮	2.71	腐竹	2.55
燕麦	2.53	燕麦片	2.53	冬寒菜	2.5	豆粕	2.49	羊肚菌	2.49
糯米（紫）	2.37	大豆	2.26	青豆	2.25	鳝鱼	2.22	眉豆	2.14
青稞	2.08	莱菔子	2.08	荞麦	2.04	白果（干）	2.03	黄豆粉	2
炒葵花子	1.98	干豆腐	1.96	生葵花子	1.95	炒花生	1.9	西瓜子（炒）	1.82

（续表）

食物	含量	食物	含量	食物	含量	食物	含量	食物	含量
腰果	1.8	海蜇头	1.76	香米	1.75	黑米	1.7276	鱼腥草	1.71
开心果	1.69	干葫芦条	1.64	芝麻酱	1.64	素火腿	1.57	罗汉果	1.55
糯米粉	1.54	糯米	1.54	蘑菇（干）	1.53	鲜栗子	1.53	甘草	1.51
芡实米	1.51	焦圈	1.5	辣椒粉	1.46	花生（炒）	1.44	番薯叶	1.41
琼脂	1.4	茯苓	1.39	油豆腐	1.38	豆瓣	1.37	薏米	1.37
豆瓣酱	1.37	粳米	1.36	面条（标粉）	1.35	赤小豆	1.33	—	—

需要补锰的人群包括骨质疏松患者及孕妇等。

（1）骨质疏松患者

骨质疏松是老年人的常见病、多发病。其主要表现是全身骨骼变得又薄又脆，强度及韧性下降。不少骨质疏松患者不仅腰酸背痛、容易疲倦，而且容易骨折。有些骨质疏松患者稍不注意跌倒在地或旋转弯腰、轻微外伤均可引起骨折。这种情况下在腕关节、股骨颈尤为多见。骨骼中有成骨细胞与破骨细胞，两者的生理功能既相反相克，又相辅相成，共同维持骨骼的新陈代谢。但是，当体内缺锰时，破骨细胞的活性便增强，而成骨细胞的活性却受到抑制，成长速度减慢，导致成骨障碍，原先在体内建立起来的动态平衡遭到破坏，久而久之，便会使骨质变得疏松。因此，体内锰的含量不足也是诱发骨质疏松的因素之一。骨质疏松症患者体内锰的含量仅为正常人的1/4。患有骨质疏松症的老年人，他们血液中锰的含量明显低于老年前期。所以老年人应多吃富含锰元素的食物，防止体内缺锰。

（2）孕妇

锰是妇女妊娠期不可缺少的元素之一。缺锰孕妇的下一代常发生先天性平衡失调，运动失调和内耳功能障碍。缺锰为什么会引起婴儿的诸种异常呢？这是因为锰是人体中某些酶类的重要成分之一，其中最为重要的是与黏多糖生成有关两种酶。而黏多糖参与软骨、神经和其他多种组织的形成。胎儿处于迅速生长和发育的阶段，需要充分的锰。而胎儿摄取锰完全依靠母体的供给，如果母体摄入含锰的食物过少，就会引起胎儿的软骨、神经等组织发育不良，从而导致婴儿出生后身体出现一系列异常。因此，应当高度重视妇女妊娠期补锰的问题。但是，需要指出的是，市面上出售的精制大米、精白面粉，由于加工过细已使锰损失了88%，而一般人都认为的孕期重要营养品的肉、鱼、大多数水果、番茄、土豆、胡萝卜中锰的含量却很少，脱脂奶粉中几乎没有。因此，提倡多吃些粗粮，对孕妇来说是很重要的。此外，花生、多种瓜子、栗子、松子、香榧子等坚果类食物，以及茶叶、绿色蔬菜中也含有较多的锰。喜欢饮茶的人，每天可以从茶叶中摄取到所需锰的1/3

左右。为了使宝宝聪颖健康，在怀孕的时候，特别是最后三个月的孕期，孕妇一定不要忘了多吃些粗粮及坚果和绿叶蔬菜等食物以补充锰。

四、铜（Cu）

1. 铜的生理功能与作用

铜是人和动物必需的微量元素。微量元素铜是人体中多种酶的组成成分，参与人体的造血过程及铁的代谢，影响生殖机能和生长发育、防御机能、精神智力活动和新陈代谢等，有重要的临床意义。

（1）与人体的造血功能密切相关。一般认为造血功能主要与微量元素铁有关，但在铁参与形成血红蛋白的过程中，铜起着关键性作用，即在二价铁转变为三价铁时，必须依赖血浆铜蓝蛋白的氧化作用。如果体内缺铜，血浆铜蓝蛋白的氧化活性降低，必然导致铁的价位转变发生困难而引起贫血。临床上也经常可以发现有些缺铁性贫血的患者在单纯补充铁剂时效果并不明显，而加用含铜制剂后，贫血很快得到纠正。另外在肿瘤疾病后期，患者贫血也常常与体内的铜大量消耗有关。因此在给贫血患者补铁时最好适当补铜，往往收到较好效果。

（2）与人体的抗氧化作用有关。体内含铜蛋白，如金属硫蛋白、铜锌超氧化物歧化酶具有较强的抗氧化作用，能够清除氧自由基，金属硫蛋白主要清除羟自由基，铜锌超氧化物歧化酶主要清除过氧化氢等。目前已知，自由基对人体的损害是非常明显的，如果体内生成自由基和清除自由基的相互平衡被打破，体内自由基过多，有可能与发生肿瘤、动脉粥样硬化、关节炎、加速人的衰老及其他多种病症有关。所以古人认为，含铜的矿物药具有营养保健作用，可能与其中铜锌等金属直接诱导体内金属硫蛋白合成、提高铜锌超氧化物歧化酶酶活性，清除自由基作用有关。

（3）影响生长发育和生殖机能。铜对青少年的生长发育很重要。铜缺乏时血红蛋白的合成减少，酶活性降低，从而影响许多物质的合成，可出现生长发育不良，体重减轻，消瘦。

（4）铜对内分泌腺的影响。铜与内分泌腺体的功能有密切关系，可促使垂体释放生长激素、促甲状腺素、黄体生成素及促肾上腺皮质激素。缺铜能降低酶的活性，影响去甲肾上腺素的合成。铜还是重要的神经传导介质。临床实践证明，铜还具有酶和激素的催化作用。糖尿病患者的食物中加入少量铜盐，可使其一般情况改善，尿糖及血糖含量降低。

（5）铜对精神活动及智力的影响。研究证明，人的肝、脑中均有铜蓝蛋白存在。不论是缺铜还是铜含量过多，均可引起脑的病变。缺铜时可引起大脑皮质萎缩，神经元减少，灰质与白质退行性改变及星状神经骨质增生，出现精神迟缓和癫痫样发作。近几年发现，凡精神病患者，不论精神分裂症还是抑郁状态，血清铜有显著增高，而且新发病例高于旧患者。体内含铜量过多或过少，很可能还是智力发育不全及精神活动紊乱的原因。

（6）铜参与黑色素的形成。铜与黑色素的形成有关，色深的头发比色浅者含铜量多。缺铜时酪氨酸酶形成困难，无法催化酪氨酸转化为多巴，多巴也不能转变成黑色素。缺铜的患者由于黑色素不足，常形成毛发脱色症，不能耐受阳光的照射。如体内完全缺乏酪氨酸酶，可产生白化病。

（7）铜能增强机体的免疫机能。机体含铁、铜、锌总量减少时，均可减弱免疫机制，降低抵抗力，易被细菌感染，感染后的死亡率也较高。铜和血浆铜蓝蛋白具有中和氧化活性、增强机体的防御机能。机体受到感染时，血清铜含量增多，刺激并增加肝脏合成和释放铜蓝蛋白、白蛋白结合铜增多（共称急性期反应蛋白）等，均有利于抵御微生物的侵袭。

（8）增强某些药物的治疗效果。有些治疗关节炎的药物与铜络合后其抗炎效果增强。如阿司匹林－铜络合物，比不含铜的阿司匹林的治疗效果有明显的提高。研究还发现，不仅有消炎抗风湿作用的药物与铜络合后，其药理作用增强，与铜络合的药物还能防治胃溃疡病。胃溃疡的发生与铜离子有关，因铜对结缔组织的形成了具有重要作用。有些药物可能络合了胃内的铜离子，导致组织结构及功能紊乱，进而形成溃疡。使用与铜络合的药物，不但增强了药物的作用，还可防止和治疗胃溃疡。

2. 人体铜的需要量

营养学研究证实，人体内微量元素铜的含量为 100 ~ 150 mg。其中肝脏含 10 ~ 15 mg，占全身总含量的 10%。新生儿肝脏中铜含量远高于成人。这是由于母乳中缺少铜，因而将胎儿期储存在肝脏的铜用于克服出生后最初几个月的铜供给缺乏。正常人每日用膳食提供的铜量为 2 ~ 5 mg，其中约有 1.0 ~ 3.0 mg 被吸收而维持体内铜代谢平衡。

中国营养学会推荐每日铜的"安全和适宜的摄入量"为：半岁前的婴儿每天需 0.5 ~ 0.7 mg，半岁至 1 岁为 0.7 ~ 1.0 mg，1 ~ 3 岁为 1.0 ~ 1.5 mg，4 ~ 6 岁为 1.5 ~ 2.0 mg，7 ~ 10 岁为 2.0 ~ 2.5 mg，11 岁至成年（18 岁以上）为 2.0 ~ 3.0 mg。

3. 铜失调对人体健康的影响

（1）缺铜对人体健康的影响

■ 贫血　据世界卫生组织统计，全球约有 30 亿人患有不同程度的贫血。亚洲是重灾区，平均每 4 ~ 5 个亚洲女性中，就有 1 个贫血患者。其中 20 ~ 29 岁的女性贫血比例最高。过去，人们把贫血归咎于缺铁，或者说营养不良。确实如此，绝大多数的贫血患者在增加营养、适量补给铁元素后，症状都会减轻。但是，科学家们研究发现，补铁或是单纯性地增加营养，并不能从根本上改善贫血高发的情况。究其原因，是因为人体内缺铜影响了铁的吸收、输送、利用及血红蛋白与细胞色素系统的合成。其临床表现为头晕、乏力、疲倦、眼花、耳鸣、皮肤黏膜和指甲等颜色苍白、体力活动后气促、心悸，严重时会引发心脏病变。

■ 影响儿童发育成长　长时间缺铜的影响是潜移默化的。它会引起婴幼儿发育不良。此外，在我国以及印度、坦桑尼亚、南非等地发现了膝盖弯曲的"膝外翻症"，这是缺铜的一种典型症状。小儿缺铜表现为全身营养不良、长期腹泻、体重减轻、肝脾肿大、发育迟缓、皮肤苍白、毛发由黑变黄且易断、低色素性贫血，经铁剂治疗无效。有的患儿还出现皮疹、浅表静脉扩张、视觉反应迟钝、肌肉张力低下、骨质疏松等。

■ 引发白癜风　一般常见皮肤病多由病原微生物感染而引起，有传染性。而白癜风这种特殊皮肤病是由于自身代谢紊乱造成的，因而无传染性。白癜风的临床表现，就是皮肤上出现大小不同、程度不等的白斑。白斑出现的部位多为脸部、胸背部、四肢及手足部位的皮肤上。头部出现白斑时，毛发也随之变白。皮肤上为什么会出现白斑？这要从黑色素说起。黑色素的形成首先是血液中的酪氨酸（氨基酸的一种）在酪氨酸酶的作用下转变为"多巴"，而"多巴"又进一步转变成黑色素储存在皮肤内。铜是酪氨酸酶的重要成分，因而缺铜时此酶活性降低，使黑色素生成减少，从而导致皮肤和毛发的颜色变浅变白。研究表明，白癜风患者的血清铜含量明显低于健康人；血液中形成黑色素的"原料"——酪氨酸含量也比正常人少，这都充分说明缺铜是白癜风的主要病因。

■ 增加冠心病发病率　最近的研究发现，缺铜是增加冠心病发病率的一个因素。冠心病是由于血液中过高的冠状动脉管壁上沉积，造成堵塞（动脉粥样硬化），从而引起心脏供血不足的一种常见的心脏病。脂肪的代谢过程对铜很敏感。试验表明，缺铜会引起心肌细胞氧化代谢混乱，还会显著升高血浆胆固醇，改变胆固醇与脂蛋白的结合形式，增加动脉粥样硬化的危险。

总体而言，铜对人体的潜在毒性相对很轻。研究结果表明，当成年男子和女子每天摄入量分别超过 12 mg 和 10 mg 时，只会对人体生物化学过程产生轻微的影响。只有当摄入量大大超过了正常值时，方会引起胃肠紊乱等不良反应。世界卫生组织的专家组已做出结论，缺铜的危害远比铜的毒性大得多。除了某些罕见的遗传病外，人们主要防止的是缺铜，要充分保证膳食中有足够的铜，以满足身体的需要。

（2）哪些人应特别注意补铜

■ 孕妇、婴儿和儿童　这类人群需要摄入较多的铜。保持体内铜的平衡是决定胎儿和婴儿成长快慢的一个主要因素，应特别关注。

■ 膳食不正常的人群　贫困地区营养不良的居民，生活难以自理（主要是老年人和残疾人）或有偏食习惯的人群，他（她）们的膳食结构往往不合理容易由于缺铜而影响健康。

■ 慢性肝炎患者　定期接受血液透析以及长期依赖输液代替或补充进食的患者，应对他们的铜摄入量进行监测。此外，某些患有代谢异常的患者也应该注意缺铜的潜在影响。

■ 严重铜代谢异常的遗传病患者　有一种叫"钢丝样头发综合征"的疾病，较为少见，是因先天性铜代谢缺陷所致。其主要表现为头发硬而卷曲、色浅易断、面色苍白、大脑发育受到影响、智力低下等。该病患者应坚持长期、定量地服用铜制剂，以补充体内的铜。

4. 铜的吸收与排泄

人体的含铜量为 100 ~ 150 mg，主要分布在人体的肝、血、脑中，中枢神经系统、骨骼、肌肉、肾脏等组织中也含有铜。进入人体的铜，主要经呼吸道和消化道吸收。成人每天从食物中吸收 2.5 ~ 5 mg 的铜。食物中的铜进入消化道后，只有 20% ~ 30% 经胃肠道吸收，大部分经消化道排出。铜被吸收进入血液后，铜离子与血浆中的白蛋白松散结合，然后进入肝脏，与肝脏生成的 α2 球蛋白结合形成酮蓝蛋白。2 ~ 5 小时后，新合成的铜蓝蛋白从肝脏进入血液。铜大部分由胃肠道排出。其中，由胆汁排出的占 80%，由肠壁排出的占 16%。此外，因铜在血液中与蛋白质结合，不能通过肾小球滤出，因而只有 4% 随尿液排出。

5. 科学补铜有利身体健康

（1）选择含铜丰富的食物补铜。补铜的途径以食补为主。日常生活中，富含铜的食物主要有动物肝、肾、肉类（尤其是家禽）、水果、硬壳果、西红柿、青豌豆、马铃薯、贝类、紫菜、核桃、豆类、葡萄干及巧克力等。需要注意的是，日常的饮食中，不可过多地食用食糖。过多食用食糖会降低含铜食物的营养价值。因为果糖和砂糖会阻碍人体对铜的吸收，有机酸也可与铜形成水溶性复合物而妨碍铜的吸收。因此，在人体内缺铜，需用富铜食物进行弥补时，最好少吃糖。

（2）摄入过量的铜会发生铜中毒。尽管铜是重要的必需微量元素且无毒性，但应用不当也易引起中毒反应。铜的毒性以铜的吸收为前提，金属铜不易溶解，毒性比铜盐小。铜盐中尤以水溶性盐如醋酸铜和硫酸铜的毒性最大。当铜超过人体需要量的 100 ~ 150 倍时，可引起坏死性肝炎和溶血性贫血。铜中毒分为急性铜中毒和慢性铜中毒。前者的临床表现为急性胃肠炎，中毒者口中有金属味，流涎、恶心、呕吐、上腹痛、腹泻，有时可有呕血和黑便。误服大量铜盐后，牙齿、齿龈、舌苔蓝染或绿染，呕吐物呈蓝绿色、血红蛋白尿或血尿，尿少或尿闭，病情严重者可因肾衰而死亡；有些患者在中毒第 2 ~ 3 天出现黄疸。铜可与溶酶体的脂肪发生氧化作用，导致溶酶体膜的破裂，水解酶大量释放引起肝组织坏死；也可由红细胞溶血引起黄疸。慢性铜中毒一般因为长期大量的吸入含铜的气体或摄入含铜的食物所致。其临床表现有记忆力减退、注意力不集中、容易激动，还可以出现多发性神经炎、神经衰弱综合征，周围神经系统比中枢神经系统敏感，脑电图显示脑电波节律障碍，出现弥漫性慢波节律等；消化系统方面可出现食欲不振、恶心呕吐、腹痛腹泻、黄疸，部分患者出现肝肿大、肝功能异常等；在心血管方面可出现心前区疼痛，心悸，高血压或低血压；在内分泌方面，少部分患者出现阳痿，还可能出现蝶鞍扩大、非分泌性脑垂体腺瘤，表现为肥胖、面部潮红及高血压等。治疗铜中毒可采用限制含铜多的饮食，用硫代硫酸钠洗胃并给予牛奶、鸡蛋清口服保护胃黏膜，或者将 0.3 ~ 1.0 g 亚铁氰化钾溶解于一酒杯水后饮服，口服硫化钾以减少铜的吸收，以及食用解毒剂（如依地酸钙钠、青霉胺、二巯基丙醇、三乙基四胺、硫化钾和阳离子交换树脂，中药半硫丸）促铜盐排泄。

五、铬（Cr）

1. 铬的生理功能与作用

铬是人体必需的微量元素之一，在肌体的糖代谢和脂代谢中发挥特殊作用。在铬的化合物中铬可呈现二价、三价、六价三种状态。其中六价铬对人体有毒害作用；二价铬具有较强的还原性，但不稳定；唯有三价铬具有生物活性，为人体营养所必需。铬在天然食品中的含量较低、均以三价的形式存在。确切地说，铬的生理功能是与其他控制代谢的物质一起配合起作用，如激素、胰岛素、各种酶类、细胞的基因物质等。具体来说，铬的作用有以下几种：

（1）体内葡萄糖耐量因子的重要组成成分。葡萄糖耐量因子是由三价铬、烟酸、谷氨酸、甘氨酸和含硫氨基酸组成的活性化合物，它能增强胰岛素的生物学作用，可通过活化葡萄糖磷酸变位酶而加快体内葡萄糖的利用，并促使葡萄糖转化为脂肪。

（2）影响脂类代谢。铬能抑制胆固醇的生物合成，降低血清总胆固醇和三酰甘油含量以及升高高密度脂蛋白胆固醇含量。老年人缺铬时易患糖尿病和动脉粥样硬化。

（3）促进蛋白质代谢和生长发育。铬在核蛋白中含量较高。研究发现它能促进 RNA 的合成。铬还影响氨基酸在体内的转运。铬摄入不足时，实验动物可出现生长迟缓。

2. 人体铬的需要量

中国营养学会没有推荐铬每日的需要量，但制定了一个每日铬的"安全和适宜的摄入量"指标，以供参考，即婴儿每天需 10 ~ 14 μg，半岁至 1 岁为 20 ~ 60 μg，1 岁以上每天 20 ~ 80 μg，4 岁每天 30 ~ 120 μg，7 岁以上至成人每天均为 50 ~ 200 μg。

3. 铬失调对人体健康的影响

（1）缺铬人体健康的影响：铬是三大营养物质糖、蛋白质、脂肪合成、吸收和利用不可缺少的高效促进剂。正常人体内只含有 6 ~ 7 mg，但对人体很重要，也很灵敏。每千克体重只要给予 1 μg 的铬，就足以显示其生物功能。尽管需要量如此之少，但缺铬的问题仍然存在。这主要是因为人们从食物中摄取铬，而许多精加工食品在加工过程中丧失了大量的铬。人体缺铬会引发以下病症：

■ 糖尿病　研究指出，铬是唯一随年龄增加而体内含量下降的金属元素。当铬随年龄增长而降低时，糖耐量也随年龄的增长而降低，老年人易患糖尿病多与此有关。铬的主要功能是在糖代谢中起作用，葡萄糖耐量、葡萄糖氧化为二氧化碳、葡萄糖转化为脂肪都需要铬的参与。糖利用时要消耗铬，当糖大量利用时有可能造成铬的不足，而铬不足时又影响糖的利用。例如，一些长期胃肠缺乏营养的患者，由于铬未能及时补充而使糖耐受量和体重下降，补充铬后即得到恢复。人体对葡萄糖的耐受，受葡萄糖耐受因子的调控，而葡萄糖耐受因子的稳定，铬是必不可缺的因素。铬的功能是通过胰岛素而实现的。铬的作用部位是细胞膜上的胰岛素受体。铬不是胰岛素的取代物，是促进胰岛素作用的"加强剂"，是胰岛素起作用的"共同要素"。缺铬使组织对胰岛素的敏感性降低。缺铬严重的地区糖尿病发病率高，已有非常足够的证据证明。铬不足引起糖耐量异常，绝大部分患糖尿病患者都从糖耐量异常开始，预防糖耐量异常起着预防糖尿病的作用。摄入足够的铬可使糖耐量正常，从而预防糖尿病的发生。Ⅱ型糖尿病患者产生大量胰岛素，但血糖得不到很好的控制，随着铬的补充，内源胰岛素减少，糖耐量改善。含铬丰富的食物，可增强胰岛素的效应，预防糖尿病的发生。

■ 冠心病　人体微量元素是诱发冠心病的病因，而冠心病又特别与冠状动脉粥样硬化密切相关。心血管疾病发病均与人体的糖代谢、脂代谢和胆固醇代谢关系密切，而铬作为胰岛素受体间的"桥梁"及"糖耐量因子"，参与人体内的糖代谢和脂代谢。铬的缺乏导致糖和脂肪代谢障碍，导致动脉硬化，间接影响冠心病的发生。研究已经证实，冠心病患者血浆铬的水平明显低于正常人。

■ 其他疾病　近年来的研究陆续发现，孕妇、营养不良的儿童、出生时体重过低的婴儿、原发性血色病、烧伤患者等，体内都有缺铬的现象。肥胖病与铬的密切关系也在深入的研究之中。儿童发育成长，需要多种微量元素，缺铬会造成儿童发育停滞、智力低下。因此，适当补充铬，能促进儿童发育。

（2）铬过量对人体的影响：对皮肤、呼吸道、眼、胃肠道等均有毒害作用。

■ 对皮肤的损伤　①铬性皮肤溃疡：俗称铬疮。铬化合物并不损伤完整皮肤，但当皮肤擦伤而接触铬化合物时即可发生伤害作用。铬性皮肤溃疡的发病率较高，主要与接触时间长短、皮肤过敏性及个人卫生习惯有关。铬性皮肤溃疡主要发生于手、臂及足部。事实上只要皮肤发生破损任何部位均可发生铬性皮肤溃疡。形成铬疮前，皮肤最初出现红肿，具有瘙痒感，随后变成丘疹。若不做适当处理，铬疮可侵入深部，形成中央坏死的丘疹。溃疡局部疼痛，进一步发展可深入骨部，感到剧烈疼痛，愈合极慢。②铬性皮炎及湿疹：接触六价铬也可发生铬性皮炎和湿疹。皮肤患处瘙痒并形成丘疹或水泡。皮肤过敏者接触数天即可发生，有些患者铬过敏期可长达 3~6 个月。

■ 对呼吸道的损伤　铬化合物对呼吸道的损害主要表现为鼻中隔溃疡、穿孔及呼吸系统癌症。鼻中隔溃疡、穿孔发病率取决于接触程度，接触机会愈多发病愈高。患者早期症状表现为鼻黏膜充血、肿胀、反复轻度出血、嗅觉衰退等。溃疡一般位于鼻中隔软骨部下端 1.5 厘米处。此部位神经分布较少，无明显疼痛感。溃疡进一步发展可形成软骨穿孔。

■ 对眼的损伤　铬化合物对眼的损害主要表现为，眼皮及角膜接触铬化合物可引起刺激及溃疡。其症状为眼球结膜充充血，有异物感，流泪刺痛并导致视力减退，严重时角膜上皮剥落。

■ 对胃肠道的损伤　食入六价铬化合物可引起口黏膜增厚、反胃呕吐、有时带血、剧烈腹痛、肝肿大，并伴有头痛、头晕、烦躁不安、呼吸急促、脉速加快、口唇指甲青紫、肌肉痉挛等症状。严重时使循环衰竭，失去知觉甚至死亡。

■ 致癌　铬尚具有致突变性和潜在致癌性。六价铬是国际抗癌研究中心公布的致癌物，具有明显的致癌作用。

4. 铬的吸收与排泄

人体对无机铬的吸收利用率极低，不到1%；人体对有机铬的利用率则可达10%~25%。铬在天然食品中的含量较低、均以三价的形式存在。三价铬不容易由消化道吸收，但易被皮肤吸收。三价铬与皮肤接触后，在皮肤表层与蛋白质结合，形成稳定的络合物。铬在成人体内含量甚微，共约6 mg左右。而且随着年龄的增长有下降的趋势。铬主要分布在人体的肝、肾、肺、心、脑、脾等组织内，以脑的尾核含量最高。铬的排泄主要由尿中排出。

5. 科学补铬有利身体健康

铬是动物和人体必不可少的微量营养素之一。其主要作用是帮助维持身体中所允许的正常葡萄糖含量。饮食中供铬不足与葡萄糖和类脂同化作用的改变有关。肠胃中铬的吸收与食品中元素的化学结构有关。研究表明，饮食中摄入的无机铬只有1%被吸收。但铬一旦被吸收，便迅速离开血液分布于各个器官中，特别是肝脏，有三价铬存在。在所有细胞组织中铬的浓度都随着年龄的增加而下降。吸收的铬主要通过肾脏排泄。人体的头发含铬浓度最高，为0.2~2.0 mg/kg。

（1）铬的食物来源

铬的最好来源是肉类，尤以肝脏和其他内脏，是生物有效性高的铬的来源。啤酒酵母、未加工的谷物、麸糠、坚果类、乳酪也提供较多的铬，是铬的丰富来源。软体动物、海藻、红糖、粗砂糖中的铬的含量也较高。铬的良好来源有苹果皮、香蕉、牛肉、啤酒、面包、红糖、黄油、鸡、玉米粉、面粉、土豆、植物油和全麦。一般来源有胡萝卜、青豆、柑橘、菠菜和草莓。微量来源有大部分的水果和蔬菜、牛奶及糖等。家禽、鱼类和精制的谷类食物含铬很少，长期食用精制食品和大量的精糖，不但会使人体铬的摄入量减少，还会促进体内铬的排泄增加，造成铬的缺乏。

（2）警惕六价铬中毒

六价铬为吞入性毒物或吸入性极毒物，皮肤接触可能导致过敏，更可能造成遗传性基因缺陷，吸入可能致癌并对环境有持久危险性。六价铬是很容易被人体吸收的，它可通过消化、呼吸道、皮肤及黏膜侵入人体。通过呼吸空气中含有不同浓度的铬酸酐时有不同程度的沙哑、鼻黏膜萎缩，严重时还可使鼻中隔穿孔和支气管扩张等。经消化道侵入时可引起呕吐、腹疼。经皮肤侵入时会产生皮炎和湿疹。危害最大的是长期或短期接触或吸入时有致癌危险。六价铬化合物在体内具有致癌作用，还会引起诸多的其他健康问题，如吸入某些较高浓度的六价铬化合物会引起流鼻涕、打喷嚏、瘙痒、鼻出血、溃疡和鼻中隔穿孔。短期大剂量的接触，在接触部位会产生不良后果，包括溃疡、鼻黏膜刺激和鼻中隔穿孔。摄入超大剂量的铬会导致肾脏和肝　脏的损伤、恶心、胃肠道刺激、胃溃疡、痉挛甚至死亡。皮肤接触会造成溃疡或过敏反应（六价铬是最易导致过敏的金属之一，仅次于镍）。误服或自杀口服六价铬化合物也可导致急性中毒，口服重铬酸盐对人的致死量为 3 g。电镀时吸入铬酸雾，生产中产生的六价铬化物，可损害人体皮肤及呼吸道，形成很深的溃疡即铬疮。铬疮出现后，铬毒素进入人体血液并沉淀。重者损害肾功能出现衰竭，如不及时抢救，患者会很快死亡。另外，国外报道，铬中毒还会引起肺癌和皮肤癌。

六、钼（Mo）

1. 钼的生理功能与作用

到目前为止，已知钼的生理功能在于通过各种钼酶的活性来实现。钼酶存在于所有生物体内。所有钼酶几乎都含有钼辅助因子，通过氧化—还原作用，积极参与各种催化反应。钼是黄氧化酶、醛氧化酶、亚硫酸氧化酶等的重要成分。前两种酶参与细胞内电子的传递，主要向细胞色素 C 转运电子。含钼的黄氧化酶催化人体嘌呤化合物的氧化代谢及最后形成尿酸，并与铁代谢密切相关；醛氧化酶参与机体解毒功能；亚硫酸氧化酶是催化含硫氨基酸的分解代谢，使亚硫酸盐变成硫酸盐。此酶缺乏时可导致儿童发育障碍，年轻人可表现智力发育迟缓，有神经系统病变，多数还有晶体损害。这都是与缺乏活性钼辅助因子有关。钼与人体健康的关系有以下几个方面的作用：

（1）维持心肌能量代谢。钼是心肌中几种酶的成分，对于心肌能量供应有重要作用。克山病是一种心肌病，目前已证明缺硒是病因之一，但更直接的原因是缺钼。

（2）增加免疫功能。对克山病患者免疫功能测定发现，缺钼人群特异性细胞免疫功能降低，补充钼制剂后免疫功能恢复。但摄入钼过多对免疫功能也有损害，这在动物试验中已得到证实。

（3）调节甲状腺分泌。有研究表明，在克山病病区人群中同时补充钼和硒，能调节甲状腺功能，使甲状腺功能恢复正常。缺钼可能是食管癌的病因之一。

2. 人体的需要量

中国营养学会制定了每日膳食中钼的"安全和适宜的摄入量"参考指标：6 个月以内婴儿每日需 0.03 ~ 0.06 mg；1 岁以内为 0.04 ~ 0.08 mg；1 ~ 3 岁为 0.05 ~ 0.10 mg；4 ~ 6 岁为 0.06 ~ 0.15 mg；7 ~ 10 岁为 0.10 ~ 0.30 mg；11 岁以上青少年及成年人均为每天 0.15 ~ 0.50 mg。

3. 钼失调对人体健康的影响

（1）缺钼对人体健康的影响

钼是人体重要的微量元素，所以人体不能缺乏钼元素。人体一旦缺乏了钼元素，就会生病。钼缺乏主要见于遗传性钼代谢缺陷，尚有报道全肠道外营养时发生钼不足者。钼不足可表现为生长发育迟缓甚至死亡，尿中尿酸、黄嘌呤、次黄嘌呤排泄增加。钼为多种酶的组成部分，因此钼的缺乏会导致龋齿、肾结石、克山病、大骨节病、食道癌等疾病。无论是人类还是动物，在正常膳食条件下都不会发生钼缺乏。因而，钼缺乏的临床意义不大。但是，长期接受全胃肠外营养的患者及对亚硫酸盐氧化酶的需要量增大的患者有可能出现钼缺乏问题。注意钼缺乏时，体内能量代谢过程发生障碍，可致心肌缺氧、坏死。缺钼时，肝脏内的黄嘌呤氧化酶活力降低，尿酸排泄减少，可形成肾结石和尿道结石。钼还可加强氟的防龋作用，缺钼时可促进龋齿的发生。钼还参与铁的代谢，缺钼可导致缺铁，缺铁可致婴儿脑细胞数减少或功能低下，影响小儿智力发育，并可引起缺铁性贫血。小儿表现为皮肤蜡黄，口唇、眼睑、指甲苍白，疲乏无力，食欲下降，呕吐，腹泻，头发干枯易脱落。严重缺铁性贫血时小儿智力、行为也有异常表现，易激动，喜怒，注意力不集中，对周围事物不关心，反应迟钝等。

（2）摄入过量的钼不利身体健康过量

摄入过量钼会给人体健康带来危害，如痛风样综合征、关节痛及畸形、肾脏受损、生长发育迟缓、体重下降、毛发脱落、动脉硬化、结缔组织变性及皮肤病等。大量摄入的钼会引发钼中毒，临床表现为贫血、厌食、发育不良和运动失调；达到致死量时，患者会出现嗜睡和昏迷。钼中毒还会影响铜、磷的骨骼代谢，出现佝偻病和软骨病，影响儿童生长发育，造成侏儒症。

4. 钼的吸收与排泄

成年人体内大约含有 9 mg 的钼，分布在组织和体液中。但钼的分布主要在骨骼、肾和肝脏中沉着，以肝脏含量最高，钼含量可达每千克体重 10 ~ 30 μg。钼主要由呼吸道和消化道吸收，六价水溶性钼化合物可迅速由肠道吸收，不溶性化合物，如三氧化钼和钼酸钙，大量给予时，也可由肠道少量吸收，但二硫化物不会被吸收。钼以钼酸盐的形式被吸收，在胃、肠系统的吸收是最高的。在人体中摄取的钼大约有 50% 进入血液中，但存留的量较少，大部分钼通过肾脏从尿中排泄。钼的代谢是与硫、铜的代谢密切相关的。钼的排泄主要由尿液中排出，由粪便排出的约为尿液的一半。此外，胆汁也是重要的排泄途径。食用含硫酸盐过多的食物，可加速钼的排泄。

5. 钼的食物来源

一般食物中都含有钼。常见的几种食品中钼的含量如下（mg/g）：

肉类平均值 2.06；豆荚类蔬菜平均值 1.73；蔬菜根部 0.25；谷类 0.33；奶制品 0.14；

水果及海味 0.1。

七、钴（Co）

1. 钴的生理功能与作用

作为机体的必需微量元素，钴具有重要的生理作用。它是维生素 B_{12} 的组成成分，也是某些酶的组分或催化活性的辅助因素，有刺激造血的作用，并对某些微量元素的代谢有一定影响。钴元素的作用主要以维生素 B_{12} 和 B_{12} 辅酶形式储存于肝脏并发挥其生物学作用。

（1）参与组成维生素 B_{12} 和 B_{12} 辅酶。维生素 B_{12} 又称为氰钴铵素，是一种水溶性的含钴配合物。其分子中含有一个与卟啉相似的卟啉环，它是维生素 B_{12} 的核心，而钴则处于环的中心。5'- 脱氧腺苷基钴铵素或甲基钴铵素是维生素 B_{12} 的辅酶，其中以 5'- 脱氧腺苷基钴铵素活性最高，是维生素 B_{12} 辅酶在体内的主要存在形式。

（2）刺激造血。钴能刺激人体骨髓的造血系统，促使血红蛋白的合成及红细胞数目的增加。钴刺激造血的机制为：①通过产生红细胞生成素刺激造血。钴可抑制细胞内的呼吸酶，使组织细胞缺氧，反馈刺激红细胞生成素产生，进而促进骨髓造血。②促进肠黏膜对铁的吸收，加速储存铁进入骨髓。③通过维生素 B_{12} 参与核糖核酸及造血物质的代谢，作用于造血过程。若缺乏维生素 B_{12}，则骨髓细胞的脱氧核糖核酸合成期（S 期）和合成后期（G2 期）的时间延长，从而产生巨红细胞性贫血。④促进脾脏释放红细胞（血红蛋白含量增多，网状细胞、红细胞增生活跃，周围血中红细胞增多），从而促进造血功能。亦可促进细胞分裂，预防巨幼红细胞性贫血。由于钴是以维生素 B_{12} 形式存在于体内，所以在胚胎期已参与了造血过程。

（3）与其他微量元素共同发挥作用。钴可以改善锌的生物活性，使锌易于在肠道吸收。钴还可影响甲状腺代谢，地方性甲状腺肿与食物中缺钴有关。碘缺乏时钴能激活甲状腺的活性，能拮抗碘缺乏所产生的影响。钴和碘联合使用效果更佳，对减少甲状腺肿的发生也有一定作用。研究发现，一些人群中甲状腺功能紊乱，不仅与环境中碘和钴含量低有关，而且还取决于两者之间的比值。

（4）对人体发育成长有重要影响。钴可促进许多营养物质对机体的作用，如增加肝糖原的同化，使氨基酸合成蛋白质，激活各种酶，加速血红蛋白的合成，并可扩张血管、降低血压等。钴还能和蛋白质结合，对人体生长、发育、糖类和蛋白质代谢产生重要影响。钴还参与胆碱、蛋氨酸等的合成及脂肪与糖的代谢。胰腺含有大量钴，用以合成胰岛素及一些对糖、脂肪代谢所必需的酶。钴还有防止脂肪在肝细胞内沉着，预防脂肪肝的作用。

2. 人体钴的需要量

人体对钴的生理需要量不易准确估计，1972 年世界卫生组织推荐的标准是 1 岁以内婴幼儿每日 0.3 μg，10 岁以上儿童及青少年每日 2 μg；成人钴的每日适宜摄入量为 60 μg，可耐受最高摄入量为 350 μg。

3. 钴失调对人体健康的影响

（1）缺钴对人体健康的影响

■ 巨幼红细胞性贫血 钴通过维生素 B_{12}，参与核糖核酸及造血系统有关物质的代谢。人体若缺钴及维生素 B_{12}，红细胞的生长和发育将发生障碍，不仅数量减少，而且体积大（巨）、不成熟（幼）、血红蛋白含量少、不合格的红细胞进入血液，即发生巨幼红细胞性贫血。

■ 白血病 白血病是造血系统的一种恶性肿瘤，特征是白细胞及幼稚细胞在造血系统中异常增生，浸润各种组织，周围血液白细胞发生质和量的变化。近年来对其发病机制进行了大量的研究，结果显示其发病可能与体内多种微量元素有关。作为一种重要的微量元素，钴对人体内多种生物合成过程起着不可替代的作用，尤其是对核酸的生物合成作用，所以，缺钴也是白血病的病因之一。

■ 白内障 研究发现钴会引起白内障，其原因在于钴能干扰钙离子，导致钠和钾通透性改变。有人发现钴在老年性白内障晶体中含量增高，也有人认为钴是蛋白酶的抑制剂。

■ 其他疾病 维生素 B_{12} 是 5% 钴的结晶复合物。若维生素 B_{12} 缺乏，不仅会造成骨髓细胞的 DNA 合成期和合成后期的时间延长、从而引起巨幼红细胞贫血，还会引起口腔及舌发炎、溃疡及脊髓退行性病变，严重威胁人的健康。

（2）钴过量对人体健康的影响

人体吸收过量的钴，则会造成钴中毒。钴中毒多为治疗贫血时剂量掌握不当引起，一次口服氯化钴 500 mg 后，可发生钴中毒现象。正常人每天口服 20～60 mg 钴后，红细胞、血红蛋白、网织细胞、红细胞压积值都有所升高，形成红细胞增多症。贫血患者对钴的反应不太规律，出血性贫血、轻度感染引起的贫血则反应迅速；重症慢性感染引起的贫血、巨幼红细胞贫血，可以发生食欲不振、恶心、呕吐、腹泻、发热等中毒症状。长期接触钴化物可造成呼吸道损伤、支气管炎、胸骨后疼痛，有时伴有呕吐、肝肿大，亦可影响造血系统，并能引起皮肤损伤或过敏。此外，有机钴、钴单质也会造成钴中毒，其症状同一般重金属中毒一样，体现为血液功能变化（红细胞大量死亡），肾脏损伤（重金属堆积引起肾脏透析度改变，进而堆积毒素），肝脏损伤，神经系统和大脑损伤等，致死原因多为肾衰竭和大脑功能退化。

4. 钴的吸收与排泄

钴主要经消化道和呼吸道进入人体。摄入消化道的钴主要在小肠上端被吸收。经呼吸道吸入的钴（钴尘和钴烟）在肺内储存，以后慢慢吸收。正常人体内含钴 1.1～1.5 mg，一般从普通膳食中每天摄入钴 190～450 μg，每日吸收钴 190～290 μg，吸收率为 63%～97%。人体内的钴只有一少部分以维生素 B_{12} 形式存在于体内，非维生素 B_{12} 中的钴可与氨基酸、蛋白质结合，如人体心肌中的钴就是与心肌蛋白结合在一起的；钴也可与血浆蛋白、血纤维蛋白原结合。钴通过小肠进入血浆与3种运钴蛋白结合后运至肝脏及全身，主要由尿液排泄，每日排泄量约等于吸收量。当内因子缺乏、运钴蛋白缺乏、摄入量不足或因消化系统疾病而干扰吸收时，可造成钴及维生素 B_{12} 缺乏。

人体对食物中钴的吸收率，除受食物含钴量的影响外，还受其他一些因素的影响：①胃壁细胞分泌的"内因子"缺乏会影响钴的吸收。钴与维生素 B_{12} 进入胃后，与胃壁细胞分泌的"内因子"结合，以防止维生素 B_{12} 被肠道微生物所破坏而促使其吸收。如缺乏"内因子"（如胃大部切除）可引起维生素 B_{12} 吸收不良，导致营养性贫血，需要注射维生素 B_{12} 及补充钴盐。②钴与其他微量元素的关系对钴的吸收的影响。某些金属离子能影响钴的吸收，如铁和锰对钴吸收具有制约作用。由于钴与铁在十二指肠的转运过程相似，二者之间存在着竞争吸收，缺铁时，人对钴的吸收率比正常高1倍。食物中氨基酸和含巯基的化合物可与钴络合，因此均能减低钴在肠道的吸收。③钴的吸收受种种因素影响。血清钴的含量除受不同地区食物中钴的含量、食物中铁的含量、钴的吸收量、储存量、排泄量等的影响外，还与季节有关。秋季血清钴高于春季。这与食用水果、蔬菜的含钴量有关。

5. 科学补钴有利身体健康

（1）补钴注意事项

■ 钴可使血清球蛋白增多　钴量增加，刺激红骨髓造血，可发生红细胞增多症，还可使血糖升高。钴的毒性作用可能与氧化系统紊乱有关。

■ 对心肌疾病有不利的影响　钴可使心肌疾病恶化，并导致心力衰竭。20世纪60年代，国外曾用钴作为啤酒的泡沫稳定添加剂，钴的剂量每升可高达1 mg。而啤酒的自然含量每升仅为2 ~ 50 μg。由于啤酒中加人钴作为发泡剂，大量饮用啤酒者也可发生钴中毒。因为钴和酒精的联合作用可引起致死性的心肌病变，即所谓的"啤酒心肌病"。

（2）钴的食物来源丰富。一般来说，含丰富维生素 B_{12} 的食物含钴量也较丰富。维生素 B_{12} 中，含有百万分之一的钴，一旦失去钴元素，维生素 B_{12} 治疗功效也就消失了。可供人类食用的各种含钴动物食品有：牛肉、鸡肉、鳝鱼、羊肉和猪肝等；海味、肉类食物和绿叶蔬菜也是钴的良好来源。食物含钴量以海产品及蜂蜜最多，都超过每克1 μg。动物的肝、肾、胰含丰富的维生素 B_{12}。

（3）富含钴的食物有小虾、扇贝、牡蛎、肉类、粗麦粉及动物肝脏（鸡肝、牛肝）、粗粮、猪肾、鱼子、蟹肉、核桃、莴苣、花生、马铃薯、生姜等。发酵的豆制品，如臭豆腐、红腐乳、豆豉、酱油等也含有少量维生素 B_{12}，可作为钴的食物来源。富钴食物中钴的含量为：蘑菇每千克含钴0.61 mg；牛肉每千克含钴0.52 mg；胡桃和花生中含钴也较高。甜菜、荞麦、卷心菜、洋葱、梨、菠菜以及西红柿等，每千克约含钴0.2 mg；苹果、香蕉、杏、樱桃、咖啡、胡萝卜、茄子、燕麦、胡椒、土豆、稻谷、小麦、红薯以及玉米等，每千克含钴低于 0.05 mg。含钴量介于两组之间的有大麦、辣椒、豌豆、黑麦、草莓、西瓜等食物。乳制品和精制谷类食品中的钴含量较低。

八、钒（V）

1. 钒的生理功能与作用

（1）加强造血机能。钒对动物的造血有一定的积极作用。动物使用葡萄糖酸钒后，可使动物血红蛋白、网织细胞和红细胞的数量增多。大鼠日粮中添加 100 ppm（ppm：百万分之一）的钒，大鼠红细胞压积增加，血和骨骼中铁的含量升高。给缺钒的鸡添加适量的钒后，鸡的血球比容增加，骨骺端软骨板增厚，骨松质减少。出血性贫血和败血症动物补加适量的钒后，可刺激造血机能的加强，缓解贫血症状。钒对动物造血机能的作用机理可能是：钒可以阻碍动物体内氧化还原系统的正常进行，引起动物缺氧，从而刺激骨髓的造血机能，加强造血细胞的活动。

（2）抑制体内胆固醇的合成。钒对肝脏内胆固醇的合成有明显的抑制作用，可以降低肝脏内磷脂和胆固醇的含量。大量研究表明，缺钒动物体内胆固醇的含量增高。给大鼠饲喂一定量的钒，可降低其肝脏内、外合成胆固醇的能力，降低血浆磷脂和胆固醇浓度，并可清除主动脉中的胆固醇。

（3）其他生理功能。钒还能够防止因过热而疲劳和中暑、促进骨骼及牙齿生长、协助脂肪的正常代谢、协助神经和肌肉的正常运作。研究还发现，钒还参与机体内蛋氨酸和甲基化的代谢过程，从而影响机体蛋白质或核酸的代谢。另外，钒有类胰岛素的作用，钒酸盐可以明显降低血糖、尿糖，改变心肌病变，并抑制糖尿病动物的蛋白质和脂肪的分解，促进脂肪的合成。近年来有人发现，钒酸盐对心血管的作用与强心苷的作用相似。低密度的钒酸盐可使离体心室收缩力增强，而高密度的钒酸盐则有抑制作用。也有研究表明，钒酸盐对动物的肾功能有一定的影响。

2. 人体钒的需要量

目前对人体钒的推荐需要量尚无具体数据，人的膳食中每天可提供不足 30 μg 的钒，多为 15 μg。因此，考虑每天从膳食中摄取 10 μg 钒就可以满足人体需要。一般不需要特别补充。需要提醒的是，摄取合成的钒容易引起中毒。另外吸烟会降低钒的吸收。

3. 钒失调对人体健康的影响

钒至今仍是个神秘的矿物质元素，缺乏症尚不明确。有的研究认为，它的缺乏可能会导致心血管及肾脏疾病、伤口再生修复能力减退和新生儿死亡。人体吸收了过量的钒，则会造成钒中毒。常见的钒化合物有三氧化二钒、五氧化二钒、三氯化钒、偏钒酸铵等。这些化合物均有毒性。急性钒中毒常由短时间内吸入高浓度含钒化合物的粉尘或烟雾引起，以眼和呼吸道黏膜刺激症状为主要临床表现。钒中毒症状一般较轻，重者亦可致心、肾、胃肠及中枢神经系统功能损害。临床上钒中毒多为急性中毒，急救处理步骤：①立即离开染毒现场，安静保暖休息，必要时给氧气吸入；②对症处理，如咳嗽、咯痰者用镇咳祛痰剂，喘息者用支气管扩张剂，闻及肺部湿性啰音者，用抗生素防治继发性肺部感染等；③解毒驱钒可试用大剂量维生素 C 4 ~ 5 g，或依地酸二钠钙 1 g 加 50% 葡萄糖注射液 20 ~ 40 mL，稀释后静脉注射，口服氯化铵片 0.3 ~ 0.6 g，每日 3 次，可使尿液酸化，加速钒的排泄；④有明显皮肤损害者，可用清水将局部洗净后，涂以醋酸氟轻松等药膏，同时内服异丙嗪、氯雷他定、噻庚啶等抗过敏药。

4. 钒的吸收与排泄

人类摄入的钒只有少部分被吸收，不足摄入量的 5%，大部分由粪便排出。摄入的钒于小肠与低分子量物质形成复合物，然后在血中与血浆运铁蛋白结合。血中钒很快就运到各组织。通常大多组织每克湿重含钒量低于 10 μg。吸收入体内的 80% ~ 90% 由尿排出，也可以通过胆汁排出，每克胆汁含钒为 0.55 ~ 1.85 μg。

5. 科学补钒有利身体健康

常见富钒食品中钒的含量（mg/kg 鲜重）为海味 0 ~ 51，谷物 0 ~ 18，蔬菜 0 ~ 60，坚果 0 ~ 1.96；豆油、谷物油、橄榄油等植物油中钒含量超过 40 mg/kg。食品中钒含量丰富的有红薯、土豆、山药、芋头、木薯、西米、人参果、胡萝卜、红萝卜、紫萝卜、芥菜头、竹笋、藕、荸荠、慈姑、百合、芦笋、包心菜、苋菜、空心菜、生菜、菊花菜、芹菜、茴香菜、香菜、韭菜、木耳菜、黄花菜、菜花、黄瓜、菜瓜、冬瓜、苦瓜、丝瓜、南瓜、倭瓜、茄子、西红柿、青椒、菜豆、豇豆、蚕豆、豌豆、鲜蘑菇、核桃、芝麻、花生、栗子、松子、榛子、香榧。

九、锗（Ge）

1. 锗的生理功能与作用

（1）免疫调节功能：实验表明，有机锗不仅是一种免疫强化剂，而且还是一种免疫调节剂。有机锗的抗癌、抗高血压、抗衰老作用是通过机体诱发干扰素及增强 NK 细胞的活性和巨噬细胞活化实现的。有机锗对矽肺鼠的免疫功能影响实验研究，结果表明胸腺细胞增殖反应和脾细胞增殖反应有增加。硅肺病主要因为免疫功能低下。

（2）抗肿瘤作用。日本应用有机锗治疗 5 万多肿瘤患者取得明显疗效，包括肺癌、肝癌、生殖系癌和白血病。国外一些国家进行的试验表明也证明了这一点。我国吉林延吉医学院有机锗研究室报道，用有机锗治疗各类晚期癌症 112 例，病情好转率达 64%，无副作用。上海对恶性肿瘤用有机锗治疗与抗癌药物合用提高疗效，有效率 60% ~ 70%。河南 1992 年合成有机锗治疗肺癌、肝癌、骨髓癌等，用有机锗 300 mg，3 次 / 天口服，合并用其他抗癌药物，疗效可达到 80%，没有副作用。至于治疗各类肿瘤的有效剂量，有待继续探讨。通过上述实验研究证明，有机锗抗肿瘤效果是通过锗调节免疫功能实现的。

（3）抗脂质过氧化作用：实验表明有机锗对自由基有显著的清除作用，报道用有机锗进行超氧化物实验，结果大鼠血锗明显增高，提高了超氧化物歧化酶活性，同时清除了超氧化物。实验表明了有机锗有抗脂质过氧化的作用，因而具有了调节内分泌功能、抗癌、抗高血压、增强免疫功能，以及抗衰老的作用。

（4）降高血压作用：动物实验用锗氨基酸对实验大鼠给药 0.5 ~ 8 小时，观察有机锗有明显的持续性降压作用，对其心率没有明显影响，对正常大鼠无降压作用，只对原发性高血压大鼠有明显持久的降压作用。另据报道，用 0.3 g/L 有机锗口服液治疗 10 例高血压患者，结果显示有机锗能有效降低收缩压和舒张压，改善高血压的临床症状。

（5）防治动脉硬化作用：在临床上进行实验治疗用有机锗 90 mg 加有机硒 10 mg，治疗动脉硬化引起的冠心病患者，获得满意的疗效。

（6）治疗骨质疏松症：1983 年日本首先发表了有机锗对老年性骨质疏松症治疗效果的文章，文中提出有机锗可提高骨细胞的活性，参与碱性磷酸酶代谢，抗骨质疏松。世界各国进入老年社会，开展有机锗治疗骨质疏松症，可减少骨折发病率，造福于人类。

（7）治疗风湿性关节炎：报道用有机锗 10.3 g/L，口服液治疗 10 例风湿性关节炎，均有不同程度关节疼痛和畸形，治疗 30 天后症状逐渐好转，关节肿痛消退，化验指标明显改善，血沉逐渐趋于正常。有机锗具有调节免疫功能、抗炎和抗疼痛作用，因此可治疗风湿性关节炎。

（8）免疫调节作用：有机锗对血液系统有一定影响，通过有机锗调节免疫功能防止白细胞的减少，有一定的防辐射功能。

（9）锗与其他元素的关系：动物实验证实锗与硒和锌有协同作用。锗和适量的硒可以防治动脉硬化。在临床上锗与硒还可以抗肿瘤，防治肝病，抗衰老。有人报道指出，联合应用有机锗 30 mg 加有机硒 5 mg，在治疗冠心病时比单独用锗或硒效果好。硒可以增加锗的生物活性，在生物功能上相互作用，具有协同作用。

2. 人体锗的需要量

各种天然食物均不同程度地含有锗，成人每天的锗摄取量大约为 400 ~ 3 500 μg。锗普遍存在与机体中。机体中的部分酶蛋白，大脑中的皮质和灰质中，均含有微量元素锗。

3. 锗失调对人体健康的影响

（1）缺锗引起的疾病。锗在微量元素的生物学地位及生物活性研究报道文章较多，有机锗化合物具有抗癌、抗衰老、抗高血压、抗炎镇痛、抗氧化和调节免疫功能作用，但是现在尚未确定为生物体必需的微量元素。众所周知，微量元素究竟是有益的还是有害的，是生命必需的还是非必需的，均是相对而言的。虽然目前研究尚未完全证实锗是人体必需微量元素，但已证明它是对人体有益的微量元素，通过进一步研究，锗在将来有可能列为人体必需微量元素。

（2）锗具有毒性。锗及其化合物属低毒、锗吸收排泄迅速，经肝肾从尿中排出，肝脏和肾脏仅有微量锗。目前尚未有锗及化合物引起职业中毒。上海和广州进行有机锗毒性试验，有机锗毒性很低，几乎无毒。有机锗是目前国内外公认活性最强、毒性最低的一种锗，在能产生急性毒性作用分类中，它实际属无毒类，实际上摄取量不超过每天 30 mg，绝对安全无副作用。

4. 锗的吸收与排泄

锗主要由消化道迅速吸收，口服后 3 小时血液浓度达高峰值，24 小时几乎全部排泄完，24 ~ 36 小时内尿和粪中的总排泄量为 100%。吸收后锗大部分位于细胞外血浆中，小部分在血细胞里，口服 3 小时后小肠浓度最高，分布在各脏器、甲状腺内浓度较高，肾和肝脏浓度也高，从尿和粪排出。吸收后的锗经血液分布到体内各脏器，并经肾排出，无明显的蓄积作用。肾脏和肝脏残留少量锗。有机锗的保健剂量为每天 15 ~ 30 mg。

5. 科学补锗有利身体健康

锗是体内的微量元素之一。它能促进生理机能的正常化，增强红细胞的带氧功能，提高机体的供氧能力，有利于加速新陈代谢，提高免疫功能，延缓细胞衰老。锗能刺激机体产生抗肿瘤因子，抑制癌肿的生长和扩散。此外，锗对防治高血压、心脏病、骨质疏松症等有较好的作用。研究发现，具有滋补强壮作用的中药大都含有较丰富的有机锗。如人参、灵芝、枸杞、山药、当归、熟地黄以及饮食中的茶叶、绿豆、香菇等含锗较高。

十、锶（Sr）

1. 锶的生理功能与作用

锶也是人体必需微量元素之一，与铍、镁、钙、钡为同一族，因此在人体内的代谢与钙极为相似。锶可促进动物骨骼钙的代谢，促进骨骼发育成长，是人体骨骼及牙齿的组成部分。研究发现，维生素 D 不仅影响钙的吸收，同时也影响锶的吸收。缺乏维生素 D 的佝偻病患者，骨骼内锶的含量也明显减少。当人体因缺钙而引起搐搦时，血内锶也减少，说明锶与钙有同样的生理功能，同样影响了神经肌肉的兴奋性和骨骼的发育。

研究发现锶与钙、镁、硅、锂一样，可降低心血管病人的死亡率。其机制可能是锶在肠道内与钠竞争，从而减少了钠的吸收，并增加钠的排泄有关。近年来调查发现，患有冠心病及肺心病的患者，头发内锶含量明显低于健康人；长寿老人聚居地的土壤和水中锶明显高于对照组地区，说明锶与维持人体正常生理功能有密切关系。

2. 人体的锶需要量

正常人全血锶约为 39 μg/L；血清锶约为 46 μg/L；发锶约为 3.9 μg/g。成年人每日摄入锶量为 0.4 ~ 2.0 mg。一般来说，成年人每天摄入 2 mg 锶即可满足机体生理的需要。

3. 锶失调对人体健康的影响

（1）缺锶的危害

根据最新研究资料表明，人体一旦锶缺乏，将会引起体内代谢紊乱，同时会出现肢体乏力、出虚汗、骨骼发育迟缓，还会引起骨质疏松等严重后果。缺锶易患肿瘤，缺铜造成贫血、骨骼畸形，缺锌导致脱发、免疫缺陷，缺硒诱发心脏疾病，缺碘产生甲状腺机能减退，缺铬加剧糖尿病。

（2）过量锶对人体有害

若摄入过量的锶也会引发人体的不适反应。除产生轻微的消化道反应，如恶心、胃部不适外，还可能引起骨骼生长发育过快，表现为关节粗大、疼痛，严重时可引起骨骼变形、脆弱、肌肉萎缩及贫血等病症。

■ 龋齿 这是牙齿硬组织损害的一种慢性疾病。实验早就测知，牙组织内含有包括锶在内的多种微量元素。流行病学调查中发现，龋齿的患病率与水和土壤中锶、钡、钒的含量有关。这些元素与牙齿的硬组织有密切关系，而缺锶即会引起龋齿。

■ 骨质疏松症 该病的主要病因是钙和锶代谢紊乱引起的，老年人的发病率较高，容易引起骨折。深入研究证实，骨质疏松的深层次原因不是维生素D缺乏，而是蛋白质合成失常。成骨细胞生成骨基质和有机质障碍，使骨盐无法沉积生成骨骼。在临床上并发骨质增生、关节炎，引起疼痛、影响骨关节正常功能。尿和血液中钙和锶的水平减低、X线四肢、脊柱和骨盆片的网状结构，可明显证明这一点。

4. 锶的吸收与排泄

锶主要从消化道吸收，从呼吸道及皮肤吸收的机会较少。正常成年人体内含锶约320 mg，绝大部分的锶（约99%）分布在骨骼和牙齿内。锶从口腔摄入后，由消化道吸收并分散到各组织中。其排泄物从肠道由粪便排出。锶的排泄实验表明，锶静脉注射后第一天经尿排出20%，2周后排完。锶还可由哺乳期妇女的乳汁中排出，供给婴儿。

5. 科学补锶有利身体健康

（1）食物中含锶量与当地的水、土壤含锶量有关。小麦、大米、黄豆中均含有锶，以黄豆的含量为最高，为 3.7 μg/g。此外，山楂、海参、紫菜、黑枣、莴苣、黑芝麻也含锶。其中小麦、大米和黄豆中锶的具体含量为：小麦 0.48～0.86 μg/g；大米 0.403±0.092 μg/g；黄豆 3.7 μg/g。

（2）缺锶很容易引发骨骼方面的疾病。锶主要集中在粗粮及根类蔬菜的皮内，为避免锶缺乏，应注意日常饮食中粮食的粗细，菜类的荤素搭配，也可以到市场上购买含有微量元素锶的保健品。需要注意的是，锶不能补充过多，过多后对骨骼也不好的。

十一、镍（Ni）

1. 镍的生理功能与作用

（1）与人体某些酶的活性有关：镍可以激活肽酶，其是胰岛素分子中的一个成分，相当于胰岛素的辅酶。适当添加小量镍的胰岛素，有增强胰岛素降血糖的作用。

（2）对血液系统的影响：镍可以在体内稳定凝血机制中的易变因子，对稳定核酸代谢有一定作用。临床观察显示，镍有刺激生血的功能。补充适量镍，可使红细胞、白细胞和血红蛋白生成增多。硫酸镍和溴化镍等镍盐都曾用于治疗贫血。

（3）对机体超微结构的影响：镍在维持大分子结构的稳定性、膜稳定性和细胞的超微结构方面有重要作用。实验表明，缺镍会使肝细胞中的固缩核和线粒体发生肿胀，超微结构发生异常。

2. 人体镍的需要量

人们通常每日可从膳食中得到镍有 100 ~ 200 μg。目前尚无人体每天需要镍数量的资料。世界卫生组织 1970 年曾指出，成人每日需镍 20 μg。实验推断，由于植物性食物含镍较高，即使镍的吸收率很低，平衡膳食也可提供足够的成人每天需要 20 μg 的镍。

3. 缺镍对人体健康的影响

当人体内严重缺乏镍时，也会影响到铁的功能的发挥，导致骨髓的造血功能降低，易患上贫血症；同时它又是胰岛素辅酶的组成部分，缺乏时还会影响糖类的代谢，也易导致糖尿病。另外，肝硬化和尿毒症也与体内缺乏镍有一定的关系。而长期在镍污染的环境下生活，容易患上癌症。

4. 镍的吸收与排泄

正常人体中镍的含量约为 6 ~ 10 mg，主要分布在肺、肾、脑、脊髓、软骨、结缔组织、皮肤等组织中。其中，正常人血清中的镍含量为 0.026 mg/L；头发中的镍含量约为 0.64 mg/g 左右，头发中的镍含量还与性别有关，尿液中的镍含量为 4 μg/L。从食品中吸收的镍是少量的。小肠是主要的吸收部位，但吸收率很低。吸收后经代谢从粪便排泄，少量从尿中排泄。镍微粉主要由呼吸道吸收，且吸收较好。但金属镍不容易从消化道吸收，也不能通过皮肤吸收。

5. 科学补镍有利身体健康

（1）含镍较多的食物（μg/g）丝瓜 166.3，洋葱 137.3，海带 131.8，大葱 115.4，蘑菇 114.6，茄子 113.4，黄瓜 97.1，扁豆 89.9，笋干 78.7，鱼及其他海产品镍的含量多在 28.4 ~ 84.3。

（2）镍的毒性

镍及其盐类的毒性较低。但由于它本身具有生物化学活性，故能激活或抑制一系列的酶（精氨酸酶、羧化酶、酸性磷酸酶和脱羧酶）而发挥其毒性。镍可通过吸入、食入的方式进入体内，引起镍皮炎，又称镍"痒疹"。该病可引起皮肤剧痒，后出现丘疹、疱疹及红斑，重者化脓、溃烂。长期吸入镍粉可致呼吸道刺激、慢性鼻炎，甚至发生鼻中隔穿孔。此外，还会引起变态反应性肺炎、支气管炎、哮喘。

6. 镍失调对身体的危害

口服镍盐一般情况下毒性不大。但是注射或吸入镍及其镍化物，特别是改变了镍的自然形态时（例如与一氧化碳结合形成羰基镍），则变成十分有害及有促使细胞恶变的致癌物质。此外，镍可能对皮肤颜色有作用，家畜缺镍会引起畸形和褪色。

（1）镍可引起接触性皮炎。直接进入血流的镍盐毒性较高，胶体镍或氯化镍毒性较大，可引起中枢性循环和呼吸紊乱，使心肌、脑、肺和肾出现水肿、出血和变性。吸入镍及氧化镍粉尘，损害肺部，对皮肤和黏膜有强烈刺激作用，出现"镍痒症"或"镍疗"。大量口服时会出现呕吐（像铜中毒一样）、腹泻、急性胃肠炎和齿龈炎；长期接触镍，能使头发变白。此外，长期接触低浓度羰基镍，可能会全身中毒，导致肺、肝、脑等损害，并可能导致肺癌、胃癌、窦癌的发病率和死亡率增高。

（2）接触镍制品会引起皮炎。吸入金属镍或镍化物的粉尘易导致呼吸器官的障碍，肺泡肥大；镍盐，特别是羰基镍由呼吸道吸入体内，会伤害肺脏，引起肺水肿，急性肺炎，并诱发呼吸系统癌变；易溶于水的硫酸镍对鼻咽部有促癌作用；用镍盐治疗贫血、头痛及失眠的人，可出现恶心、呕吐、眩晕等反应。

（3）长期接触（如冶炼镍、镀镍等）、吸入或注射镍化物，均有致癌作用。镍能使恶化的细胞向癌转化；镍能使核糖核酸或脱氧核糖核酸复制失真，引起突变，最后致癌。此外，镍化物能抑制苯并芘羟化酶的活性，从而使大气中的苯并芘不被羟化，而体内及组织内此类物质增多（特别是肺内），就容易产生癌肿。

十二、锡（Sn）

早在远古时代，人们便发现并使用锡了。锡是人体必需的微量元素，它对人们进行各种生理活动和维护人体的健康有重要影响。

1. 锡的生理功能与作用

各种微量元素的生理功能都是多方面的，锡也不例外。锡主要的生理功能表现在抗肿瘤方面。因为锡在人体的胸腺中能够产生抗肿瘤的锡化合物，抑制癌细胞的生成。有专家发现乳腺癌、肺肿瘤、结肠癌等疾病患者的肿瘤组织中锡含量比较少，低于其他正常的组织。此外，锡还促进蛋白质和核酸的合成，有利于身体的生长发育；并且组成多种酶以及参与黄素酶的生物反应，能够增强体内环境的稳定性等。

2. 人体锡的需要量

锡是人体必需的微量元素。人体每天需要消耗的锡量非常少，但是这些微量的锡却能给人体带来巨大的作用。成人只需每天从外界摄取锡 2~3 mg 就可以满足人体需要，一般通过普通膳食及饮用水中就能摄取足够的锡元素。

3. 锡失调对健康的影响

锡并非是铅、汞、铜一样的重金属，其对人体的危害性很小。人体内缺乏锡的情况很少见。但由于各种原因，仍有人体内缺乏微量元素锡。据目前所知，人体内缺乏锡对人体健康的影响有：导致蛋白质和核酸的代谢异常、阻碍生长发育，尤其是儿童，严重者会患上侏儒症。食入或者吸入过多的锡也会影响人的健康，有可能出现头晕、腹泻、恶心、胸闷、呼吸急促、口干等不良症状，并且导致血清中钙含量降低，严重时还有可能引发肠胃炎。工业中的锡中毒，则会导致神经系统、肝脏功能、皮肤黏膜等受到损害。

4. 锡的排泄与吸收

人体含锡约 17 mg，主要分布于肝、肾、肺、脾、心脏、骨骼等处。成人需摄取锡 2~3 mg/天，一般从普通膳食及饮用水中摄取已足够。锡的吸收率与食物中锡的含量呈负相关，如果摄入 0.12 mg 锡，其吸收率可达 50%；若为 50 mg，则吸收率仅为 3%。锡主要通过胆汁排泄，少部分可随尿排出。食物中的无机锡吸收差，有机锡则吸收很快。机体基本不储存锡。如果摄入较多罐头水果或果汁，可使锡的摄入每天达 50 mg，这时可使机体产生负锌平衡。若锡摄入量每天达 170 mg，则对铁的代谢亦会产生不良影响。

5. 科学补锡有利健康

（1）富含锡的食物：人体每日约需锡 3.5 mg。很多食物都是锡的良好来源，微量元素锡含量比较丰富的食物有鸡胸肉、牛肉、羊排、黑麦、龙虾、玉米、黑豌豆、蘑菇、甜菜、甘蓝、咖啡、糖蜜、花生、牛奶、香蕉、大蒜等。

（2）焊锡对人体健康的损害：一般常用的焊锡因为需要低熔点，故采用的是含铅 60%、含锡 40% 左右的合金，所以焊锡本身是有毒性的。市场上大部分的焊锡都是中空的，内装有松香，焊接时焊锡内的松香熔化时所挥发出来的气体挺难闻，还微有毒性，但焊锡在焊接时最主要的危害因素是铅烟。哪怕是无铅焊锡，其中多少都含有一定的铅。铅烟的毒性很大，需重点防护。由于焊接过程对人体和环境的破坏，在欧洲对焊接工人的保护及对环境的保护已以立法的形式强制执行，在没有如何防护措施的条件下进行焊接是不允许的。所以日常用焊锡进行焊接时，一定要采取防护措施。

（3）警惕锡盐及锡粉尘的毒害：锡及其无机化合物是属于低毒物品，一般只要防护得当，其对人体在短时间无明显危害，但部分锡盐以及长期接触锡粉尘对人体健康的损害还是很严重的。由于锡的品种不同，对人体损害也不一样。多数锡会侵袭呼吸道、消化道，部分损害皮肤黏膜，还有少部分有神经毒害，故如果长期接触锡粉尘则需要注意防护，尤其保护呼吸道。部分锡盐如（四氯化锡）还需要保护皮肤不要与之接触。一般锡引起的呼吸道中毒初期，患者表现为稍有呼吸困难，干咳，不影响工作能力；中期患者出现明显呼吸困难，影响工作能力；末期，患者无法工作，消化道可出现恶性呕吐、腹痛、便秘，皮肤可出现溃疡。神经毒害，早期为精神萎靡，明显乏力，后期为慢性头晕、头痛。

（4）有机锡对健康影响更大：锡对人体的危害性很小，但是有机锡对人体的影响要大得多。有机锡化合物有4种类型：四烃基锡化合物、三烃基锡化合物、二烃基锡化合物和一烃基锡化合物。根据国内外病例报道，引起急性中毒性脑病的主要有机锡化合物有三甲基锡、三甲基氯化锡、三乙基锡、三乙基氯化锡、三乙基溴化锡、三乙基碘化锡、三乙基氢氧化锡、三乙基硫酸锡、双三乙基硫酸锡、三丁基氯化锡、四乙基锡、四丁基锡、四苯基锡等。

第五节　人体中的微量非金属元素

一、硼（B）

1. 硼的生理功能与作用

硼是一种对人体重要的微量元素，对维持人体的正常生理功能有很重要的作用。但是，目前人们对硼的生理功能和作用尚未完全了解。但已有相当一部分研究证明，骨是硼的储存部位，硼可以活化体内荷尔蒙，尤其能改善体内雌激素不足所致的骨质疏松症，促进骨质之重建和沉积。硼对各种原因所致的甲状旁腺功能亢进，有改善作用，并与维生素D代谢有关。前列腺癌一直是男性健康的最大杀手，多吃西红柿会有助于降低该病的发病风险，因为西红柿里面的西红柿素含有硼。目前有两种假说解释硼的生化特性。一种假说是，硼是一种代谢调节因子，通过竞争性抑制一些关键酶的反应，来控制许多代谢途径；另一种假说是，硼具有维持细胞膜功能稳定的作用，因而，它可以通过调整调节性阴离子或阳离子的跨膜信号或运动，来影响膜对激素和其他调节物质的反应。

归纳硼对人体健康的作用，主要有以下几个方面：①维持骨质密度和钙、磷、镁正常代谢；②加速骨折的愈合；③减轻风湿性关节炎症状；④对停经后妇女防止钙质流失、预防骨质疏松症具有功效；⑤有助于提高男性睾丸甾酮分泌量，强化肌肉，是运动员不可缺少的营养素。

2. 人体硼的需要量

目前的研究显示，成年人每天从膳食中摄入的硼约为 0.5 ~ 3.5 mg，而人体的需要量仅略大于 0.3 mg/ 天。欧洲食品安全局制定的硼的安全摄入量是每天每公斤体重 0.16 mg，大致相当于一个成人每天吃 10 mg。按照中国疾控中心普查的数据，即使是硼含量最高的面粉或者大米，每天分别吃到 6.8 kg 或者 2.5 kg，都没有超过"安全限量"。媒体中所谓"硼砂能致癌，对人体危害极大"，完全是脱离剂量谈毒性的说法。至于吃几克就会急性中毒甚至死亡，更是错误理解科学数据的结果。不过，即使食品中硼的含量较少不产生危害，并不意味着可以往食品内任意添加。目前我国没有批准硼作为食品添加剂，那么不管添加多少，因此只要食品中加了硼，就是违法的。值得注意的是，当硼以硼酸类以外的形态应用时，可能会对人体健康产生严重影响，甚至致命，尤其在皮肤或黏膜有破损时，情况将更加严重。

3. 硼失调对人体健康的影响

一般情况下，人体很难缺硼，但在特殊的情况下，部分人群可因硼的摄入量不足而诱发某些疾病。缺硼患者常见的临床症状有：生长发育缓慢、骨质疏松、易骨折等。当硼、硼酸、硼砂作为低毒类蓄积性毒物，摄入量过大（如一次口服 100 mg 的硼制剂）时，也会引起慢性中毒，肝脏和肾脏都会受到损害，脑和肺会出现水肿。

硼酸中毒：发病时患者出现头痛、头晕、恶心、呕吐、腹部绞痛、腹泻，呕吐物及粪便常带血液，或呈蓝绿色，随即出现大片红色皮疹。1~2 日皮肤开始后脱皮，偶发生剥脱性皮炎，黏膜也可有充血和剥脱现象，皮疹可以波及咽部及鼓膜。部分患者出现肝脂肪变性、黄疸以及肾脏损害。重症病儿常有感觉异常、视力障碍、共济失调、震颤、精神错乱、惊厥、谵妄、角弓反张、青紫和昏迷、体温和血压下降等。患儿可于 24 小时至数日内因休克、尿毒症等而死亡。有些中毒婴儿在昏迷之前仅有发热或体温下降的征象。

4. 硼的吸收与排泄

有关硼的吸收代谢目前还未充分了解，膳食中很容易吸收，并大部分由尿排出，在血液中是与氧结合，为 $B(OH)_3$ 和 $B(OH)_4$，硼酸与有机化合物的羟基形成酯化物。动物与人的血液中硼的含量很低，并与膳食中镁的摄入有关，镁摄入低时，血液中硼的含量就增加。硼可在骨中蓄积，但尚不清楚是何种形式。研究表明，硼与钙、镁代谢或甲状旁腺的功能有关。有人认为硼在人体内可起到与钾类似的作用。此外，研究还发现硼缺乏对生长和骨骼发育产生影响。可溶性硼化物可由消化道迅速吸收。硼的毒性作用在于它可直接通过神经系统影响人体的生化过程。硼是人体必需的微量元素。每人每天约需通过蔬菜、水果摄取 10~20 mg 的硼，以维持机体对元素硼的需求。

5. 科学补硼有利身体健康

（1）硼的食物来源：硼含量相对较多的食物有黄豆、葡萄干、杏仁、花生、榛子、枣、葡萄酒、蜂蜜和酒类，例如苹果酒和啤酒等。

（2）适量摄入硼可预防前列腺癌：前列腺癌一直是男性健康的"最大杀手"，最近的一项研究显示，在我国男性前列腺癌的发生率有越来越高的趋势。国外的研究发现，硼摄入量大的男性患前列腺癌的概率比摄入量小的男性低 65%，这说明摄入适量的硼可以有效减轻前列腺癌的发生。专家建议男性要多吃西红柿，也会保护前列腺，就是因为西红柿里面有比较丰富的硼，对保护前列腺有一定作用。硼广泛存在于水果和果仁中。其他富含硼元素的食物包括葡萄、干果、梨、红酒和葡萄汁。另外，香草冰激凌里也含有较为丰富的硼。另外，硼还有助于提高男性睾丸甾酮分泌量，强化肌肉，是从事体力劳动的男性或运动员不可缺少的营养素。所以男性日常要留意适量多吃含硼的蔬果以补充硼。国外的药物研究协会的研究发现，每天服用 3 mg 的硼最为合适。这个剂量刚刚可以产生抗癌作用，而且在这个剂量的硼还可以改善记忆力和注意力。

（3）骨质疏松老年患者注意补硼：国外科学家对已绝经的妇女志愿者进行补硼对比实验研究，发现额外补充少量硼的人，骨骼里钙流失量减少了很多，而她们体内镁、磷的保存也相应增多了些，骨骼还是强壮的。实验还发现，补硼的老年妇女体内的雌激素增加一倍，这对纠正绝经后妇女体内的雌激素量减少、维持骨骼的正常功能起了很好的互补作用，有效地预防骨质疏松症的发生。

硼可以减少镁元素的吸收，促进骨的钙化过程，提高蛋白质的代谢及雌激素水平，促进维生素 D 在体内的蓄积。研究表明，一般成年人安全适中的硼摄取量应为每日 4～5 mg。补硼和补钙一样，人们可以从日常食物中获得足够的量，多吃含硼量较高的豆类、多叶蔬菜、水果，尤其是苹果、梨和葡萄，即可满足人体对硼的需要。一般情况下，服用硼酸钠补充硼是不足取的，因为补充太多的硼对人体并不利，甚至是危险的，大量的硼会使人中毒。因此，补硼对防治骨质疏松症具有重要意义，防治老年性骨质疏松症，补钙的同时最好也要补硼。

二、硒（Se）

1. 硒的生理功能与作用

硒是人体必需的微量元素，中国营养学会也将硒列为人体必需的营养素之一。大量临床实践证明，人体缺硒可引起某些重要器官的功能失调，导致许多严重疾病发生。全世界 40 多个国家处于缺硒地区，我国 22 个省份的几亿人口也都处于缺硒或低硒地带。这些地区居民的肿瘤、肝病、心血管疾病等发病率很高。硒有六大生理功能，分别是抗氧化功能、抗突变功能、提高免疫功能、解毒功能、提高红细胞的携氧功能、抗衰老功能。

（1）抗氧化功能

氧化是一种自然现象，如铁管生锈等。人体内也存在着氧化现象。正常的氧化反应是生命活动中必需的，然而过度的氧化反应会给人体造成损伤，医学上称之为"氧化损伤"。研究发现，人体内氧化损伤的元凶是"自由基"。硒最重要的生理功能是清除体内产生过多的活性氧自由基（如 H_2O_2、$ROOH$），这是一类人体内毒性最大的自由基。硒是磷脂过氧化氢谷胱甘肽过氧化物酶和谷胱甘肽过氧化物酶的组成部分，通过提高这两种酶的活性来清除过氧化物类自由基。特别是磷脂过氧化氢谷胱甘肽过氧化物酶广泛存在于人体的肝、肾、心、肺、胰、骨　骼肌、红细胞及眼球晶状体等器官中，可保护组织细胞免受超氧化损伤。最新的研究表明，麦芽硒还能诱导人体细胞产生金属硫蛋白，其诱导效果比国内外使用最广泛的锌诱导剂高出 8 至 9 倍。金属硫蛋白是一类广泛存在于人体内的金属非酶蛋白，具有很强的清除自由基、抗辐射损伤及对人体内重金属铅、汞和类金属砷等的解毒功能，其清除自由基的能力约是超氧化物歧化酶和谷胱甘肽过氧化物酶的 1000 倍。同时金属硫蛋白水平的提高对肿瘤患者也尤为重要，它可有效地减轻放疗、化疗的毒副作用。所以，硒称得上是人体中最重要的抗氧化剂。

（2）抗癌功能

硒在微量元素中有"抗癌之王"的称号。因为硒能及时清除体内过多有害的自由基，使其不能损伤细胞膜结构而趋向突变，起着"清道夫"的作用。对体内已出现的癌细胞，硒又是癌细胞的抑制剂。环腺苷酸是细胞代谢中的产物，它能对细胞增殖、生长和分化起调控作用。而硒能提高肝癌细胞中的环腺苷酸的水平，起到阻止肝癌细胞分化的作用。硒还能抑制肝癌细胞线粒体三磷酸腺苷酶的活性，阻止癌细胞的能量代谢，进而抑制了癌细胞的增长。

（3）提高免疫功能

免疫系统具有识别"自己"与"非己"成分的作用，从而保护机体免受细菌等微生物的攻击，清除新陈代谢废物及死亡微生物的攻击，并修补被破坏的组织。增强免疫能力是获得健康的有效保证，而硒则能有效地提高机体的免疫水平。在细胞免疫方面，科学家对免疫系统的 T 细胞和 B 细胞的研究发现，在硒含量达到一定量的情况下，T 细胞和 B 细胞的合成和数量都会增加。在体液免疫方面，硒可提高血液中的抗体水平，如免疫球蛋白 G 和免疫球蛋白 M。硒增强了机体的免疫功能，可有效地提高机体对疾病的抵抗能力。

（4）解毒功能

人类所患的许多疾病都是因生活环境的污染所造成。常见污染环境的有毒元素有铅、铝、汞、镉、砷等。硒能消除机体内重金属的积累，具有解除重金属毒性的能力。因此，硒是对抗污染的"天然解毒剂"。硒作为带负电荷的非金属离子，在人体内可以与带正电荷的有害重金属如镉、汞、铅、银等的离子结合并直接排出体外，彻底消除了金属离子的毒性，起到解毒和排毒的作用。

（5）提高红细胞的携氧功能

红细胞是人体血液中的重要成分。红细胞含有血红蛋白，其作用是将氧气和营养物质输送到全身组织细胞中，同时又将体内的废物和二氧化碳排出体外。研究表明，血液中硒水平低，被氧化的血红蛋白就多；提高血液中的硒水平，被氧化的血红蛋白就少，血液的携氧能力就强。因此，硒对红细胞的功能有保护作用，可防止红细胞"老化"，使红细胞的血红蛋白不被氧化。另外，硒能通过提高血红蛋白合成酶的活性，增加游离血红蛋白的产量和血红蛋白的利用率。

（6）抗衰老功能

研究表明，人体衰老的本质起源于细胞的老化，因细胞的结构和功能的改变，才引起组织和器官的变化。掌握衰老发生的规律可以推迟和延缓衰老，而自由基的氧化作用正是促进机体衰老的重要原因。硒作为人体中最重要的抗氧化剂，能够及时清除体内有害的自由基，保护细胞免受伤害，自然具有延缓衰老的作用。

2. 人体硒的需要量

中国营养学会制定硒的日供应量 1 岁以内为 15 μg，1 ~ 3 岁为 20 μg，4 ~ 6 岁为 40 μg，5 岁至成年人为 50 μg。据研究，我国成人对硒的最低安全摄入量为 22 μg/ 日。硒的安全生理需要量为 50 μg/ 日，适宜的摄入量范围为 50 ~ 250 μg/ 日。我国人民饮食以谷物蔬菜为主，城市人口的硒摄入量一般在 50 ~ 200 μg/ 日之间，因此，我国大部分地区居民日常对硒的摄入量一般都低于 250 μg/ 日。大量科学实践证实，摄入过量的硒可引起中毒，适量的硒则是生命活动不可缺少的。人体对硒的需要量极少，而且安全范围也很大，但当人体长期生活在缺硒环境中，就能引起疾病。

3. 硒失调对人体健康的影响

国内外大量临床实验证明，硒作为人体必需的微量元素，缺硒时会引起某些重要器官的功能失调，导致许多严重疾病发生，主要有以下几个方面：

（1）硒与心脏疾病

研究人员发现，在高硒地区，冠心病、高血压的发病率比低硒地区明显偏低，脑血栓、风湿性心脏病、全身动脉硬化的死亡率也明显低于低硒地区。这些结果表明，硒在维持心血管系统正常结构和功能上起着重要作用。缺硒是导致心肌病、冠心病、高血压、糖尿病等高发的重要因素，而补硒则有利于减少多种心脑血管疾病的发生、改善患者症状、提高患者对抗疾病的能力。众所周知，心脑血管疾病的产生与体内脂质过氧化有关。患者血浆中有害的脂质过氧化物浓度增高，就会使血液中部分有形物在血管壁上沉积，形成冠状动脉粥样斑块，由此引起冠心病、心脑血管疾病。而硒可以清除这种脂质过氧化物，保护动脉血管壁上细胞膜的完整，阻止动脉粥样硬化，起到减少血栓形成、预防心肌梗死的作用。过量的胆固醇是健康的大敌，当血液中胆固醇增高时，容易形成动脉硬化斑块，这些斑块在动脉壁内堆积，使动脉管腔狭窄，阻塞血液流入相应部位，引起动能缺损，引发多种心脑血管疾病。而硒依靠其强大的抗氧化功能，可调节体内胆固醇及甘油三酯，降低血液黏度，预防心血管病的发生。硒还可以保护、修复血管，防其老化。血管壁的老化是心血管疾病发生的重要的因素。之所以中风和猝死的人士以中老年人居多，其中最大的原因就在于人到中老年之后，因为血管壁的逐渐老化导致弹性下降，血管壁变得非常脆弱，所以稍微受到外界的不良影响就特别容易崩溃、出血，造成血栓、脑溢血等。血管老化并非不可阻止，因为促使血管加速衰老的物质就是有害自由基，只要能够清除有害自由基，就能延缓血管壁衰老。硒是强抗氧化剂，它能及时清除体内的有害自由基，防止人体血管老化，预防中风等心血管疾病的发生。心脑血管疾病患者补硒可有效调节身体免疫功能，提高患者对心脑血管疾病的抵御能力，防止并发症的产生。

（2）硒与癌症

在与肿瘤的对抗中，硒具有举足轻重的作用。近几十年，经科学家系统、深入的研究、开发，人们已经能够应用硒来防癌、抗癌，以及解除癌症患者的痛苦、延长癌症患者的生命，由于硒在防治肿瘤方面所显示出的强大作用，很多学者将硒冠以"抗癌之王"的称号。硒元素对癌症的医理作用是：①改善免疫功能，提高抵抗力。肿瘤患者免疫功能下降是比较突出的现象，同时免疫力下降也是肿瘤发生、发展的重要的因素之一，而抗肿瘤免疫主要是细胞免疫，因此提高机体的细胞免疫功能十分重要。研究表明，硒显著地影响免疫系统所包含的全部三种调节机制，即细胞免疫、体液免疫和非特异免疫。硒还能促进淋巴细胞产生抗体，使血液免疫球蛋白水平增高或维持正常，因此临床中给肿瘤患者适量补硒，可有效提高患者机体免疫功能，增强机体防癌和抗癌能力。②提高机体抗氧化能力。肿瘤患者广泛存在抗氧化不平衡，体内有害自由基过剩，而硒可以通过一系列含硒酶，使许多脂质过氧化物、过氧化氢等得到有效清除。③阻断肿瘤血管形成，防止肿瘤复发、转移。硒能营造抗"肿瘤新生血管"形成的环境，从而抑制"肿瘤新生血管网"的形成与发展，切断肿瘤细胞的营养供应渠道。由于肿瘤得不到营养来源，会逐渐枯萎、消亡；同时由于切断了肿瘤的代谢渠道，肿瘤组织自身废物不能排出，肿瘤也会逐渐变性坏死。④直接杀伤肿瘤细胞。硒增高癌细胞中环腺苷酸的水平，形成抑制癌细胞分裂和增殖的内环境，起到抑制肿瘤细胞 DNA、RNA 及蛋白质合成，使肿瘤细胞在活体内增殖力减弱、控制肿瘤细胞的生长分化的作用，从而抑杀癌细胞。

（3）硒与肝病

硒是人体必需的微量元素，又被认为是肝病的天敌、抗肝坏死的保护因子。在人体中，肝脏是含硒量最多的器官之一，但多数肝病患者体内均存在硒缺乏现象，并且病情愈重，缺硒愈多。国内外多项研究均表明，乙肝迁延不愈与缺硒有很大关系，肝病患者补硒有很好的治疗效果。①硒元素与肝病的医理作用在于增强免疫功能，防止肝病反反复复。肝病患者普遍免疫功能低下，这就直接造成了机体识别以及抑制病毒能力的下降。其最明显的表现就是体内的病毒难于完全清除，病情容易反复发作。而硒是强效免疫调节剂，可作为免疫系统的非特异刺激因素，刺激体液免疫和细胞免疫系统，增强机体的免疫功能，提高肝脏自身的抗病能力，从而有助于防止肝病病情的反复发作。另外，硒还可通过提高免疫功能来改善肝病患者的多种体表症状，如甲、乙型肝炎患者补硒能够在相对较短的时间内，大大改善食欲不振、明显乏力、面容灰暗等症状。②提高抗氧化能力，预防肝纤维化。肝病患者体内普遍缺硒。而硒的缺乏，一方面会造成免疫功能降低，一方面还会引起机体内抗氧化系统遭到破坏而使有害物质——自由基的清除受到障碍，从而会引起肝病病情的恶化。而硒作为一种强抗氧化剂，可通过谷胱甘肽过氧化物酶完成抗氧化作用，保护肝细胞的结构完整，清除自由基，加快脂质过氧化物的分解，保护肝脏，促进肝功能恢复，防止肝纤维化的出现。特别提醒：肝纤维化几乎是肝病向肝硬化、肝癌转化的必经之路，抑制肝纤维化的发生，对防止肝硬化具有重要意义。③阻断病毒突变，加速病体康复。肝病多是病毒引起，而病毒在人体缺硒时极易变异，从而变本加厉的对人体产生伤害。北美和欧洲科学家合作进行的研究显示，人类的流行性感冒病毒在缺乏硒的动物身上会变得更凶猛、更危险，这是由于变异的病毒不但会逃避身体免疫监控，还会降低治疗药物的作用，影响治疗效果。研究发现，硒是唯一与病毒感染有一定直接关系的营养素，补硒有利于阻断病毒的变异，加速病体的康复。④解毒除害，保护肝脏。硒具有良好的解毒功能，能拮抗多种有毒重金属物质汞、铅、苯和类金属砷及一些有害化合物，从而减少环境中有毒物质对肝脏的伤害。⑤与药物协同、效果事半功倍。在肝病治疗中会用到一些有毒副作用的药物。研究发现，当硒与这些药物联合使用时，可能会出现良好的协同或相加效应，从而有利于改善药物的毒副作用，提高药物的疗效。

（4）硒与胃病

人体内的硒含量越低，胃部患病的可能性越大。浅表性胃炎患者体内含硒量往往比健康人要低，而血液中含硒量低的萎缩性胃炎患者"癌变"的可能性大大增加。多数胃癌患者处于硒缺乏状态。人体内硒水平的降低，会造成免疫功能缺失及抗氧化能力的下降，引起胃黏膜屏障不稳定，黄嘌呤氧化酶在应急情况下会持续升高，造成胃黏膜缺血性损伤，氧自由基增多，导致胃炎、胃溃疡等消化系统病变。硒是一种天然抗氧化剂，能有效抑制活性氧生成，清除人体代谢过程中所产生的垃圾——自由基，阻止胃黏膜坏死，促进黏膜的修复和溃疡的愈合，预防癌变。所以，每天服用一定量的硒制剂有助于慢性胃病患者控制病情、缓解胃病症状。

（5）硒与放疗、化疗

放疗、化疗患者机体免疫功能的衰退，有可能会进一步促使肿瘤失去免疫监控，加速增殖。同时，患者经放、化疗后机体抗感染能力也会大大减弱，从而增加了许多危及生命的并发症的发生。硒是一种优良的放疗、化疗辅助剂，肿瘤患者在放疗、化疗期间服用硒制剂可以起到多方面的作用。①补硒可以提高放疗、化疗患者机体的免疫力，使患者机体有足够能力顺利完成放疗、化疗。免疫力的提高也有利于帮助肿瘤患者尽快康复，同时预防肿瘤的转移与复发。②补硒不但可减少恶心、呕吐、肠胃功能紊乱，食欲减退、严重脱发等放疗、化疗时的毒副反应，还可减轻化疗引起的白细胞的下降程度。由化疗药物所致的骨髓毒副反应主要是使细胞脂质氧化，过多的过氧化物堆积，引起基质细胞的损伤，由此累及骨髓的储血和造血功能。硒是有效的抗氧化剂，服用硒可增强人体抗氧化功能，抑制过氧化反应，分解过氧化物，清除自由基和修复细胞损伤，调节机体代谢及其增强免疫功能。临床研究证实，在化疗前后服用较大剂量的硒制剂，白细胞总数及中性粒细胞数与不用硒制剂时比较显著提高，这比用粒细胞刺激因子一类昂贵药物要经济得多。③补硒能预防放疗、化疗时出现耐药性。长期的放疗、化疗，肿瘤细胞容易产生耐药性。当肿瘤细胞受到放疗、化疗攻击时，一部分肿瘤细胞死亡，一部分逃脱了死亡，并在细胞内建立了抵御放疗、化疗的强大工事，使再次放疗、化疗的效果明显下降。而在化疗的同时补硒，可以显著降低肿瘤细胞对化疗的耐药性，使肿瘤细胞始终对化疗保持敏感，易于治疗。④硒能解除癌症患者化疗药物的毒性作用。在常用的化疗药物如磷酰胺、顺铂、氨甲碟呤、长春新碱和泼尼松等，在杀死癌细胞的同时，引起的许多副作用，会进一步降低人体的免疫功能，大大地限制了化疗药物的应用。国内外科学家研究发现，化疗最理想的伴侣就是硒制剂。以硒制剂作为解毒剂，可以加大化疗药物的剂量，使化疗药力大大提高。

（6）硒与糖尿病

糖尿病和肿瘤、心血管疾病一道被列为对现代人危害最大的三大慢性疾病。最近的医学研究表明，糖尿病患者体内普遍缺硒，其血液中的硒含量明显低于健康人。补充微量元素硒有利于改善糖尿病患者的各种症状，并可以减少糖尿病患者各种发症的产生概率。糖尿病患者补硒有利于控制病情，防止病情的加深、加重。这是因为补硒有利于营养、修复胰岛细胞，恢复胰岛正常的分泌功能。人体内必须有胰岛素的参与，葡萄糖才能被充分有效地吸收和利用。当胰岛素分泌不足或者身体对胰岛素的需求增多造成胰岛素的相对不足时，就会引发糖尿病。胰岛素分泌不足最直接的原因，就是能够产生胰岛素的胰岛细胞受损或其功能没有发挥。而补硒则可以保护、修复胰岛细胞免受损害，维持正常的分泌胰岛素的功能。医学专家提醒：营养、修复胰岛细胞，恢复胰岛功能，让其自行调控血糖才是治疗糖尿病的根本，清除自由基是预防和治疗糖尿病及其并发症的主要途径。人体在新陈代谢的过程中会产生许多有害的自由基，其强烈引发的脂质过氧化作用就是糖尿病产生的重要原因之一。另外，糖尿病患者的高血糖也会引发体内自由基的大量产生，从而损伤人体内各种生物膜导致多系统损伤，出现多种并发症，后果极为严重。如何有效预防和减轻并发症呢，硒有着巨大的潜力。因为大量医学研究发现糖尿病患者补硒以后可以提高机体抗氧化能力，阻止这种攻击损害，保护细胞的膜结构，使胰岛内分泌细胞恢复、保持正常分泌与释放胰岛素的功能。增强糖尿病患者自身抗病力是防止并发症的重要手段，而硒是强免疫调节剂，人体中几乎每一种免疫细胞中都含有硒，补硒可增强人体的体液免疫功能、细胞免疫功能和非特异性免疫功能，从而整体增强机体的抗病能力，这对处于免疫功能低下状态的糖尿病患者，无疑是增加了一道抗感染及预防并发其他疾病的坚固防线。

（7）硒与胃肠道病

缺硒导致免疫功能下降，会引起胃黏膜屏障不稳定，黄嘌呤氧化酶在应急情况下会持续升高，造成胃黏膜缺血性损伤，氧自由基增多，导致胃炎、胃溃疡等消化系统病变。而硒作为一种天然抗氧化剂，它能有效清除自由基，阻止胃黏膜坏死，促进黏膜的修复和溃疡的愈合，预防癌变。中国肿瘤研究所在河南林县对2万多人进行6年的补硒干预研究。结果表明，补硒可降低胃癌死亡率20%~24%，降低胃癌发病率16%，癌前病变的阻断治疗也有较好的效果。胃镜复查可见不典型增生患者的症状转为消失，萎缩性胃炎病理好转。随着生活节奏的不断加快，胃部疾病的发病率逐日增加，慢性胃炎、萎缩性胃炎、胃癌等严重威胁着人们的健康。为此，医药专家研发出了各种胃药和保健品，以防治疾病的发生和发展。其中，微量元素硒在防治胃部疾病中的作用不容忽视。

（8）硒与其他疾病

■ 硒与视力　视力是人类观察事物、从事工作、学习、生活、娱乐和情感交流的主要机能。视力好坏，已成为许多重要职业的基本条件。硒能催化并消除对眼睛有害的自由基物质，从而保护眼睛的细胞膜。若人眼长期处于缺硒状态，就会影响细胞膜的完整，从而导致视力下降和许多眼疾如白内障、视网膜病、夜盲病等的发生。

■ 硒与脑功能　硒缺乏会使一些"神经递质"的代谢速率改变，同时体内产生大量的有害自由基也无法得到及时清除，从而影响人体的脑部功能。增加硒不但会减少儿童难以治愈的癫痫的发生，也可以有效地减轻焦虑、抑郁和疲倦。这种效果在缺硒人群中最明显。

■ 硒与甲状腺疾病　硒与人体内分泌激素关系密切。人体甲状腺中的硒含量高于除肝、肾以外的其他组织。硒在甲状腺组织中具有非常重要的功能，可以调节甲状腺激素的代谢平衡，缺硒会造成甲状腺功能紊乱。

■ 硒与前列腺疾病　低硒地区的前列腺疾病发病率远远高于高硒地区。在前列腺病理演变过程中，元素镉起着重要作用。随着年龄的增长和环境的影响以及低硒导致内分泌的失调，使前列腺聚集镉而引发前列腺增生甚至肿瘤。而硒有抑制镉对人体前列腺上皮的促生长作用，从而可以减轻病情。

■ 硒与男性健康　研究发现，精液中硒水平越高，精子数量越多，活力越强，而男性不育症患者精液中硒水平普遍偏低。人类精子细胞含有大量的不饱和脂肪酸，易受精液中存在的氧自由基的攻击，诱发脂质过氧化，从而损伤精子膜，使精子活力下降，死亡率高，甚至功能丧失，造成不育。硒具有强大的抗氧化作用，可清除过剩的自由基，抑制脂质过氧化作用。此外，缺硒会引起精神萎靡、活动乏力、易患感冒，而严重缺硒还会导致未老先衰，引发心肌病及心肌衰竭。

4. 硒过量的表现

虽然硒对人体健康十分重要，但补硒也不能过量。因为过量摄入硒可导致硒中毒，出现脱发、脱甲等。临床所见的硒过量而致的硒中毒分为急性和慢性。最主要的中毒原因就是机体直接或间接地摄入、接触大量的硒，包括职业性、地域性原因，饮食习惯及滥用药物等。

■ 急性硒中毒　急性中毒通常是在摄入了大量的高硒物质后发生，每日摄入硒量高达 400 ~ 800 mg/kg 体重可导致急性中毒。患者主要表现为运动异常和姿势病态、呼吸困难、胃胀气、高热、脉快、虚脱并因呼吸衰竭而死亡。因致死性硒中毒死亡前，患者大多先有直接心肌抑制和末梢血管舒张所致顽固性低血压。急性硒中毒的特征性症状为呼气有大蒜味或酸臭味、恶心、呕吐、腹痛、烦躁不安、流涎过多和肌肉痉挛，以及脱发和指甲脱落、皮疹、周围神经病、牙齿颜色呈斑驳状态。急性硒中毒的患儿一般都有头晕、头痛、无力、嗜睡、恶心、呕吐、腹泻、呼吸和汗液有蒜臭味、上呼吸道和眼结膜有刺激症状；重者有支气管炎、寒战、高热、出大汗、手指震颤以及肝肿大等表现。实验室检查，白细胞增多，尿硒含量不高，2 ~ 3 天后症状逐渐好转。误服亚硒酸钠者，产生多发性神经炎和心肌炎，应与急性硒中毒鉴别以防误诊。

■ 慢性硒中毒　慢性硒中毒往往是由于每天从食物中摄取硒 2 400 ~ 3 000 μg，长达数月之久才出现症状。患者表现为脱发、脱指甲、皮肤黄染、口臭、疲劳、龋齿易感性增加、抑郁等。一般慢性硒中毒患者都有头晕、头痛、倦怠无力、口内金属味、恶心、呕吐、食欲不振、腹泻、呼吸和汗液有蒜臭味，还可有肝肿大、肝功能异常、自主神经功能紊乱、尿硒增高。小儿体内长期高硒可使身长、体重发育迟缓，毛发粗糙脆弱，甚至有神经症状及智能改变。

5. 硒的吸收与排泄

人体内含有硒约 14 ~ 21 mg，以肝、胰、肾、视网膜、虹膜、晶状体含硒最丰富。血清硒 0.079 ± 0.03 mg/L，全血硒 183 ± 36 μg/L；头发硒含量正常成年人为 0.55 μg/g。硒能通过胎盘进入胎儿体内。各种硒化合物主要由呼吸道和消化道吸收，皮肤不吸收。硒可以分布到所有的软组织，以肝、肾、脾和胰腺中浓度最高。无机硒盐在肝、脾、全血和血浆中被酶转化为亚硒酸盐，然后再形成硒蛋白复合物。硒主要从尿排出，尿硒正常范围为 0 ~ 0.15 mg/L。部分硒经胆汁由粪便排出，少量也可经肺和乳汁中排出。

6. 科学补硒有利身体健康

（1）硒的食物来源

关于食物中的硒的含量，受各地土壤含硒量的影响很大。因此，缺硒地区和富硒地区植物含硒量可能有很大差异，通常了解食物中含硒量时应注意其产地。硒的丰富来源有芝麻、动物内脏、大蒜（大蒜食品）、蘑菇、海米、鲜贝、淡菜、金针菇、海参、鱿鱼、苋菜、鱼粉、黄油（油食品）、啤酒酵母、小麦胚和龙虾；良好来源有海蟹、干贝、带鱼、松花鱼、黄鱼、龙虾、羊油、豆油、猪肾脏、全小麦粒（粉）、螃蟹、猪肉和羊肉；一般来源有小茴香、冬菇、桃酥、红萝卜、全燕麦粉、啤酒、大米、橘汁和全脂牛奶；微量来源有玉米、小米、核桃、奶油蛋糕、油饼、水果（水果食品）和糖。

（2）需要注意补硒的人群

需要适量补硒的人群包括：肝病（肝炎、脂肪肝、肝硬化、肝癌等）患者，心脑血管病患者，糖尿病患者，癌症患者，胃肠道疾病患者，从事有毒有害工作者，易疲劳人群和常年嗜烟酒者，免疫力底下的儿童，渴望健康长寿的老人，白内障患者，艾滋病患者，生活不规律者，常受辐射及环境污染人群，前列腺疾病患者等。

（3）科学补硒的方法

中国营养学会 1998 年 10 月修订的"每日膳食营养素供给量"已将硒列为 15 种每日膳食营养素之一，提出一个成年人每天对硒的适宜摄入量是 50 ~ 250 μg。"药补不如食补"是我国老百姓的传统认识，普通面粉、糙米、大麦、鱼、虾、海藻、动物肝、动物肾、大蒜、葱头、芦笋、胡萝卜等都含有硒。需要指出的是，食物中含硒量高，并不等于人对其吸收就高。一般而言，人类对有机硒的利用率较高，可以达到 70% 以上，因此正确的补硒方式是多吃强化补充有机硒的食品，多吃水果蔬菜等富含维生素 A、C、E 的食品可促进硒的吸收。

硒与其他矿物元素一样具有两重性，即适量有益，超量有害。补硒虽然很有必要，但是不能盲目进补。盲目补硒可能会产生副作用，所以一定要采用科学补硒的方法，具体方法：①人工补硒。摄取人工添加的各类补硒产品，主要分为无机硒和有机硒两类。无机硒主要为亚硒酸钠，国外多用于饲料使用，有较大的毒性，已经处于技术淘汰的边缘。有机硒与亚硒酸钠等无机硒相比，具有食用安全、无毒副作用、吸收利用率高、营养价值高（如高水平的维生素，高质量的蛋白等）等优点，既没有副作用也利于吸收，是理想的首选补硒制剂。②自然补硒。食取野生、天然的硒含量高的自然生长的食品，比摄取无机硒更益于身体健康。

三、氟（F）

氟是人体必需的一种微量元素。在已发现的 100 多种化学元素中，它是最活泼的元素。通常情况下，氟为淡黄绿色气体，有特殊的刺激气味，在低温下才变成液体。氟几乎能与所有的元素发生化学反应，因此在自然界找不到单质的氟。

1. 氟的生理功能与作用

氟的重要性在于参与钙和磷的代谢，有助于钙和磷形成氟化磷灰石从而增强骨骼的强度。氟也参与牙釉质的形成，在牙齿表面形成氟化磷灰石保护层，提高牙齿的强度，增强牙釉质的抗酸能力。氟对细菌和酶有抑制作用，可减少由于细菌活动产生的酸，从而有利于牙齿的防龋作用。氟可影响一些酶的活性，特别是烯醇酶。烯醇酶在碳水化合物的代谢中起着重要作用。它可促进使磷酸甘油酸向磷酸丙酮酸的逆向转化作用，还能抑制胆碱酯酶活性，减少体内乙酰胆碱的分解，从而提高神经的兴奋性和传导作用。氟还能抑制三磷酸腺苷酶，使体内的三磷酸腺苷含量增多，而三磷酸腺苷能提高肌肉对乙酰胆碱的敏感度，因此提高神经肌肉接头处的兴奋传导。也有实验证明，给实验大鼠补氟，其红细胞超氧化物歧化酶活性明显升高，血清过氧化脂质和心肌中脂褐素含量明显减少，提示补充适量的氟能提高生物体的抗过氧化能力，减少体内衰老色素（脂褐素）的生成和积聚，从而发挥良好的抗衰老作用。氟对铁的吸收有促进作用，特别是当机体处于缺铁的状态时更是如此。也有实验证明，氟对造血机能有促进作用。研究还发现氟碳化合物能携带氧气，1979 年有学者首次将其作为血液代用品应用于临床，由此揭开人造血液新篇章。此外，人体骨骼固体的 60% 为骨盐，而氟能与骨盐结晶表面的离子进行交换，形成氟磷灰石而成为骨盐的组成部分。骨盐中的氟多时，骨质坚硬，而且适量的氟有利于钙和磷的利用及骨骼中沉积，可加速骨骼成长，促进生长，并维护骨骼的健康。

2. 人体氟的需要量

（1）需要补氟的人群：老年人骨钙流失较多，易发生骨质疏松症，注意氟的摄取对身体有益；青少年的牙釉质还很脆弱，加之又较喜好甜食，易发生龋齿，补氟十分必要。

（2）氟生理需要量：成年人适宜摄入量为 1.5 mg/ 天，最高可耐受摄入量为 3.0 mg/ 天。

3. 氟失调对人体健康的影响

（1）氟缺乏

缺氟时，由于牙釉质中不能形成氟磷灰石而得不到保护，牙釉质易被微生物、有机酸和酶侵蚀而发生龋齿。老年人缺氟时，钙、磷的利用受到影响，可导致骨质疏松。人体缺氟的原因：一方面是由于吃糖或吃饭后的食品残渣附着于牙缝和牙面上，在口腔里的细菌的作用下，残渣物质被氧化成对牙齿具有腐蚀作用的乳酸、葡萄糖酸等，使牙齿中的钙质被溶出而形成溶洞；另一方面，在氟缺乏的情况下，牙齿中的主要成分"羟磷灰石"更易遭到酸类物质的腐蚀，同时牙釉质中坚硬而又耐酸的"氟磷灰石"由于缺氟而形成较少，使牙齿更易受损，导致钙质溶出而形成蛀牙。

调查发现，缺氟地区龋齿发病率明显增高，故目前世界很多缺氟地区为了预防龋齿，在自来水中加氟取得明显效果。全世界已有 30 多个国家和地区的一亿多人口饮用加氟饮水，龋齿发病率下降，取得了良好的效果。上海地区的居民饮水用加氟水后，龋齿发病率已降低了 47.7%，广州地区自 1966 年在自来水中加氟，使氟含量达到饮用标准，10 年后龋齿则下降了 50%。不少国家规定了饮水中含氟量标准，如日本为 0.8 mg/L，印度为 1.0 ~ 1.5 mg/L，法国为 1 mg/L，最高不超过 1.6 ~ 3.4 mg/L。我国规定饮水中含氟最多不得超过 1.5 mg/L。最近因考虑工业污染及氟的其他来源，加氟量可降至 0.5 µg/L。但各国标准不同（0.5 ~ 1.5 µg/L）。特定人群采用氟的强化食品及局部涂抹氟制剂。有人不同意自来水中加氟，因这不但是工业和生活用水中氟的浪费，高氟地区还会造成儿童氟中毒。

（2）氟过量

■ 氟过量的症状　急性氟中毒的症状和体征为恶心、呕吐、腹泻、腹痛、心功能不全、惊厥、麻痹以及昏厥。长期摄入低剂量的氟所引起的不良反应为氟斑牙，而长期摄入高剂量的氟则可引起氟骨症。

■ 氟过量的危害　人体长期过量摄入氟元素，就有可能导致人体氟中毒。轻度中毒产生氟牙症，俗称黄斑牙，重度中毒会产生氟骨病。因此国家有限制，高氟地区居民和 6 岁以下儿童应该远离含氟牙膏，居民也要谨慎饮食地下水。长期饮用氟含量过高的地下水，就会危害人的身体健康，轻则患斑釉齿、腰酸背痛，重则发生氟骨症，患者骨骼变形、腰椎变曲、疼痛难忍、甚至瘫痪。这种地方性疾病，主要分布在我国北方干旱半干旱的平原、盆地区域。

氟中毒是一种严重危害人类健康的地方性疾病，世界每个高氟地区，都有地方性氟中毒患者。氟中毒主要表现为氟骨症和氟斑牙（氟斑牙是指牙齿畸形、软化、牙釉质失去光泽、变黄；氟骨症指骨骼变厚变软、骨质疏松、容易骨折）。氟中毒晚期往往有慢性咳嗽、腰背及下肢疼痛、骨质硬化、肌腱、韧带钙化和关节囊肥厚、骨质增生、关节变形且僵硬、下肢弯曲、驼背甚至瘫痪等，妇女因骨盆变形而造成难产。另外，机体代谢过程中所需要的某些酶系统会被破坏，导致多器官病变。

■ 预防氟中毒的根本措施在于规范氟的摄入量。氟中毒没有特效药治疗，最好的防治措施是改水源。含氟量较高的水也可用化学药物（如硫酸铝、活性炭等）除氟。另外，可服氟宁片，每日 2 次，每次 1 片，30 天为一疗程，有促进机体排氟作用。饮水型氟中毒地区，应以改水降氟为原则；燃煤污染型氟中毒病区，应以改灶防污染为主。通过上述预防氟过量的措施，不但能控制新发患者数量，而且对原有氟骨症患者也有一定治疗作用。

4. 氟的吸收与排泄

氟及其化合物以气体、蒸气、粉尘或溶液的形式存在，主要由呼吸道和消化道进入人体内。经膳食和饮水进入人体的氟，主要在胃部吸收，且吸收得很快，吸收率也很高。氟的吸收还受几种膳食因素的影响。铝盐、钙盐可降低氟在肠道中吸收，而脂肪水平提高可增加氟的吸收。氟一旦被吸收，即进入血液，分布到全身，并有部分排出体外。血浆中氟化物的质量分数为 0.14 ~ 0.19 µg/g，其中 75% 与白蛋白结合，小部分以氟化物形式运输（两者之间保持动态平衡）。血液中的氟随循环分布到全身各组织和器官中，但分布很不均匀，主要分布在骨骼——人体氟库和牙齿中。氟排泄的主要途径是肾脏，肾的氟清除率与尿 pH 和尿流速呈正比例关系。尿氟的排泄速度在摄入氟的最初 4 小时最快，3 ~ 4 小时可排出摄入氟的 20% ~ 30%，24 小时可排出 50% 以上，但不可能完全排出。因此，氟在人体内是可以累积的。此外，粪便、汗腺、泪液、头发、指甲也可排出微量的氟。

5. 科学补氟有利身体健康

（1）适量补氟有益牙齿健康

从满足人体对氟的需要，到由于过多而导致中毒的量之间相差不太多，因此，氟对人体的安全范围比其他微量元素要窄得多。正因为这样，就更要注意自然界、饮水及食物中氟含量对人体健康的影响，尤其是工业排放的氟对环境的污染给人带来的危害。一般情况下，每日从饮水中摄取的氟占 65%，从食物中摄取的氟占 5.35%。但是，进入人体的氟并不能完全被吸收，不同状态的氟在人体内的吸收率也不一样。饮水中的氟有 90% 被吸收，而食物中的氟只有 20% 被吸收。但是，如果片面强调饮水标准而忽视了食物和空气中氟的来源，也会因摄入总氟过量而造成危害。如广州地区空气中过量的氟使儿童患斑釉齿的显著增加。据此，于 1983 年停止了向自来水中加氟。防龋的其他措施还有在牙齿上局部涂氟，服用氟片、使用含氟牙膏等。食用或饮用含氟较多的食物或饮料，也是补充人体缺氟的一项措施。食品中，以鱼类、各种软体动物（如贝类、乌贼、海蜇等）和蔬菜中含氟比较丰富。饮料、葡萄酒、茶叶中含氟量较高。我国南方气候温暖湿润，雨水充沛，淋溶作用较强，因此，饮水中有不同程度的缺氟现象。但这些地区盛产茶叶和水产品，一年四季蔬菜供应充足，这对缺氟地区人民来说是非常有益的。

（2）警惕茶叶型氟中毒

茶叶含氟量较高，饮茶是人体摄取氟的重要途径。因为茶可抑制或杀灭致龋变链菌，减少牙菌斑沉积，降低大鼠龋齿发生，在许多地方，饮茶作为一种防龋手段进行推广。但近年来，国内不断有文章报告因饮茶致摄氟过量引起了氟中毒。自 20 世纪 80 年代中期开始，陆续发现了在部分少数民族地区流行的氟牙症和氟骨症与当地少数民族居民长期饮用高氟含量的砖茶、边茶等有关。有学者将这种特殊类型的氟中毒称为"饮茶型氟中毒"。其特点为患者主要与有无饮用砖茶的生活习惯有关。砖茶氟含量是一般商品茶的 100 ~ 200 倍。一些少数民族地区小儿从添加食品起即开始饮茶，成人每餐必用煎煮的浓茶水伴食，每日消耗茶量为 20.44 ~ 30.00 g。砖茶、边茶中氟含量可达 297 ~ 975 mg/kg。这些地区人均每日总摄氟量：少儿为 5.49 mg，成人大于 8.95 mg。人均由茶中摄入的氟量，少儿为 5.17 mg 日以上，成人为 7.64 ~ 20.00 mg/ 日。经茶摄取的氟占总摄氟量 90% 以上。关于人均每日总氟摄入量的标准，世界卫生组织的建议为 2 mg。由此可见，上述少数民族人群日氟摄入量均远远超过了最大安全氟摄入量。而居住于上述地区的汉族人群，没有饮用砖茶的习惯，其少儿和成人的日氟摄入量均低于安全氟摄入量。

（3）补充微量元素氟的注意事项

氟作为人体必需的微量元素之一，其摄入量过高或过低都会对人体健康产生影响。它

中国居民营养与健康全书（上部）
人体营养素篇

在体内的含量取决于所摄取的饮水和食物。人体骨骼中的氟含量随年龄而增长，直到50岁以后才趋于恒定。适量的氟可以防治龋齿，对老年人的骨质疏松也有一定防护作用。饮水中加氟使水的含氟量达0.5～1.0 mg/L时即可防止龋齿，但这不是从营养要求角度而加氟的。长期饮用含氟量超过1.2 mg/L的水，就会产生斑釉病（牙齿产生灰褐色斑块和变脆）。在氟含量更高的地区生活的居民，从水和食物摄取过多的氟则会发生氟中毒，产生氟骨症。因此，氟的摄入量既不能过低也不能过高。氟对骨组织的矿物化作用，有相当大的影响。氟的主要作用是在钙与磷形成羟磷灰石过程中起增强作用，牙的釉质中氟的含量高达1 mg/g，这可能是氟能预防龋齿的物质基础。食物中的含氟量与土壤中氟的含量有关，但是茶叶是一种含氟量较高的食物，其含量在100 μg/g以上。习惯饮茶的人一天可以摄取500 μg的氟，所以有人推荐饮茶预防龋齿。但要提醒习惯饮浓茶的人，要谨防因饮浓茶过量而引起的氟中毒。此外，饮水加氟也是被证明可以有效防治龋齿的措施之一。

四、碘（I）

碘是人类发现的第二个生物必需微量元素，其是生物体内最重的元素。人体内含碘30 mg左右，约80%含在甲状腺中，是甲状腺激素必不可少的成分。碘的生物化学功能主要通过甲状腺激素表现出来，不仅是调节机体物质代谢必不可缺的元素，对机体的生长发育也非常重要。因此，一旦缺碘，就会带来很大的危害。

1. 碘的生理功能与作用

碘在人体内的生理作用是通过合成的甲状腺激素实现的，而甲状腺激素是人的机体最重要的激素之一。碘的主要生理作用是：

（1）维持机体能量代谢和产热。机体的能量代谢是通过物质分解，以提供生命活力所需的能量，而机体需要保持一定的体温才能保证代谢过程顺利进行。此外，碘缺乏引起的甲状腺激素合成减少，会导致基本生命活动受损和体能下降，这个作用是终身的。

（2）促进体格发育。甲状腺激素调控生长发育期儿童的骨发育、性发育、肌肉发育及身高体重。甲状腺激素的缺乏会导致体格发育落后、性发育落后、身体矮小、肌肉无力等发育落后的症状和体征。

（3）促进脑的发育。在胎儿或婴幼儿脑发育的一定时期内必须依赖甲状腺激素，它的缺乏会导致胎儿不同程度的脑发育落后，胎儿出生后会有不同程度的智力障碍。这种障碍基本上是不可逆的，过了临界期再补充碘也无济于事了。但补碘还可以保证体格发育正常，纠正甲状腺功能低下，恢复体能，间接改善智力活动。

（4）垂体的支持作用。甲状腺激素，特别是FT4对维持垂体正常的形态、功能和代谢是至关重要的。

2. 人体碘的需要量

1997 年国际碘缺乏病控制中心、世界卫生组织、联合国儿童基金会联合推荐碘的摄入量为：正常成年人为 150 μg/ 天；孕妇和乳母为 200 μg/ 天；0 ~ 6 岁儿童为 90 μg/ 天；7 ~ 12 岁青少年为 120 μg/ 天。根据北京城乡食物消费量可知，北京居民每日碘盐（碘含量为 40 μg/g）的平均消耗量为 15 g，除去碘盐在烹调中的损失 40.9%（17.8% ~ 64.0%），居民每天可额外补碘 354.6 μg。因此，食用碘盐可完全满足人体每天碘的需要量。

3. 碘失调对人体健康的影响

（1）碘缺乏的危害：碘缺乏是由于自然环境缺碘，使机体因摄入碘不足而产生的一系列损害，除常见的地方性甲状腺肿和地方性克汀病两种典型表现外，还可导致流产、死产、先天畸形和新生儿死亡率增高。其最主要的危害是影响胎儿的脑发育，导致儿童智力和体格发育障碍，造成碘缺乏地区人口的智能损害。碘缺乏病的严重程度，取决于碘的缺乏程度和缺碘时机体所处的发育时期（胎儿期、新生儿期、婴幼儿期、青春期或成人期），以及机体对于碘缺乏的代偿适应能力等因素。

（2）碘过量的危害：碘摄入过量对人体健康的危害主要包括以下三个方面。

■ 高碘对甲状腺功能的影响　最常见的是碘致甲状腺肿（IH）和高碘性甲亢。

■ 高碘对智力的影响　碘过量与智力之间的关系仅在近几年才引起了专家学者们的重视。多项在人群中开展的流行病学调查都显示高碘地区学生的智商明显低于适碘区。大部分动物实验研究也已证明过量碘负荷确实可使动物脑重量减轻，学习记忆力下降，虽然这种影响不如碘缺乏的作用明显。

■ 高碘对性功能的影响　国外一项研究曾显示，碘盐的摄入量与男性精子计数有一定的关系，提示食用碘盐可能导致男子的精子计数减少。当前，我国在推广使用含碘盐后，居民的碘摄入量又有普遍偏高的趋势。世界卫生组织推荐每人每天的食盐摄入量是 6 g，但是我国居民每个成年人每天食用的含碘盐普遍超过 20 g，碘的摄入量已远超需要量，这是值得我们高度警惕的。在供给含碘盐的同时提供不含碘的盐供人选择，这是居民自我调控碘摄入量的最好办法，否则碘摄入过量的危险性极大。

4. 碘的吸收与排泄

人体所含的碘的总量约 30 mg。甲状腺浓集碘的能力较强，含碘量 8 mg ~ 15 mg，唾液腺、乳腺、生殖腺、胃黏膜也可浓集碘。人体储存碘的脏器主要是甲状腺，储满后多余的碘都从尿排出而不再保存。甲状腺储存的碘在停止碘供应之后，只能够维持机体 2 ~ 3 个月。因此，一旦缺碘甲状腺最早受累。

（1）碘的吸收：人体碘的 80% ~ 90% 来自食物，10% ~ 20% 通过饮水获得，5% 的碘来自空气。因此，食物中的碘是人体碘的主要来源。食物中的碘化物被还原成碘离子后才能被吸收，与氨基酸结合的碘可直接被吸收。胃肠道内的钙、氟、镁阻碍碘的吸收，在碘缺乏的条件下尤为显著。人体蛋白质与热量不足时，会妨碍胃肠的碘吸收。呼吸道和皮肤也能吸收少量的碘。

（2）碘的排出：在碘供应稳定和充足的条件下，人体排出的碘几乎等于摄入的碘。肾脏是碘排出的主要途径。尿碘占总排出量的80%以上。粪中的碘主要是未被吸收的有机碘，占总排出量的10%左右。肺及皮肤可排出少量碘，但大量出汗时可达到总排出量的30%。妇女的乳汁排出，一名哺乳妇女每日可因哺乳丧失至少30 μg的碘，随着小儿的长大，分泌乳量的增加，这可能是哺乳妇女易发生甲状腺肿的一个原因。

5. 科学补碘有利身体健康

（1）富含碘的食物

一般含碘量高的食物多是海产品，如海带、紫菜、鲜带鱼、蚶干、干贝、淡菜、海参、海蜇、龙虾等。海带含碘量最高，新鲜海带中达到 2 000 μg/kg 以上；其次为海鱼及海贝类（800 μg/kg 左右）。陆地食品则以蛋、奶含碘量最高（4 ~ 90 μg/kg），其次为肉类，淡水鱼的含碘量接近或略低于肉类，植物的含碘量是最低的（表5-4）。另外，除加碘的精制含碘盐外，一般盐中含碘量极微，越是精制盐含碘越少。海盐中的含碘量约 20 μg/kg，若每人每日摄入 10 g 盐，则只能获得 2 μg 的碘，远不能满足预防碘缺乏病的需要。

表5-4　食物中碘的含量排行榜　　　　　单位：μg/100 g

食物	含量	食物	含量	食物	含量	食物	含量
裙带菜（干）	15878	紫菜（干）	4323	海带（鲜）	923	鸡精	766.5
海虹	346	虾皮	264.5	虾酱	166.6	虾米	82.5
可乐	68.4	烧肉	57.4	豆腐干	46.2	开心果	37.9
鹌鹑蛋	37.6	火鸡腿	33.6	牛肉辣酱	32.5	鸡蛋	27.2
牛腱子肉	24.5	菠菜	24	黄酱	19.8	羊肝	19.1
柳松茸	17.1	雏鸽	16.3	金枪鱼	14	墨鱼	13.9
花椒粉	13.7	鸡肉	12.4	松子仁	12.3	南瓜子（炒）	11
鱼翅（干）	10.9	核桃	10.4	牛肉（瘦）	10.4	小白菜	10
大豆	9.7	甜面酱	9.6	青椒	9.6.	杏仁	8.4
方便面	8.4	杏仁（炒）	8.4	甜杏仁	8.4	胡椒粉	8.2
白胡椒	8.2	赤小豆	7.8	冻豆腐	7.7	平鱼	7.7
羊肉（瘦）	7.7	羊前腿肉	7.7	松花蛋（鸭蛋）	6.8	黑鱼	6.5
青鱼	6.5	柿子	6.3	小黄鱼	5.8	榴梿	5.6
鱼	5.5	午餐肉	5.4	杏仁露	5.3	橘子	5.3

（续表）

食物	含量	食物	含量	食物	含量	食物	含量
油皮	5	鸭蛋	5	芸豆	4.7	鲤鱼	4.7
榛子仁（炒）	4.4	羊肉（后腿）	4.1	菠萝	4.1	鸡粉	3.9
八宝菜	3.8	糯米（紫）	3.8	小米	3.7	火腿	3.6
野鸡	3.5	鲅鱼	3.5	小麦面粉	2.9	老抽	2.9
小麦富强粉	2.9	花生仁（生）	2.7	番茄	2.5	香蕉	2.5
白酱油	2.4	酱油	2.4	莲藕	2.4	稻米	2.3
猪肉（瘦）	1.7	香菜	1.5	鹿肉	1.5	乳黄瓜	1.3
鸡肝	1.3	洋葱（白皮）	1.2	土豆（黄皮）	1.2	酱牛肉	1.2
茄子	1.1	山竹	1.1	豌豆	0.9	酸奶	0.9
橙子	0.9	平菇	0.8	四棱豆	0.7	梨	0.7
芹菜	0.7	生抽	0.6	牛里脊肉	0.5	西葫芦	0.4

（2）碘对白癜风治疗的作用

白癜风的病因很多，首先是内分泌与免疫功能失调，某些致病因子（化学及重金属毒物）导致机体免疫功能紊乱、内分泌功能失衡，产生抗黑色素细胞抗体，造成黑色素细胞损伤、脱失而发病。损伤的黑色素细胞可再释放抗原，刺激机体产生更多的抗黑色素细胞抗体，使更多的黑色素细胞被破坏，而形成恶性循环，导致病情进一步发展。其次，长期的心理压力、精神创伤也可导致机体神经体液调节失衡，内分泌紊乱而发病。研究发现，白癜风往往与多种内分泌疾病并存，可能与脑垂体-甲状腺-肾上腺轴紊乱有关。碘参与甲状腺素的合成，食物中缺碘，不仅会发生甲状腺肿，而且也影响黑色素代谢。还有保护黑色素细胞免受重金属毒物损伤的作用。

（3）科学使用碘盐

碘盐可有效地预防碘缺乏病。但要科学食用碘盐，提高碘的利用率。首先，食用碘盐贵在坚持。人体补碘是一个长期性、日常性和生活化的过程，正常人应经常食用碘盐。其次，碘盐储存方法要适当。碘盐应储存于玻璃或陶瓷罐中，加盖密封放置于低温阴凉处。碘盐不宜久存，以"随吃随买"为宜。以前的含碘盐是在食盐中掺入碘化钾制成，但由于碘化钾在空气中易被氧化，会造成碘流失，且价格较贵，故我国从 1989 年起规定食盐中不加碘化钾，改加碘酸钾。碘酸钾本身是一种较强的氧化剂，在空气中或遇光都不会被氧化，而且碘酸钾是离子晶体，沸点高，不具挥发性，所以炒菜时不必强调在出锅前或食用时才加盐。碘盐虽然在空气中不会被氧化，但为防止被还原，也要注意以密封保存为好。此外，需要提醒的是，世界卫生组织推荐每人每天的食盐摄入量是 6 g，但我国居民每天食盐的摄入量普遍超过 20 g。这就需要同时提供不含碘的盐供人选择，否则只使用含碘盐，碘摄入过量的危险性极大。

五、硅（Si）

1. 硅的生理功能与作用

硅是地球上最丰富的元素之一。由于硅与氧有高度的亲和力，因此自然界中不存在游离的元素硅，而一般以二氧化硅和硅酸盐的形式存在。硅也是人体必需的微量元素之一，不少人甚至把硅称之为人体骨骼与组织的"砖石"。硅的生理功能与作用主要有：

（1）对骨骼正常发育的作用

实验表明，硅与骨骼中的生长及结构有关，其摄入不足，可使骨骼含硅量减少，补硅后骨骼中的硅显著增加，骨生长旺盛的地方有硅渗入。在骨化过程中，硅与钙的含量呈正相关。缺硅可使生长迟缓，骨骼异常、畸形（特别是头颅畸形），牙齿的釉质发育不良。

（2）对软骨和结缔组织的作用

X 射线微量元素分析表明，在幼骨生长区的成骨细胞中，胶原纤维、弹性纤维和角质纤维细胞处于基质的包围中，黏多糖是基质的重要成分，而微量元素硅是黏多糖及其蛋白复合体不可缺少的组成成分。在透明质酸、硫酸肝素等黏多糖中，硅共价结合于多糖基质，可能是通过酯键 C-O-Si。已经证实，硅也是胶原的成分。硅能促进结缔组织细胞形成细胞外的软骨基质，使胶原含量增加，基质中多糖含量增加。脯氨酰羟化酶的活性可以反映胶原生物合成速度。软骨的正常生长需要硅，尤其在胚胎时期特别明显，硅充足胎儿的软骨比硅不足胎儿的可增加 7 倍。

（3）对心血管的作用

硅对心血管有保护作用。流行病学调查表明，芬兰、英国等地水中的含硅量与心血管疾病发病率呈负相关，在英国饮水硅含量为 17 mg/L 的地区，冠心病死亡率低；而饮水硅含量为 7.6 mg/L 的地区，冠心病死亡率高。芬兰东部饮水中硅含量为 4.8 mg/L，冠心病死亡率高；而芬兰西部饮水中硅含量为 7.7 mg/L，冠心病死亡率低于东部。实验提示，给予致动脉硬化饲料的同时补硅，有利于保护其主动脉结构的完整性。有报道指出，正常动脉、主动脉血管中度损伤和严重损伤（伴大块脂质浸润和钙化斑块）的硅含量有显著差异。已有研究表明，人体中的硅含量随着年龄的增长和动脉粥样硬化的形成而降低，合用大量静脉和口服剂量的硅，能降低用胆固醇饲喂的兔子的动脉粥样硬化的发病率和病变的严重性。硅的抗动脉粥样硬化的作用，可能与其保护弹力纤维和间质的完整性、从而减少粥样斑块的形成有关。

（4）有机硅的作用

有机硅，即有机硅化合物，是指含有 Si-O 键且至少有一个有机基直接与硅原子相连的化合物，习惯上也常把那些通过氧、硫、氮等使有机基与硅原子相连接的化合物也当作有机硅化合物。由于独特的结构，有机硅兼备了无机材料与有机材料的性能。生物体新陈代谢也需要有机硅参与，通常此类有机硅化学式表现为 $CH_3(SiOH)_3$。有机硅对于身体各项功能起着重要的作用并且与矿物质的吸收有着直接关系。人体内平均含有约 7 g 硅，其数量远远超过其他重要矿物质。

■ 维持骨骼生长　骨质疏松症是人体老化的特质之一。有证据表明，如果人们任意补充钙，不但没有帮助骨骼愈合，反而会浸出骨骼中已有的钙质，从而加速了类似骨质疏松症等退化型疾病的过程，影响人体的支撑和结缔组织。有机硅能缓解骨质疏松症造成的疼痛，甚至恢复身体的自我修复功能。对于绝经后妇女，骨质疏松症是最常见的疾病，而且数据表明由此导致骨折死亡人数已经超过了的乳房癌，子宫颈癌和子宫癌的总和。越来越多的研究证据表明，即便是在钙不足的情况下，人体也可以通过利用硅来转变成骨骼需要的保护结构，其他矿物质却很难有类似的效果来充当这一角色。因此科学家认为，有机硅是钙质吸收和利用的前提条件。

■ 结缔组织必要元素　结缔组织由胶原蛋白、弹性蛋白、黏多糖、碳水化合物等物质组成，在这些组织细胞周围，还需要保湿性黏液帮助。有了它们，才可以使组织细胞变得有弹性和充满活力，同时预防老化。研究发现在这些黏液性大分子物质中，有机硅占据了很大一部分比例，它们就像是一种"胶水"，将胶原蛋白牢牢地粘在一起。因此如果人体中存在足够量的有机硅，那么就会有更多的胶原蛋白被粘在一起，从宏观上来看，人和器官也会变得更加年轻。随着人体的老化，各种结缔组织营养流失，变得僵硬，致使人体组织也无法得到足够的养分而衰退，有机硅可以帮助减缓这些结缔组织的退化过程。如果定期服用含有机硅的营养剂，可以保持皮肤年轻。特别是当皮肤出现松弛和皱纹时，除了补充适当的蛋白质外，服用由植物提取的有机硅营养剂可以达到皮肤健康美观的效果。

■ 促进头发生长　健康的头发除保护人的头皮外，还是提高外观吸引力的法宝。人们发现每克头发里含有 90 μg 有机硅，与骨骼每克含 100 μg 的含量很接近。有机硅是头发生长，强韧的重要因素。

■ 强健牙齿和牙龈　通过强化珐琅质，有机硅能够防止蛀牙和保护牙齿。同时，有机硅有防止牙龈出血、牙龈萎缩、衰退和松动的作用。

■ 使指甲健康　指甲板主要由各种蛋白质构成，平均每月增长 4~5 毫米。指甲变得脆弱通常是骨质疏松的前兆，即局部脱钙现象，此时如果能及时补充有机硅，能保证指甲健康生长。有机硅可美化指甲的外观，提高硬度，使它们更亮泽，不容易断裂。皮肤和头发也需要有机硅，因为有机硅是粘合胶原蛋白、糖类等营养物质的支撑架。

2. 人体硅的需要量

硅在人体内每千克约含 240 mg，主要存在皮肤、腱、毛发、指（趾）甲、软骨与动脉壁中，各种氨基多糖（硫酸软骨素到肝素和透明酸）也含有硅。由于各种食物都含有丰富的硅，因而通常不会缺乏。硅的最佳来源是全谷粒的纤维部分，其次是肝、肺、肾、脑等脏器和结缔组织。在谷物磨成高精度的产品（如精米白面）后，其大部分硅就会丢失。人体每日需摄入硅 3 mg 左右，现在尚不能确定人对硅的需要量，国外建议饮食中硅的平均摄入量据估计每天约 1 g。一般在通过食物摄取硅不会产生毒性。但在某些生产场所，由于从空气中吸入大量含硅氧化物尘埃，可能会引起"矽肺"。矽肺患者血液和尿中的含硅量高。

3. 硅失调对健康的影响

（1）硅缺乏症：人和动物血管壁中硅含量与粥样硬化程度成反比。在心血管疾病长期发病率相差两倍的人群中，其饮用水中硅的含量也相差约两倍。另外，人体内缺少硅元素还有可能患上关节炎、动脉硬化、冠心病等心血管病等疾病。

（2）需要补硅的人群：临床上胃肠外营养不良的患者可能缺硅，特别是小儿科患者可能影响骨骼发育。此外，也应注意创伤患者是否缺硅，是否因胶原形成不良而影响创口愈合。

（3）硅过量影响健康：高硅饮食的人群曾发现局灶性肾小球肾炎，肾组织中含硅量明显增高。有报道有人大量服用硅酸镁（含硅抗酸剂）可能诱发尿路结石。经呼吸道长期吸入大量含硅的粉尘，可引起矽肺。

4. 硅的吸收与排泄

人每日硅的需要量在 9～14 mg，国外的推荐量为 20～30 mg。但是，适应生长和健康所需的硅每日最小需要量究竟应是多少尚不清楚。硅由食物中摄取，在水中呈偏硅酸形态被人体吸收，主要分布于人体皮肤及结缔组织之中。人体每日需摄入硅 3 mg 左右，相当于 8.3 mg 偏硅酸。硅化合物的类型影响它的吸收。硅酸盐、二氧化硅、黏多糖中的有机结合硅进入消化道后，较易被肠壁吸收，进入淋巴和血液到达全身组织。硅的吸收受食物中其他元素的影响，钼与硅的相关性即是一例。血浆中和组织中的硅水平受钼摄入量的左右。血液中硅的含量较恒定，受年龄、性别、内分泌活动等因素的影响。尿中的硅可随摄入量而增减，起到维持体内硅平衡的作用。每日从尿中排出的硅可达 9～12 mg。

5. 科学补硅有利身体健康

（1）含硅量高的食物

硅是维持人体正常生命活动不可缺少的必需微量元素，主要存在于高纤维食物、谷类皮中以及根茎类蔬菜中。竹笋、莴苣、干果里都有硅，全谷物的粗粮部分也很多，而肉、鱼和乳类含量较少。水也是硅的主要摄入来源，水中硅含量为 2～12 mg/L。在食物精制过程中硅容易丢失，如全燕麦含量为 460 mg/100 g，而精制后仅有 13 mg/100 g；全大米含 36 mg/100 g，精制后为 7 mg/100 g。所以在烹制含硅的食物时，一定要注意烹饪方法以免硅元素的丢失。

（2）补钙也补硅，健康常相随

人体平衡试验结果表明，经口摄入硅含量每人每天有 21～46 mg 便能满足机体的需要，因此每人每天从饮食中摄入硅 20～50 mg 便能符合人体硅的代谢平衡。人的骨质由两大部分构成——有机质和无机质。成年人的有机质占 30%（主要是骨胶原纤维束和黏多糖蛋白等），它作为骨的网状支架，赋予骨的弹性和韧性；无机质（主要是碱性磷酸钙、镁、钾、钠、锌等矿质元素）占 70%，这些矿物元素决定骨骼的硬度及刚性特征。硅起到调节这些有机质的生成作用和无机质特别是钙、镁、磷的沉聚作用。儿童的骨骼中有机质和无机质各占一半，所以弹性较大，柔软但易变形，不易骨折。老年人的骨骼，无机质相对比例更大，所以脆性强且骨质疏松，故容易发生骨折。为什么人老了就会发生骨质疏松？这是因为老年人胃肠消化功能差，不能有效地吸收硅、钙等离子。本来成年人每日有 700 mg 的钙在骨中进进出出，硅的摄取每天大约 20～50 mg。随着年龄增大，钙的沉淀逐渐减慢而溶出占优势，且胃酸越来越差，消化不了硅，致使钙的吸收也减弱，因此易发生骨质疏松。为预防骨质疏松，老年人每天除了要补钙，还要适当补充硅。只有如此，才能达到最理想的预防效果。人老了身体内就可能缺硅，可多吃糙米、燕麦、红薯及玉米等粗粮，豆类虽然含硅较低，但大部分是单硅酸，人体也容易吸收。

（3）海蛎子——补硅佳品

海蛎子的生物学称呼叫牡蛎，是海洋中常见的贝类，南粤称"蚝"，闽南称"蛎房"，北方渔民称之为海蛎、石蛎。据食品营养检测，牡蛎含蛋白质 50% 以上，而脂肪仅有 7%～8%，并含有钙、镁、铁、硅等多种微量元素和维生素等。儿童、孕妇及哺乳期妇女食后有助于骨骼、牙齿生长，并能有效地防止小儿佝偻病。牡蛎不仅是佳肴美食，而且还有很高的药用价值。明代李时珍《本草纲目》记载："牡蛎肉，甘温无毒，煮食治虚损，调中，解丹毒，补妇人气血，以姜醋生食，治酒后烦热，止渴。炙食甚美，令人细肌肤，美颜色。"现代医学实验还表明，从牡蛎肉中提取的水溶液对肿瘤细胞有抑制作用，牡蛎肉中含有的天然牛磺酸，具有降血脂、抑制血小板聚集、提高人体免疫力、促进新陈代谢等多种功能。如今，牡蛎制剂的临床药用范围正逐渐被人们认识和扩大。它既可作为抗结核病药，还可以降低糖尿病患者的血糖，减少糖尿病的并发症；既能消除因大量饮酒后引起的恶心和胃部不适，同时对男子又有生精强壮作用。另外，对妇女更年期综合征、青春期功能性子宫出血、产前产后虚弱，以及动脉硬化、冠心病、心绞痛、高血脂、心律不齐、慢性肝炎等都有较好的疗效。

第六节　对人体有害的元素

一、镉（Cd）

镉是一种灰白色金属，是提取锌的副产品。镉不溶于水，密度 8.64 g/cm³，熔点为 331.03℃，沸点为 767℃。镉在加热后易挥发，在空气中会迅速氧化变为氧化镉。

1. 镉的污染

镉不是人体的必需元素，在新生婴儿的身体里几乎查不到镉。这说明人体中的镉是出生后从环境中摄取并蓄积的。不从事接触镉职业的人，到 50 岁以上机体内的含镉量可达 20～30 μg/g。其主要蓄积在肝肾内，但对人体的各个器官都有损害。镉主要来自被污染的环境，主要污染源就是水、土壤和植物。植物在含有镉的水和土壤里生长，其根部对镉有特殊的吸收和富集作用。金属镉毒性很低，但其化合物毒性很大。镉的化合物中，碳酸镉、氢氧化镉、硫化镉等均不溶于水，而硫酸镉、氯化镉和硝酸镉等都溶于水。人体镉中毒的原因主要是通过消化道与呼吸道摄取被镉污染的水、食物、空气而引起的。职业性镉中毒主要是吸入镉化合物烟尘所致。据报道，当水中镉超过 0.2 mg/L 时，居民长期饮水和从食物中摄取含镉物质，可引起"骨痛病"。实验表明，进入人体和温血动物的镉主要累积在肝、肾、胰腺、甲状腺和骨骼中，使肾脏器官等发生病变，并影响人的正常活动，造成贫血、高血压、神经痛、骨质松软、肾炎和分泌失调等病症。镉对鱼类和其他水生物也有强烈的毒性作用。其毒性最大的为可溶性氯化镉，当质量浓度为 0.001 mg/L 时，对鱼类和水生物就能产生致死作用。氯化镉对农作物生长危害也很大，其临界质量浓度为 1.0 mg/L，灌溉水中含镉 0.04 mg/L 时可出现明显污染，水中镉质量浓度为 0.1 mg/L 时，就可抑制水体自净作用。植物吸收富集于土壤中的镉可使农作物中镉含量增高，水生动物吸收富集于水中的镉可使动物体中镉含量升高，故我国对灌溉水质、渔业水质以及地面水水质标准对镉的浓度都有严格规定。作业场所镉污染主要是由于生产过程中使用的镉及其化合物造成，如电镀、电池生产过程等。环境中镉的主要污染来源包括：①铅锌矿的开采、选矿和冶炼过程中产生的废水和废气；②合金钢的生产和加工过程；③电镀镉的生产废水；④染料、农药、油漆、玻璃、陶瓷、照相材料等生产和加工过程。

2. 镉对人体健康造成的危害

正常人血液中镉的含量很低，当接触镉后其在体内含量会升高，但脱离接触后会迅速恢复正常。镉主要由呼吸道和消化道吸收，可通过食物、水和空气进入人体，并迅速转移到血液中。循环于血液中的镉，90%～95%位于红细胞内，与血红蛋白结合通过血液循环到达全身，并有选择性地蓄积在肾脏和肝脏中。与镉结合的羟基、氨基和巯基蛋白质分子，能使体内许多酶系统受到抑制，从而影响肝、肾器官中酶系统的正常功能。镉还会损伤肾小管，使人出现糖尿、蛋白尿和氨基酸尿等症状，尿钙和尿酸的排出量增加。因镉造成肾功能不全后，又会影响体内维生素 D_3 的活性，使骨骼的生长代谢受到阻碍，从而造成骨骼疏松、萎缩、变形等。镉还会对呼吸道产生刺激，长期过量接触会造成嗅觉丧失症、牙龈黄斑或渐成黄圈。镉化合物不易被肠道吸收，但可经呼吸被体内吸收，积存于肝或肾脏造成危害。此外，镉还会干扰铜、锌和钴在体内的代谢，产生毒性作用。急性中毒以呼吸系统损害为主要表现，并使用人出现呕吐、胃肠痉挛、腹痛、腹泻等症状；慢性中毒引起以肾小管病变为主的肾脏损害，亦可引起其他器官的改变，还可能引发贫血。

3. 镉中毒的临床症状

（1）吸入中毒：①短时间内吸入高浓度氧化镉烟尘，可在数小时至1天内出现全身无力、头晕、头痛、发热、寒战、四肢酸痛、伴有呼吸道黏膜刺激症状；②重症者在1至数天内发生化学性肺炎或肺水肿，表现为胸痛、胸闷、剧烈咳嗽、咳大量黏痰或带血性痰或粉红色泡沫样痰、呼吸困难、发绀、高热，极严重者出现呼吸和循环衰竭，肺部可闻及干、湿音；③少数患者可有腹痛、腹泻，个别患者合并肝、肾损害。

（2）口服中毒：①食入用镀镉器皿调制或储存的酸性食物或饮料后，经10分钟至数小时，出现恶心、呕吐、腹痛、腹泻等胃肠道症状。②严重者全身乏力、大汗、肌肉酸痛、虚脱、甚至抽搐、休克。

4. 镉中毒的急救处理

（1）吸入中毒：①迅速移离现场、保持安静、卧床休息，并给予氧气吸入；②保持呼吸道通畅，积极防治化学性肺炎和肺水肿，早期给予短程大剂量糖皮质激素，必要时给予1%二甲基硅油消泡气雾剂；③为预防阻塞性毛细支气管炎，可酌情延长糖皮质激素使用时间；④可给予依地酸二钠钙或巯基类络合剂进行驱镉治疗；⑤严重者要重视全身支持疗法和其他对症治疗。

（2）口服中毒：①立即用温水洗胃，卧床休息；②给予对症和支持治疗，如腹痛时可用阿托品，呕吐频繁时适当补液，既要积极防治休克，又要避免补液过多引起肺水肿。此外，黑木耳含有的植物胶质，可吸附通过消化道进入体内的镉，使其排出体外。

5. 镉中毒的预防

（1）食品中镉限量卫生标准：我国食品中镉限量卫生标准规定，大米的镉含量≤ 0.2 mg/kg、面粉镉含量≤ 0.1 mg/kg、鱼类的镉含量≤ 0.1 mg/kg、蛋类的镉含量≤ 0.05 mg/kg 等。由于卫生标准的制定需要安全系数方面的考虑，以及人体内在的代谢能力，所以短期摄入镉超标食品并不意味着伤害会立即显现。另外，由于环境镉污染带有显著的地域性，城市居民由于消费大米来源多样化，且城市的食品安全监测体系相对完善，所以面临显著镉污染威胁的人群当属在污染地区自己生产、自己消费的群体。

（2）积极防治镉污染：镉污染的现实威胁，一是土壤一旦被污染，恢复到去污染状态需要很长很长的时间；二是当前的医学发展，还没有特效的解毒药物可供使用，而进入到人体内的镉生物学半衰期长达 10～30 年；三是被镉污染的食品不仅局限于大米，几乎所有的食品都有可能被污染。所以，应对环境镉污染的有效手段，依然是预防为主，隔断人们与镉的接触。自 20 世纪以来，镉及其化合物广泛用于制造镍镉电池、颜料、合金，也可以用于电镀及塑料制品中的稳定剂。镉的产量及用途在不断增加，据统计全世界每年向环境中释放的镉达 30 000 吨左右，其中 82%～94% 的镉会进入到土壤中。近年来，在我国由镉等重金属引起的土壤污染问题受到越来越多的关注。科研人员也对其开展了针对性的研究。我国卫生工作者 2005～2009 年，对南方某省食品镉污染情况进行了调查，检测了 14 类、2074 份食品中镉的含量，检出率 64.4%，超标率为 7.3%；镉超标食品涉及粮食、水果、食用菌、水产品、动物内脏等，说明在一些地区镉污染状况比较普遍，不同种类的食品污染状况有所不同，可能对人体健康构成潜在危害。

（3）预防镉危害的措施：①从源头上最大限度减低工业镉污染，这是预防公众受镉污染最好的办法。②做好工作场所镉危害的控制。首先，在熔炼、焊接和电镀等使用镉及其化合物的工作场所，应设良好的密闭和通风装置；其次，接触镉及其化合物的工作人员操作时应正确佩戴有效的个人防毒面具。③日常生活中从小处做起预防镉污染，如打印机墨盒、硒鼓等耗材、废弃电脑等特殊废物统一回收集中处理，使用无汞无镉的环保型电池等。④饮食中注意营养均衡，提高自身抵抗力。当体内钙、铁、锌、蛋白质或维生素 D 缺乏时，可使机体对镉的吸收率增加。⑤烟草对镉有很强的吸收和蓄积作用，对于无职业性镉接触史的人来说，香烟是人体内镉的主要来源。

二、铝（Al）

1. 铝的污染

铝是地壳中含量最丰富的金属元素，也是人们在日常生活中接触十分频繁的一种化学元素。20 世纪 70 年代以前，人们认为铝和铝盐不能被人体吸收，无毒无害，故被广泛应用于食品添加剂、水处理剂、临床药剂、各种炊具容器等。1989 年，世界卫生组织和联合国粮农组织正式将铝确定为食品污染物并加以控制，提出人体铝的暂定摄入量标准为 7 mg/kg。我国也于 1994 年提出了面制食品中铝的限量卫生标准为 ≤ 100 mg/kg。目前，铝制炊具已成为现代人类不可缺少的日用品，铝化合物也可入药治病和作为食品添加剂。铝已经作为和人们生活密不可分的一种金属元素深入到了我们生活的方方面面。

铝对所有生物都有毒害作用。可溶性铝化合物对大多数植物都是有毒的，酸性土壤的水分里溶解的铝化合物使一般作物难以正常生长。通常当溶解的铝达到 10 ~ 20 μg/g 以上时，植物就会出现铝中毒征兆。土壤中的铝能与可溶性磷酸盐结合生成不溶性磷酸铝，致植物缺磷而枯死。铝还能使植物细胞原生质脱水，然后破坏而死亡。铝与细胞壁内的果胶结合，强化果胶的交联结构，有碍植物吸收水分和营养。铝与植物中的钙磷等矿物质营养成分亦有密切关联。它能抑制一般植物对钙磷的吸收与累积，也影响它们对钾镁铁锰铜锌等元素的吸收和累积。铝对水生动物亦有毒害，当 pH 约为 5 时，铝以氢氧化铝形态沉积在鱼鳃内，使氧气难以进入血液中且使鱼体内含盐浓度失调，从而导致鱼死亡。铝对水生动物毒害浓度一般为 70 μg/L 以上。水体中铝含量增加，将导致大量有机物凝聚，致水生动物因营养匮乏而死亡。铝能使磷沉淀，严重威胁水生动物繁衍生息。铝污染正从四面八方将人类紧紧地包围了起来。

2. 铝对人体健康的危害

铝不属于人体的必需微量元素。人体每天摄取铝约 10 ~ 30 mg，过量的铝会扰乱生物体内的正常代谢，长此以往可对人体的健康造成危害，影响人的学习、记忆、智力，诱发老年痴呆症、关岛帕金森症、非缺铁性小细胞低色素性贫血等。当人体内积蓄的铝超过正常值的 5 倍以上时，即可破坏某些酶的活性，引起消化功能紊乱；破坏正常钙磷比例，影响骨骼和牙齿的发育，还能使骨骼脱钙、软化、疏松。在正常人的大脑中，铝的含量仅为 2 ~ 3 mg，若铝的摄入量过多，在人体的大脑、肝、脾、肾、甲状腺等组织器官的蓄积，会损害中枢神经系统功能，引起行为异常、智能障碍、运动震颤、反应迟钝，并可能加快人体衰老和诱发老年痴呆症。世界卫生组织的研究表明，人体每千克体重每天允许摄入的铝不能超过 1 mg。中国疾病预防控制中心的调查显示，我国居民百姓平均每天铝的摄入量为 34 mg，这对于成人来说比较安全，但已超过了儿童的承受能力。专家介绍，同样面对铝超标的膨化食品，儿童要比成年人更容易受到伤害。但是，少年儿童恰恰是膨化食品最忠实的消费群体。

（1）铝元素进入人体的途径

■ 饮用水　天然水中的铝含量很低，但采矿、冶炼、化工、制药等行业大量排放含铝废水、废渣，直接造成水体污染；使用含铝的明矾、高岭土等净化水后，会增加水中的铝含量，酸雨使淡水中铝的含量升高。2006 年我国颁布的《生活饮用水卫生标准》中增加了铝的化学指标，限量为 0.2 mg/L。

■ 食物　食物中铝的含量较少，一般小于 16 mg/kg，但茶叶中的铝含量可达 320 ~ 485 mg/kg。由于茶树中铝和氟的积聚作用，大部分铝以非活性状态相对稳定存在于茶叶中，对人体无害。含铝添加剂的食品，如人们日常喜爱的油条、挂面、薯片、虾条等膨化食品中铝的含量都很高。

■ 铝制炊具和容器　这也是人体摄入铝的重要来源之一。铝制炊具溶入水中的铝，随温度的升高和时间的延长而增加。在酸、碱、盐的作用下，铝的溶出量会增加。另外，铝制和铁制炊具混用时，较软的铝与硬质的铁相互摩擦，也会使铝进入食物中。

■ 药物　在医药制品中有很多含铝的药物，如治疗胃溃疡病的氢氧化铝、硫酸铝、海藻酸铝，治疗消化道出血的硅酸铝，防治胃肠黏膜的磷酸铝，治疗牙科疾病的碱式碳酸铝钠、铝瓷等。

（2）铝的吸收和代谢

铝主要在十二指肠吸收，但也可能通过小肠远端和结肠吸收。无钙食物中的铝摄入量最高，钠和 Fe^{2+} 都能抑制铝的吸收，而甲状旁腺激素、维生素 D、乙醇等均可促进铝的吸收。肾脏对铝的排泄有重要作用，摄入的铝有 60% 经尿液排出，40% 则形成难溶性的磷酸铝随粪便排出。据了解，铝是一种低毒金属元素，它并非人体需要的微量元素，不会导致急性中毒，但食品中含有的铝超过国家标准就会对人体造成危害。人体摄入铝后仅有 10%～15% 能排泄到体外，大部分会在体内蓄积，与多种蛋白质、酶等人体重要成分结合，影响体内多种生化反应，长期摄入会损伤大脑，导致痴呆，还可能出现贫血、骨质疏松等疾病，尤其对身体抵抗力较弱的老人、儿童和孕妇产生危害，可导致儿童发育迟缓、老年人出现痴呆，孕妇摄入则会影响胎儿发育。

（3）铝对人体健康的危害

■ 铝对神经系统的毒性　神经系统是铝作用的主要靶器官，而人体器官中最易受铝元素侵蚀的是大脑。早在 1972 年就有报道透析性脑病患者脑皮质和血清中的铝明显高于正常人。铝可在脑组织中蓄积，使人记忆力下降、神志不清、行动不协调。铝还会导致脑组织神经元纤维缠结，当其在脑组织的含量超过正常含量的 10～20 倍时，会引起老年性痴呆及中枢神经功能紊乱。

■ 铝对骨骼的毒性　动物实验表明，铝摄入过多，会沉积于骨中，这些富集的铝会通过钙化组织中的钙、磷以及与维生素 D 相互作用，干扰骨磷酸产生和骨内钙、磷结晶的形成，出现骨痛、易骨折等症状，引发软骨病、骨质疏松症等。临床研究中也发现特发性股骨头坏死患者中铝含量明显高于正常人。

■ 铝的细胞毒性　有研究表明生理浓度（20 μmol/L 和 50 μmol/L）的 Al^{3+} 能促进上皮细胞的有丝分裂。小于生理浓度的 Al^{3+} 对细胞的 DNA 合成和蛋白合成有促进作用，超过后则变为抑制作用，这与其他有毒微量元素相似。

■ 铝的造血毒性　铝中毒时最常见的是非缺铁性小细胞低色素性贫血，补充铁无效，减少铝的摄入量则见效。此外，铝是肾疾病晚期患者出现恶性贫血的发病因素，铝还能影响参与血红素合成的一种酶的活性，造成血红色合成障碍。

■ 铝对肝、肺的毒性　有报道指出，铝与肝细胞核的 DNA 有较强的亲和力，能使肝细胞受损，长期吸入氧化铝尘或金属铝尘引起肺广泛纤维化。

■ 铝的其他毒性　各项实验研究证实：过量的铝会影响人的生殖功能，还可通过胎盘屏障蓄积于胎儿体内造成发育损害，铝与肿瘤的发生也有密切关系，糖尿病和高血压患者可能是导致高铝血症的危险因素，但原因尚待进一步的研究方能明确。

3. 铝中毒的临床症状

当人体内积蓄的铝超过正常值 5 倍以上时，即可破坏某些酶的活性，引起消化功能紊乱；破坏正常钙磷比例，影响骨骼和牙齿的发育，并能使骨骼脱钙、软化、疏松。在正常人的大脑中，铝的含量仅为 2 ~ 3 mg，若铝的摄入量过多，在人体的大脑、肝、脾、肾、甲状腺等组织器官的蓄积，会损害中枢神经系统功能，引起行为异常、智能障碍、运动震颤，反应迟钝，并可能加快人体衰老和诱发老年痴呆症。

4. 铝中毒的急救处理

发生磷化铝中毒事故后，轻度中毒患者应立即脱离现场，转移到空气新鲜处，更换被污染的衣服，用肥皂水清洗皮肤，卧床休息；中度及重度中毒者在采取上述处理措施后，应迅速送往就近的医院救治，并至少在医院观察 24 ~ 48 小时。对缺氧患者，可应用氨茶碱、地塞米松、细胞色素 C 等药物，纠正呼吸困难；对腹痛剧烈的中毒患者，可使用阿托品 1 mg，作肌肉注射。"磷化铝"慢性中毒主要表现为磷中毒症状，可对骨骼及牙齿造成损伤，患者会出现贫血、头晕及神经衰弱等症状。慢性中毒者一经确诊，应脱离原作业，并围绕因慢性中毒而引发的贫血、牙病、失眠等病作系统的康复治疗，以有效化解患者体内残留的磷化铝毒素。

5. 铝中毒的预防

世界卫生组织的研究表明，人体每公斤体重每天允许摄入的铝不能超过 1 mg。而中国疾病预防控制中心的调查显示，我国居民百姓平均每天铝的摄入量为 34 mg，这对于成人来说比较安全，但已超过了儿童的承受能力。专家介绍，同样面对铝超标的膨化食品，儿童要比成年人更容易受到伤害。但是，少年儿童恰恰是膨化食品最忠实的消费群体。

（1）预防铝中毒从个人做起

■ 正确使用铝制炊具　由于铝制炊具，质轻软，易刮伤，能与糖、盐、酸、碱、酒等发生缓慢的化学反应而溢出较多的铝元素，从而增加了人们摄入铝元素的机会。因此用铝制炊具盛放盐、酸、碱类食物时间不要过久。不使用铝铲、铝勺等用具，因为它们在炒菜、盛饭的长期刮擦中，产生肉眼看不见的铝屑，这些铝屑可随饭菜入口进入人体。铝锅应用竹木勺或无毒塑料勺盛饭。在使用铝制炊具时应保护好铝制品外部的氧化层，避免同其他硬质器具摩擦，以防止铝粉混入食品中。还应避免铝制品炊具摆放过咸、过酸或碱性食物，以使保护膜不遭到破坏。建议有条件的家庭不使用铝制炊具，除使用铁锅、砂锅外，一律使用不锈钢制炊具。因为不锈钢制品金属性能稳定，而且对人体无害。

■ 不食用含明矾多的食物　明矾是含铝和钾的硫酸盐，它被作为食品添加剂被人们经常使用。如在粉丝加工制作过程中，必须加入 0.5% 左右的明矾液，但随着粉丝的成形和干燥，粉丝中明矾的含量会相对增高。明矾还常作疏松剂用来炸制油条等。所以，油条、粉丝不宜长期经常食用，不然会给人体健康带来潜在的危害。

■ 常吃健脑食品和做健身活动　一方面可多食核桃仁、芝麻、绿豆等健脑食品；另一方面，为了预防老年性痴呆症，还应加强健脑锻炼，多看书报、多思考、常下棋、多与人交谈，多参加适合老年人的体育活动等。

（2）宏观治理铝污染的主要途径

■ 保护环境，减少污染　例如，减少 SO_2 的排放，控制酸雨的形成；改进各类铝工业生产的工艺，做好废水治理工作，合理使用化肥，少施或不施酸性化肥，使用无铝膨松剂和净水剂等。这些措施都可以减少铝的排放或降低进入水系的铝量。

■ 改变生活方式，合理膳食　少喝或不喝铝壶烧开的水以及铝制罐装的饮料，不吃或少吃含铝食品添加剂制作的油条、糕点、饼干、腌菜等食物，慎用含铝药品；最好使用陶瓷、玻璃、搪瓷或不锈钢炊具及用具，常食健脑食品和新鲜水果蔬菜，搞好健身活动，加强脑部锻炼。

■ 广泛宣传，加强监管　提高食品生产者和广大消费者对铝毒害的认识，自觉减少铝食品添加剂的应用，监管部门要加强高含铝类食品的监督、检测，保障大家的食品安全。例如，建议城市自来水公司本着对自己对人民负责的宗旨，不要用铝盐作净水剂等。

三、砷（As）

砷元素有灰、黄和黑色三种同素异形体，质脆而硬，具有金属性。其相对原子质量量为 74.92，密度 5.73 g/ 厘米³（14℃），熔点 817℃，沸点 615℃，可升华，不溶于水。砷本身毒性并不大，但其化合物尤其是三氧化二砷（As_2O_3）则是剧毒物。砷在潮湿的空气中易被氧化生成三氧化二砷。三氧化二砷又名亚砷酐，俗称砒霜、砒石、信石、白砒，为白色粉末，微溶于水，易升华（193℃）。砷酸钙及亚砷酸钙仅微溶于水，但砷酸钠及亚砷酸钠则易溶于水。

1. 砷的污染

自然界中处处有砷，如火山喷发、含砷的矿石。在工厂中，砷是熔炉（铅、金、锌、钴、镍）的副产品，砷污染除主要来自砷开采、冶炼环境污染外，煤炭中含砷 10 ~ 500 μg/g，其他有可能砷暴露的情况如下：

■ 自然界　含砷的矿石，地下水。

■ 商业产品　木材保存、杀虫剂、除草剂、防真菌剂、棉花干燥剂、油漆及颜料、含铅汽油。

■ 食物　红酒（栽培的葡萄喷洒含砷的农药）、烟草、海产（尤其是贝类）。

■ 工厂　燃烧化石燃料、以砷化铜处理的木材，电子、金属合金、制作兽皮等工厂的废物。

■ 药物　草药中有一些含有砷元素。过去在治疗梅毒及干癣的药物，现在用来治疗动物的抗寄生虫药。

2. 砷对人体健康的危害

砷及其化合物的急性毒性与其水溶性有关。砷元素不溶于水，雄黄及雌黄在水中溶解度很小，其急性毒性都很低。但砷的氧化物和一些盐类绝大部分属于高毒物质，三价砷化物因可接受一个亲核的成分，较易增加结合的原子数，故毒性较五价砷为大。砷化合物可使神经系统、心、肝、肾等多脏器受损，其毒作用机制可能与以下环节有关：

（1）抑制含巯基酶的活性。砷化合物能与体内许多参与细胞代谢的重要的含巯基的酶结合，如细胞色素氧化酶、单胺氧化酶、葡萄糖氧化酶、胆碱氧化酶、丙氨酸转氨酶、天冬氨酸转氨酶、丙酮酸氧化酶、α-谷氨酸氧化酶、丙酮酸脱氢酶以及富马酮酸脱氢酶等，使酶失去活性，干扰细胞的氧化还原反应和能量代谢，故可导致多脏器系统的损害。

（2）促使氧化磷酸化解偶联。砷酸盐在结构上与磷酸盐类似，有可能形成不稳定的砷酸酯来代替三磷酸腺苷形成中的磷酸酯，使氧化磷酸化解偶联，影响组织的能量生成与供应。

（3）对血管壁的直接损伤。砷可直接损伤脏器毛细血管壁或作用于血管舒缩中枢，使毛细血管扩张，血管通透性改变，血管平滑肌麻痹。

（4）诱导促进生长的细胞因子。体外实验发现，亚砷酸钠可在皮肤角化细胞中诱导促进生长的细胞因子，这可能与砷所致皮肤癌的机制有关。

（5）干扰 DNA 合成与修复。砷可与脱氧核糖核酸聚合酶结合，影响 DNA 的合成与修复；还可直接与巯基反应导致 DNA 链、DNA–DNA 交联或 DNA–蛋白交联的断裂；五价砷通过取代磷插入 DNA 结构产生不稳定键，亦可造成 DNA 复制或转录的错误。砷的致癌作用虽未获得足够的动物实验证据，但根据人群资料已确定砷为对人的致癌物。

3. 砷中毒的原因及症状

（1）砷中毒的原因

在自然界中，砷主要以硫化物的形式存在，如雄黄（As_2S）、雌黄（As_2S_3）等，并常以混合物的形式分布于各种金属矿石中。冶炼和焙烧雄黄矿石或其他夹杂砷化物的金属矿石（如钨、锑、铅、锌、铜等矿石）时，可接触到所生成的三氧化二砷（As_2O_3）。在这些冶炼炉的烟道灰或矿渣中，也存在一定量的三氧化二砷粉尘。三氧化二砷曾用作外用中药、杀鼠药、杀虫剂、消毒防腐剂；在生成和使用过程中，均有与之接触的机会。其他砷化合物包括：杀虫剂如砷酸钙、砷酸铅、亚砷酸铅；除草剂如亚砷酸钠、亚砷酸钙；杀菌剂如五氧化二砷；木材防腐剂如砷酸；有机砷农药如甲基砷酸锌（稻脚青）、甲基砷酸钙（稻宁）、甲基砷酸铁胺（田安）、退菌特（有机硫砷复合杀菌剂）等；含砷颜料；半导体原材料如高纯砷、砷化镓；化工原料如三氯化砷，砷与铜、铅制成的合金；含砷药物如抗癌药、抗梅毒药、枯痔散等。在生产或使用这些砷化合物特别是三氧化二砷时，如防护不周，或意外污染食品、饮水时，常有发生急、慢性砷中毒的可能。由于土壤或水源中含砷量过高（>0.1 mg/L），可使居民发生地方性砷中毒，在印度与南、北美洲以及我国新疆、内蒙古和台湾地区均有报告。我国贵州、湖南部分地区因燃煤中含砷量高，曾使接触者发生慢性砷中毒。

（2）砷中毒的临床症状

■ 消化系统（数分钟至数小时出现，持续数天）严重腹痛、恶心呕吐、血样或米样腹泻，因呕吐及腹泻而脱水。

■ 神经系统（中毒后 2 ~ 4 周出现）头晕、头痛无力、幻觉、癫痫、四肢感觉障碍（呈手套—袜子分布）、肌肉疼痛、脑病、昏迷，有些人会发生呼吸衰竭。

■ 心血管系统　低血压、休克、心肌病变、心室心律不齐（非典型心室频脉、心室颤动）、充血性心脏病。

■ 呼吸系统　肺积水。

■ 肝功能损害　肝脏酵素升高。

■ 肾功能损害　血尿、蛋白尿、尿量减少、急性肾小管坏死、肾皮质坏死。

■ 血液系统　贫血、白细胞数降低、血小板数降低、全身性血管内血凝固。

■ 其他　发烧，脸部浮肿、横纹肌溶解、嘴巴有蒜味、在急性砷中毒数月后会在指甲看到横向白线，表示指甲生长曾突然停止，有可能在一个指甲看到很多条纹；若是经由呼吸道暴露，可能会咳嗽、咽喉炎、支气管炎、呼吸困难、鼻中隔穿孔。其他也有人报告有结膜炎、皮肤炎。

（3）砷化氢暴露的症状

■ 急性暴露　常发生于误食、自杀、他杀，最小致死剂量为 50 ~ 300 mg（受吸收程度、水溶性、砷的价数所影响）。患者在砷化氢急性暴露后会发生溶血，一开始也会引起头痛、呕吐、腹痛、血尿，但潜伏期可长达 24 小时以上。

■ 慢性暴露　慢性砷中毒的患者，首先出现周边神经病变，若是密集地每天暴露数克的砷，则在数周到数月之间会出现贫血、神经病变、肝毒性。若是长期暴露较低剂量的砷，则会在 3 ~ 7 年发现皮肤色素沉着和过度角质化以及贫血，在 40 年之后可能会发生皮肤癌。慢性含砷粉尘吸入会出现一些上呼吸道的症状，鼻中隔穿孔、肺癌，不过因为现在有了对工作场所含砷粉尘的管制，所以这样的情形已经很少见。

4. 砷中毒对人体健康的危害

三价砷会抑制含 –SH 的酵素，五价砷会在许多生化反应中与磷酸竞争，因为键结合的不稳定，很快会水解而导致高能键的消失。氢化砷被吸入之后会很快与红细胞结合并造成不可逆的细胞膜破坏。低浓度时氢化砷会造成溶血（有剂量－反应关系），高浓度时则会造成多器官的细胞毒性。

（1）肠胃道、肝脏、肾脏毒性：肠胃道症状通常是在食入砷或经由其他途径大量吸收砷之后发生。在砷的影响下，肠胃道血管的通透率增加，造成体液的流失以及低血压，肠胃道的黏膜可能会进一步发炎、坏死造成胃穿孔、出血性肠胃炎、带血腹泻。砷的暴露会观察到肝脏酶素的上升。慢性砷食入可能会造成非肝硬化引起的门脉高血压。急性且大量砷暴露除了其他毒性可能也会发现急性肾小管坏死，肾小球坏死而发生蛋白尿。

（2）心血管系统毒性：误食入大量砷的人会因为全身血管的破坏，造成血管扩张，大量体液渗出，进而血压过低或休克，过一段时间后可能会发现心肌病变。流行病学研究显示，慢性砷暴露会造成血管痉挛及周边血液供应不足，进而造成四肢的坏疽，或称为乌脚病，在台湾，饮用水含砷量高的一些地区曾有此疾病盛行。有乌脚病患者患皮肤癌的机会也较高。不过研究也显示，这些患者的饮用水中也有其他造成血管病变的物质，可能是引起疾病的部分原因。

（3）神经系统毒性：砷在急性中毒 24～72 小时或慢性中毒时常会发生周边神经轴突的伤害，主要是末端的感觉运动神经，异常部位为类似手套或袜子的分布。中等程度的砷中毒在早期主要影响感觉神经可观察到疼痛、感觉迟钝，而严重的砷中毒则会影响运动神经，可观察到无力、瘫痪（由足向上）。然而，就算是很严重的砷中毒也少有波及颅神经，但有可能造成脑病变。有一些慢性中毒患者病情较轻微没有临床症状，但是做神经传导速度检查时发现其神经传导速度变慢。慢性砷中毒引起的神经病变需要花长达数年的时间来恢复，而且也很少会完全恢复。有研究追踪长期引用砷污染的牛奶的儿童发现，其发生严重失聪、心智发育迟缓、癫痫等脑部伤害的风险比没有暴露砷的儿童高。

（4）皮肤毒性：砷暴露的人最常看到的皮肤症状是皮肤颜色变深，角质层增厚，皮肤癌。全身出现一块块色素沉积是慢性砷暴露的标志。较常发生在眼睑、颞、腋下、颈、乳头、阴部，严重砷中毒的人可能在胸、背及腹部都会发现，有人将这种深棕色上散布白点的病变描述为"落在泥泞小径的雨滴"。砷引起的过度角质化通常发生在手掌及脚掌，看起来像小粒玉米样突起，直径约 0.4～1 厘米。在大部分砷中毒的人皮肤上的过度角质化的皮肤病变可以数十年都没有癌化的变化，但是有少部分人的过度角质化病灶会转变为癌症前期病灶，与原位性皮肤癌难以区分。

（5）呼吸系统毒性：如今极少见暴露于高浓度砷粉尘的精炼工厂工人出现呼吸道的黏膜发炎、溃疡，甚至鼻中隔穿孔。研究显示，这些精炼工厂工人和暴露于含砷农药杀虫剂的工人患肺癌的风险增高。

（6）血液系统毒性：不管是急性或慢性砷暴露都会影响到血液系统，可能会发现骨髓造血功能被压抑且有全血球数目下降的情形，常见白细胞、红细胞、血小板下降，而嗜酸性粒细胞数上升的情形。红细胞的大小可能正常或较大，也可能会发现嗜碱性斑点。

（7）生殖危害：研究发现脐带血中砷的浓度和母体内砷的浓度是一致的，曾有一个怀孕末期服用砷的个案报告，产妇立即生产而新生儿在 12 个小时内就死去，解剖发现肺泡内出血，脑中、肝脏、肾脏中含砷浓度都很高。针对住在附近或在铜精炼厂工作的妇女做的研究发现她们体内的砷浓度都有升高，而她们发生流产及生产后发现先天畸形的机会都较高，先天畸形是一般人的两倍，而多次生产皆发现先天畸形的机会是一般人的五倍，不过因为这些妇女还有暴露于铅、镉、二氧化硫，所以不能排除是其他化学物质引起的。

（8）致癌性：慢性砷食入与皮肤癌密切相关，可能也和肺癌、肝癌、膀胱癌、肾脏癌、大肠癌有关。关于砷是如何引发癌症的机理还不清楚，可能是与干扰脱氧核糖核酸的复制及修复的酶有关。但是在动物实验中并没有发现癌症增加的情形。

■ 皮肤癌　在长期食用含无机砷的药物、水以及工作场所暴露砷的人的研究中常常会发现皮肤癌。砷引起的基底细胞癌常常是多发而且常分布在躯干，病灶为红色、鳞片状，萎缩，与原位性皮肤癌难以区分。流行病学研究发现砷的暴露量跟皮肤癌的发生有剂量—反应效应。而在葡萄园工作由皮肤及吸入暴露砷的工人的流行病学研究发现，这些人群因为皮肤癌而死亡的比率有升高。

■ 肺癌　暴露三氧化砷的精炼厂工人，长期接触五价砷农药等含砷化合物者及抽烟者发生肺癌的概率较高。

5. 砷中毒的检查化验

（1）尿砷测定：德国的学者建议尿砷 51 μg/L 为生物阈限值。急性砷中毒患者的尿砷于接触数小时至 12 小时起即明显增高，与吸收量的多少有关。尿砷排出速度较快，停止接触 2 天，尿砷即可下降 19% ~ 42%；停止接触 2 周，尿砷即可下降 75%。一次摄入砷化物，尿砷约持续增高 7 ~ 14 天。迟发神经病出现时，尿砷不一定高于正常，即使应用含巯基的络合剂后，尿砷也不一定增高。

（2）发砷测定：砷可长期积存于毛发与指甲中。我国正常人群发砷均值为 0.686 μg/g。高于 1 μg/g 应视为异常。在口服砷化物 30 小时或 2 周后，砷中毒患者发根中已可测出较多的砷。

（3）血砷测定：有报道显示，正常人群的血砷水平为 0.13 ~ 8.54 μmol/L（0.001 ~ 0.064 mg/100 g），急性砷中毒时血砷水平可以升高。

（4）临床化验及生化检查：急性期多数病例白细胞总数增高，中性粒细胞胞浆中可出现中毒性颗粒和空泡；少数患者白细胞或血小板减少，亦可表现为全血细胞减少。可发现蛋白尿、糖尿或血尿；血巯基含量降低。脑脊液检查一般正常，出现迟发神经病并累及神经根时，可见蛋白细胞分离现象，蛋白增高可达 500 ~ 2 500 mg/L，数月后方降至正常范围，脑脊液中含砷量亦可增高。

（5）电生理检查：心电图可见 ST 段下降，T 波平坦，双相或倒置，QT 时间延长或心律不齐。重度中毒者脑电图可显现阵发性异常放电或其他异常脑波。出现多发性周围神经病者，神经肌电图可发现受累肌肉出现失神经电位，感觉及运动神经传导速度减慢。

6. 砷中毒的治疗方法

（1）溶血治疗：由于严重溶血，血红蛋白、砷 – 血红蛋白复合物与红细胞碎片可堵塞并毒害肾小管。溶血后贫血又导致肾缺氧，加重了肾的损害。故应用大剂量激素控制溶血，并静脉补充碳酸氢钠碱化尿液，保持尿 pH 7 ~ 8，减轻血红蛋白对肾小管的阻塞。

（2）透析及换血疗法：急性砷化氢中毒并发急性肾衰者均需尽快进行透析治疗和换血疗法。换血疗法能排出血液内红细胞碎片、砷 – 血红蛋白复合物、血凝细胞等；补充正常红细胞，改善贫血、缺血、缺氧是砷化氢中毒时的特殊治疗方法。换血过程中应密切观察患者生命体征的变化，尤其是血压的变化，如血压偏低则应在血压正常后行换血治疗，或先输血后放血，保证足够的血容量，密切观察有无输血反应。血液透析，每天一次，每次透析 5 小时。由于患者凝血功能障碍，故透析时应减少肝素剂量；合并消化道出血的患者行无肝素透析，应用全身和局部止血药。每日观察尿量、血压、全身水肿情况，能下床行走的患者应监测体重，以决定透析脱水量，避免发生心力衰竭。注意有无高钾、低钠、低钙、代谢性酸中毒等临床表现。

（3）解毒药物的合理应用：对于合并急性肾衰的患者，由于砷化氢中毒的解毒药具有肾毒性，且络合物不能从尿排出，故应减少用药剂量，在透析配合下使用。二巯丙醇肌注后 30 分钟，其血浓度达高峰，吸收与解毒于 4 小时内完成，故于透析前 4 小时静脉推注。中度中毒，6 ~ 8 小时静脉推注二巯基丁二钠 1 g，并保持尿量 > 1 500 mL/ 天，至尿砷正常为止。

7. 砷中毒疾病预后

急性砷中毒出现精神症状、休克或氮质血症的患者，预后往往较差。重度中毒者几乎难免发生迟发性神经病，后者的预后取决于病情的轻重；一般于周围神经症状发生 6 周后下肢先开始恢复，轻症患者经及时治疗可完全治愈；运动障碍及肌肉萎缩严重的患者，症状及体征常持续数月、数年或遗留肢体瘫痪挛缩的后遗症。慢性中毒者如不合并恶性肿瘤，脱离后大多可好转并能从事其他轻体力工作；但具有砷性皮肤损害者，应视为砷致肺癌的高危人群。砷所致的职业性肿瘤经外科手术或其他抗癌治疗效果不佳者，预后不良。

8. 砷中毒的预防

为预防砷中毒，应改善生产条件，提高自动化、机械化和密闭化程度，加强个人防护；对各种含砷的废气、废水与废渣应予回收和净化处理，严防污染环境；作业工人应每年定期查体，监测尿砷；有严重肝脏、神经系统、造血系统和皮肤疾患的人员，不宜从事砷作业。专家提示：①生活性砷中毒比职业性砷中毒常见，生活性砷中毒多见于长期口服中药偏方引起的中毒，患者常因为牛皮癣、哮喘等难治性疾病口服中药偏方，其治疗剂量与中毒剂量接近。驱砷治疗可引起上述疾病复发。②血砷、尿砷、发砷的检测与饮食、饮水及生活环境有关，发砷的波动尤其大。接触指标在诊断砷中毒时只作为参考，不能作为诊断标准。

四、铅（Pb）

铅为灰白色软金属，在地壳中的含量为 0.16%，很少以游离状态存在于自然界。铅及其化合物的蒸气、烟和粉尘主要通过呼吸道侵入人体（这是职业性铅中毒的主要侵入途径），也可经消化道被吸收。铅是一种具有神经毒性的重金属元素，在人体内没有任何生理功能，其理想的血浓度为零。然而由于环境中铅的普遍存在，人们体内或多或少都免不了存在一定量的铅，并对人体的健康造成威胁。

1. 铅的污染

铅矿开采、铅冶炼、铸件、浇板、焊接、喷涂、蓄电池制造、油彩等工艺的铅烟、铅尘，服用含铅的中药，如黑锡丹、樟丹、红丹和长期饮用含铅锡壶中的酒，均可导致铅中毒。含铅的废气、废水、废渣等污染大气、水源和农作物，可危及附近居民。铅及其化合物的蒸气、烟和粉尘主要通过呼吸道侵入人体（这是职业性铅中毒的主要侵入途径），也可经消化道被吸收。铅中毒以无机铅中毒为多见，主要损害神经系统、消化系统、造血系统和肾脏。近年来，铅接触对内分泌、生殖系统、铅接触女工子代的影响也已引起重视。四乙基铅是铅的有机化合物，无色油状液体，挥发性强，主要用做汽油抗爆剂，可经呼吸道、皮肤、消化道吸收而引起中毒，主要引起神经系统症状。

世界发达国家儿童血铅 < 60 μg/L 为相对安全，国际血铅诊断标准 ≥ 100 μg/L 为铅中毒。2011 年最新研究表明：血液中的铅浓度即使只有 25 μg/L，就可以导致儿童数学和阅读成绩下降。由世界卫生组织欧洲区组织用基本事实进行说明，把铅确认为对人体健康影响最严重的有毒化学物质，并指出其影响对儿童尤为严重。这些影响包括：学习能力迟钝，注意力缺陷，儿童的协调、视觉、空间和语言能力紊乱，以及贫血。国外研究也明确指出 100 μg/L 不应被视为造成有害影响的下限。世界卫生组织认为，血液中铅浓度达到 50 μg/L 就有可能引起智商下降。部分研究人员呼吁，儿童血液中铅浓度达到 20 μg/L 时就应采取行动，尽早为孩子排铅，以避免对孩子生长发育及智力发育的损害。

2. 铅中毒的机制

铅吸收后进入血液循环，主要以磷酸氢铅（$PbHPO_4$）、甘油磷酸化合物、蛋白复合物或铅离子状态分布全身各组织，主要在细胞核和浆的可溶性部分以及线粒体、溶酶体、微粒体。最后约有 95% 的铅以不溶性的正磷酸铅 $[PB_3(PO_4)_2]$ 稳定地沉积于骨骼系统，其中以长骨小梁为最多。仅 5% 左右的铅存留于肝、肾、脑、心、脾、基底核、皮质灰白质等器官和血液中。血液中的铅约 95% 分布在红细胞内，主要在红细胞膜。骨铅与血铅之间处于一种动态平衡，当血铅达到一定程度，可引起急性中毒症状。吸收的铅主要通过肾脏排出，部分经粪便、乳汁、胆汁、月经、汗液、唾液、头发、指甲等排出。沉积在骨骼中的铅的半衰期约 20 余年。铅对神经、血液、消化、血管和肾脏均有毒性。人口服铅的最小致死量为 5 mg/kg。

铅在红细胞内血液和软组织中的浓度过高时可产生毒性。铅储存于骨骼时不发生中毒症状，但由于感染、创伤、劳累、饮用含酒类的饮料或服酸性药物等而破坏体内酸碱平衡时，骨内不溶解的三盐基磷酸铅转化为可溶的二盐基磷酸铅移至血液，而血液中铅浓度大量增加可发生铅中毒症状。铅毒主要抑制细胞内含巯基的酶，而使人体的生化和生理功能发生障碍，引起小动脉痉挛损伤毛细血管内皮细胞，影响能量代谢导致卟啉代谢紊乱阻碍高铁血红蛋白的合成，改变红细胞及其膜的正常性能，阻抑肌肉内磷酸肌酸的再合成等从而出现一系列病理变化。其中以神经系统、肾脏、造血系统和血管等方面的改变更为显著。

3. 铅中毒对机体的影响

铅中毒对机体的影响是多器官、多系统、全身性的，临床表现复杂，且缺乏特异性。常见表现有下面几种：

（1）神经系统：铅最易损害的神经系统，可以使人的形象化智力、视觉运动功能、记忆、反应时间受损、语言和空间抽象能力、感觉和行为功能改变，出现疲劳、失眠、烦躁、头痛及多动等症状。由于血脑屏障成熟较晚，中枢神经系统相对脆弱，加之排泄功能不够完善，容易受到铅的损害。由于铅在脑内分部不均一，造成其慢性中毒时症状不典型，如乏力、运动失调、反应迟钝、智力发育落后等。

（2）抑制血红素的合成：铅可以抑制血红素的合成与铁、锌、钙等元素拮抗，诱发贫血，并随铅中毒程度加重而加重，尤其是本身患有缺铁性贫血的儿童。

（3）心血管系统：经过统计调查发现，人群中的血管疾病与机体铅负荷增加有关。铅中毒患者主动脉、冠状动脉、肾动脉及脑动脉有变性改变，在因铅中毒死者中还发现其有心肌变性。此外研究发现铅中毒时，能导致细胞内钙离子的过量聚集，使血管平滑肌的紧张性和张力增加引起高血压与心律失常。

（4）消化系统：铅直接作用于平滑肌，抑制其自主运动，并使其张力增高引起腹痛、腹泻、便秘、消化不良等胃肠机能紊乱。完整肝细胞对铅毒性有一定保护作用，但急性铅中毒时肝的混合功能氧化酶及细胞色素水平下降，以致肝脏解毒功能受损出现病变。

（5）泌尿生殖系统：长期接触铅可致儿童及成人慢性肾炎，由于肾脏代偿功能大，因此对铅的肾脏毒性作用常估计不足，铅使肾脏清除作用降低，进而加重铅在肾脏及其他组织中潴留。铅可影响正常生理功能，如产生肾性高血压及中枢神经系统疾病，随着时间的延长，肾脏损害加重，致肾小管的排泄及重吸收功能受损，出现氨基酸尿、糖尿、痛风，晚期出现肾功能衰竭。铅具有生殖毒性、胚胎毒性和致畸作用。铅对人类生殖功能影响与剂量有关，近来报道血铅 25 ~ 40 μg/L 可使精子畸形，影响男性生殖功能。孕妇即使暴露于低水平铅环境中，仍可影响宫内胎儿的生长发育过程，造成畸形、早产和低出生体重等危害。铅与钙在体内的代谢途径极其相似，在妊娠期为了满足胎儿发育和骨骼钙化的需要，铅由母体向胎儿转运的机会增加。孕妇体内的铅可以顺利地通过胎盘，作用于胚胎。孕妇妊娠前 3 个月如处于较大剂量铅暴露中，可以引起死胎、流产、胎儿畸形。妊娠前 3 个月为胎儿神经系统发育的关键期，而此时血脑屏障尚未成熟，长期低水平的铅暴露会损害神经网络的早期形成和后期的成熟，这种影响往往发生在中枢神经系统发育的三个环节：即脑细胞的增殖、神经纤维的延伸和突触的形成，而突触的形成模式则于学习能力有关。

（6）免疫系统：铅能结合抗体，饮水中铅含量增加使循环抗体降低。铅可作用于淋巴细胞使补体滴度下降，导致机体对内毒素的易感性增加、抵抗力降低，常引起呼吸道、肠道反复感染。

（7）内分泌系统：铅可抑制维生素 D 活化酶、肾上腺皮质激素与生长激素的分泌，导致儿童体格发育障碍。血铅水平每上升 100 μg/L，其身高少 1 ~ 3 厘米。

（8）骨骼：体内铅大部分沉积于骨骼中，通过影响维生素 D_3 的合成，抑制钙的吸收，作用于成骨细胞和破骨细胞，引起骨代谢紊乱，发生骨质疏松。流行病学研究表明，发生骨丢失时铅从骨中释放入血，对各大系统造成长期持久的毒害作用。此外，铅还可以引起各类营养素、微量元素丢失造成酶系统紊乱，继而引发相关生理功能低下。

4. 铅中毒的临床症状

（1）慢性铅中毒的症状

职业性铅中毒以慢性中毒居多。非职业性慢性中毒可因长期用含铅锡壶饮酒、服用含铅中成药以及环境污染所致。我国规定，尿铅超过 0.08 mg/L 或血铅超过 50 μg/L（儿童 100 μg/L）即诊断为铅中毒，临床症状为头痛、头昏、乏力、失眠、多梦、健忘等。患者可因缺钙、饮酒、创伤、感染、发热等因素诱发症状加重，或出现腹绞痛或铅麻痹。贫血、腹绞痛、周围神经病变、腕下垂、脑病等典型症状现已罕见。轻度中毒者可有食欲不振、腹胀、腹隐痛、便秘等消化道症状。亚临床患者的神经系统表现仅在神经肌电图检查时有周围神经感觉和运动神经传导速度减慢。对肾脏的损害早期主要在肾小管，患者尿中出现低分子量 β2- 微球蛋白、糖尿性增高等；后期则可发生肾小管萎缩、间质纤维化，甚至肾小球硬化，可导致肾功能不全。妇女可因铅中毒而不育、流产、早产、死胎；男性则因此而出现精子减少、活动减弱和形态改变。

（2）急性铅中毒症状

急性中毒患者口内有金属味，并出现流涎、恶心、呕吐，呕吐物常呈白色奶块状（铅在胃内生成白色氯化铅），可有腹痛，出汗，烦躁，拒食等。

急性铅中毒性脑病时，会突然出现顽固性呕吐（可为喷射性），并伴有呼吸、脉搏增快、共济失调、斜视、惊厥、昏迷等，此时可有血压增高及视神经乳头水肿。

患者常有阵发性腹绞痛，并可发生肝大、黄疸、少尿或无尿、循环衰竭等，少数有消化道出血和麻痹性肠梗阻。病期较长的患者并有贫血，面容呈灰色（铅容），伴心悸、气促、乏力等，牙齿与指甲因铅质沉着而染黑色，牙龈的黑色"铅线"很少见于幼儿。有时可见肢体瘫痪，若发生肋间肌瘫痪，则可出现呼吸困难，甚至呼吸衰竭。

患者可出现中枢神经系统病变，如癫痫样发作、运动过度、攻击性行为、语言功能发育迟滞以至丧失等，但无急性颅内压增高的征象。此类慢性脑病可以是急性脑病的后遗症或与经常摄入过量的铅有关。铅中毒性脑病后遗症中的癫痫样发作和行为改变到青春期可以逐渐减轻，但智力缺陷仍然持续存在；重症病例可有失明和偏瘫。

5. 铅中毒的急救处理

（1）铅中毒的应急处理。对于铅中毒患者的急救处理：一要彻底清除毒物（洗胃、导泻、皮肤清洗）；二要使用特殊解毒剂；三要对症处理。治疗时要遵循环境干预、健康教育和驱铅治疗的基本原则。对高铅血症患者，要脱离铅污染源，卫生指导，营养干预；对轻度铅中毒患者，要脱离铅污染源，卫生指导，营养干预；对中度和重度铅中毒患者，要脱离铅污染源，卫生指导，营养干预，驱铅治疗。

（2）铅中毒的治疗。目前常用和有肯定疗效的首选驱铅药物为异地酸二钠钙，剂量为每日 1 g 加入 100 g/L 葡萄糖作静脉滴注，3 天为一个疗程；也可用二巯丁二钠进行驱铅治疗。对于出现肠绞痛患者可用阿托品和葡萄糖酸钙静脉注射。维生素 C 也有排铅作用。苹果酸的排铅作用是通过维生素 C 实现的。此外，补锌可以抑制铅吸收，有利于预防铅中毒。

警惕儿童铅中毒

《儿童铅中毒指南》指出，血铅水平超过或等于 100 μg/L，无论是否有相应的临床症状、体征及其他血液生化变化即可诊断为铅中毒，并且把儿童的血铅水平分为五级，用以表示不同的铅负荷状态。世界发达国家儿童血铅标准以低于 60 μg/L 为相对安全。一项统计显示，根据国际沿用的儿童铅中毒诊断标准，目前我国城市儿童约有一半以上处于无症状的亚临床铅中毒状态，部分城市工业园区儿童铅中毒的流行率高达 85% 以上。孩子铅中毒问题已成为越来越多家长的心病。专家分析，儿童之所以容易引起铅中毒，是因为铅及其化合物可通过呼吸道与胃肠道被吸收，尤其是处于生长发育期的儿童，对铅的吸收率远远高于成人。而孩子排铅的能力比成人低，仅有2/3的铅可被排出体外，仍有1/3滞留体内，因此儿童更容易受到伤害。现在不少家长选择排铅药帮助孩子排铅，专家指出，如果确诊为铅中毒，一定要在专业医生的指导下进行治疗，如果方法不得当的话，可能会产生孩子钙、铁、锌的丢失，还有一些会对其他的神经系统产生影响。实际上，除了服用专门的排铅药物进行排铅外，改变不良生活或饮食习惯也可以辅助排铅，例如经常洗手、定期家庭扫除、少吃含铅食品等。定期清洁儿童玩具和学习用品，教育孩子养成良好的卫生习惯，不要啃咬玩具和学习用品。家中少用含铅的厨具、食物容器、油漆、颜料、化妆品、釉彩陶器。此外，调整膳食结构，也能抵御铅的毒性危害。吃富含维生素丰富的食品，如枣、黑枣和海带等海产品，像蔬菜，一些绿叶类蔬菜、胡萝卜这些蔬菜也都可以辅助儿童把铅排出。专家提醒，很多天然食物本身就具有一定的防铅和驱铅功能，能够促进排铅或化解铅的毒素。比如牛奶、豆浆中所含的蛋白质就可与铅结合形成不溶物，所含的钙可阻止铅的吸收。水果蔬菜中的维生素C和一些营养素，也可以阻止铅吸收或者降低铅毒性。而传统工艺制作的松花蛋、爆米花等含铅量高的食品尽量少吃。

6. 铅中毒的预防

（1）预防儿童铅中毒的方法

■ 培养儿童养成勤洗手的良好习惯，特别注意在进食前一定要洗手。

■ 给幼儿剪指甲，因为指甲缝是特别容易匿藏铅尘的部位。

■ 经常用湿拖布拖地板，用湿抹布擦桌面和窗台。食品和餐具要加罩。

■ 经常清洗儿童的玩具和其他一些有可能被孩子放到口中的物品。

■ 位于交通繁忙的马路附近或铅作业工业区附近的家庭，应经常用湿布抹去儿童能触及的部位的灰尘。

■ 不要带小孩到汽车流量大的马路和铅作业工厂附近玩耍。

■ 直接从事铅作业劳动的工人下班前必须按规定洗澡、更衣后才能回家。

■ 以煤为燃料的家庭应尽量多开窗通风。

■ 儿童应少食某些含铅较高的食物，如松花蛋、爆米花等。

有些地方使用的自来水管道材料中含铅量较高，每日早上用自来水时，应将水龙头打开3～5分钟，让前一晚囤积于管道中、可能遭到铅污染的水放掉，且不可将放掉的自来水用来烹食和为小孩调奶。

■ 各城市中水质不佳的区域可以加装带有除铅功能的婴幼儿专用滤水器，以将自来水中可能的铅污染去除。

■ 儿童的日常膳食中应含有足够量的钙、铁、锌等。

■ 对学习用品生产及销售的管理、生产厂家应向学校提供质量检验证明等。

（2）从事铅作业的人群应做的防护措施

■ 补充维生素 C　由于铅会促进维生素 C 的氧化，使其失去生理作用，久之会导致机体维生素 C 缺乏，所以从事铅作业的人员应每日至少补充维生素 C 150 mg。这样可延缓铅中毒症状的出现或使铅中毒症状减轻。因为维生素 C 可以直接参与解毒，促进铅排泄。维生素 C 在机体内还可与铅结合形成溶解度较低的抗坏血酸铅盐，从而降低铅的吸收。

■ 增加优质蛋白质的供给　蛋白质不足会降低机体的排铅能力。充足的蛋白质，尤其是含硫氨基酸丰富的蛋白质有利于体内铅浓度的降低。从事铅作业人员的蛋白质供给量应占总热量的 14% ~ 15%，鱼、瘦肉、牛奶、鸡蛋、豆腐及豆制品均属优质蛋白质食物。

■ 限制脂肪的摄入　高脂肪摄入会促进铅在小肠内的吸收。因此，从事铅作业的人员饮食尤其应当注意少油腻，多吃清淡食物，多吃水果和蔬菜。水果和蔬菜富含维生素 C，还有丰富的果胶和食物纤维，这些均能降低铅的吸收。

其他　维生素 B_1、维生素 B_2 和维生素 A 对预防铅中毒也有一定的作用。因此，饮食中也应合理供给富含 B 族维生素及维生素 A 的食物，如胡萝卜、牛奶等。

此外，铅进入机体后，主要在十二指肠吸收。钙、铁、锌与铅在肠道内通过同一载体蛋白吸收。如果钙、铁、锌的吸收增加，就会减少铅的吸收。所以饮食中还应保证足量的钙、铁、锌的摄入。海产品及菠菜均富含锌。

（3）天然食物也可排铅

为预防铅对身体的不良影响，人们平时应尽量多用高纤维素的食物。燕麦、糙米、麦麸和蔬菜都含有丰富的纤维素。多补充富含果胶、海藻胶的水果和海带（注意：服用补充食品纤维时，应与其他补充品和药品分开服用）。每日理想的配餐应包括 3 ~ 5 种以上蔬菜，2 ~ 3 种以上水果。（颜色不要一样）尽量多吃富含果酸、维生素 C 及生物黄酮的水果，如刺梨、沙棘、猕猴桃等。它们有助于拮抗铅损伤和去除体内的铅。

多饮高蛋白饮料或补充必需氨基酸，如奶和豆浆等。因为氨基酸的缺乏会影响到其他的功能。通过食用山核桃、大麦、荞麦、全麦、干制豌豆来增加锰的摄取量。含锰丰富的食物可提供重要的螯合剂并能阻止铅和钙进入动脉上皮细胞内。日常食谱中应含洋葱和蒜头。它们能在体内产生天然的螯合作用，有助于去除体内的铅。

多食含硫丰富的食物，如大蒜、洋葱和豆类等，但要注意锌能抑制硫的作用。要注意补充 B 族维生素。这很重要，因为螯合剂能和某些维生素结合排出体外。使用螯合剂期间注意补充必要的矿物质，特别是锌、铬，因为使用螯合剂会降低体内的矿物质。建议使用苜蓿、海带、补铁和补锌剂来补充。

五、汞（Hg）

1. 汞的污染

汞，俗称水银，是一种液体金属，密度 13.6、熔点 −39.3℃、沸点 357℃。汞在常温下即可蒸发，其蒸气无色无味，比空气重七倍。汞及其化合物毒性都很大，特别是汞的有机化合物毒性更大。鱼在含汞量 0.01 ~ 0.02 mg/L 的水中生活就会中毒；人若食用 0.1 g 汞就会中毒致死。汞及其化合物可通过呼吸道、皮肤或消化道等不同途径侵入人体。当汞进入人体后，即集聚于肝、肾、大脑、心脏和骨髓等部位，造成神经性中毒和深部组织病变，引起疲倦、头晕、颤抖、牙龈出血、秃发、手脚麻痹、神经衰弱等症状，甚至会出现精神错乱，进而疯狂痉挛致死。有机汞还能进入胎盘，使胎儿先天性汞中毒，或畸形，或痴呆。汞的毒性是积累性的，往往要几年或十几年才能反映出来。食物链对汞有相当大的富集能力。生物链越顶端的生物含汞浓度越高。如淡水鱼和浮游植物对汞的富集倍数为一千，淡水无脊椎动物为十万，海洋植物为一百，海洋动物为二十万。食用被汞污染的水产品，产生甲基汞中毒，头晕，四肢末梢麻木，记忆力减退，神经错乱，甚至死亡，误食用这类水产品的孕妇可使胎儿畸形。

2. 汞对人体健康的危害

（1）汞中毒的机理

金属汞及其化合物主要以蒸气和粉尘形态经呼吸道侵入机体，也可以经消化道、皮肤黏膜侵入。汞蒸气较易透过肺泡壁含脂质的细胞膜，与血液中的脂质结合，很快分布到全身各组织。汞在红细胞和其他组织中被氧化成 Hg^{2+}，并与蛋白质结合而蓄积，很难再被释放。金属汞在胃肠道几乎不吸收，仅约摄食量的万分之一，汞盐在消化道的吸收量约 10%。汞主要由尿和粪中排出，唾液、乳汁、汗液亦有少量排泄，肺部呼出甚微。体内汞元素半周期为 60 天，汞盐约 40 天，在初 4 天内排泄量较多。汞离子易与巯基结合，使与巯基有关的细胞色素氧化酶、丙酮酸激酶、琥珀酸脱氢酶等失去活性。汞还与氨基、羧基、磷酰基结合而影响功能基团的活性。由于这些酶和功能基团的活性受影响，阻碍了细胞生物活性和正常代谢，最终导致细胞变性和坏死。近年来，发现汞对肾脏损害，以肾近曲小管上皮细胞为主。汞还可引起免疫功能紊乱，产生自身抗体，发生肾病综合征或肾小球肾炎。汞中毒是常见的职业中毒，由于汞富于流动性，且易在常温下蒸发，故汞中毒是常见的职业病。

（2）容易引起急性汞中毒的职业

大剂量汞蒸气吸入或汞化合物摄入即发生急性汞中毒。对汞过敏者，即使局部涂抹汞油基质制剂，亦可发生中毒。接触汞机会较多的行业有汞矿开采、汞合金冶炼、金和银提取、汞整流器，以及真空泵、照明灯、仪表、温度计、补牙汞合金、雷汞、颜料、制药、核反应堆冷却剂和防原子辐射材料等的生产工人。在这些人中要特别预防急性汞中毒。有机汞化合物以往主要用作农业杀菌剂，但毒性大，我国已不再生产和使用。

水俣病

水俣病即汞中毒。水俣病是指人或其他动物食用了含有机水银污染的鱼贝类，使有机水银侵入脑神经细胞而引起的一种综合性疾病，是世界上最典型的公害病之一。"水俣病"于1953年首先在日本九州熊本县水俣镇发生。当时由于病因不明，故称之为水俣病。1923年，新日本窒素肥料（由人粪与猪粪于酒窖发酵而产成）于水俣工场生产氯乙烯与醋酸乙烯，其制程中需要使用含汞的催化剂。由于该工厂任意排放废水，这些含汞的剧毒物质流入河流，并进入食用水塘，转成甲基汞氯（化学式 CH_3HgCl）等有机汞化合物。当人类食用这些水源或食用受污染水源里的生物时，甲基汞等有机汞化合物通过受污染的水及鱼、虾等进入人体，被肠胃吸收，侵害脑部和身体其他部分，造成生物累积或生物浓缩。该事件被认为是一起重大的工业灾难。1953年发现首例怪病，患者症状初始是口齿不清、步态不稳、面部痴呆；进而耳聋眼瞎、全身麻木；最后因精神失常、身体弯弓高叫而死。据1972年日本环境厅统计，水俣湾和新潟县阿贺野川下游有中毒患者283人，其中60人死亡。水俣病实际为有机汞的中毒。患者手足协调失常，甚至步行困难、运动障碍、弱智、听力及言语障碍、肢端麻木、感觉障碍、视野缩小；重者例如神经错乱、思觉失调、痉挛，最后死亡。发病起三个月内约有半数重症者死亡，孕妇亦会将这种汞中毒带给胎中，导致新生儿先天弱智。

（3）汞中毒的临床症状

■ 慢性汞中毒　汞中毒以慢性为多见，主要发生在生产活动中，长期吸入汞蒸气和汞化合物粉尘所致。慢性汞中毒会出现精神 - 神经症状，以精神 - 神经异常、齿龈炎、震颤为主要症状。先有头昏、头痛、失眠、多梦，随后有情绪激动或抑郁、焦虑和胆怯以及自主神经功能紊乱的表现如脸红、多汗、皮肤划痕症等。肌肉震颤先见于手指、眼睑和舌，以后累及手臂、下肢和头部，甚至全身，在被人注意和激动时症状更为明显。口腔主要表现为黏膜充血、溃疡、齿龈肿胀和出血，牙齿松动和脱落。口腔卫生欠佳者齿龈可见蓝黑色的硫化汞细小颗粒排列成行的汞线，是汞吸收的一种标记。肾脏方面，初为亚临床的肾小管功能损害，出现低分子蛋白尿等，亦可出现肾炎和肾病综合征。肾脏损害在脱离汞接触后可望恢复。慢性中毒患者尚可有体重减轻、性功能减退，妇女月经失调或流产以及有甲状腺功能亢进、周围神经病变。眼晶体前房的棕色光反射，认为是汞沉着引起的"汞晶状体炎"，在中毒症状消失或脱离汞接触后，这种棕色光反射仍可持久存在，是一种汞吸收的另一标记。

■ 急性汞中毒　大剂量汞蒸气吸入或汞化合物摄入即发生急性汞中毒。对汞过敏者，即使局部涂抹汞油基质制剂，亦可发生中毒。急性汞中毒主要由口服升汞等汞化合物引起。患者在服后数分钟到数十分钟即引起急性腐蚀性口腔炎和胃肠炎。患者诉口腔和咽喉灼痛，并有恶心、呕吐、腹痛，继有腹泻。呕吐物和粪便常有血性黏液和脱落的坏死组织。患者常可伴有周围循环衰竭和胃肠道穿孔，在 3～4 天后（严重的可在 24 小时内）可发生急性肾功能衰竭，同时可有肝脏损害。吸入高浓度汞蒸气可引起发热、化学性气管支气管炎和肺炎，出现呼吸衰竭，亦可发生急性肾功能衰竭。皮肤接触汞及其化合物可引起接触性皮炎，具有变态反应性质。皮疹为红斑丘疹，可融合成片或形成水疱，愈后遗有色素沉着。

（4）汞中毒的原因

汞为银白色液态金属，在常温下易蒸发。在生产和使用过程中，其主要以蒸气形式经呼吸道进入人体。除升汞（氯化汞，$HgCl_2$）由消化道吸收迅速外，胃肠道吸收金属汞甚微，一般不致引起中毒。汞中毒以慢性中毒多见；对普通人群而言，主要因补牙材料、服用一些中药、使用高汞含量的化妆品和香皂等而引发汞中毒；该病多见于一些从事专业生产或者使用汞及其化合物的职业人群，如汞矿开采冶炼、氯碱车间、混汞法炼金的金矿、温度计厂、一些金属冶炼车间的工人及牙科医生等，主要因在生产中长期吸入汞蒸气或汞化合物粉尘，以精神神经异常、齿龈炎、震颤为主要症状。大剂量汞蒸气吸入或汞化合物摄入，则发生急性汞中毒。

3. 汞中毒的处理

（1）汞中毒的检查化验

尿汞和血汞测定在一定程度上反应体内汞的吸收量，但常与汞中毒的临床症状和严重程度无平行关系。尿汞正常值因地区而异，国内尿汞正常上限值一般不超过250 μmol/L（0.05 mg/L）或50 μmol/L（0.01 mg/L，蛋白沉淀法），血汞正常上限值为1.5μmol/L（参见国家标 GBZ89—2002）。有机汞中毒的诊断在中国尚无国家标准，主要根据明确的接触史及典型的临床表现综合分析。血汞对烷基汞中毒的诊断有重要提示意义，但血汞或尿汞对其他有机汞化合物中毒的诊断价值不大，仅能反映近期接触水平。血汞正常上限值为1.5 μmol/L。

（2）汞中毒的急救处理

对口服汞中毒者应及早用碳酸氢钠溶液或温水洗胃催吐，然后口服牛奶、蛋清或豆浆，以吸附毒物。需注意的是，切忌用盐水，否则有增加汞吸收的可能。对吸入汞中毒者，应立即撤离现场，换至空气新鲜、通风良好处，有条件的还应给氧吸入。对有吞咽困难者，应当禁食，并口服绿豆汤、豆浆水、麻油三种物质混合的液体。注意口腔护理，对抽搐、昏迷者，应及时清除口腔内异物，保持呼吸道的通畅。对汞从伤口处进入人体后，应当立即停止使用汞溴红溶液。

（3）汞中毒的治疗

汞中毒患者可用二巯基丙磺酸钠或二巯丁二钠等药物治疗，轻度慢性汞中毒是可以治愈的，不必思想顾虑过重。汞中毒患者应立即脱离汞接触，行驱汞治疗并辅以支持对症处理。误服的金属汞多可自行排出；服入汞盐者可及时洗胃，饮用蛋清、牛奶或豆浆等以保护胃黏膜并防止大量吸收，而后再行驱汞治疗。急性汞中毒多用二巯丙醇磺酸钠肌内注射，每日 1 ~ 2 次或二巯丁二钠静脉注射，每日一次，可持续 5 ~ 7 日，视病情而定。但若患者出现急性肾功能衰竭，则驱汞应暂缓，而以肾衰抢救为主；或在血液透析配合下作小剂量驱汞治疗。慢性汞中毒治疗目前多采用三日疗法，即用上药每日注射一次，连用三天间隔四次为一疗程，根据病情及驱汞情况决定疗程数。有机汞接触史一旦确定，则无论有无症状皆应进行驱汞治疗，方法同慢性汞中毒，但第一周应按急性汞中毒处理；口服中毒者则应及时洗胃。对症支持疗法对有机汞中毒尤为重要，主要用以保护各重要器官特别是神经系统的功能，因单纯驱汞并不能阻止神经精神症状的发展。

治疗建议（以下仅为建议，具体方法请遵医嘱）：口服汞化合物引起的急性中毒，应立即洗胃。也可先口服生蛋清、牛奶或活性炭；导泻用 50% 硫酸镁。在洗胃过程中要警惕腐蚀消化道的穿孔可能性。

4. 汞中毒的预防

（1）预防措施

一般的汞超标不构成汞中毒，只要不大量摄入相关食物，接触相关环境，人体可自然代谢。预防方面应采用综合性预防措施，用无毒或低毒原料代替汞，如用电子仪表代替汞仪表，用酒精温度计代替金属汞温度计，冶炼或灌注汞时应设有排气罩或密闭装置以免汞蒸气逸出，及时清除和回收流散残留在桌面、地面、墙壁上的汞。定期测定车间空气中汞浓度，汞作业工人应每年体格检查一次，以便及时发现汞吸收和早期汞中毒患者并进行治疗，含汞废气、废水、废渣要处理后排放。家庭汞泄露时的处理办法：如果有液体的话，应该将硫粉撒在上面，让其反应；如果已经挥发，注意室内通风，不能用手直接接触汞，汞会使皮肤过敏。金属汞长期粘附在物体表面，在常温下持续蒸发。因此汞作业车间的墙壁、地面和操作台的表面应光滑无裂隙，便于清扫除毒。车间温度不宜超过 15 ~ 16℃。车间空气中汞最高容许浓度应为每立方米 0.001 mg。

（2）排汞食品

■ 胡萝卜 味甘，性良，养血排毒，健脾健胃的有效解毒食物。其可与体内的汞离子结合后，能有效降低血液中汞离子的浓度，加速体内的汞离子的排除。白萝卜、红萝卜、小萝卜也具有上述功效。适用于铅、汞超标的化妆品或饮食中铅汞引起的黄褐斑、蝴蝶斑等皮肤问题。

■ 木耳 味甘，性平，是排毒解毒，洗胃涤肠，和血止血的最佳食物。木耳含有一种植物胶质，有较强的吸附力，可将残留在人体消化系统内的灰尘、杂质吸附，再排出体外。从事粉尘环境中工作的人，特别应多食。

■ 猪血 味甘，性温，是解毒清肠，补血养容，排毒养颜的理想食物，猪血中的血浆蛋白被人体内的胃酸分解后，产生一种解毒清肠分解物，能将有害粉尘及金属微粒排出体外。适用于长期接触有害有毒粉尘的人。另外，猪血富含铁，对贫血而面色苍白者有改善作用。

■ 茶叶　性凉，味甘苦，具有清热除烦，消食化积，通利小便的作用。其醒脑提神，清利头目，清暑解渴的功效尤为显著。茶叶富含一种生物性物质——茶多酚，具有解毒作用。茶多酚作为一种天然抗氧化剂，可清除活性氧自由基，用于保健强身和延缓衰老。茶有明显的防癌抗癌作用，坚持饮茶有防止肿瘤产生的积极功效。

■ 绿豆汤　绿豆性寒，可清热解毒祛火，是我国广大地区夏秋天的饮用佳品。常饮用绿豆汤则能帮助排泄体内的毒素，促进机体的正常代谢。绿豆在中医学中是常常用来化解多种食物或药物中毒的一味中药。

■ 海带　海带中的胶质成分能促进体内的放射性物质随同尿液排出体外，从而减少放射性物质在体内的积聚。

■ 大蒜　大蒜中的特殊成分可使体内铅的浓度下降。

■ 草莓　不可忽略的排毒水果，热量不高，而且又含有维生素C。在自然疗法中，草莓可用来清洁胃肠道，并强固肝脏。不过，对阿司匹林过敏和肠胃功能不好的人，不宜食用草莓。

■ 樱桃　很有价值的天然药食，其果肉能去除毒素和不洁的体液，因而对肾脏排毒具有相当的辅助功效，同时还有温和的通便作用。选择樱桃时，最好选择果实饱满结实、带有绿梗的更为新鲜。

■ 葡萄　深紫色的葡萄也具有排毒的效果。它能帮助肠内黏液组成，帮助肝、肠、胃、肾清除体内的垃圾。唯一的小缺点是热量有点高，40颗葡萄相当于2个苹果的热量。

■ 苹果　苹果除了丰富的膳食纤维外，它所含的半乳糖醛酸对排毒很有帮助，而果胶则能避免食物在肠内腐化。选择苹果时，别忘了常换换不同颜色的苹果品种，效果更好。

■ 鲜果蔬汁　鲜果蔬汁有人体内"清洁剂"的美称。因为经常饮用鲜果蔬汁可将积聚于细胞内的毒素溶解，起到中和体内酸性毒素、净化体内脏器、平衡中性体质的作用

■ 其他　富含纤维素或叶绿素的食物具有解毒功能，多吃有助于消除体内累积的毒性物质。在毒性物质由肝脏排出而被小肠吸收之前，让毒性物质附着在纤维食物和叶绿素上，并承着大便排出体外，能减少毒性物质的累积效应。具有如此效果的食物依次是：米糠、菠菜和萝卜的叶子。但纤维食物在排毒的同时，又易排出体内的营养素，成长期的小孩或病体初愈的人不宜多食。

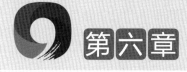

第六章

脂肪（脂类）

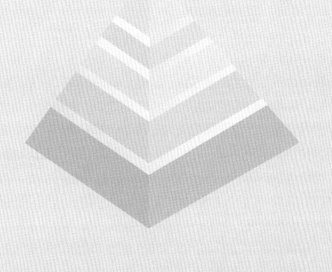

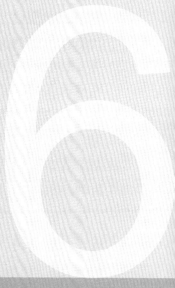

　　脂类，是一种大家都熟悉，却又不甚了解的物质。说熟悉，是因为人们每天都与脂类接触；说大家并不十分了解，是因为人们并不知道脂类是什么样的，对我们的身体起那些作用，为什么许多慢性病都与脂类有关，它们之间是怎样的关系等。生活中，我们对脂类的认识有很大的误区，很多人可以说是"谈脂色变"，特别是女性朋友将脂类和肥胖联系起来，看到脂类多的食物就如临大敌。其实，脂类在人体的生理机能上扮演着极其重要的角色，在人类的膳食中占有重要的地位。膳食中完全杜绝脂肪是不可取的，也是不现实的，而不摄取脂肪和脂肪摄取过多都不利于身体健康。本章就聊一聊脂类中的有关问题。

第一节　脂类的组成和分类

　　脂类又称脂质，是一种重要的营养物质。它以多种形式存在于人体的各种组织细胞中，是人体重要的构成部分。其主要由碳、氢、氧三种元素组成的，有的含有少量的磷、氮等元素。正常人体按体重计算含脂类约为 $14\% \sim 19\%$，超重的人约为 32%，过于超重的人可高达 60% 左右。绝大部分脂类是以甘油三酯形式储存于脂肪组织内。脂类物质均不溶于水，仅溶于乙醚等脂溶剂。在我国成年男子体内，脂肪的平均含量为 13.2%，女子体内脂肪的含量稍高于男子，平均为 15%。

　　人体内的脂类物质有二类。其一：贮存脂，主要指存在于人体皮下结缔组织、腹腔大网膜、肠系膜等处的甘油三酯，是体内过剩能量的贮存形式。脂肪细胞贮存的甘油三酯可达细胞体积的 $80\% \sim 90\%$。人若长期摄能过多、活动过少可使贮存脂增加，人发胖。贮存脂因受营养状况和机体活动的影响而增减，故又称之为可变脂。这类脂一般在正常体温下多为液态或半液态。皮下脂肪因含不饱和脂肪酸较多，故熔点低而流动度大，有利于在较冷的体表温度下仍能保持液态，从而进行各种代谢变化。机体深处的贮存脂熔点较高，常处于半固体状态，有利于保护内脏器官，防止体温丧失。其二：结构脂，存在于细胞膜和细胞器中，主要成分为磷脂、鞘脂及胆固醇等，它们在各器官和组织中含量比较恒定，即使长期饥饿也不会被动用。类脂包括磷脂和固醇类物质，是机体组织结构的组成成分，约占总脂的 5%，这类脂类比较稳定，不太受营养和机体活动状况的影响，故称为定脂。

　　脂类的分布受年龄和性别影响较显著。例如，中枢神经系统的脂类含量，由胚胎时期到成年时期可增加 1 倍以上。脂类也是存在于食物中一种重要的营养素，它在人们膳食中的重要性以及可能发生的营养问题。在营养学的角度，脂类是机体的重要组成成分，包括脂肪及类脂。

一、脂肪、脂肪酸的组成和分类

脂肪是脂肪酸及甘油的化合物。富含脂肪的食物有肥肉、猪油、牛油、植物油等。脂肪又称中性脂肪、真脂、油脂，主要是由 1 个分子的甘油和 3 个分子的脂肪酸组成的，所以人们就把脂肪又叫作甘油三酯。它既是人体组织的重要构成部分，又是提供热量的主要物质之一。食物中的脂肪在肠胃中消化，吸收后大部分又再度转变为脂肪。

（一）脂肪的组成和分类

脂肪它主要分布在人体皮下组织、大网膜、肠系膜和肾脏周围等处。体内脂肪的含量常随营养状况、能量消耗等因素而变动。脂肪的组成与构成它们的脂肪酸有很大关系，并且脂肪酸对人体具有重要的营养作用。通常，食物中脂类的 95% 是甘油三酯，而体内贮存的脂类中的甘油三酯可高达 99%。膳食脂肪中的脂和油不同，若在常温下呈固体状态者称为"脂"；若呈液态者则称为"油"。脂肪分解后生成的脂肪酸具有很强的生物活性，是脂肪发挥各种生理功能的重要成分。

脂肪的分类有多种，根据化学结构将脂肪分成单纯甘油酯和混合甘油酯两类。如果其中三分子脂肪酸是相同的，构成的脂肪称为单纯甘油酯，如三油酸甘油酯；如果是不同的，则称为混合甘油酯，如 α- 软脂酸 -β- 油酸 -α'- 硬脂酸甘油酯。人体的脂肪一般为混合甘油酯，所含的脂肪酸主要是软脂酸和油酸。按其来源分为植物性脂肪和动物性脂肪；按物理性状或稠度可以分为固态脂肪、半固态脂肪和液态脂肪等；按脂肪中含不饱和脂肪酸多少及必需脂肪酸多少，人为地进行营养分类，分为植物油和动物脂。一般情况下，植物性油的营养价值高于动物脂。

（二）脂肪酸的组成和分类

脂肪酸是构成脂类分子的基本单位，是脂类的水解产物。打个比方，如果脂类物质是一座房子，脂肪酸就相当于构建这座房子的若干个砖块。脂肪酸是由碳、氢、氧三种元素组成的一条长长的碳链，碳链长短与含碳多少成正比，天然脂肪酸中一般由 4-30 个碳链组成，常见的脂肪酸碳链为 4-22 碳原子构成。人们一般将碳链上的碳原子数小于 6 的脂肪酸称为短链脂肪酸，也称为挥发性脂肪酸；将碳链上碳原子数为 6-12 的脂肪酸称为中链脂肪酸；碳链上碳原子数大于 12 的脂肪酸称为长链脂肪酸。一般食物中所含的脂肪酸大多是长链脂肪酸，如我们日常见到的花生油、大豆油、葵花油、玉米油、橄榄油等均是长链脂肪酸构成的植物油。脂肪酸指一端含有一个羧基的长的脂肪族碳氢链，是中性脂肪、磷脂和糖脂的主要成分。其是最简单的一种脂，是许多更复杂的脂的组成成分。脂肪酸在有充足氧供给的情况下，可氧化分解为 CO_2 和 H_2O，释放大量能量，因此脂肪酸是机体主要能量来源之一。脂肪酸对于组成与构成脂肪有很大的关系，并且脂肪酸对人体具有重要的作用。脂肪酸可分为：

1. 按照分子中碳原子个数分类

根据分子中碳原子个数的多少又可分为：①低级脂肪酸碳原子个数在 10 个以下的脂肪酸。低级的脂肪酸是无色液体，有刺激性气味，低级脂肪酸易溶于水，但随着相对分子质量的增加，在水中的溶解度减小，以至难溶或不溶于水，而溶于有机溶剂。②高级脂肪酸是羧酸的一种，碳数在 6～26。其基本不溶于水，能被碱性水溶液溶解，一般分为不饱和脂肪酸和饱和脂肪酸两种。前者指不含不饱和双键的脂肪酸，常用的有硬脂酸、软脂酸和油脂酸等；后者指含有 1 个或多个不饱和键的脂肪酸，如油酸、亚油酸、亚麻酸等。高级的脂肪酸是蜡状固体，无可明显嗅到的气味。

2. 按照化学结构分类

按照脂肪酸的结构可以分为饱和脂肪酸、不饱和脂肪酸两大类。

（1）饱和脂肪酸：主要在动物脂肪中，含有较高的胆固醇为人体提供能量。它可以增加人体内的胆固醇和中性脂肪。脂肪酸碳键以单键相连的为饱和脂肪酸。饱和脂肪酸分子的烃链上无双键，化学性质较稳定，不易与其他物质发生化学变化；熔点高，在室温下常呈固态。含饱和脂肪酸和胆固醇较多的是动物脂肪、如猪、牛、羊肉和油、水生贝壳内、蛋黄、奶油、奶酪、巧克力、黄油椰子油和棕榈油等，可适量摄入这些食物，以满足人体生理生化活动必需的能量。它参与人体组织细胞胆汁及一些激素的合成。胆固醇是合成胆汁酸的主要原料，胆汁酸可以帮助消化和吸收体内的脂类物质，缺乏胆汁酸会出现消化功能障碍。食用动物性脂肪过多会引起动脉硬化和冠心病的发生，所以饱和脂肪酸高的饮食易影响血液的胆固醇水平。

（2）不饱和脂肪酸：碳链之间有不饱和键存在的脂肪酸为不饱和脂肪酸（通常含 1～6 个）。不饱和脂肪酸主要有油酸、亚油酸、亚麻酸、花生四烯酸、二十碳五烯酸、二十二碳六烯酸。不饱和脂肪酸化学性质不稳定，易与其他物质发生化学反应。例如，其与空气中的氧发生氧化反应后，可生成低分子的酸、醛等，造成油脂酸败，酸败后的脂肪不宜食用，不饱和脂肪酸的熔点低，在常温下多为液体，例如花生油、菜油、豆油等植物性油脂中所含的脂肪酸即为不饱和脂肪酸。多不饱和脂肪酸在人和哺乳动物组织细胞中一系列酶的作用下，可转变为前列腺素、血酸素和白细胞三烯等重要衍生物，几乎参与所有的细胞代谢活动，具有特殊的营养功能。不饱和脂肪酸根据双键个数的不同分为单不饱和脂肪酸和多不饱和脂肪酸两种。

■ 单不饱和脂肪酸　食物脂肪中，单不饱和脂肪酸有油酸。其熔点低，在室温下常为液态，主要存在于植物中，如大豆、花生、菜籽、芝麻、玉米、鳄梨、坚果、葵花子、橄榄、花生油等，特点是不溶于水而溶于有机溶剂。摄入植物脂肪后，其所含的不饱和脂肪酸能刺激肝脏产生较多的高密度脂蛋白，它可把附着在血管壁上的多余胆固醇及时清除到体外，防止因其过高而罹患疾病。但长期偏食植物油，血液中不饱和脂肪酸含量过高，极易患结肠癌和乳腺癌。植物油类中不饱和脂肪酸虽不是致癌物质但它有助于癌细胞的生长。此外，不饱和脂肪酸摄取过多也会引起肥胖等症。食用油脂中所含单不饱和脂肪酸主要为油酸（C18∶1），茶油和橄榄油油酸含量达 80% 以上，棕榈油中含量也较高，约 40%以上。据多数研究报道，单不饱和脂肪酸降低血胆固醇、甘油三酯和低密度脂蛋白胆固醇的作用与多不饱和脂肪酸相近，但大量摄入亚油酸在降低低密度脂蛋白胆固醇的同时，高密度脂蛋白胆固醇也降低，而大量摄入油酸则无此种情况。同时单不饱和脂肪酸不具有多不饱和脂肪酸潜在的不良作用，如促进机体脂质过氧化、促进化学致癌作用和抑制机体的免疫功能等。所以在膳食中降低饱和脂肪酸的前提下，以单不饱和脂肪酸取代部分饱和脂肪酸有重要意义。

■ 多不饱和脂肪酸 常见的有亚油酸、亚麻酸、花生四烯酸等。人体不能合成亚油酸和亚麻酸，必须从膳食中补充。其熔点低，在室温下为液态，和单不饱和脂肪酸一样，对身体有益。这类脂肪酸含量较高的食品有杏仁、棉籽油、人造黄油、粟米油、鱼、蛋黄酱、红花油、核桃油、豆油等。由于其最不稳定，因此在油炸、油炒或油煎的高温下，最容易被氧化变成对身体不利的"毒"油。多不饱和脂肪酸是人体细胞膜的重要原料之一，在细胞膜内也会被氧化，被氧化后，细胞膜会丧失正常机能而使人生病。多不饱和脂肪酸中的欧米茄 –3 脂肪酸同维生素、矿物质一样是人体所必需的，具有清理血管中垃圾的功能，俗称"血管清道夫"。摄入不足时容易导致心脏和大脑等重要器官障碍。DHA 也是一种多不饱和脂肪酸，其具有软化血管、健脑益智、改善视力的功效，俗称"脑黄金"。

不饱和脂肪酸根据其碳链上双键的位置，还可分成 ω–3、ω–6、ω–9（或 n–3、n–6、n–9）等系列。直链脂肪酸中距离羧基最远的一个碳原子被称为 ω 碳原子，若从 ω 碳原子数起第三个碳原子出现第一个双键，这种脂肪酸就称为 ω–3 或 n–3 系列；若第六碳原子上出现第一个双键，则称为 ω–6 或 n–6 系列；以此类推，其中 ω–3 与 ω–6 的脂肪酸具有重要的营养学意义。

3. 按照生理意义分类

按照脂肪酸的生理意义可以分为必需脂肪和非必需脂肪酸两种。

（1）必需脂肪酸：指那些在人体内不能合成，必须由食物供给，而又是正常生长所必需的多不饱和脂肪酸。过去认为必需脂肪酸是含有两个以上双键，顺式构型的 n–6 系列脂肪酸。亚油酸（C18∶2，n–6）也符合上述结构特点，是公认的必需脂肪酸。花生四烯酸（C20∶4，n–6）也符合上述结构特点，而且在人体内的含量及生物活性均大于亚油酸，但却可由亚油酸在体内通过加长碳链而合成；亚麻酸（C18∶3，n–3）虽然不能被人体合成，但在结构上不属于 n–6 系列，因此，这两种物质以前都不被认为是必需脂肪酸。随着对n–3 系列脂肪酸的深入研究，现在人们已不再怀疑膳食中的 n–3 脂肪酸是必需的。具有必需脂肪酸活性的还有 γ–亚麻酸和双高 γ–亚麻酸，只是它们存在于人们不经常食用的植物油中。人体除了从食物得到脂肪酸外，还能自身合成多种脂肪酸，包括饱和脂肪酸、单不饱和脂肪酸和多不饱和脂肪酸。有些脂肪酸是人体不能自身合成的，如亚油酸（C18：2，n-6）和 α- 亚麻酸（C18：3，n-3），而植物能合成。

（2）非必需脂肪酸：是机体可以自行合成，不必依靠食物供应的脂肪酸，它包括饱和脂肪酸和一些单不饱和脂肪酸。过去只重视 n- 族的亚油酸等，认为它们是必需脂肪酸，目前比较肯定的必需脂肪酸只有亚油酸。它们可由亚油酸转变而成，在亚油酸供给充裕时这两种脂肪酸即不至缺乏。自发现 n- 族脂肪酸以来，其生理功能及营养上的重要性越采越被人们重视。n- 族脂肪酸包括麻酸及一些多不饱和脂肪酸，它们不少存在于深海鱼的鱼油中。必需脂肪酸不仅为营养所必需，而且与儿童生长发育和成长健康有关，更有降血脂、防治冠心病等治疗作用，且与智力发育、记忆等生理功能有一定关系。

4. 按照空间结构分类

按照脂肪酸的空间结构，即氢（H）在不饱和键的同侧或两侧，脂肪酸又可分为反式脂肪酸和顺式脂肪酸两种。

（1）反式脂肪酸：又称为反式脂肪或逆态脂肪酸，是一种不饱和脂肪酸，主要来自经过部分氢化的植物油。反式脂肪对健康并无益处，也不是人体所需要的营养素。反式脂肪酸不是天然产物，通常食用西餐的人其组织中有反式脂肪酸。其是经人工加工形成的，在奶油、黄油中加入氢元素就成为人造奶油、人造黄油，在一般植物油中加入氢元素就成为氢化植物油，这种方法首先由国外发明的，主要是为了使植物油制作的食品延长保质期，市场上出售的面包、饼干、糕点一般都用氢化植物油。反式脂肪酸是人体无法代谢掉的，是所有脂肪中对心脏最为有害的一种，并有导致乳腺癌的发生。近年来人们开始认识到反式脂肪酸的危害，开始减少使用，出现了保质期很短，不用反式脂肪酸制作的食品。

（2）顺式脂肪酸：氢原子位于同一侧，食用的植物油的脂肪酸基本上都是顺式脂肪酸，不稳定，液体，易变质。有的顺式脂肪酸反而能降低心血管疾病的风险。天然动植物中的不饱和脂肪酸大多是顺式构型。需要注意的是，植物油加氢可将顺式不饱和脂肪酸转变成室温下更稳定的固态反式脂肪酸。

二、类脂的组成和分类

类脂又称复合酯类，主要是指在结构或性质上与油脂相似的天然化合物。它们在动植物界中分布较广，种类也较多，主要包括蜡、磷脂、萜类和甾族化合物等。类脂就是类似脂肪的意思，曾作为脂肪以外的溶于脂溶剂的天然化合物的总称来使用。但这个名字已不作为物质的名称来使用，而是多作为所谓"类脂样的"形容词，用于可溶于脂溶剂中，表示和脂肪相似的性质。类脂是组成细胞特定结构并赋予细胞特定生理功能的必不可少的物质。对于这部分脂类，即使人长期饥饿也不会动用，含量相对稳定，故称固定脂肪。

类脂主要是指磷脂、糖脂、固醇及类固醇，脂蛋白等物质。它们对人体都具有重要的生理意义。

（一）磷脂的组成和分类

提到磷脂，一定要说说细胞和细胞膜。所有的生物体——动物、植物及微生物，都是由一个个细胞所构成，细胞的外层称为细胞膜，细胞内的许多细胞器也具有膜结构，构成这些膜结构的主要物质就是磷脂。因为磷脂最初是在蛋黄中发现，所以被叫作卵磷脂。磷脂是一个混合物的概念，由不同结构和功能的磷脂构成，包括磷脂酰胆碱（PC）、磷脂酰肌醇（PI）、磷脂酰乙醇胺（PE）、磷脂酰丝氨酸（PS）和磷脂酸（PA）等，磷脂酰胆碱（PC）是磷脂中最最主要的活性成分。

磷脂又称磷脂类、磷脂质，是含有磷酸的脂类，属于复合脂。磷脂组成生物膜的主要成分，分为甘油磷脂与鞘磷脂两大类，分别由甘油和鞘氨醇构成。磷脂为两性分子，一端为亲水的含氮或磷的尾，另一端为疏水（亲油）的长烃基链。由于此原因，磷脂分子亲水端相互靠近，疏水端相互靠近，常与蛋白质、糖脂、胆固醇等其他分子共同构成脂双分子层，即细胞膜的结构。它们在自然界的分布很广，种类繁多。人体内的磷脂来源于食物及体内生物合成，特别是磷脂胆碱成分必须在体内合成。胆碱是卵磷脂和鞘磷脂的重要组成成分，磷脂和胆碱在体内的作用相互交叉、相互渗透、相互依赖。人体除自身能合成磷脂外，每天从食物中也可以得到一定量的磷脂。按其化学组成机体磷脂中大体上可分为两大类。

1. 磷酸甘油酯

磷酸甘油酯主链为甘油 –3– 磷酸，甘油分子中的另外两个羟基都被脂肪酸所酯化，磷酸基团又可被各种结构不同的小分子化合物酯化后形成各种磷酸甘油酯。体内含量较多的是磷脂酰胆碱（卵磷脂）、磷脂酰乙醇胺（脑磷脂）、磷脂酰丝氨酸、磷脂酰甘油、二磷脂酰甘油（心磷脂）及磷脂酰肌醇等，每一磷脂可因组成的脂肪酸不同而有若干种。从分子结构可知甘油分子的中央原子是不对称的，因而有不同的立体构型。天然存在的磷酸甘油酯都具有相同的主体化学构型。按照化学惯例，这些分子可以用二维投影式来表示，D 甘油醛和 L 甘油醛的构型就是根据其 X 射线结晶学结果确定的，右旋为 D 构型，左旋为 L 构型，磷酸甘油酯的化学构型及命名由此而确定。磷酸甘油磷脂又按性质的不同再分为：①中性甘油磷脂，如磷脂酰胆碱（卵磷脂）、磷脂酰乙醇胺（脑磷脂、缩醛磷脂）、溶血磷脂酰胆碱等；②酸性甘油磷脂，如磷脂酸、磷脂酰丝氨酸、二磷脂酰甘油（心磷脂）等。红细胞膜的脂类约 40% 为磷脂，线粒体膜的脂类约 95% 为磷脂。磷酸甘油酯通过磷脂酶水解为甘油、脂肪酸、磷酸及含 N 碱物质。

2. 鞘磷脂

鞘磷脂是含硝氨醇或二氢鞘氨醇的磷脂，其分子不含甘油，是一分子脂肪酸以酰胺键与鞘氨醇的氨基相连。鞘氨醇或二氢鞘氨醇是具有脂肪族长链的氨基二元醇。其含有疏水的长链脂肪烃基尾和两个羟基及一个氨基的极性头。鞘磷脂含磷酸，其末端羟基取代基团为磷酸胆碱酸乙醇胺。人体含量最多的鞘磷脂是神经鞘磷脂，由鞘氨醇、脂肪酸及磷酸胆碱构成。神经鞘磷脂是构成生物膜的重要磷脂，它常与卵磷脂并存细胞膜外侧。

神经磷脂中的神经氨基醇是一系列碳链长度不同的不饱和氨基醇，其中最常见的是含18个碳原子，在磷脂中常以酰胺即脑酰胺形式存在，如脑酰胺磷酸胆碱（神经磷脂、鞘磷脂）、脑酰胺磷酸甘油等。神经鞘磷脂的分子结构中含有脂肪酰基、磷酸胆碱和神经鞘氨醇，但不含甘油。神经鞘氨醇是由软脂酰 CoA 和丝氨酸合成。神经鞘磷脂是膜结构的重要磷脂，它与卵磷脂并存于细胞膜外侧。神经髓鞘含脂类约为干重的 97%，其中 11% 为卵磷脂，5% 为神经鞘磷脂。人红细胞膜的磷脂中约 20%~30% 为神经鞘磷脂。

（二）固醇的组成和分类

固醇又称甾醇，属于类固醇的一种。固醇类化合物广泛分布于生物界。用脂肪溶剂提取动植物组织中的脂类，其中常有多少不等的、不能为碱所皂化的物质，它们均以环戊烷多氢菲为基本结构，并含有醇基，故称为固醇类化合物。固醇是广泛存在于生物体内的一种重要的天然活性物质。固醇多与脂肪和磷脂共同存在，是一类分子量较大的化合物，常见具有营养生理意义的有胆固醇，7—脱氢胆固醇，麦角固醇和谷固醇等。

1. 按其固醇原料来源分类

（1）动物性固醇：又称动物性甾醇，以胆固醇为主。胆固醇又称胆甾醇，是一种环戊烷多氢菲的衍生物，存在于动物组织内细胞膜中的固醇及脂类，借由血浆传递。在植物细胞膜中亦可发现少量胆固醇。人体各组织中皆含有胆固醇，在细胞内除线粒体膜及内质网膜中含量较少外，它是许多生物膜的重要组成成分。胆固醇是机体内主要的固醇物质，其既是细胞膜的重要成分，又是类固醇激素、维生素 D 及胆汁酸的前体。人体每千克体重含胆固醇 2 g，体重 70 kg 者总含量约为 140 g。胆固醇主要由人体自身的合成，食物中的胆固醇是次要补充。如一个 70 kg 体重的成年人，体内大约有胆固醇 140 g，每日大约更新 1 g，其中 4/5 在体内代谢产生，只有 1/5 需从食物补充，每人每日从食物中摄取胆固醇 200 mg，即可满足身体需要。胆固醇的吸收率只有 30%，随着食物胆固醇含量的增加，吸收率还要下降，因此建议每人每日摄入 50 mg~300 mg 为佳。胆固醇广泛存在于动物体内，尤以脑及神经组织中最为丰富，在肾、脾、皮肤、肝和胆汁中含量也高。其溶解性与脂肪类似，不溶于水，易溶于乙醚、氯仿等溶剂。胆固醇是动物组织细胞所不可缺少的重要物质，它不仅参与形成细胞膜，而且是合成胆汁酸，维生素 D 以及甾体激素的原料。

（2）植物固醇：又称植物性甾醇，为植物细胞的重要组分，不能为动物吸收利用。其含量以豆固醇和谷固醇最多。植物固醇是以游离状态或与脂肪酸和糖等结合的状态存在的一种功能性成分，广泛存在于蔬菜、水果等各种植物的细胞膜中，主要成分为 β- 谷固醇、豆固醇、菜籽固醇，总称为植物固醇。植物固醇本是植物性油脂的非皂化物（或不碱化物），植物固醇是存在于所有植物食品中分子结构与胆固醇相似的含有 28 或 29 个碳的化合物，属于植物甾醇类，与胆固醇（C-27）不同的是，植物固醇在胆固醇的侧链上还有额外的甲基或乙基。

2. 按其不同脂蛋白携带的胆固醇分类

胆固醇是人体中主要的固醇类化合物。人体内的胆固醇有些已酯化，即形成胆固醇酯。动物性食物所含的胆固醇，有些是以胆固醇酯的形式存在，所以，膳食中的总胆固醇是胆固醇和胆固醇酯的混合物。胆固醇酯中的脂肪酸通常含有 16～20 个碳原子，且多属单烯酸或多烯酸。人体组织内最常见的胆固醇酯为胆固醇的油酸酯和胆固醇的亚油酸酯。这些酯类在血浆脂蛋白、肾上腺皮质和肝中都大量存在。低密度脂蛋白（LDL）中约有 80% 的总胆固醇是以胆固醇酯的形式存在；高密度脂蛋白（HDL）中则含 90%。在动脉粥样硬化病灶中，堆积在动脉壁的脂类以胆固醇酯最多。胆固醇酯作为体内固醇类物质的一种贮存形式，也是人体组织中非极性最大的脂类。胆固醇酯在细胞膜和血浆脂蛋白之间，或在各种血浆脂蛋白之间，都不容易进行交换，与游离的胆固醇不同。根据不同脂蛋白携带的胆固醇，胆固醇又可分为：高密度胆固醇和低密度胆固醇。

（1）高密度胆固醇：指的是高密度脂蛋白（HDL）中的胆固醇，它可反应血浆中高密度脂蛋白的多少，其主要功能是将肝外组织中过多的胆固醇转运到肝脏代谢，以防胆固醇在这些组织中过多地聚集。现代研究证实，高度胆固醇具有防止动脉粥样硬化、降低冠心病病死率的作用，也就是人们常说的"好胆固醇"。血液中胆固醇的主要来源有两个途径，一是从食物中来，一是在体内自己合成。人体胆固醇主要由机体自身合成，每天约可合成 1 g 左右，仅从食物中摄取少量。正常人每天膳食中的胆固醇，主要来自动物内脏、蛋黄、奶油及肉等动物性食品。人体除脑组织及成熟的红细胞外，几乎全身各组织都可合成胆固醇。肝脏是合成胆固醇的主要场所，体内胆固醇 70%～80% 由肝脏合成，10% 由小肠合成。

（2）低密度胆固醇：指低密度脂蛋白（LDL）中的胆固醇，它可反应低密度脂蛋白的多少，低密度脂蛋白的主要功能是将胆固醇转运到肝外组织细胞，满足它们对胆固醇的需要。同时，它也是所有血浆脂蛋白中首要的致动脉粥样硬化性脂蛋白，是致动脉硬化的罪魁祸首，俗称"坏胆固醇"。低密度脂蛋白是属于坏的胆固醇，会使脂肪沉积于血管壁上，形成粥状硬化，造成血管壁伤害。使循环中的血小板聚集凝固，形成血栓，引起血管阻塞，产生心绞痛、心肌梗死的冠状动脉疾病。因此低密度脂蛋白愈高，对人体愈不利。因此，胆固醇的低密度脂蛋白过高容易导致心脑血管病变，是不争的事实。血液中胆固醇含量每单位在 140～199 mg，是比较正常的胆固醇水平。

（三）脂蛋白的组成和分类

脂蛋白是由蛋白质与脂质组合而成的化合物。脂蛋白存在于血浆、线粒体、微粒体、细胞膜中，是由脂类和蛋白质结合而成。脂蛋白中脂质与蛋白质之间没有共价键结合，多数是通过脂质的非极性部分与蛋白质组分之间以疏水性相互作用而结合在一起，通常用溶解特性、离心沉降行为和化学组成来鉴定脂蛋白的特性。通俗的说，脂肪在血液中有赖于蛋白的携带与结合。脂肪与蛋白结合为脂蛋白，据组成、密度、功能的不同，脂蛋白大体可分为以下四类。

1. 乳糜微粒

其是饮食高脂肪食物后，由肠壁细胞合成的富含 TG 的最大脂蛋白，主要含有外源性甘油三酯，是运输外源性甘油三酯及胆固醇的主要形式。正常人血浆中的乳糜微粒空腹12 小时后就被完全清除，它不是动脉粥样硬化的主要危险因素，但容易诱发胰腺炎。

2. 极低密度脂蛋白

其是运输内源性甘油三酯的主要形式。正常人极低密度脂蛋白大部分代谢变成低密度脂蛋白。这类脂蛋白由于携带胆固醇数量相对较少，且它们的颗粒相对较大，不易透过血管内膜，因此，正常的极低密度脂蛋白没有致动脉硬化作用，像乳糜微粒一样也不是冠心病的主要危险因素。但是，极低密度脂蛋白代谢产生的中密度脂蛋白具有致动脉硬化作用。

3. 低密度脂蛋白

低密度脂蛋白是一种密度较低（$1.019 \sim 1.063$ g/cm^3）的血浆脂蛋白，约含 25% 蛋白质与 49% 胆固醇及胆固醇酯。颗粒直径为 $18 \sim 25$ 纳米，分子量为 3×10^6。电泳时其区带与β 球蛋白共迁移。在血浆中起转运内源性胆固醇及胆固醇酯的作用。其浓度升高与动脉粥样硬化的发病率增加有关。主要作用是将胆固醇运送到外周血液。是动脉粥样硬化的危险因素之一，被认为是致动脉粥样硬化的因子。

4. 高密度脂蛋白

高密度脂蛋白（HDL）又称为 a1 脂蛋白，是血清中颗粒密度最大的一组脂蛋白，比较富含磷脂质，在血清中的含量约为 300 mg/dl。其主要在肝脏和小肠合成，也可来自乳糜微粒和极低密度脂蛋白的分解产物。HDL 也是可通过超速离心方法分离出来的一种血液脂蛋白，是血液中密度最高、颗粒最小的脂蛋白。HDL 是由多种物质组成，如胆固醇、甘油三酯、磷脂和蛋白质等，其是一种独特的脂蛋白，具有明确的抗动脉粥样硬化的作用，可以将动脉粥样硬化血管壁内的胆固醇"吸出"，并运输到肝脏进行代谢清除，具有"抗动脉粥样硬化性脂蛋白"的美称。

（四）糖脂的组成和分类

糖和脂质结合所形成的物质的总称。在生物体分布甚广，但含量较少，仅占脂质总量的一小部分。糖脂又分为两大类：糖基酰甘油和糖鞘脂。

1. 糖基酰基甘油

糖基酰甘油结构与磷脂相类似，主链是甘油，含有脂肪酸，但不含磷及胆碱等化合物。糖类残基是通过糖苷键连接在 1，2- 甘油二酯的 C-3 位上构成糖基甘油酯分子。已知这类糖脂可由各种不同的糖类构成它的极性头。不仅有二酯酰甘油，也有 1- 酰基的同类物。自然界存在的糖脂分子中的糖主要有葡萄糖、半乳糖，脂肪酸多为不饱和脂肪酸。根据国际生物化学名称委员会的命名，单半乳糖基甘油二酯和二半乳糖基甘油二酯的结构分别为 1，2- 二酰基 -3-O-β-D- 吡喃型半乳糖基 - 甘油，以及 1，2- 二酰基 -3-O-（α-D- 吡喃型半乳糖基）-Sn- 甘油。此外，还有三半乳糖基甘油二酯，6-O- 酰基单半乳糖基甘油二酯等也属于糖基酰基甘油。

2. 糖鞘脂

糖鞘脂又分为中性糖鞘脂和酸性糖鞘脂。糖鞘脂分子母体结构是神经酰胺。脂肪酸连接在长链鞘氨醇的 C-2 氨基上，构成的神经酰胺糖类是糖鞘脂的亲水极性头。含有一个或多个中性糖残基作为极性头的糖鞘脂类称为中性糖鞘脂或糖基神经酰胺，其极性头带电荷，最简单的脑苷脂是在羟基上以 β 糖苷链接一个糖基（葡萄糖或半乳糖）。

重要的糖鞘脂有脑苷脂和神经节苷脂。脑苷脂在脑中含量最多，肺、肾次之，肝、脾及血清也含有。脑中的脑苷脂主要是半乳糖苷脂，其脂肪酸主要为二十四碳脂酸；而血液中主要是葡萄糖脑苷脂。神经节苷脂是一类含唾液酸的酸性糖鞘脂。唾液酸又称为 N- 乙酰神经氨酸，它通过 α - 糖苷键与糖脂相连。神经节苷脂分子由半乳糖、N- 乙酰半乳糖、葡萄糖、N- 脂酰硝氨醇、唾液酸组成。神经节苷脂广泛分布于全身各组织的细胞膜的外表面，以脑组织最丰富。

鞘糖脂的血型决定功能。红细胞质膜上的糖鞘脂是 ABO 血型系统的血型抗原，血型免疫活性特异性的分子基础是糖链的糖基组成。A、B、O 三种血型抗原的糖链结构基本相同，只是糖链末端的糖基有所不同。A 型血的糖链末端为 N- 乙酰半乳糖；B 型血为半乳糖；AB 型两种糖基都有，O 型血则缺少这两种糖基。

第二节　脂类的主要性质及生理功能

脂类是一大类不溶于水的化合物，有两个特性：一是这一类化合物均溶于有机溶剂；二是这类物质在活细胞结构中有极其重要的作用。它们可被生物体系合成脂肪链，这种链能够形成碳环结构，并可以含有不饱和键的连接，构成细胞的骨架结构。脂类在人体内的功能主要是作为细胞中能量的储存或作为细胞膜的成分。

一、脂肪的性质及生理功能

现代人对脂类有误解，一看到油、肉类食物，就觉得吃进去会发胖，使身材走样。脂肪更是被人们为一无是处的物质。显然，这是对脂肪的重要功能认识不足所致。人体内的脂类并非都是同一种，而是有多种类型，并且功能和作用各有不同。

（一）脂肪的性质

脂肪一般不溶于水，但能微溶于水，易溶于有机溶剂。脂肪的相对密度小于水，故漂于水的表面。含有不饱和脂肪酸的脂肪，在室温下呈液态，如多种植物油类，因为它们的熔点较低，所以通常称为油；而含饱和脂肪酸的脂肪在室温下呈固态，如动物油类，因为这类脂肪的熔点比较高，故通常称为脂。

1. 水溶性

脂肪酸分子是由极性烃基和非极性烃基所组成。因此，它具有亲水性和疏水性两种不同的性质。所以，有的脂肪酸能溶于水，有的不能溶于水。烃链的长度不同对溶解度有影响，低级脂肪酸如丁酸易溶于水。碳链增加则溶解度减小。碳链相同，有无不饱和键对溶解度无影响。

脂肪一般不溶于水，易溶于有机溶剂，如乙醚、石油醚、氯仿、二硫化碳、四氯化碳、苯等，但是由低级脂肪酸构成的脂肪则能在水中溶解。脂肪的比重小于1，故浮于水面上。脂肪虽不溶于水，但经胆酸盐的作用而变成微粒，就可以和水混匀形成乳状液，此一过程称为乳化作用。

2. 熔点

饱和脂肪酸的熔点依其分子量而变动，分子量愈大，其熔点就愈高。不饱和脂肪酸的双键愈多，熔点愈低。纯脂肪酸和由单一脂肪酸组成的甘油酯，其凝固点和熔点是一致的；而由混合脂肪酸组成的甘油酯的凝固点和熔点则不同。

脂肪的熔点各不相同，所有的植物油在室温下是液体，但几种热带植物油例外，例如棕榈果、椰子和可可豆的脂肪在室温下是固体。动物性脂肪在室温下是固体，并且熔点较高。脂肪的熔点决定于脂肪酸链的长短及其双键数的多寡。脂肪酸的碳链愈长，则脂肪的熔点愈高。带双键的脂肪酸存在于脂肪中能显著地降低脂肪的熔点。

3. 吸收光谱

脂肪酸在紫外和红外区显示出特有的吸收光谱，可用来对脂肪酸的定性、定量或结构研究。饱和酸和非共轭酸在220纳米以下的波长区域有吸收峰。共轭酸中的二烯酸在230纳米附近、三烯酸在260～270纳米附近、四烯酸在290～315纳米附近各显示出吸收峰。测定此种吸光度，就能算出其含量。红外线吸收光谱可有效地应用于决定脂肪酸的结构。它可以区别有无不饱和键、是反式还是顺式、脂肪酸侧链的情况以及检出过氧化物等特殊原子团。

4. 皂化作用

脂肪内脂肪酸和甘油结合的酯键容易被氢氧化钾或氢氧化钠水解，生成甘油和水溶性的肥皂，这种水解称为皂化作用。通过皂化作用得到的皂化价（皂化 1 g 脂肪所需氢氧化钾毫克数），可以求出脂肪的分子量。脂肪的分子量 =3 × 氢氧化钾分子量 × 1 000/ 皂化价。

5. 加氢作用

脂肪分子中如果含有不饱和脂肪酸，其所含的双键可因加氢而变为饱和脂肪酸。含双键数目愈多，则吸收氢量也愈多。植物脂肪所含的不饱和脂肪酸比动物脂肪多，在常温下是液体。植物脂肪加氢后变为比较饱和的固体，它的性质也和动物脂肪相似，人造黄油就是一种加氢的植物油。

6. 加碘作用

脂肪分子中的不饱和双键可以加碘，每 100 g 脂肪所吸收碘的克数称为碘化价。脂肪所含的不饱和脂肪酸愈多，或不饱和脂肪酸所含的双键愈多，碘价愈高。根据碘价高低可以知道脂肪中脂肪酸的不饱和程度。

7. 氧化和酸败作用

脂肪分子中的不饱和脂肪酸可受空气中的氧或各种细菌、霉菌所产生的脂肪酶和过氧化物酶所氧化，形成一种过氧化物，最终生成短链酸、醛和酮类化合物，这些物质能使油脂散发刺激性的臭味，这种现象称为酸败作用。

（二）脂肪的功能

脂肪对于人类的作用不比其他任何营养物质小，它不但不应被视为身体的废物，更应该得到人们的重视。适量的脂肪能使女性丰满匀称，显示出特有的曲线美；皮肤也会由此而光滑润泽细腻，富有弹性；还可使秀发乌黑滋润，映衬出女性的魅力。而且，人体必需的维生素 A、维生素 D、维生素 E、维生素 K 等营养素，也都需经脂肪的携带才能被身体吸收。脂肪还能储藏体内热量，保持体温恒定，是阻止身体的内外热量传导的天然绝缘器，在冬季寒冷的日子里，它是最贴身的衣裳。

1. 脂肪的生理功能

脂肪的营养价值很高，为人体所必不可少的营养素之一。其主要生理功能有以下几点：

（1）供给热能。脂肪是体内储存能量的仓库，体内营养过多时，过剩的糖、蛋白质等可以转变成脂肪的形式储存起来，一般为几千克到几十千克，越是胖的人脂肪储存的量就越大。

（2）构成人体组织。脂肪中的磷脂和胆固醇是人体细胞的主要成分，在脑细胞和神经细胞中含量最多。一些胆固醇则是制造体内固醇类激素的必需物质，如肾上腺皮质激素、性激素等，对调节人体内分泌有重要作用。

（3）必需脂肪酸的来源。人体所需的必需脂肪酸是靠食物脂肪提供的。脂肪酸主要用于磷脂的合成，而磷脂是所有细胞膜的重要组成部分。另外，人体必需脂肪酸还能保持皮肤微血管正常的通透性，在精子的形成、前列腺素的合成等方面也起重要作用。

（4）增加食欲。很多肉食爱好者感觉没有脂肪或脂肪少的食物不好吃，这是因为脂肪可以增加食物风味，还可促进一些溶解在脂肪中的维生素 A、维生素 E、维生素 K 的吸收与利用。

（5）调节体温和保护内脏器官。脂肪大部分储存在皮下，用于调节体温，保护对温度敏感的组织，防止热能散失，对保持体温恒定起了关键作用。另外，脂肪分布填充在各内脏器官的间隙中，可使其免受震动和机械损伤，并维持皮肤的生长发育。

（6）增加饱腹感。脂肪在胃内消化，滞留时间较长，可增加饱腹感，使人不易感到饥饿。总的来说，动物性脂肪的热含量很高，对于体力劳动者来说，适当多吃一点肥肉有利于工作、生活。中老年人在日常的膳食中也可适量吃一些肥肉、蛋黄及动物内脏，以获取必需的营养物质，也是有利于健康的。

2. 必需脂肪酸的生理功能

根据脂肪酸的种类不同，不同食物中的脂肪所含有的脂肪酸种类和含量也不一样。自然界有 40 多种脂肪酸。其中有几种脂肪酸是人体自身无法合成的，包括亚油酸、亚麻酸等，这些脂肪酸只能通过食物摄取。如果摄入的不饱和脂肪酸不足，则易造成皮肤干燥、脱落、炎症，严重者有肝脏损害。其主要生理功能如下：

（1）磷脂的重要组成部分。磷脂是细胞膜的主要结构部分，所以必需脂肪酸与细胞膜的结构和功能直接相关。如果缺乏这些必需脂肪酸就会影响机体代谢，表现为上皮细胞功能异常、湿疹样皮炎、皮肤角化不全、创伤愈合不良、对疾病抵抗力减弱、心肌收缩力降低、血小板聚集能力增强、生长停滞等。必需脂肪酸是组织细胞的组成成分，对线粒体和细胞膜的结构特别重要。其在体内参与磷脂合成，并以磷脂形式出现在线粒体和细胞膜中。

（2）合成前列腺素的前体。花生四烯酸作为一种脂肪酸，也是体内合成前列腺素的前体。前列腺素是一组比较复杂的化合物，广泛存在于各组织中，具有广泛的生理作用。前列腺素存在许多器官中，有着多种多样的生理功能，如使血管扩张和收缩，影响神经刺激的传导和水液的代谢，奶中的前列腺素可以防止婴儿消化道损伤等。它还能刺激子宫平滑肌收缩，帮助催产和促使流产；能抑制输卵管的蠕动，溶解黄体，使血黄体酮水平下降，具有抗生育作用。同时，它又能促使射精，延长精子的生命力和转移，促进精子和卵子的会合，帮助受孕。前列腺素还可使支气管平滑肌松弛，降低空气通路阻力，并能对抗支气管痉挛剂如组织胺和乙酰胆碱的刺激作用。哮喘患者使用前列腺素后，有类似异丙肾上腺素的支气管扩张作用。此外，前列腺素能够增加心输出量、降低外周阻力、降低血压。近年来，发现前列腺素通过血小板微粒体中的凝血恶烷合成酶的催化而形成凝血恶烷 A2，它具有强烈的血小板聚集作用。

（3）与胆固醇代谢有关。体内大约 70% 的胆固醇与脂肪酸酯化成酯。在低密度脂蛋白和高密度脂蛋白中，胆固醇与亚油酸形成亚油酸胆固醇酯，然后被转运和代谢。胆固醇与必需脂肪酸结合后，才能在体内转运与进行正常代谢。如果人体缺乏必需脂肪酸，胆固醇就和一些饱和脂肪酸结合，不能在体内进行正常转运与代谢，并可能在血管壁沉积，发展成动脉粥样硬化。亚油酸还能降低血中胆固醇，防止动脉粥样硬化。因此，在临床上用于防止和治疗心血管疾病。

（4）与精子的形成有关。人体缺乏必需脂肪酸，可引起生长迟缓，生殖障碍，皮肤损伤以及肾脏、肝脏、神经和视觉方法的多种疾病。但过多的多不饱和脂肪酸的摄入，也可使体内有害的氧化物、过氧化物等增加，同样对身体可产生多种慢性危害。对于 X 射线引起的一些皮肤损伤，必需脂肪酸有保护作用。其作用机理可能由于新生组织生长和受损组织修复时均需要亚油酸。因此，有充足的必需脂肪酸存在时，受损组织才能迅速修复。

二、类脂的性质及生理功能

（一）类脂的性质

1. 磷脂的性质

磷脂中因含有甘油和磷酸，故可溶于水。它还含有脂肪酸，故又可溶于脂肪溶剂。但磷脂不同于其他脂类，在丙酮中不溶解。根据此特点，可将磷脂和其他脂类分开。卵磷脂、脑磷脂及神经鞘磷脂的溶解度在不同的脂肪溶剂中具有显著的差别，可利用这个性质来分离此三种磷脂。神经鞘磷脂很稳定，不溶于醚及冷乙醇，但可溶于苯、氯仿及热乙醇。卵磷脂为白色蜡状物，在空气中极易氧化，迅速变成暗褐色，可能由于磷脂分子中不饱和脂肪酸氧化所致。神经鞘磷脂对氧较为稳定，这一点与卵磷脂和脑磷脂不同。

卵磷脂有降低表面张力的能力，若与蛋白质或碳水化合物结合则作用更大，是一种极有效的脂肪乳化剂。它与其他脂类结合后，在体内水系中均匀扩散，因此能使不溶于水的脂类处于乳化状态。

2. 胆固醇的性质

胆固醇包含以下性质：①胆固醇为白蜡状结晶片，是不溶于水而溶于脂肪溶剂，可与卵磷脂或胆盐在水中形成乳状物。胆固醇与脂肪混合时能吸收大量水分，如羊毛脂中含有大量的胆固醇，能吸收水分，用以制成油膏能混入水溶性药物。②胆固醇不能皂化，能与脂肪酸结合成胆固醇酯，为血液中运输脂肪酸的方式之一。脑中含胆固醇很多，约占湿重的 2%，几乎完全以游离的形式存在。③胆固醇溶于氯仿，加醋酸酐与浓硫酸少许即成蓝绿色。胆固醇定性的检验方法即根据此原理。洋地黄皂甙可使游离的胆固醇沉淀，如此可与胆固醇分开，分别进行定量分析。④胆汁中有不少胆固醇，由于胆盐的乳化作用，可形成乳状液。若胆汁中胆固醇过多或胆盐过少，胆固醇即可在胆道内沉淀形成胆石。胆固醇若沉淀于血管壁则易形成动脉粥样硬化。

（二）类脂的生理功能

类脂是构成人体组织细胞的重要成分，是组成细胞膜和原生质的成分，尤其是在神经组织细胞内含量丰富，对生长发育非常必要。类脂可以在体内合成，它受膳食、活动量等影响小，故称"基本脂"或"固定脂"。类脂占人体重量的 5%。其主要生理功能：

1. 磷脂的生理功能

人体所有细胞中都含有磷脂，它是维持生命活动的基础物质。磷脂对活化细胞，维持新陈代谢，基础代谢及荷尔蒙的均衡分泌，增强人体的免疫力和再生力，都能发挥重大的作用。磷脂主要生理功能包括以下几点：

（1）乳化作用。磷脂可分解过高的血脂和过高的胆固醇，清扫血管，使血管循环顺畅，是公认为的血管"清道夫"。磷脂还可以使中性脂肪和血管中积压的胆固醇乳化，转为对人体无害的微分子状态，并溶解于水中排出体外。同时，它可阻止多余脂肪在血管壁沉积，缓解心脑血管的压力。磷脂之所以防治现代文明病，其根本原因之一，就是在于它具有强大的乳化作用。以心脑血管疾病为例，现代人日常肉类摄取过多，造成胆固醇沉积，使血管通道狭窄，引起高血压。血液中的血脂块及脱落的胆固醇块遇到血管窄小位置被卡住，无法通过，就造成了堵塞，形成栓塞。而磷脂强大的乳化作用可乳化血管内沉积在血管壁上的胆固醇及脂类，形成乳白色液体，排出体外。

（2）增智。人体神经细胞和大脑细胞是由磷脂为主所构成的细胞薄膜包覆，磷脂不足会导致薄膜受损，造成智力减退，精神紧张。磷脂中含有的乙酰进入人体内与胆碱结合，构成乙酰胆碱。乙酰胆碱恰恰是各种神经细胞和大脑细胞间传递信息的载体，可以加快神经细胞和大脑细胞间信息传递的速度，增加记忆力，预防老年痴呆。

（3）活化细胞。磷脂是细胞膜的重要组成部分，肩负着细胞内外物质交换的重任。如果人每天所消耗的磷脂得不到补充，细胞就会处于营养缺乏状态，失去活力。人的肝脏能合成一些磷脂，但大部分是从饮食中摄取的，特别是三四十岁以后。但是磷脂的活性以25 度左右最有效，温度超过摄氏 50 度后，磷脂活性会大部分失去。因此，建议亚健康人群可以适当补充磷脂，有益身体健康。

2. 糖脂的生理功能

鞘糖脂又称糖神经胺醇脂，属糖脂的一类，是细胞膜的成分之一，与细胞生理状况密切相关。鞘糖脂的组成，无论是神经酰胺部分还是糖链部分，都表现出一定的种族、个体、组织以及同一组织内各部分细胞的专一性。即使同一类细胞，在不同的发育阶段，鞘糖脂的组成也不同。正因为某些类型鞘糖脂是某种细胞在某个发育阶段所特有的，所以其常常被作为细胞表面标志物质。糖脂又是细胞表面抗原的重要组分，某些正常细胞癌化后，表面糖脂成分有明显变化；一些已分离出来的癌细胞特征抗原，也已证明是糖脂类物质。细胞表面的糖脂还是许多胞外生理活性物质的受体，参与细胞识别和信息传递过程。

3. 胆固醇的生理功能

体检报告中常见的"脂蛋白"或"载脂蛋白"即是为了监测胆固醇水平。为什么呢？因为胆固醇是不能溶于水，必须搭乘在蛋白质上，才能溶解于水，在体内发挥功能。胆固醇是细胞膜和细胞器膜的重要结构成分。它不仅关系到膜的通透性，而且是某些酶在细胞内有规律分布的重要条件，保证物质代谢的酶促反应顺利进行。胆固醇的生理功能包括：

（1）形成胆酸。胆汁产于肝脏而储存于胆囊内，经释放进入小肠与被消化的脂肪混合。胆汁的功能是将大颗粒的脂肪变成小颗粒，使其易于与小肠中的酶作用。在小肠尾部，85%～95%的胆汁被重新吸收入血，肝脏重新吸收胆酸使之不断循环，剩余的胆汁（5%～15%）随粪便排出体外。肝脏需产生新的胆酸来弥补这5%～15%的损失，此时就需要胆固醇。胆固醇是体内合成维生素 D_3 胆汁酸的原料。维生素 D_3 缺乏时，成人可因此发生骨质软化症，儿童就会得佝偻病。胆汁酸的功能主要是乳化脂类，帮助脂类的消化与吸收，缺乏时还会引起脂溶性维生素缺乏病。胆固醇在体内可以转变成各种肾上腺皮质激素，如影响蛋白质、糖和脂类代谢的皮质醇，能促进水和电解质在体内保留醛固酮。胆固醇还是性激素睾酮、雌二醇的前体。

（2）构成细胞膜。胆固醇是构成细胞膜的重要组成成分。细胞膜包围在人体每一细胞外，胆固醇占脂类的20%以上。有人曾发现给动物喂食缺乏胆固醇的食物，结果这些动物的红细胞脆性增加，容易引起细胞的破裂。研究表明，温度高时，胆固醇能阻止双分子层的无序化；温度低时又可干扰其有序化，阻止液晶的形成，保持其流动性。因此，如果体内缺乏胆固醇，细胞就无法维持正常的生理功能，生命也将终止。

（3）合成激素。激素是协调多细胞机体中不同细胞代谢作用的化学信使，参与机体内各种物质的代谢，包括糖、蛋白质、脂肪、水、电解质和矿物质等的代谢，对维持人体正常的生理功能十分重要。人体的肾上腺皮质和性腺所释放的各种激素，如皮质醇、醛固酮、睾酮、雌二醇及维生素 D 都属于类固醇激素，其前体物质就是胆固醇。

4. 植物固醇生理功能

植物固醇是植物中的一种活性成分，对人体健康有很多益处。植物固醇有降低血液胆固醇、防治前列腺肥大、抑制肿瘤、抑制乳腺增生和调节免疫等作用。其主要有以下功能：

（1）预防心血管系统疾病。动物性食品摄入过多或人体调节功能出现障碍，会导致血清中胆固醇浓度过高，容易引发高血压及冠心病。植物甾醇可促进胆固醇的异化，抑制胆固醇在肝脏内的生物合成，并抑制胆固醇在肠道内的吸收，从而具有预防心血管疾病的作用。胆固醇还是细胞膜的重要成分，在人体内参与血液中脂质的运输。

（2）抑制肿瘤作用。植物甾醇具有阻断致癌物诱发癌细胞形成的功能，β-谷甾醇等植物甾醇对大肠癌、皮肤癌、宫颈癌的发生具有一定程度的抑制作用。

（3）促进新陈代谢。与肾小管的重吸收作用有关，维持第二性征，其中肾上腺糖皮质激素可升高血糖浓度。促进人和动物肠道对钙和磷的吸收。

（4）调节激素水平。植物甾醇最大的功能就是"智能管理"的类激素功能，它在体内能表现出一定的激素活性，但却无激素的副作用。当人体激素水平高于正常值时，植物甾醇会"工作"，展现它阻碍激素吸收的作用，降低人体激素水平；当人体激素水平低于正常值时，植物甾醇会"转化"成人体所有的激素，提高人体激素水平，从而达到平衡。常见的含植物甾醇的食物有瓜蒌仁（俗称吊瓜子）等，其可以调节人体激素水平，在抗衰老等方面都有特殊效果。

第三节　脂类的消化吸收、代谢和代谢常见疾病

正常人一般每日从食物中消化 60～50 g 的脂类，其中甘油三酯占到 90% 以上，除此以外还有少量的磷脂、胆固醇及其酯和一些游离脂肪酸。食物中的脂类在成人口腔和胃中不能被消化。这是由于口腔中没有消化脂类的酶。胃中虽有少量脂肪酶，但此酶只有在中性 pH 值的环境中才有活性，因此在正常胃液中此酶几乎没有活性（但是婴儿时期胃酸浓度低，胃中 pH 值接近中性，脂肪尤其是乳脂可被部分消化）。

一、脂类的消化与吸收

（一）脂肪的消化与吸收

食物中的脂肪在口腔和胃中不被消化，因唾液中没有水解脂肪的酶，胃液中虽含有少量脂肪酶，但胃液中的 pH 为 1～2，不适于脂肪酶发挥作用。脂肪的消化作用主要是在小肠中进行。由于肠蠕动和胆汁酸盐的乳化作用，脂肪分散成细小的微团，增加了与脂肪酶的接触面，通过消化作用，脂肪转变为甘油一酯、甘油二酯、脂肪酸和甘油等，它们与胆固醇、磷脂及胆汁酸盐形成混合微团。这种混合微团在与十二指肠和空肠上部的肠黏膜上皮细胞接触时，甘油一酯、甘油二酯和脂肪酸即被吸收。这是一种依靠浓度梯度的简单扩散作用。吸收后，短链的脂肪酸由血液经门静脉入肝；长链的脂肪酸、甘油一酯和甘油二酯在肠黏膜细胞的内质网上重新合成甘油三酯，再与磷脂、胆固醇、胆固醇酯及载脂蛋白构成了乳糜微粒，通过淋巴管进入血液循环。

（二）类脂的消化与吸收

食物中胆固醇的吸收部位主要是空肠和回肠，游离胆固醇可直接被吸收。胆固醇酯则经胆汁酸盐乳化后，再经胆固醇酯酶水解生成游离胆固醇后才被吸收，吸收进入肠黏膜细胞的胆固醇会再酯化成胆固醇酯。胆固醇酯中的大部分掺入乳糜微粒，少量参与组成极低密度脂蛋白，经淋巴进入血液循环。食物中的磷脂在磷脂酶的作用下，水解为脂肪酸、甘油、磷酸、胆碱或胆胺，被肠黏膜吸收后，在肠壁重新合成完整的磷脂分子，参与组成乳糜微粒而进入血液循环。

二、脂类的代谢和常见疾病

（一）脂肪的代谢

1. 脂肪酸的合成

体内的脂肪酸的来源有二：一是机体自身合成，以脂肪的形式储存在脂肪组织中，需要时从脂肪组织中动员，例如饱和脂肪酸就是主要通过机体自身合成；另一来源系食物脂肪供给，特别是某些不饱和脂肪酸，人体自身不能合成，需从植物油摄取。这些脂肪酸是人体不可缺少的营养素，故称必需脂肪酸。它们又是前列腺素、血栓素及白三烯等生理活性物质的前体。前列腺素可使血管扩张，血压下降，并能抑制血小板的聚集。血栓素作用与前列腺素相反，有促凝血作用。白三烯能引起支气管平滑肌收缩，与过敏反应有关。脂肪酸的生物合成是在胞液中多酶复合体系催化下进行的。其原料主要来自糖酵解产生的乙酸辅酶 A 和还原型辅酶 II，最后合成软脂酸。软脂酸在内质网和线粒体分别与丙二酰单酰辅酶 A 和乙酸辅酶 A 作用，均可以使碳链的羧基端延长到 18～26 碳原子。机体还可利用软脂酸、硬脂酸等原料，在去饱和酶的催化下，合成不饱和脂肪酸，但不能合成亚油酸、亚麻酸和花生四烯酸等必需脂肪酸。

2. 脂肪的合成

脂肪在体内的合成有两条途径：一种是利用食物中的脂肪转化成人体的脂肪；另一种是将糖转变为脂肪。这是体内脂肪的主要来源，是体内储存能源的过程。糖代谢生成的磷酸二羟丙酮在脂肪和肌肉中转变为磷酸甘油，与机体自身合成或食物供给的两分子脂肪酸活化生成的脂酰辅酶 A 作用下生成磷脂酸，然后脱去磷酸生成甘油二酯，再与另一分子脂酰辅酶 A 作用，生成甘油三酯。

3. 脂肪的分解

脂肪组织中储存的甘油三酯，经激素敏感脂肪酶的催化，分解为甘油和脂肪酸运送到全身各组织利用。甘油经磷酸化后，转变为磷酸二羟丙酮，循糖酵解途径进行代谢。胞液中的脂肪酸首先活化成脂酰辅酶 A，然后由卡尼汀携带通过线粒体内膜进入基质中进行氧化，产生的乙酰辅酶 A 进入三羧酸循环彻底氧化。脂肪的分解过程是体内能量的重要来源。

4. 酮体的产生和利用

脂肪酸在肝中分解氧化时产生特有的中间代谢产物——酮体。酮体包括乙酰乙酸、羟丁酸和丙酮，由乙酰辅酶 A 在肝脏合成。肝脏自身不能利用酮体，酮体经血液运送到其他组织，为肝外组织提供能源。在正常情况下，机体内酮体的生成和利用处于平衡状态。

（二）类脂的代谢

1. 磷脂的代谢

磷脂在生物体内可经各种磷脂酶作用水解为甘油、脂肪酸、磷酸和各种氨基醇（如胆碱、乙醇胺、丝氨酸等）。甘油可以转变为磷酸二羟丙酮，参加糖代谢。脂肪酸经 β- 氧化作用而分解。磷酸是体内各种物质代谢不可缺少的物质。各种氨基醇可以参加体内磷脂的再合成，胆碱还可以通过转甲基作用转变为其他物质。磷脂合成时，乙醇胺或胆碱与腺苷三磷酸（ATP）在激酶的作用下生成磷酸乙醇胺或磷酸胆碱，然后再与胞苷三磷酸（CTP）作用转变成胞二磷乙醇胺或胞二磷胆碱。胞二磷乙醇胺或胞二磷胆碱再与已生成的甘油二酯合成相应的磷脂。

（1）甘油磷脂的代谢：全身各组织均能合成甘油磷脂，以肝、肾等组织最活跃，在细胞的内质网上合成，合成所用的甘油、脂肪酸主要用糖代谢转化而来。其合成所用的多不饱和脂肪酸常需靠食物供给，合成还需腺苷三磷酸（ATP）、胞苷三磷酸（CTP）。其主要有两种合成途径：一是甘油二酯的合成途径，脑磷脂、卵磷脂由此途径合成，以甘油二酯为中间产物，由二磷酸胞苷（CDP）、胆碱等提供磷酸及取代基；二是二磷酸胞苷（CDP）-甘油二酯途径，肌醇磷脂、心磷脂由此合成，以二磷酸胞苷（CDP）- 甘油二酯为中间产物，再加上肌醇等取代基即可合成。

（2）甘油磷脂的降解：主要是体内磷脂酶催化水解的过程。磷脂酶能使甘油磷脂分子中第 2 位酯键水解，产物为溶血磷脂及不饱和脂肪酸，此脂肪酸多为花生四烯酸，Ca^{2+} 为磷脂酶的激活剂。甘油磷脂是一类较强的表面活性物质，能使细胞膜破坏引起溶血或细胞坏死。再经溶血磷脂酶继续水解后，即失去溶解细胞膜的作用。

（3）鞘磷脂的代谢：其合成代谢以脑组织最活跃，主要在内质网进行。反应过程需磷酸吡哆醛、烟酰胺腺嘌呤二核苷酸（NADPH）等辅酶，基本原料为软脂酰乙酰辅酶A(CoA)及丝氨酸。其降解代谢由神经鞘磷脂酶（属磷脂酶 C 类）作用，使磷酸酯键水解产生磷酸胆碱及神经酰胺（N- 脂酰鞘氨醇）。若体内缺乏此酶，可引起痴呆等鞘磷脂沉积病。

2. 脂蛋白的代谢

在体内处理脂蛋白的过程被称为脂蛋白代谢。它分为两种途径，分别是外源性途径和内源性途径。大多数的脂蛋白主要是来自于膳食（外源性途径）或是由肝脏所产生（内源性途径）。

（1）外源性途径：小肠膜上皮细胞很容易从富于营养的食物中吸收脂质。这些脂质，包括甘油三酯、磷脂和胆固醇，被载脂蛋白 B-48 组装进乳糜微粒之中。这些新生的乳糜微粒被肠上皮细胞分泌到淋巴循环之中。此过程在很大程度上依赖于载脂蛋白 B-48。当它们在淋巴管中循环时，这些新生的乳糜微粒绕过肝脏循环并且通过胸导管排放到血流之中。在血液中，高密度脂蛋白颗粒将载脂蛋白 C-Ⅱ 与载脂蛋白 E 送给新生的乳糜微粒。与载脂蛋白结合的乳糜微粒可以被看作成熟型的。借助载脂蛋白 C-Ⅱ 的作用，成熟的乳糜微粒激活一种称为脂蛋白脂肪酶（LPL）的酶，这种酶位于血管内皮细胞膜上。脂蛋白脂肪酶催化甘油三酯的水解，最终从乳糜微粒中释放出甘油以及脂肪酸。甘油和脂肪酸可以被吸收到周缘组织中，特别是脂肪和肌肉之中，以作为能量或储备之用。被水解的乳糜微粒被叫作乳糜微粒残体。乳糜微粒残体会继续循环下去，直到在载脂蛋白 E 的帮助下与乳糜微粒残体受体相互作用为止。这些受体多数见于肝脏之中。这种相互作用会导致乳糜微粒残体被胞吞，它接下来会被溶体水解。溶体水解会释放甘油和脂肪酸进入细胞中，细胞会将其作为产能用或储存起来以备后用。

（2）内源性途径：肝脏是脂蛋白的另一个重要来源，主要是极低密度脂蛋白。甘油三酯和胆固醇被载脂蛋白 B-100 组装起来形成极低密度脂蛋白颗粒。新生的极低密度脂蛋白颗粒通过依赖载脂蛋白 B-100 的途径被释放进血流之中。在乳糜微粒代谢之中，极低密度脂蛋白颗粒中的载脂蛋白 C-Ⅱ 和载脂蛋白 E 是从高密度脂蛋白颗粒中索取的。一旦被装载上载脂蛋白 C-Ⅱ 与载脂蛋白 E，新生极低密度脂蛋白颗粒就可以被认为是成熟的。与乳糜微粒相同，极低密度脂蛋白颗粒也参加循环并且也被位于血管内皮细胞上的脂蛋白脂肪酶水解。载脂蛋白 C-Ⅱ 激活脂蛋白脂肪酶，致使极低密度脂蛋白颗粒的水解并释放出甘油和脂肪酸。这些产物可以被周缘组织从血液中吸收，主要是脂肪和肌肉。被水解的极低密度脂蛋白颗粒称为极低密度脂蛋白残体或中间密度脂蛋白（IDL）。极低密度脂蛋白残体可以继续参与循环，并且通过载脂蛋白 E 与残体受体相互作用，被肝脏吸收以及被肝酯酶进一步水解。它被肝酯酶水解后会产生甘油和脂肪酸，留下中间密度脂蛋白残体，称为低密度脂蛋白（LDL），其中含有相对较高的胆固醇含量。低密度脂蛋白继续循环并被肝脏以及周缘组织吸收。通过低密度脂蛋白受体与低密度脂蛋白颗粒表面的载脂蛋白 B-100 或 E 之间的相互作用，低密度脂蛋白与目标组织发生结合。通过胞吞作用被吸收进去，被内化的低密度脂蛋白颗粒在溶酶体中被水解，释放出主要成分为胆固醇的脂类。

3. 胆固醇的代谢

人体内的胆固醇主要在肝细胞内合成。胆固醇在体内不能彻底氧化分解，但可以转变成许多具有生物活性的物质。肾上腺皮质激素、雄激素及雌激素均以胆固醇为原料在相应的内分泌腺细胞中合成。胆固醇在肝中转变为胆汁酸盐，并随胆汁排入消化道参与脂类的消化和吸收。皮肤中的 7- 脱氧胆固醇在日光紫外线的照射下，可转变为维生素 D_3（胆钙化醇），后者在肝及肾羟化转变为 1，25- 二羟胆钙化醇的活性形式，参与钙、磷代谢。

（1）胆固醇合成的途径：胆固醇的合成原料是乙酰辅酶 A（乙酰 CoA），它来自葡萄糖、脂肪酸及某些氨基酸的代谢产物。另外，还需要腺苷三磷酸（ATP）供能和还原型烟酰胺腺嘌呤二核苷酸磷酸（NADPH）供氢。合成 1 分子胆固醇需消耗 18 分子乙酰 CoA，36 分子腺苷三磷酸（ATP）和 16 分子烟酰胺腺嘌呤二核苷酸磷酸（NADPH）。其合成途径可分为 5 个阶段：①乙酰辅酶 A 与乙酰辅酶 A 生成二羟甲基戊酸（6C- 中间代谢产物）；②从二羟甲基戊酸脱羧形成异戊二烯单位（5C 中间代谢产物）；③6 个异戊二烯单位缩合生成鲨烯（30C- 中间代谢物）；④鲨烯通过成环反应转变成羊毛脂固醇（30C 中间代谢物）；⑤羊毛脂固醇转变成胆固醇（27C 化合物）。

（2）胆固醇合成的调节：在胆固醇合成的过程中，3- 羟基 -3- 甲基戊二酰辅酶 A（HMG-CoA）还原酶为限速酶，因此，各种因素通过对该酶的影响可以达到调节胆固醇合成的作用。一是激素的调节：3- 羟基 -3- 甲基戊二酰辅酶 A（HMG-CoA）还原酶在胞液中经蛋白激酶催化发生磷酸化丧失活性，而在磷蛋白磷酸酶作用下又可以脱去磷酸恢复酶活性，胰高血糖素等通过第二信使环磷酸腺 cAMP 苷影响蛋白激酶，加速 3- 羟基 -3- 甲基戊二酰辅酶 A（HMG-CoA）还原酶磷酸化失活，从而抑制此酶，减少胆固醇合成。胰岛素能促进酶的脱磷酸作用，使酶活性增加，则有利于胆固醇合成。此外，胰岛素还能诱导 3- 羟基 -3- 甲基戊二酰辅酶 A（HMG-CoA）还原酶的合成，从而增加胆固醇合成。甲状腺素亦可促进该酶的合成，使胆固醇合成增多，但其同时又促进胆固醇转变为胆汁酸，增加胆固醇的转化，而且此作用强于前者。因此，当甲状腺功能亢进时，患者血清胆固醇含量反而下降。二是胆固醇浓度的调节：胆固醇可反馈抑制 HMG-CoA 还原酶的活性，并减少该酶的合成，从而达到降低胆固醇合成的作用。细胞内胆固醇来自体内生物合成或胞外摄取。血中胆固醇主要由低密度脂蛋白（LDL）携带运输，借助细胞膜上的 LDL 受体介导内吞作用进入细胞。当胞内胆固醇过高，可抑制 LDL 受体的补充，从而减少由血中摄取胆固醇。经研究发现，遗传性家族高胆固醇血症患者体内严重缺乏 LDL 受体，因此，LDL 携带的胆固醇不能被摄取，来自膳食的胆固醇不能从血液中被迅速清除，故血中胆固醇浓度过高。当体内总胆固醇过高，超过合成生物膜、胆汁酸及类固醇激素等的需要时，胆固醇及其酯则沉积在动脉内皮下的巨噬细胞中（这些细胞是由迁移到动脉内皮下的血单核细胞分化而成的），引起内皮下变形，进而导致血小板在动脉内壁集聚。若同时伴有动脉壁损伤或胆固醇转运障碍，则易在动脉内膜形成斑块，继续发展可使动脉管腔变狭窄。由此可见动脉粥样硬化与血中高水平的胆固醇有关，特别与存在于 LDL 中的胆固醇水平有关。

（3）胆固醇的转化：胆固醇在体内不被彻底氧化分解为 CO_2 和 H_2O，而经氧化和还原转变为其他含环戊烷多氢菲母核的化合物。其中大部分进一步参与体内代谢，或排出体外。胆固醇在体内可作为细胞膜的重要成分。此外，它还可以转变为多种具有重要生理作用的物质，例如：在肾上腺皮质可以转变成肾上腺皮质激素；在性腺可以转变为性激素，如雄激素、雌激素和孕激素；在皮肤，胆固醇可被氧化为 7- 脱氢胆固醇，后者经紫外线照射转变为维生素 D_3；在肝脏，胆固醇可氧化成胆汁酸，可促进脂类的消化吸收，也可随胆汁排出（每日排出量约占胆固醇合成量的 40%）。在小肠下段，大部分胆汁酸又通过肝循环重吸收入肝构成胆汁的肝肠循环；小部分胆汁酸经肠道细菌作用后排出体外。药物如考来烯胺可与胆汁酸结合，阻断胆汁酸的肠肝循环，增加胆汁酸的排泄，间接促进肝内胆固醇向胆汁酸的转变。肝脏也能将胆固醇直接排入肠内，或者通过肠黏膜脱落而排入肠腔；胆固醇还可被肠道细菌还原为粪固醇后排出体外。

（三）常见脂类疾病

脂类代谢受多种因素影响，特别是受到神经体液的调节，如肾上腺素、生长激素、高血糖素、促肾上腺素、糖皮质类固醇、甲状腺素和甲状腺刺激素促进脂肪组织释放脂肪酸，而胰岛素和前列腺素的作用则相反。适量的含脂类食物的摄入和适当的体育锻炼，有利于脂类代谢保持正常。一旦某种因素发生变化引起脂类代谢反常时，便导致疾病，危害人体健康。

（1）血浆脂蛋白的异常引起的疾病：在正常情况下，血浆脂类水平处于动态平衡，能保持在一个稳定的范围。如在空腹时血脂水平升高，超出正常范围，称为高脂血症。因血脂是以脂蛋白形式存在，所以血浆脂蛋白水平也升高，称为高脂蛋白血症。根据国际暂行的高脂蛋白血症分型标准，将高脂蛋白血症分为 6 型。按发病原因又可分为原发性高脂蛋白血症和继发性高脂蛋白血症。原发性高脂蛋白血症是由于遗传因素缺陷所造成的脂蛋白的代谢紊乱，常见的是 Ⅱa 和Ⅳ型。继发性高脂蛋白血症是由于肝、肾病变或糖尿病引起的脂蛋白代谢紊乱。高脂蛋白血症发生的原因可能是由于载脂蛋白、脂蛋白受体或脂蛋白代谢的关键酶缺陷，引起脂质代谢紊乱所致，包括脂类产生过多、降解和转运发生障碍，或两种情况兼而有之。例如：脂蛋白脂酶活力下降、食入胆固醇过多、肝内合成胆固醇过多、胆碱缺乏、胆汁酸盐合成受阻及体内脂肪动员加强等，均可引起高脂蛋白血症。动脉粥样硬化是严重危害人类健康的常见病之一。其发生的原因主要是血浆胆固醇增多，沉积在大、中动脉内膜上所致。其发病过程与血浆脂蛋白代谢密切相关。现已证明，低密度脂蛋白和极低密度脂蛋白增多可促使动脉粥样硬化的发生，而高密度脂蛋白则能防止词病变的发生。这是因为高密度脂蛋白能与低密度脂蛋白争夺血管壁平滑肌细胞膜上的受体，抑制细胞摄取低密度脂蛋白的能力，从而防止了血管内皮细胞中低密度脂蛋白的蓄积。所以在预防和治疗动脉粥样硬化时，可以考虑应用降低低密度脂蛋白和极低密度脂蛋白及提高高密度脂蛋白的药物。肥胖人与糖尿病患者的血浆高密度脂蛋白水平较低，故易发生冠心病。

（2）酮血症、酮尿症及酸中毒：在正常情况下，血液中酮体含量很少，通常小于 1 mg/100 mL。尿中酮体含量很少，不能用一般方法测出。但人在患糖尿病时，糖利用受阻或长期不能进食，机体所需能量不能从糖的氧化取得，于是脂肪被大量动员，肝内脂肪酸大量氧化。肝内生成的酮体超过了肝外组织所能利用的限度，血中酮体即堆积起来，临床上称为"酮血症"。患者体内大量酮体随尿排出，即"酮尿症"。酮体中的乙酰乙酸和羟丁酸是酸性物质，体内积存过多，便会影响血液酸碱度，造成"酸中毒"。

（3）脂肪肝及肝硬化：由于糖代谢紊乱，大量动员脂肪组织中的脂肪，或由于肝功能损害，或者由于脂蛋白合成重要原料卵磷脂或其组成胆碱或参加胆碱合成的甲硫氨酸及甜菜碱供应不足，肝脏脂蛋白合成发生障碍，不能及时将肝细胞脂肪运出，造成脂肪在肝细胞中堆积，占据很大空间，影响了肝细胞的功能，肝脏脂肪的含量超过10%，就形成了"脂肪肝"。脂肪的大量堆积，甚至使许多肝细胞破坏，结缔组织增生，造成"肝硬化"。

（4）胆固醇与动脉粥样硬化：虽然胆固醇是高等真核细胞膜的组成部分，在细胞生长发育中是必需的，但是血清中胆固醇水平增高常使动脉粥样硬化的发病率增高。动脉粥样硬化斑的形成和发展与脂类特别是胆固醇代谢紊乱有关。胆固醇进食过量、甲状腺机能衰退，肾病综合征，胆道阻塞和糖尿病等情况常出现高胆固醇血症。近年来发现遗传性载脂蛋白（APO）基因突变造成外源性胆固醇运输系统不健全，使血浆中低密度脂蛋白与高密度脂蛋白比例失常，例如载脂蛋白AI，载脂蛋白CIII缺陷导致血中高密度脂蛋白过低症；载脂蛋白E2基因突变产生高脂蛋白血症，此情况下食物中胆固醇的含量就会影响血中胆固醇的含量，因此，患者应采用控制膳食中胆固醇治疗。引起动脉粥样硬化的另一个原因是低密度脂蛋白的受体基因的遗传性缺损，低密度脂蛋白不能将胆固醇送入细胞内降解，因此内源性胆固醇降解受到障碍，致使血浆中胆固醇增高。

（5）肥胖症：由于摄入食物的热量大于人体活动需要量，体内脂肪沉积过多、体重超过标准20%以上者称为肥胖症。这是一种发病率很高的疾病，轻度肥胖没有明显的自觉症状，而肥胖症则会出现疲乏、心悸、气短和耐力差，且容易发生糖尿病、动脉粥样硬化、高血压和冠心病等。除少数由于内分泌失调等原因造成的肥胖症外，多数情况下是由于营养失调所造成。预防肥胖，要应用合理饮食，尤其是控制糖和脂肪的摄入量，加上积极而又适量的运动是最有效的减肥处方。

第四节 膳食脂类食物来源及营养评价和推荐摄取量

一、膳食脂类食物的来源

食物脂类主要来源于烹调用油脂及食物本身，大多数天然食物中都含有脂类。各种食物，无论是动物性的或是植物性的都含有脂类，只不过含量有多有少。

（一）脂肪、必需脂肪酸的食物来源

人类膳食脂肪主要来源为食用油脂（如花生油、菜籽油、豆油、葵花籽油、红花油，亚麻油、紫苏油）、动物类食物（如动物的肉、内脏）以及坚果类（如核桃仁、杏仁、花生仁、葵花籽仁）等。食用油脂中的脂肪含量为100%。

1. 脂肪的食物来源

（1）动物性食物：脂肪的动物性食物来源包括肉类、鱼肝油、骨髓、蛋黄等食物。例如：肥猪肉中脂肪含量最高（90.8%）；牛、羊肉中的脂肪含量则为2%~5%；禽肉类的脂肪含量较低，多在10%以下。动物性食物主要提供饱和脂肪酸，但鱼类例外，其内含有不饱和脂肪酸，老年人应多吃鱼肉。近年来发现，有些海产品鱼油中含有高量的二十碳五烯酸和二十二碳六烯酸，这两种脂肪酸具有扩张血管、降低血脂、抑制血小板聚集、降血压等作用，可以防止脑血栓、心肌梗死、高血压等老年病。

（2）植物性食物：脂肪的植物性食物来源以油料作物为主，如大豆、花生、油菜籽、葵花子、核桃仁等，且以不饱和脂肪酸为主，如亚油酸普遍存在于植物油中，亚麻酸在豆油和紫苏籽油中较多。但是，椰子油、棕榈油、可可油中的脂肪酸主要是饱和脂肪酸。

（3）其他性食物：人类膳食脂肪的来源还有油炸食品、罐头类食品、腌制食品、加工的肉类食品、奶油制品、方便面、烧烤类食品、冷冻甜点等。

2. 必需脂肪酸的食物来源

不同来源的膳食脂肪有不同的脂肪酸构成。一般而言，来源于动物食物的脂肪酸以饱和为主，来源于植物食物的脂肪酸以单不饱和脂肪酸和多不饱和脂肪酸为主。"必需脂肪酸"无疑是最重要的膳食脂肪酸。它们是人体必需而又不能通过自身合成的，必须靠食物提供的多不饱和脂肪酸，包括n-6系亚油酸和n-3系α-亚麻酸两种。这两种必需脂肪酸可在体内分别合成n-6系花生四烯酸（ARA），n-3系二十碳五烯酸（EPA）和二十二碳六烯酸（DHA）。必需脂肪酸最好的食物来源是植物油，必需脂肪酸中n-6系亚油酸广泛存在于植物油和坚果中，如花生油、大豆油、棉籽油、芝麻油、玉米油等，而 n-3 系 α- 亚麻酸仅存在于少数植物油中，如亚麻子油、大豆油、低芥酸菜籽油、核桃及其油中。为了健康，人们在日常烹调食物时应选择含 α- 亚麻酸的食用油，最好选择 n-6 系与 n-3 系必需脂肪酸构成比为 4 ~ 6 : 1 的健康调和油。

（二）类脂的食物来源

1. 磷脂的食物来源

含磷脂成分最完整的是大豆、蛋黄和动物肝脏。磷脂有卵磷脂、脑磷脂、肌醇磷脂三大种，那么这三类磷脂分别来源于哪些食物呢？

（1）含卵磷脂的食物：卵磷脂在蛋黄、大豆、鱼头、芝麻、蘑菇、山药和黑木耳、谷类、小鱼、动物肝脏、鳗鱼、赤蝮蛇、眼镜蛇、红花籽油、玉米油、向日葵等食物中都有一定的含量，但营养及含量较完整的还是大豆、蛋黄和动物肝脏。卵磷脂在体内多与蛋白质结合，以脂肪蛋白质（脂蛋白）的形态存在着，所以卵磷脂是以丰富的姿态存在于自然界当中，如果能摄取足够种类的食物，就不必担心会有缺乏卵磷脂的问题，同时也不需要额外补充含有卵磷脂的营养品。

（2）含脑磷脂的食物：富含脑磷脂的食物包括猪脑、羊脑、鸡脑等；含脑磷脂的食物有鱼类、动物脑髓、玉米油、向日葵子等。

（3）含肌醇磷脂的食物：豆类食物中含有较多的肌醇磷脂。

2. 胆固醇和植物固醇的食物来源

（1）胆固醇的食物来源：胆固醇只存在于动物性食物中，畜肉中胆固醇含量大致相近，肥肉的胆固醇含量比瘦肉高，内脏又比肥肉高，脑中胆固醇含量最高。一般鱼类的胆固醇和瘦肉相近，植物性食物则普遍不含胆固醇。以下日常食物含有大量胆固醇：①动物脑中含胆固醇极多，堪称冠军，每 100 g 猪脑含有胆固醇 2 571 mg（羊脑是 2 004，牛脑是 2 447）。②动物内脏，如猪肾、猪肝、猪肺、猪脾、猪肠（牛、羊、鸡、鱼等动物内脏亦同）含有较多胆固醇，大致含量是每 100 内脏含 200 ~ 400 mg 胆固醇。③蛋黄鸡蛋（其他蛋类如鸭蛋、鹅蛋、鹌鹑蛋等亦同）。④贝壳类，如鲜贝、赤贝、牡蛎、扇贝、鲍鱼、蛤蜊、螺类等通常含有较多胆固醇，其含量一般在 100 ~ 200 mg/100 g。这类食物价格较高，或资源有限，消费量不大。⑤奶油、黄油、羊油、猪油、牛油等动物油脂中含有较多胆固醇。而且，这些油脂中的饱和脂肪酸还可以促进肝脏合成更多的胆固醇。

（2）植物固醇食物来源：所有植物性食物中都含有植物固醇，但含量较高的是植物油类、豆类、坚果类等，虽说谷类、水果、蔬菜中植物固醇含量相对较低，但由于日常食用量较大，也为人类提供了不少植物固醇。①谷类：在谷类食物中，面粉中植物固醇的含量远高于大米，每 100 g 小麦面粉中植物固醇含量平均为 59 mg。食物的加工越精细，植物固醇含量越低，即全麦粉 > 标准粉 > 富强粉 > 饺子粉。每 100 g 不同品牌和产地的大米，其植物固醇含量大致相同，平均为 13 mg。杂粮如紫米、薏仁米、荞麦米、青稞、小米、玉米等的植物固醇含量较高，平均在 60 mg 以上。②豆类：豆类中植物固醇含量比谷类高，每 100 g 黄豆中植物固醇含量超过 100 mg，黑豆和青豆中植物固醇含量也较高。豆腐是最常见的豆制品，每 100 g 豆腐植物固醇含量平均达 30 mg。豆浆虽水分多，但植物固醇含量也达到 7 mg。③植物油：这是植物固醇含量最高的一类食物。以常见的植物油为例，每 100 g 大豆油中植物固醇含量约 300 mg；花生油约 250 mg；芝麻油和菜籽油为 500 mg 以上；玉米胚芽油中含量最高，可达到 1 000 mg 以上。可以说，植物油是膳食中植物固醇的一个重要来源。④蔬菜水果：其是每天摄取能量的重要食物来源，不仅提供了丰富的维生素和纤维素等营养物质，还能提供植物固醇。蔬菜中，菜花、西蓝花、油麦菜等植物固醇含量高；冬瓜、茄子、柿子椒等植物固醇含量较低。水果中，如橙子、橘子、山楂等植物固醇含量较高；西瓜、香瓜等植物固醇含量较低。

二、食物中的脂类的营养评价和推荐摄取量

（一）食物中的脂类的营养评价

脂类具有很高的营养价值，营养价值与许多因素有关。通常脂类的营养价值评估可从脂肪的消化率、必需脂肪酸含量、脂溶性维生素含量、脂类的稳定性这四点为标准。

1. 脂肪的消化率

脂肪的转化率主要决定于其熔点，而熔点又与其低级脂肪酸及不饱和脂肪酸的含量有关。含不饱和脂肪酸和短链脂肪酸越多的脂肪，熔点越低，越容易消化。植物油的消化率较高，而草食动物的体脂含硬脂酸多，较难消化。熔点低于体温的脂肪消化率可高达 97%～98%，高于体温的脂肪消化率约为 90% 左右。正常情况下，一般脂类都是容易消化和吸收的。婴儿膳食中的乳脂在体内吸收最为迅速。食草动物的体脂，含硬脂酸多，较难消化。植物油的消化率相当高。中碳链脂肪酸容易水解、吸收和运输，所以，临床上常用于某些肠道吸收不良的患者。

2. 必需脂肪酸含量

必需脂肪酸在人体中具有重要的生理功能，但人体又不能合成，必须从食物中获取，因此，必需脂肪酸的含量是衡量油脂营养价值的重要依据。现在人们认为有两种不饱和脂肪酸为必需脂肪酸，它们是亚油酸和 α- 亚麻酸。在它们的脂肪酸长链中分别含有两三个不饱和双键，故都属于多不饱和脂肪酸。必须脂肪酸含量越高，营养价值越高。一般植物油中 n-6 不饱和脂肪酸含量高于动物脂肪，而 n-3 不饱和脂肪酸在水产品中含量较高。亚油酸在人体内能转变为亚麻酸和花生四烯酸，这两种物质具有降低血清胆固醇、甘油三酯，升高血清高密度脂蛋白的作用，故亚油酸能明显降低血胆固醇。

3. 脂溶性维生素含量

脂溶性维生素包括维生素 A、D、E、K，一般脂溶性维生素含量高的脂肪，营养价值较高。动物的贮存脂肪几乎不含脂溶性维生素，而器官脂肪含量多，其中肝脏中维生素 A、D 的含量很丰富，特别是某些海产鱼的肝脏中脂溶性维生素含量更多。奶和蛋类中的脂肪含维生素 A、D 亦较丰富。植物油不含维生素 A 和维生素 D，但含维生素 E，特别是谷类种子的胚油中，维生素 E 的含量更为突出。脂溶性维生素是维持人体健康所必需的营养物质，所以脂溶性维生素含量也是评价脂肪营养价值的因素。维生素 A 和 D 存在于多数食物的脂肪中，以鲨鱼肝油的含量为最多，奶油次之，猪油内不含维生素 A 和 D，所以营养价值较低。维生素 E 广泛分布于动植物组织内，其中以植物油类含量最高。每克麦胚油中高达 1 194 μg，而鸡蛋内仅含 11 μg。

4. 脂类的稳定性

脂类氧化酸败会产生有害物质。脂类的稳定性与不饱和脂肪酸和维生素 E 的含量有关。不饱和脂肪酸容易氧化酸败。因此，脂类的不饱和脂肪酸含量越高，其稳定性越差。维生素 E 有抗氧化作用，可防止脂类酸败，其含量越高，脂类的稳定性越好。

奶油的营养价值很高，就是因为它含有维生素 A 和 D。同时，它所含的脂肪酸种类亦完全，而且多是低级脂肪酸，消化率很高。猪油的消化率虽与奶油相等，但它不含有维生素，且其脂肪酸主要为油酸，故其营养价值与奶油相比，相差很多。牛、羊肉的脂肪消化率则更差。植物油多为液体，其消化率均相当高，所含脂肪酸亦相当完全，而且不含胆固醇，且亚油酸的含量却很多，可以防止高脂血症和冠心病，虽然多不饱和脂肪酸易在体内形成过氧化脂质，但维生素 E 有保护作用。而植物油中维生素 E 含量很丰富，例如，每克花生油含维生素 E 189 μg，菜籽油 236 μg，麦胚油高达 1 194 μg，而猪油中仅有 12 μg。因此，植物油有其独特的营养价值，适合中老年人食用。同时，其稳定性强，不易酸败。

（二）膳食脂类参考摄入量

人体对各个营养素的供给量和需要量不同。需要量指的是维持身体正常生理功能所需要的数量，低于这个量将对身体产生不利的影响。供给量是在满足身体正常生理需要的基础上，按食物生产和饮食习惯的情况而规定的"适宜"数量。一般来说，供给量比需要量充裕。

1. 膳食脂肪参考摄入量

由于不同地区的经济发展水平和饮食习惯存在差异，各地区居民的脂肪实际摄入量有很大差异。根据目前的研究资料，尚难确定人体脂肪的最低需要量。原因是脂肪的需要量易受饮食习惯、季节和气候的影响，变动范围较大，特别是脂肪在体内供给的能量，也可由碳水化合物来供给。

（1）脂肪参考摄入量

现有资料表明，人体对脂肪的需要量是很低的，即使为了供给脂溶性维生素、必需脂肪酸以及保证脂溶性维生素的吸收等作用，所需脂肪亦不多，一般成人每日膳食中有 50 g 脂肪即能满足身体需要。人体必需脂肪酸的需要量，亚油酸摄入量占总能量的 2.4%，α-亚麻酸占 0.5% ~ 1% 时，即可预防必需脂肪酸缺乏症。我国营养学会建议，每人每日膳食脂肪供给量不宜超过总能量的 30%，其中饱和、单不饱和、多不饱和脂肪酸的比例应为 1∶1∶1。亚油酸提供的能量能达到总能量的 1% ~ 2% 即可满足人体对必需脂肪酸的需要。一般来说，只要注意摄入一定量植物油，就不会造成必需脂肪酸的缺乏。饱和脂肪酸虽然使低密度脂蛋白胆固醇升高，但也有助于高密度脂蛋白胆固醇的形成，故不应完全排除饱和脂肪酸摄入。注意反式脂肪酸对机体的不利影响，应尽少摄入。

在人体脂肪的需要量问题上，我国的营养专家提出，每天摄入的脂肪产热量应占总产热量的 20% ~ 25%，也就是说，每个人每天应该摄入的脂肪与其一天摄入的总热量有关。如果一个人每天应摄入 8.4 兆焦（2 000 千卡）热量，而每克脂肪产热是 38 千焦（9 千卡），那么这个人一天应摄入的脂肪量是 8 400 × 25% ÷ 37 = 57 g。一般情况下，一个人每天应摄入的脂肪在 50 ~ 80 g。婴幼儿和儿童摄入脂肪的比例高于成年人，6 个月以内婴儿摄入的脂肪产热量占 45%，6 ~ 12 个月婴儿摄入的脂肪产热量占 40%，1 ~ 17 岁儿童以及青少年占 25% ~ 30%，成年人摄入的脂肪产热量占 20% ~ 25%，其必需脂肪酸应占有一定的比例。在消化功能较差时，如患肠、胆道、胰腺疾病时应减少脂类的摄入；野外作业、极重体力劳动时，可适当提高膳食中脂类的比例。

（2）几种常用食物中脂肪含量（单位：g/100 g）

肥猪肉 90.4，瘦猪肉 37.4，肥瘦牛肉 13.4，肥瘦羊肉 14.1，鸡肉 9.4，全脂牛奶粉 21.2，芝麻 39.6，葵花子仁 53.4，松子仁 70.6，干大枣 0.4，干栗子 1.7，炒南瓜子 46.1，鸡蛋 10.0，黄豆 10.0，花生仁 44.3，核桃仁 58.8，西瓜子 44.8。

2. 膳食类脂参考摄入量

提起磷脂，认识的人很少，能说出磷脂作用和含有磷脂食物的人就更少了。其实，在膳食营养均衡中，磷脂占有很重要的地位。

（1）膳食中的磷脂参考摄入量

由于磷来源广泛，通常饮食中也能获得足够的磷，故我国未制定每日磷的推荐量。国外学者的推荐量：6 个月前婴儿每天为 240 mg，6 个月到 1 岁 360 mg，1 岁以上至成年人均为每天 800 mg。其中 11 ~ 18 岁的青少年因处于发育迅速阶段，每天为 1 200 mg。妊娠期和哺乳期的妇女每天也需增加 400 mg。根据中国营养学会推荐，正常人每日摄入的磷脂原浆量约为 15 g。这个含量约等于一只水煮鸡蛋的磷脂含量加一盘炒豌豆菜肴的含量。卵磷脂的日推荐量。人体的肝脏可以分泌卵磷脂，但 30 岁后分泌功能逐年下降，为保持生命的活力，需通过膳食适量摄入卵磷脂；儿童、青少年为了提高智力，建议从膳食补充适量的卵磷脂。鸡蛋的蛋黄中含有丰富的卵磷脂，每枚鸡蛋中的含量约占蛋黄总重量的1%，约含700 mg的优质卵磷脂。每日食用1~2枚富含ω-3不饱和脂肪酸的鸡蛋，可满足人体对它的需要，其效果优于食用从植物中提取的卵磷脂。

（2）膳食中的胆固醇参考摄入量

胆固醇是人体不可缺少的营养物质，不仅是身体的结构成分之一，还是合成许多重要物质的原料。胆固醇主要来自人体自身的合成，食物中的胆固醇是次要补充。例如，一个70 kg体重的成年人，体内大约有胆固醇140 g，每日大约更新1 g，其中4/5在体内代谢产生，只有1/5需从食物补充，每人每日从食物中摄取胆固醇200 mg，即可满足身体需要。胆固醇的吸收率只有30%，随着食物胆固醇含量的增加，吸收率还要下降，200 mg大约相当于1个鸡蛋中的胆固醇含量或3~4个鸡蛋的胆固醇吸收量。建议每天摄入50 mg~300 mg胆固醇为佳。健康的成年人每天摄入的胆固醇不能高于300 mg，老年人应该控制在200 mg左右。

（3）常见食物胆固醇含量（单位：mg/100 g）

鸡蛋黄1 510，鸭蛋565，鸡蛋585，咸鸭蛋608，松花蛋608，鹌鹑蛋515，瘦猪肉81，瘦牛肉58，肥牛肉133，瘦羊肉60，肥羊肉148，猪肝288，猪肾354，猪脑2 571，鸡106，鸭94，牛奶12，鲤鱼84，干鱿鱼871，草鱼86，带鱼76，对虾193，冰激凌51。

（4）如何减少体内有害的低密度胆固醇

营养学研究证明：血中胆固醇的含量和膳食中胆固醇摄取量无直接关系，而与膳食中饱和脂肪酸摄取量呈正比，和膳食中不饱和脂肪酸成反比。因此，减少血中胆固醇的含量，建议在膳食中多摄入对人体有益的不饱和脂肪酸，例如：富含亚油酸、亚麻酸的豆油、菜籽油、亚麻油、芝麻油及鱼油，少食用含饱和脂肪酸含量高的动物油及动物内脏，对中老年人或冠心病患者建议每日食用适量的富含ω-3，不饱和脂肪酸的食品，例如：富含α-亚麻酸的鸡蛋、鱼油、α-亚麻酸胶囊等；对于儿童、青少年，建议每日可适量食用富含DHA的鸡蛋、鱼油等，既利于健康又可提高记忆力。

第五节　膳食食用油及脂类食物的选择

膳食脂类食物是我们日常生活必不可少的，关乎我们的健康。脂类不但是体内贮存能量仓库，提供热能、保护内脏、维持体温，还能协助脂溶性维生素的吸收，参与机体各方面的代谢活动。凡事过犹不及，脂类食物摄入过多也会对身体造成危害，同样，过少也是对健康无益。均衡饮食才是维持健康的"王道"。

一、膳食食用油的选择

人们的日常膳食离不开食用油，食用油是人体脂类来源之一，更是一种必不可少的烹调用品。食用油大致上分为两大类，一是动物油，二是植物油。如今人们吃的基本上都是植物油，包括粟米油、花生油、橄榄油、山茶油、芥花子油、葵花子油、大豆油、芝麻油，核桃油等。面对这令人眼花缭乱的食用油，大家可能不知道如何选择，下面就来介绍这个问题。

（一）关注食用油的特点及用油习惯

1. 动物油与植物油的利弊比较

近年来，营养学界一再倡导：尽可能食用不饱和脂肪酸，且来自饱和脂肪酸的热量不要超出总热量的10%。首先来比较一下动物油与植物油的营养构成：动物油主要含饱和脂肪酸含较多胆固醇，有重要的生理功能，但在中老年血液中含量过高，易诱发动脉硬化、高血压等疾病；植物油主要含不饱和脂肪酸以及维生素 E、维生素 K，胆固醇含量较少，对防止动脉硬化有利，与血液、生殖系统功能关系密切。根据以上两种油的特点，大家可以根据情况选择食用。对于中老年人以及有心血管病的人来说，要以植物油为主，少吃动物油，更有利于身体健康；对于正在生长发育的青少年来说，则不必过分限制动物油。植物油也要限量：植物油含有丰富的不饱和脂肪酸，如果吃得过多，很容易在人体内被氧化成过氧化脂，而过氧化脂在体内积存能引起脑血栓和心肌梗死等病症。据科学测定，每人每天吃 7 ~ 8 g 植物即可满足身体所需。另外，适当摄入动物脂肪，也对人体健康有益。香油是日常生活中常见的植物油，以芝麻为原料，不仅味香、营养丰富，而且我国很早以前就用芝麻作为良药，来治疗某些疾病。经研究发现：香油中含有的亚油酸、棕榈酸和花生四烯酸等不饱和脂肪酸达6%，这些物质能有效地防止动脉粥样硬化和预防心血管疾病。香油里还含有丰富的维生素 E。动物实验证明：维生素 E 能延长寿命15% ~ 75%。所以香油不仅可提供热量和一般的营养，而且还有抗衰老和延年益寿的作用。所以有条件的话，不妨多食用香油。

2. 关注不同植物油营养特点

大豆油、花生油、菜籽油、玉米油、芝麻油、橄榄油等常见的植物油，由于脂肪酸构成的不同，又各具营养特点。茶油、橄榄油及菜籽油的单不饱和脂肪酸含量较高。许多研究表明：单不饱和脂肪酸可以调节血脂，防止动脉粥样硬化，从而降低心血管疾病危险。芝麻油、花生油、玉米油、葵花籽油则富含亚油酸。大豆油则富含两种必需脂肪酸——亚油酸和 α- 亚麻酸。这两种必需脂肪酸具有降低血脂、胆固醇及促进孕期胎儿大脑的生长发育的作用。由此看来，单一油种的脂肪酸构成不同，营养特点也不同。

3. 关注食用油脂肪酸比例失调

目前花生油、大豆油和葵花子油等以不饱和脂肪酸为主的植物油，已成为广大居民主要的食用油，可是心脑血管疾病发病率依然逐年增高。这是为什么呢？最新的科学研究发现，多不饱和脂肪酸可分成 ω-3 脂肪酸和 ω-6 脂肪酸，只有 ω-3 脂肪酸含量高的食用油，才能改善细胞携氧能力，软化血管，降低血液黏滞度。而上述植物油，其脂肪酸的组成是以 ω-6 脂肪酸为主。食用油脂肪酸比例失调的危害：现代科学研究发现，食物中的脂类物质与体内重要的体液因子——花生四烯酸系统紧密相关。这一系统主要包括前列腺素、血栓素、白细胞三烯等。这些体液因子可以造成血管栓塞，引起大脑功能减退和各种炎症反应、头痛、恶性肿瘤等。而合成这些因子的主要原料是食物中的脂类因子 ω-6 脂肪酸。与此相反，ω-3 脂肪酸则在体内被转化成一些可以抗血小板凝聚、舒张血管、改善大脑功能、减轻炎症反应及避免细胞损伤的 DHA 和 EPA 等物质。如果大量摄入 ω-6 脂肪酸，而 ω-3 脂肪酸摄入严重不足，就会造成 ω-3 脂肪酸与 ω-6 脂肪酸比例严重失调。这是导致细胞功能紊乱，进而引发心脏病、糖尿病、癌症、脑功能减退和关节炎等各种疾病的原因之一。一般来说，只要将 ω-6 脂肪酸与 ω-3 脂肪酸的比例控制在 6∶1 以内，就能让人体得到足够的 DHA 和 EPA 等物质。在人均寿命最长的日本，居民的摄入比例为 1∶1 ～ 4∶1。而在我国，这一比例为 10∶1 ～ 20∶1。需要说明的是，ω-3 和 ω-6 脂肪酸是必需脂肪酸，人体不能合成，必须从食物中摄取。橄榄油和茶籽油都富含 ω-9 脂肪酸，ω-3 脂肪酸含量很低。但是由于 ω-9 脂肪酸不是人体必需脂肪酸，所以富含这类脂肪酸的油不适宜单一、长期、不间断地食用。

4. 关注食用油的用油习惯

日常烹饪离不了食物油，可是对于如何正确用油的问题上也存在着不少的误区。下面列举了四种危害健康的用油习惯，请大家引以为戒。①高温炒菜。很多人炒菜时喜欢用高温爆炒，习惯于等到锅里的油冒烟了才炒菜，这种做法是不科学的。高温油不但会破坏食物的营养成分，还会产生一些过氧化物和致癌物质。建议先把锅烧热再倒油，这时就可以炒菜了，不用等到油冒烟。②不吃植物性食用油或者不吃动物油。如果没有油，就会造成体内维生素的缺乏，以及必需脂肪酸的缺乏，影响人体的健康。一味强调只吃植物油不吃动物油也是不行的。在一定的剂量下，动物油（饱和脂肪酸）对人体是有益的。③长期只吃单一品种的油。现在，一般家庭还很难做到炒什么菜用什么油，但营养学家建议最好还是几种油交替搭配食用，或一段时间用一种油，下一段时间换另一种油，因为很少有一种油可以解决所有油脂需要的问题。④血脂不正常的人群或体重不正常的人群，用油没有什么不一样的。对于血脂不正常的人群或体重不正常的特殊人群来说，营养学家更强调的是选择植物油中的高单不饱和脂肪酸，在用油的量上，也要有所控制。血脂、体重正常的人总用油量应控制在每天不超过 25 g，多不饱和脂肪酸和单不饱和脂肪酸基本上各占一半。

而老年人、血脂异常的人群、肥胖的人群、肥胖相关疾病的人群或者有肥胖家史的人群，他们每天每人的用油量要更低，甚至要降到 20 g。

（二）注意食用油的三防及选购

1. 食用油的三防

（1）一防食用油中的高芥酸。菜籽油有利胆功能，人体对菜籽油消化吸收率较高。但国内外不少心血管专家对心脏病患者的调查表明，心脏病患者的血液中每日接受少量被酶消化后的芥酸后，本来不正常的心血管功能就会超负荷，更容易诱发"血管壁增厚"及"心肌脂肪沉积"。目前国内市场已有低芥酸菜籽油品牌，已有的低芥酸菜籽油产品芥酸含量 ≤ 5%，仍然高于国外菜籽油芥酸含量 ≤ 0.1% 的水平。专家建议，患有各类心脏病患者，尤其是冠心病患者、高血压心脏病患者应尽量不吃高芥酸菜籽油。

（2）二防大豆油中的营养成分单一。大豆油是常用的食用油，也称为"一级油"，生产厂家为了除去大豆油特殊的豆腥味，通过八道程序提炼的大豆油，使其变为无色无味的油种。因此，大豆油本身的很多营养元素也不可避免地被"精炼"掉了。从营养价值上看，大豆油的脂肪酸构成较好，它含有丰富的多不饱和脂肪酸，有预防心血管疾病的功效，还含有多量的维生素 E、维生素 D 以及丰富的卵磷脂，对人体健康均有益。同时，专家也强调大豆色拉油不是风味油种，食用品质上不如芝麻油、葵花油、花生油，而且由于大豆色拉油饱和脂肪酸高，也需要搭配其他油种食用。

（3）三防花生油的黄曲霉毒素。由于花生油炒出的菜香味十分浓郁，喜爱浓烈口味的北方人对花生油的香味尤其喜爱。但是，专家指出花生油有其独特的问题和缺点。最严重的一个问题是，花生容易感染霉菌而分泌黄曲霉毒素 B_1，这种毒素是自然界中最烈性的天然致癌物之一，可引起肝癌。某些不法商家为牟取暴利，利用劣质花生或过期霉变花生压榨生产花生油，而消费者无法通过品尝去了解花生油中有没有霉菌，一旦食用这些劣质有害的花生油，对身体危害极大。花生感染霉菌后，在压榨花生油时，虽经多种方法处理以除去这种毒素，但仍可能有极微量黄曲霉毒素残留存在。在工艺上，黄曲霉毒素不会在纯压榨过程中被除掉。目前，市场上某些厂家大肆宣扬压榨工艺的"神妙"，避而不谈花生油中的黄曲霉毒素。实际上，欧美国家对花生油要求极为严格，规定花生油的黄曲霉素含量在 2 ppb 以下为合格，而中国规定花生油中黄曲霉毒素 B_1 含量在 20 ppb 以下均为合格。达标的花生油中虽只含有极微量的毒素，但如果人体大量摄入黄曲霉毒素，则易形成急性中毒导致肝功能被破坏，出现肝昏迷并致人死亡。

2. 食用油的选购

在选购食用油脂时。首先要看油脂是否澄清、透明，允许稍带色素的颜色。有时油的底部堆积有颜色较深的沉淀物，这是因为生产时原料的饼屑或其他有形杂质未除干净，但只要油没有明显的异味，将沉淀物弃去后仍可食用。有的时候，油中出现浅色的棉絮状悬浮物，这是因为油中存在的低凝固点的物质未被分离干净，只要将油加温，悬浮物即可消失，一般来说是不影响食用的。另外，有时外界环境温度过低，油脂整体或部分凝固，只要加温熔化在液态即可食用，这是一种正确现象。

但是，当食用油脂出现严重的异味并变得混浊时，就表明出现酸败现象，这样的油脂是不可食用的，切勿购买。还有的油虽然透明，但散发出一种刺鼻的辛辣气味，这是因为油脂肪里过氧化物增高的缘故，这种油脂也不能购买。

3. 食用油脂的保存

食用油脂要贮存在阴凉、通风、低温处，避免阳光直接曝晒和与空气直接接触。食油要装在不透明的器具或装入绿色玻璃瓶中，用盖子盖紧。食油中可以加入维生素 C 或维生素 E，每公斤油中可以加入 0.2 g 维生素 C 或 1 颗维生素 E 丸，维生素 E 丸要砸破后滴入油中，并搅拌均匀；也可加入适量的丁香、花椒、桂花、生姜等天然抗氧化佐料，从而起到防腐变质的效果。平时食用的油应用小器具盛装，防止油脂多次接触空气，增加污染变质机会。总之，在油脂保存过程中，氧气、高温、阳光是三大"敌人"，一定注意不要使油与它们接触过多。

4. 食用油选择

从养生学的角度看，营养专家建议：在选择食用油时，人们应根据自己的身体情况搭配使用，不要长期食用一种油。①老年人宜食用大豆油。因其含有丰富的亚油酸，能预防心血管疾病，人体消化吸收率高达 90%，且价格实惠。②工作压力大以及女性适合选择葵花籽油和玉米油。因为二者亚油酸含量高、维生素 E 丰富，对于现代人抵御"三高"、预防心血管疾病和延缓衰老很有好处，而且价格适中，是大众的营养型食用油。③饮食无序的人最好选调和油。这样能最大限度地保证饱和脂肪酸与不饱和脂肪酸的平衡。④在经济条件允许的情况下，人们可食用橄榄油或山茶籽油。这两种油能平衡新陈代谢，促进人体发育，防止亚健康状态和骨质疏松，延缓衰老。但这两种油价格不菲。⑤心血管疾病或血脂高的患者，应该选择单不饱和脂肪酸价高的油品。

二、膳食脂类食物的选择

随着人民生活水平的提高，脂类缺乏的问题明显低于脂肪过剩，从而给人体健康带来一定的危害。这一营养问题已经逐渐引起人们的重视。在日常的饮食中，要远离有害脂类，适度摄入有益脂类。

（一）膳食脂肪食物的选择

人们对脂肪可谓"爱恨交加"。爱是因为人的美味和提供能量；恨是当脂肪堆积过多，则容易让人肥胖，并让人们在患有"三高"（高血糖、高脂肪、高血压）的同时患上多种"富贵病"，如糖尿病、心脑血管病。不过，总体而言，脂肪仍是维持身体健康必不可少的营养素。膳食中有一定量的脂肪对于人类的健康是必不可少的。

1. 认识辨别饮食的"好脂肪"与"坏脂肪"

大家要学会辨别有害脂肪和有益脂肪。有害脂肪不利于消化系统的吸收和身体的健康，有益脂肪可以帮助人体补充脂肪酸，提高抵抗力。不吃脂肪或吃得过少都是不行的。长期脂肪供给不足，会发生营养不良、生长迟缓和各种脂溶性维生素缺乏病，特别是危及皮肤健康的维生素 A 缺乏症。维生素 A 缺乏症表现为：皮肤干燥，鳞状脱屑，角化增生，抚摸皮肤时有鸡皮疙瘩或粗沙样感觉；指甲多纹、失去光泽；头发干燥、易脱落等。因此，日常生活中不应忌讳食用脂肪。如果一味地厌恶脂肪，拒绝摄入，就会导致可溶性脂肪，维生素 A、E、D、K 的缺乏。

（1）健康脂肪（单一不饱和脂肪）：富含于油橄榄、橄榄油、鳄梨、花生、花生油等食品中。它可以减少血液中的胆固醇，建议女性每日摄入量 12.6 g。

（2）有害脂肪（饱和脂肪）：富含于肉类、肉产品、家禽肉中含有的动物脂肪中，如猪油、奶油、黄油、乳酪等，它会增加血液中的胆固醇、堵塞血管、易引起心脏病、高血压。有迹象表明此类脂肪会加速癌细胞生长，建议女性尽量少食用此类饱和脂肪，如实在不可避免，摄入量也要控制在每日 21 g 以内。

（3）利弊兼具脂肪（多重不饱和脂肪）：多年来，人们一直认为不饱和的脂肪油会给人的心脏带来好处。而事实上并不那么简单。一方面，它会产生可转移脂肪（威胁人体健康的脂肪），另一方面，只有当蕴含在其中的各类脂肪达到平衡时，不饱和脂肪油才会利于健康。例如：富含在各类蔬菜油中的 OMEGA–6 脂肪酸，虽然是人体健康所必需的，但摄入过量会加速癌细胞增长；富含在多脂鱼类、部分蔬菜，特别是菜籽、胡桃、亚麻籽中的 OMEGA–3 脂肪酸，有利于防止心脏病及癌症，尤其有助于妇女妊娠期胚胎的脑细胞发育。以上两种脂肪酸均对女性荷尔蒙激素规律性分泌，及控制月经正常有很大的好处。建议女性每日摄入量 25.3 g。

（4）危险脂肪（可转移脂肪）：富含于人造油及各种油炸食品中，是由未饱和脂肪经人工加工形成的。尽管许多食品制造商都在生产过程中注意减少可转移脂肪的产生，但在某些快餐食品加工过程中仍会出现这种脂肪。因此，应尽量少食用这类食物。可转移脂肪是所有脂肪中对心脏最为有害的一种，并有导致乳腺癌的可能，建议女性尽可能少地食用此类脂肪。

（5）远离富含饱和脂肪或坏脂肪的食物：富含饱和脂肪或坏脂肪的食物有比萨、汉堡、肉和肉制品、牛奶巧克力、油炸食品、糖果、糕点、冰淇淋、冰咖啡 / 奶昔、饼干。

2. 膳食脂肪食物的选择

（1）对老年人和动脉粥样硬化的患者，应供给低脂肪、低胆固醇饮食。尽量避免食用动物的脑髓、内脏、肥肉、鱼子、蛋黄和贝类等含胆固醇高的食物。但可食一些鱼类食物，因为鱼类食物中含有大量不饱和脂肪酸，就是多吃一些也无妨。应该注意的是每人每日胆固醇摄入量以不超过 30 mg 为宜。

（2）食用油脂应以植物油为主。因为动物脂肪中含饱和脂肪酸较多，能提高血浆胆固醇的浓度，此外，饱和脂肪酸可影响胆固醇的性质，由饱和脂肪酸形成的胆固醇脂在动脉硬化斑块中沉积，不易返回血液，可能与血栓形成有关，容易导致心肌梗死。而植物油不含胆固醇，它含不饱和脂肪酸较多，可使血浆胆固醇浓度降低，其原因可能是促进胆固醇在肝脏转化为胆汁酸，或者促进胆固醇从血液到组织中去。此外，植物油中还含有维生素E，有扩张小血管和抗凝血作用，对防止血管栓塞是有利的。

（3）日常饮食以植物性食物为主。植物性食物不但不含有胆固醇，而且还含有植物固醇（如豆固醇，谷固醇），它有抑制小肠对胆固醇的吸收作用。因此，避免长期过多地荤食，多吃些植物性食物，对预防血脂过高和动脉粥样硬化是非常重要的。

（二）膳食胆固醇食物的选择

胆固醇是人体必不可少的"建筑材料"，用以支撑体内所有细胞的结构形状。胆固醇不足的细胞就好像是一盒带有小洞眼的果冻，当与大脑情绪调节化学分子接触时，致密性差的细胞就无法做出适当地反应。细胞的工作机理类似锁与钥匙，细胞是锁，神经传递是钥匙。如果细胞结构不佳，钥匙便可能难以开锁，激活不了细胞，人的情绪也会因此出现不稳定现象。

1. 人体内的坏胆固醇和好胆固醇

人体胆固醇有好坏之分：高密度脂蛋白（HDL）胆固醇通常称之为"好胆固醇"，能够保护心脏；低密度胆固醇通常称之为"坏胆固醇"，其在体内含量太多可增加心脏病危险。血液中胆固醇含量每单位在 140～199 mg 是比较正常的水平。脂肪越多吸收的胆固醇越多，为了保持身体健康，大家需要适量提高体内好胆固醇的含量，控制坏胆固醇的摄入。

2. 辨别饮食的坏胆固醇和好胆固醇

坏胆固醇对身体会产生不良影响。当血液中多余的低密度脂蛋白（LDL）胆固醇，也就是坏胆固醇附着在动脉壁上时，体内的巨噬细胞就会聚集在该处，来吞噬、消除被氧化的 LDL。当它吞掉氧化 LDL 之后，就会成为泡沫细胞而留在血管壁上。这样，被坏胆固醇和泡沫细胞所附着的血管壁就会变得凹凸不平，又厚又硬，导致血液的流动变得愈加不畅，这种状态被称为动脉硬化。当血液无法顺畅流动时，整个身体就会出现种种不适，最终发展成为威胁生命的疾病。比如，向心脏运送血液的血管中发生动脉硬化，会引发心绞痛和心肌梗死；脑部血流不畅会引发脑梗死等；手脚的血流不畅，会造成疼痛、麻木而妨碍活动。如果动脉硬化严重，导致血管闭塞、血液无法到达肢体的末端，造成细胞坏死，甚至会出现不得不截肢的情况。除此之外，过剩的胆固醇还是引发胆结石的原因。好胆固醇是维持人体正常新陈代谢不可缺少的原料，是抗老防衰、延年益寿的重要物质，也是体内多种激素的重要原料，如类固醇激素、维生素 D、胆汁酸的重要原料。可以说，细胞离不开胆固醇，机体离不开胆固醇，人体内一旦没有了胆固醇，不但谈不到健康长寿，就连人体正常的生理代谢和生命过程都难以维持。

3. 膳食胆固醇食物的选择

人们在日常饮食中，对膳食中胆固醇的供给应注意以下几点：第一，尽量选用低胆固醇的食物，比如各种植物性食物，还有禽肉、乳品、鱼、蛋清等；第二，避免高脂肪、高胆固醇的食物，尤其是富含饱和脂肪的食物，如猪油及各种动物油、脑、鱼子、蟹黄等；第三，多食用富含膳食纤维和植物固醇的食物，如各种绿色蔬菜可以帮助降低胆固醇。在适当摄取富含胆固醇的动物性食物时，可增加富含磷钙的大豆制品、蘑菇类等的摄入，以减少胆固醇在血管壁的沉积，维护血管功能。

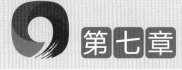

第七章

膳食纤维

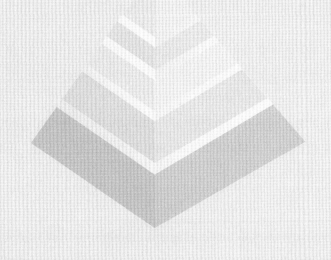

膳食纤维（又称食物纤维）是一种不能被人体消化的碳水化合物。膳食纤维一词最早由 1953 年由英国流行病学专家菲普斯利提出。但是，在相当长的时间内，人们对膳食纤维的认识都比较片面，认为它会影响营养的吸收而造成营养不良，一直把它看作是一种对人体无用的"废物"。直到 20 世纪 70 年代中期，膳食纤维对人体健康的影响开始受到人们的重视。大量研究表明，现代文明病的发病率与膳食纤维的消耗量呈明显的负相关关系。食物加工越精细，因人体营养失衡而造成的所谓"富贵病"的发病率越高，而食用高纤维含量的饮食则在一定程度上可以预防高脂血症、高血压病、心脏病、糖尿病、肥胖等病的发生。膳食纤维在保持消化系统健康上扮演的重要角色，并逐渐受到人们的重视。目前，权威研究机构已将其从碳水化合物中划出，被称为是继蛋白质、脂肪、碳水化合物、水、维生素、矿物质之后的"第七大营养素"，是人体健康饮食不可缺少的一种营养成分。

第一节　膳食纤维的主要特性

一、膳食纤维的主要特性

（1）吸水作用：膳食纤维有很强的吸水能力或与水结合的能力。此作用可使肠道中粪便的体积增大，加快其转运速度，减少其中有害物质接触肠壁的时间。

（2）黏滞作用：一些膳食纤维具有很强的黏滞性，能形成黏液型溶液，包括果胶、树胶、海藻多糖等。

（3）结合有机化合物作用：膳食纤维具有结合胆酸和胆固醇的作用。

（4）阳离子交换作用：其作用与糖醛酸的羧基有关，可在胃肠内结合无机盐，如钾、钠、铁等阳离子形成膳食纤维复合物，影响其吸收。

（5）细菌发酵作用：膳食纤维在肠道易被细菌酵解，其中可溶性纤维可完全被细菌酵解，而不溶性膳食纤维则不易被酵解。而酵解后产生的短链脂肪酸，如乙脂酸、丙脂酸和丁脂酸均可作为肠道细胞和细菌的能量来源。

二、膳食纤维的分类

作为一种不能被人体消化的碳水化合物，膳食纤维以是否溶解于水可分为两个基本类型：水溶性纤维与非水溶性纤维。大多数植物都含有水溶性与非水溶性纤维。其中，纤维素、半纤维素和木质素是三种常见的非水溶性纤维，存在于植物细胞壁中；果胶、树胶和抗性淀粉则属于水溶性纤维，则存在于自然界的非纤维性物质中。

（1）水溶性膳食纤维：果胶、树胶、抗性淀粉属于水溶性膳食纤维。常见食物中的大麦、豆类、胡萝卜、柑橘、亚麻、燕麦等食物都含有丰富的水溶性膳食纤维，水溶性膳食纤维可减缓消化速度和最快速排泄胆固醇，有助于调节免疫系统功能，促进体内有毒重金属的排出。所以可让血液中的血糖和胆固醇控制在最理想的水准之上，还可以帮助糖尿病患者改善胰岛素水平和甘油三酯水平。

（2）非水溶性膳食纤维：包括纤维素、木质素和一些半纤维素。常见食物中的小麦糠、玉米糠、芹菜、果皮和根茎蔬菜都含有丰富的非水溶性膳食纤维。非水溶性膳食纤维可降低罹患肠癌的风险，同时可吸收食物中的有毒物质而预防便秘和憩室炎，并且减低消化道中细菌排出的毒素。

现将各种纤维素分述如下：

■ 纤维素　不能被人体肠道的酶所消化；具有亲水性，在肠道内起吸收水分的作用。

■ 半纤维素　有结合离子的作用，在人的大肠内半纤维素比纤维素易于被细菌分解。半纤维素大部分为不可溶的，但某些成分是可溶的，也起到了一定的生理作用。

■ 果胶　是一种无定形的物质，存在于水果和蔬菜的软组织中，可在热溶液中溶解，在酸性溶液中遇热形成胶态。果胶也具有与利息结合的能力。

■ 树胶　其化学结构因来源不同而有差别，主要的成分是多糖醛酸、半乳酸、阿拉伯糖及甘露糖所形成的多糖。它可分散于水中，具有黏稠性，可起到增稠剂的作用。

■ 木质素　其不是多糖物质，而是苯基类丙烷的聚合物，具有复杂的三维结构。因为木质素才在于细胞壁中难以与纤维素分离，故在膳食纤维的组成成分中包括了木质素。人和动物均不能消化。

■ 抗性淀粉　包括改性淀粉和淀粉经过加热后又经冷却的淀粉，它们在小肠内不被吸收。

三、膳食纤维的生理功能

膳食纤维虽然不能被人体消化吸收，但膳食纤维在体内具有重要的生理作用，是维持人体健康必不可少的一类营养素。由于膳食纤维在预防人体胃肠道疾病和维护胃肠道健康方面功能突出，因而有"肠道清洁夫"的美誉。其生理功能表现为：

（1）膳食纤维的吸水溶胀性能有利于增加食糜的体积，刺激胃肠道的蠕动，并软化粪便，防止便秘，促进排便和增加便次，起到导泄的作用，减少粪便在肠道中的停滞时间及粪便中有害物质与肠道的接触，保持肠道清洁，从而减少和预防胃肠道疾病。

（2）膳食纤维能够抑制胆固醇的吸收，预防高脂血症和高血压。

（3）膳食纤维能够延缓和减少重金属等有害物质的吸收，减少和预防有害化学物质对人体的毒害作用。

（4）膳食纤维可以改善肠道菌群，有利于某些营养素的合成。

（5）水溶性膳食纤维具有很强的吸水溶胀性能，吸水后膨胀，体积和重量增加 10～15 倍，既能增加人的饱腹感，又能减少食物中脂肪的吸收，降低膳食中脂肪的热比值，相对控制和降低膳食的总能量，避免热能过剩而导致体内脂肪的过度积累，既可解决饥饿的问题，又可达到控制体重减肥的目的。

（6）可溶性膳食纤维在控制餐后血糖急剧上升和改善糖耐量方面，效果最佳。可溶性膳食纤维能够延缓葡萄糖的吸收，推迟可消化性糖类如淀粉等的消化，避免进餐后血糖急剧上升。膳食纤维对胰岛素敏感性增强，还可直接影响胰岛 a- 细胞功能，改善血液中胰岛素的调节作用，提高人体耐糖的程度，有利于糖尿病的治疗和康复。研究表明，膳食纤维含量充足的饮食，无论是在预防还是在治疗糖尿病方面都具有特殊的功效。

第二节　膳食纤维与人体健康

一、膳食纤维对人体健康的作用

资料显示，人体内 80% 的毒素都集中在肠道之中，身体中其他部位的毒素主要也是通过肠道吸收来对人体健康造成危害的。特别是宿便，更是肠道毒素的集中地。宿便是指在肠道内长期滞留的陈旧粪便，含有大量从肝脏、肠壁等处排出的毒素及一些含有重金属的物质等。若宿便不能及时排出，就会在肠道内被腐化分解，而且毒素将重新被吸收，滋生有害细菌，诱发多种疾病。粪便在肠道内停留的时间越长，其中的毒素对人体的危害也越大。一些医者将便秘称作"百病之源"的道理也正在于此。因此，适当多食用一些富含膳食纤维的食物，增强肠道蠕动，促进粪便排泄，对人体健康十分有益。具体而言，膳食纤维对人体健康的作用主要有以下几点：

（1）防治便秘。膳食纤维体积大，可促进肠蠕动、减少食物在肠道中停留时间，其中的水分不容易被吸收。此外，膳食纤维在大肠内经细菌发酵，可直接吸收纤维中的水分，使大便变软，产生通便作用。

（2）利于减肥。一般体型肥胖者大都与食物中热能摄入较多或体力活动减少有关。而提高膳食中膳食纤维的含量，可使摄入的热能减少，在肠道内营养的消化吸收也下降，最终使体内脂肪消耗而起减肥作用。膳食纤维遇水迅速膨胀，既可以使人产生轻微的饱腹感、减少过多热量的吸收，又可以包覆多余糖分和油脂，使其随同肠道内的老旧沉积废物一同排出体外。因此，科学食用膳食纤维，可以说是目前十分有效的安全减肥方法。

（3）预防结肠癌和直肠癌。研究表明，摄取过量的动物脂肪，再加上膳食纤维摄入量不足，是结肠癌和直肠癌的重要诱发因素。这两种癌的发生主要与致癌物质在肠道内停留时间长、与肠壁长期接触有关。而增加膳食中纤维含量，既可刺激肠蠕动作用，又可吸收、包覆致癌物质迅速排出体外，使致癌物质与肠壁接触时间大大缩短、浓度相对降低，可以很好地起到预防结肠癌和直肠癌的作用。

（4）防治痔疮。痔疮的发生是因为大便秘结，使血液长期阻滞与淤积所引起的。同样，由于膳食纤维的通便作用，可降低肛门周围的压力，使血流通畅，从而起防治痔疮的作用。

（5）促进钙质吸收。通常情况下，人们从膳食中摄入的钙质只有 30% 被吸收利用，70% 被排出体外。而水溶性膳食纤维可提高肠道钙吸收、钙平衡和骨矿密度，提高人体对钙质的生物利用率。

（6）降低胆固醇。由于膳食纤维中有些成分如果胶可结合胆固醇，木质素可结合胆酸，使其直接从粪便中排出，降低了人体内胆固醇的含量，从而起到了预防冠心病的作用。

（7）改善糖尿病症状。膳食纤维中的果胶可降低食物在肠内的吸收效率，降低葡萄糖的吸收速度，从而使人进餐后血糖不会急剧上升，有利于糖尿病病情的改善。研究表明，糖尿病患者膳食中长期增加膳食纤维，可降低胰岛素需要量，控制餐后代谢，可作为糖尿病治疗的一种辅助措施。

（8）改善口腔及牙齿功能。现代人由于食物加工越来越精细，使其越来越柔软，导致人们使用口腔肌肉和牙齿的机会越来越少。其结果是导致牙齿脱落，龋齿出现的情况也越来越多。增加膳食中的纤维素，便自然地增加了使用口腔肌肉和牙齿咀嚼的机会。长期下去，则会使口腔得到保健，功能得以改善。

（9）防治胆结石。胆结石的形成与胆汁胆固醇含量过高有关。由于膳食纤维可结合胆固醇，促进胆汁的分泌、循环，因而可预防胆结石的形成。

（10）预防乳腺癌。研究表明，乳腺癌的发生与膳食中高脂肪、高糖、高肉类及低膳食纤维摄入有关。因为体内过多的脂肪可促进某些激素的合成，破坏激素之间的不平衡，导致乳房内激素水平上升，这是产生乳腺癌的重要原因。因此，适当增加膳食纤维的摄入量，可预防乳腺癌的发生。

（11）其他：大分子水溶性膳食纤维是指植物中天然存在的、提取的或合成的碳水化合物的聚合物。虽因其聚合度高，不能被人体消化吸收，但可在人体内形成保护膜，吸附重金属与有害物质、核放射物质等一起排泄出体外，达到排毒养颜和保护身体健康的功能。此外，由于苹果胶原不溶于酒精和可分解油脂的特性，可加快人体内酒精、油脂和有毒物质的排泄，起到护肝的作用。

二、膳食纤维食用指南

（1）膳食纤维的每日摄入量标准：①世界粮农组织建议正常人群摄入量，每人每天27 g。②欧洲共同体食品科学委员会推荐标准，每人每天30 g。③中国营养学会提出中国居民摄入的食物纤维量及范围，低能量饮食（1 800 kcal）每人每天为25 g，中等能量饮食（2 400 kcal）每人每天为30 g，高能量饮食（2 800 kcal）每人每天为35 g。

（2）膳食纤维的适宜人群：①大便干结、习惯性便秘、腹胀、消化不良、肥胖者；②心脑血管疾病，如高血压、高血脂、动脉硬化和结石患者等；③糖尿病患者，特别是餐后血糖不稳定者；④色斑沉着、面部暗黄、长痘者；⑤保健医生指导下的其他人群。

（3）膳食纤维的食物来源：植物性食物是膳食纤维的天然食物来源。随着人们对膳食纤维与人体健康关系的认识的不断深入，一些高纤维食品越来越受到青睐，菌藻、果蔬在膳食结构中的比例逐渐增加。在现代食品工业中，开始注重使用米糠、麦麸、黑麦、燕麦、豆渣等富含膳食纤维的原料。这些原料经过系列加工制取相应的食物纤维产品，既可开发出直接口服的食疗型纤维制品，又可用作食品添加剂、品质改良剂及膳食纤维强化剂添加到各种方便食品中。日常生活中常见的食物中膳食纤维的大体含量见表7-1。

7-1 食物中膳食纤维的含量

单位：g/100 g

食物	含量	食物	含量	食物	含量
茯苓	80.9	山楂（干）	49.7	竹荪（干）	46.4
辣椒（干）	41.7	裙带菜（干）	40.6	罗汉果	38.6
松蘑（干）	35.1	发菜（干）	35	香菇（干）	31.6
小麦麸	31.3	银耳（干）	30.4	木耳（干）	29.9
霉干菜	27.4	芥菜干	27.4	紫菜（干）	21.6
蘑菇（干）	21	陈皮	20.7	鸡腿蘑（干）	18.8
口蘑	17.2	花生仁（炸）	17.2	枸杞子	16.9
菊花	15.9	绿茶	15.6	大豆	15.5
松茸	15.4	红茶	14.8	玉米糁（黄）	14.5
玉米（黄，干）	14.4	黑芝麻	14	燕麦	13.2
燕麦片	13.2	青豆	12.6	松子（炒）	12.4
荞麦面	12.3	海带（鲜）	11.3	玉兰片	11.3
小麦	10.8	黑豆	10.2	松子仁	10
大麦	9.9	芝麻	9.8	榛子（干）	9.6
核桃	9.5	杏仁（炒）	9.1	开心果	8.2

（续表）

食物	含量	食物	含量	食物	含量
杏仁	8	玉米（白，干）	8	花生	7.7
黄花菜（干）	7.7	赤小豆	7.7	豆粕	7.6
高粱米	7.3	黄豆粉	7	眉豆	6.4
小扁豆	6.5	荞麦	6.5	绿豆	6.4
花生（炒）	6.3	枣（干）	6.2	玉米面（白）	6.2
海带	6.1	鲜荔枝	6.1	番石榴	5.9
青豆（鲜）	4.0	樱桃	3.9	糙米	3.6
茼蒿	3.2	西蓝花	3.2	香蕉	3.1
蚕豆（鲜）	3.1	豌豆（鲜）	3.0	甘薯	3.0
菠菜	2.5	无花果	2.7	芸豆（鲜）	2.1
标准面粉	2.1	桂圆（干）	2	小米	1.6
豆角	1.5	苦瓜	1.4	茄子	1.3
桃	1.3	菠萝	1.3	芹菜	1.2
胡萝卜	1.1	白萝卜	1.0	苹果	0.8

第三节　食用膳食纤维应注意的问题

一、膳食纤维的副作用

膳食纤维有妨碍消化与吸附营养素的副作用。因此，消化功能不佳的人，吃了粗粮就会感觉胃不舒服；不喝肉汤和果汁的人，吃了粗粮就会营养不良。也正是因为如此，必须在提高消化功能与适当补充肉汤、果汁的情况之下，才能长期吃粗粮。食用膳食纤维不当，会有以下几种情况：

（1）摄入不足：大量科学研究已证实，膳食纤维摄入量不足，饮食结构不平衡，是肥胖症、糖尿病、动脉硬化、冠心病以及恶性肿瘤发病率大幅度增加的原因。

（2）摄入过量：过多摄入膳食纤维会致腹部不适，如增加肠蠕动和增加产气量，影响其他营养素，如蛋白质的消化和钙、铁的吸收。另外，长期大量进食高纤维食物，会使人体蛋白质补充受阻，脂肪摄入量不足，从而造成骨骼、心脏、血液等脏器功能的损害，降低人体免疫抗病能力。

二、膳食纤维的误区

膳食纤维近年来非常受欢迎，因它可以清洁肠胃、防止脂肪堆积、缓解便秘，受到了不少爱美人士和中老年人的喜爱。芹菜中可以看见的细丝，就是常见的膳食纤维。但是，膳食纤维多种多样，它对肠胃的保健功效也因人而异。总结起来，人们对膳食纤维有以下三个误区：

误区一：口感粗糙的食物中才有膳食纤维。

根据膳食纤维的物理性质不同，可分为可溶性和不可溶性两类。不可溶性纤维主要存在于麦麸、坚果、蔬菜中，因为无法溶解，所以口感粗糙。其主要改善大肠功能，包括缩短消化残渣的通过时间、增加排便次数，起到预防便秘和肠癌的作用，芹菜中的就是这种纤维。大麦、豆类、胡萝卜、柑橘、燕麦等都含有丰富的可溶性纤维，能够减缓食物的消化速度，使餐后血糖平稳，还可以降低血液胆固醇水平，这些食物的口感较为细腻，但也有丰富的膳食纤维。

误区二：膳食纤维可以排出废物、留住营养。

膳食纤维在阻止人体对有害物质吸收的同时，也会影响人体对食物中蛋白质、矿质元素的吸收，特别是对于生长发育阶段的青少年儿童，过多的膳食纤维，很可能把人体必需的一些营养物质带出体外，从而造成营养不良。所以，吃高纤维食物要适可而止，儿童尤其不能多吃。

误区三：植物纤维等于膳食纤维。

植物纤维与膳食纤维是两个不同的概念，二者不能等同。膳食纤维中的纤维素是由许多葡萄糖分子组合而成的多糖，是植物细胞壁的主要成分。因为人类消化系统没有水解这类多糖的酶，所以纤维素进入人体后不能被人体消化吸收。纤维素进入肠道，遇水膨胀形成网状结构，像海绵一样吸附肠道内过多的脂肪和糖类，然后随大便排出体外，所以对人体有降血糖和降血脂等作用。植物纤维虽然也含有纤维素，但它却是纤维素与各种营养物质结合生成的丝状、絮状或网状物，对植物起支撑、连接、包裹、充填等作用。由于与纤维素结合的营养物质、连接位置及连接链的不同，植物纤维可具有多种不同的特征，其形态和组织结构会随着植物的生长成熟而发生明显的改变，有一些植物纤维可以吃，但大多则不能吃。所以，植物纤维不能与膳食纤维画等号，只有经过人类长期检验而证明对人体健康有益无害的那些植物纤维，才可作为人们食用的膳食纤维。

误区四：所有膳食纤维的功效都一样。

这也是一个误区。首先，任何一种膳食纤维都不是孤立存在的，它存在于形形色色不同的食物之中，与之共存的各种营养成分也各不相同。因此，在补充膳食纤维时，会因摄入的食物不同而产生不同的效果。其次，膳食纤维有水溶性和非水溶性之分，二者在促进健康和预防疾病方面的的作用各有侧重。水溶性膳食纤维主要延缓血糖升高和降低胆固醇，非水溶性膳食纤维主要预防便秘、吸附并排除肠道内的有害物质。大多数食物中都含有水溶性膳食纤维和非水溶性膳食纤维，均衡摄取才能获得最大的益处。对成年人来说，每天摄入 25 ~ 35 g 膳食纤维就足够了。

三、食用膳食纤维应注意的问题

1. 科学摄取膳食纤维

膳食纤维理想的摄入量是每天不少于 35 g。如果食物选择得恰当，很容易就可以达到这个标准而不需要进行额外的补充。研究表明，在营养本不丰富的饮食中加入麦糠之类的纤维会对健康造成危害。其原因是麦糠中含有大量的肌醇六磷酸，这是一种抗营养物质，它会降低身体对包括锌在内的各种矿物质的吸收。摄取膳食纤维最好的方法还是从大量不同的食物来源中获得。这些食物来源包括燕麦、小扁豆、蚕豆、植物种子、水果以及生食或轻微烹制的蔬菜。需要指出的是，蔬菜中大部分的纤维在烹制过程中都被破坏了，因此，能生吃的蔬菜最好还是生食。此外，常见的蔬菜和水果中，胡萝卜、芹菜、荠菜、菠菜、韭菜等的膳食纤维高于西红柿、茄子等，菠萝、草莓、荸荠高于香蕉、苹果等。同种蔬菜或水果的边缘、表皮或果皮的膳食纤维含量高于中心部位，如果食用时将其去掉，就会损失部分膳食纤维。所以人们吃未受污染的蔬菜及水果时，应尽可能将果皮与果肉同食。

2. 膳食纤维与市面上常见的润肠通便产品的区别

市面上常见的润肠通便产品大多数为中药类（番泻叶、大黄等）、种子植物（车前子、火麻仁等）、外用西药（开塞露）。通便药物治标不治本，而且经常服用会产生依赖性，可能会破坏人体肠道内菌群的生态平衡，进而对人体健康造成不利影响。而膳食纤维则不同，作为人体"第七营养素"，它能够增加大便体积，激发肠道动力，促进肠道蠕动，在润肠通便的同时不破坏人体内大肠菌群的生态平衡，使大便呈现正常的"香蕉状"，润肠通便无依赖性。膳食纤维还可以促进肠道中脂肪的排泄，对目前高发的营养过剩性疾病（肥胖、高血脂等）有很好的帮助。因此，对于患有肥胖、高血脂的患者来说，科学摄取膳食纤维，其作用要远优于使用市面上常见的润肠通便的产品。

3. 水果中膳食纤维含量较少

尽管蔬菜和水果在营养成分和健康效应方面有很多相似之处，但它们毕竟是两类不同的食物，营养价值各有特点。一般来说，蔬菜品种远远多于水果，且蔬菜中一般含有 3% 的膳食纤维，而水果中的含量多低于 2%。特别是多数深色蔬菜，其维生素、矿物质、膳食纤维和植物活性物质的含量更高于水果，更有利于维持体内的酸碱平衡。因此，从整体上说，水果的营养低于蔬菜，其并不能代替蔬菜补充营养。此外，蔬菜价格便宜，熟吃食用量也大，一天吃500 g蔬菜对人来说毫无困难。古人云"五菜为充，五果为助"，清楚地阐明了两者在饮食结构中的地位。

4. 适当多吃粗粮有益健康

粗粮包括谷类、薯类和杂豆等。常见的谷类粗粮有玉米、小米、紫米、高粱、燕麦、荞麦、麦麸等；常见的薯类粗粮有红薯、马铃薯、木薯、芋头、山药；常见的杂豆包括黄豆、黑豆、红豆、绿豆、豇豆、芸豆、蚕豆等。粗粮中膳食纤维的含量远高于蔬菜与水果。营养专家建议，人们每天要摄入30 g左右的膳食纤维，这个量仅靠吃蔬菜和水果是很难达到的。因为500 g蔬菜中膳食纤维的含量不足10 g，水果则更少，而粗粮中膳食纤维的含量则多得多。如每100 g燕麦中膳食纤维的含量为4 ~ 6 g，荞麦5 ~ 6 g，玉米面6 ~ 9 g，青稞则高达13.4 g，黄豆和黑豆中膳食纤维的含量为7 ~ 14 g。国外一项研究还发现，谷物和全谷物食品中的膳食纤维具有强化肠道有益菌群、改善消化的作用，而水果和蔬菜中的膳食纤维却不具有这种功效。因此，煮饭时适当多加点粗粮，对于人体健康是十分有益。

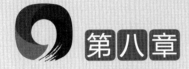

第八章

平衡膳食是健康的基本保障

民以食为天，食以养为本。吃什么？怎么吃？这个话题，随着人类的研究不断赋予新的内容。目前，我国已进入全面建成小康社会的新时期，在基本解决了温饱问题之后，人们关注更多的是如何吃得科学，吃得健康。这就是合理的膳食结构问题。

目前，一份关于我国居民营养与健康状况的调查报告中指出，与膳食结构不科学密切相关的慢性非传染性疾病的患病率迅速上升，铁、维生素 A 等营养素缺乏在我国城乡普遍存在，由肥胖导致的慢性病发生率持续增加。这将严重影响我国居民的健康，加重家庭和社会负担。因此，中国人迫切需要来一次膳食革命。

这份调查报告指出，我国居民膳食革命的核心内容是：①维持高纤维素摄入和食物多样化；②控制肉类、油脂和盐的摄入量；③增加水果、奶类、谷物和薯类食物。上述内容概括起来就是一句话——要坚持平衡膳食。只有做到平衡膳食，使营养全面而合理，才会有健康的身体。那么，具体来讲什么是平衡膳食呢？怎样才算做到了平衡膳食呢？

第一节　平衡膳食的基本要求

平衡膳食，也称均衡膳食，主要是根据身体要求，完善现有饮食结构，注意蛋白质、维生素、脂肪、矿质元素、糖类及膳食纤维的合理搭配，调整谷物类、果蔬和动物性食物的比例。具体而言，就是使膳食中食物的品种和数量安排合理，所含营养素的种类齐全，数量充足，质地优良，各种营养素之间比例适当，所提供的热量及营养素与机体的需要量保持平衡，从而提高各种营养素的吸收和利用率，达到合理营养的目的，进而促进人体正常生长发育，增强体质及其对环境的适应能力，预防多种疾病的发生。在中医文献中对平衡膳食也有着精辟而生动的阐述："五谷宜为养，失豆则不良；五畜适为益，过则害非浅；五菜常为充，新鲜绿黄红；五果当为助，力求少而精；气味合则服，尤为忌偏独；饮食贵有节，切切勿使过。"这些论述，不仅具体而生动，而且全面又有主次，很有辩证法的理念，因而具有很强的可操作性。从现代营养学的观点来看，这些论述也是十分科学和准确的。

根据现代营养学的理论，结合现在中国居民膳食的具体情况，中国营养学会制订了《中国居民膳食指南》。其目的是指导群众采用平衡膳食，获取合理营养和促进身体健康。

在《中国居民膳食指南》中，关于平衡膳食的基本要求有以下八点：

1. 食物多样，谷类为主

各种各样的食物所含的营养成分不尽相同，没有一种食物能供给人体所需的全部营养素，每日膳食必须有多种食物适当搭配，才能满足人体各种营养素的需要。谷类食物是中国传统膳食的主体，是人体能量的主要来源。它提供人体所需要的碳水化合物、蛋白质、膳食纤维及 B 族维生素等。在各类食物中应当以谷类为主，并需注意粗细粮搭配。

2. 多吃蔬菜、水果和薯类

蔬菜、水果和薯类都含有丰富的维生素、矿质元素、膳食纤维和其他多种生物活性物质。红、黄、绿深色蔬菜中维生素含量超过浅色蔬菜和水果，而水果中的糖、有机酸和果胶又比蔬菜丰富。含丰富蔬菜、水果和薯类的膳食，对保持心血管健康、增强抗病能力、预防某些癌症等有重要作用。

3. 常吃奶类、豆类或其制品

奶类食物含钙量高，是天然钙质最好的来源，也是优质蛋白质的重要来源。我国居民膳食中普遍缺钙，与在膳食中奶类及其制品少有关。经常吃适量奶类可提高儿童、青少年的骨密度，减缓老年人骨质丢失的速度。豆类含丰富的优质蛋白，不饱和脂肪酸、钙及 B 族维生素。经常吃豆类食物，既可改善膳食的营养素供给，又利于防止吃肉类过多带来的不利影响。

4. 选择适宜的运动性食物，少吃肥肉和荤油

鱼、禽、蛋、瘦肉是优质蛋白质、脂溶性维生素和某些矿质元素的重要来源泉。我国相当一部分城市和绝大多数农村地区民民，摄入动物性食物的量还不够，应适当增加其摄入量。但部分大城市居民吃肉食太多，对健康也不利。应当少吃猪肉，特别是肥肉、荤油，减少膳食脂肪的摄入量。

5. 食量与体力活动要平衡，保持适宜体重

进食量和体力活动是控制体重的两个主要因素。食量过大而活动量不足会导致肥胖，反之会造成消瘦。肥胖易诱发慢性病，体重过低可使人的劳动能力和对疾病的抵抗力下降，这些都是不健康的表现。大家在日常饮食中，应保持进食量和能量消耗之间的平衡。体力活动较少的人应进行适度运动，以便使体重维持在适宜的范围内。

6. 吃清淡少盐的膳食

日常膳食不宜选择太油腻、太咸或含过多的动物性食物，以及油炸、烟熏食物。每人每天的食盐量以不超过 6 g 为宜。除食盐外，还应少吃酱油、咸菜、味精等高钠食品，以及其他的含钠加工食品等。吃盐过多会增加患高血压的危险。

7. 饮酒应限量

白酒除含有较高能量和一定量的水之外，不含其他营养素。无节制地饮酒，会使食欲下降，食物的摄入减少，以致造成多种营养素缺乏，严重时会造成酒精性肝硬化。过量饮酒还会增加高血压、中风的患病危险。因此，如要饮酒，一定要限量。孕妇和儿童应忌酒。

8. 吃清洁卫生、没变质的食物

对于食物，应选择外观好、没有泥污和其他杂质，没有变色、变味，并要符合卫生要

求。进食时更注意卫生条件，包括进餐环境、餐具和供餐者健康状况。

第二节　平衡膳食的基本原则

平衡膳食是健康的基础。中国营养学会提出的平衡膳食的理念，是对中国传统饮食文化的继承和发展。中国传统饮食文化讲究美食，要求食物的色、香、味、质俱佳，不仅能提供丰富的营养，而且还能给人以多种感官的享受。其实，从根本意义上讲，美食的本质在营养，传统饮食文化的基本内容是"平衡膳食"。因此，为了提高中华民族的健康素质，大力发扬中国的传统饮食文化，就要大力宣传、提倡平衡膳食。根据中国的传统饮食习惯和现代营养学理论，要想真正做到平衡膳食，必须坚持食物多样化、科学搭配、辩证用膳三大基本原则。

一、食物多样化原则

现代营养学理论提出，人体需要的是"全方位"的营养。每天人体所需要的营养素超过 45 种。其中包括蛋白质中的 9 种必需氨基酸，脂肪中的 2 种必需脂肪酸，14 种维生素，6 种常量矿质元素，8 种微量矿质元素，糖类和水。各种食物所含的营养素不同，除了母乳是全营养的之外，任何一种天然食物都不可能提供人体所需的全部营养素。因此，人们必须坚持食用多种食物，并使之合理搭配，巧妙安排，才能确保身体营养素的需求。

食物多样化是中国传统饮食的一个显著特点。春秋战国时期我国第一部医药理论专著《黄帝内经》中就有"五谷为养，五果为助，五畜为益，五菜为充，气味合而服之，以补益精气"的记载。这说明我们的祖先很早就已经知道了食物多样化的好处及其彼此之间的匹配关系。现在，世界卫生组织和世界粮农组织提出，保持健康膳食的第一条就是食物多样化。由此可见食物多样化是维护人类健康的第一要素的观点已经成为世界营养学界的共识。

在日常生活中，人们的必需食物是多种多样的。概括起来可以分为五大类：①谷物类。谷物作为主食是人体热能的主要来源泉。②富含动物蛋白的食物。这类食物包括瘦肉、禽肉、蛋、鱼等。人体对动物蛋白的吸收率一般比较高。比如，鸡蛋清蛋白与人血清蛋白的氨基酸组成相似，所以其吸收率就较高。营养学家建议，膳食中蛋白质摄入量的较理想的比例是：动物蛋白占 1/3，豆类蛋白占 1/4，其余的则从谷物粮食中获得。③豆类及其制品。豆类食物富含蛋白质、不饱和脂肪酸和卵磷脂等。其蛋白质中富含人体必需的赖氨酸，与谷物同食可优势互补。豆类素有"植物肉"和"绿色牛乳"之称。每人每天应补充豆类

50 g（1 两），奶类 100 ~ 200 g。④蔬菜和水果。蔬菜是人体所需维生素、矿质元素和膳食纤维的主要来源。每人每天应食用蔬菜 400 ~ 500 g，其中绿叶蔬菜应占 1/2 以上。水果中含有丰富的有机酸、多种消化酶类，能帮助消化，增进食欲，增强胃肠蠕动，有利于排便和除外胆固醇。⑤油脂。油脂可供给人体热量，促进脂溶性维生素的吸收，并供给不饱和脂肪酸；它还是增强食物色、香、味不可缺少的物质。植物油中所含的人体必需脂肪酸的量比动物油中的高。动物油中所含的饱和脂肪酸多，且其中的胆固醇可导致动脉硬化和心血管疾病，因此应当少吃。

1. 饮食多样化的好处

事实上，由于各地的物产不同，各地区居民的生活习惯也有差异，所以有的人饮食种类丰富一些，有的人饮食就单调一些。但是从营养学的角度来说，食物种类还是丰富一些好，且食物的种属相距得越远越好。就是说一定要多样化，并且要互相搭配，使之彼此取长补短，以满足人体对多种营养素的需要。在此还应指出的是，人体所需要的各种营养素，尤其是维生素和矿质元素，彼此之间存在着很强的协同作用。因此，现在营养学家特别强调要提倡食物多样化。实践已经证明，只有这样才能达到营养平衡，才能达到从更深的层次上来强健身体，预防疾病的目的。具体而言，坚持食物多样化，至少有以下两大好处：

（1）可使食物的营养更丰富

就营养而言，任何一种食物都有其独有的营养成分，即不乏其个性化的特点。因此，食物就没有好坏之分，只有相对不好的吃法。如果根据每种食物的特性，将两种或两种以上的食物合理地搭配起来，就会收到营养互补的效果，使食物的营养更丰富。例如，在西红柿炒鸡蛋中，西红柿富含维生素 C（8 ~ 12 mg/100 g）、番茄红素和钙、磷、铁等多种人体必需的矿质元素；鸡蛋则富含动物蛋白质、卵磷脂等多种营养素。因此，将二者合起来炒着吃，不仅营养更全面，而且还可提高人体对蛋白质的吸收率。又如，把土豆和胡萝卜一起炒着吃。土豆，学名马铃薯，又称"地蛋""洋芋"。其含有许多人体所需要的营养素。土豆中含有淀粉但不含单糖，适宜糖尿病人食用。心血管患者若坚持经常吃，可以补钾利尿，促进胆固醇的排除，有利于改善心肌功能。另外，土豆中含有较多粗纤维，食之利于排便，对预防癌症有积极作用。因此，土豆是一种物美价廉的食物。但是，土豆中几乎不含胡萝卜素。所以把土豆和富含胡萝卜素的胡萝卜一起炒食，就会使二者互补，成为一种营养更丰富的佳肴了。此外，把黑木耳煮熟后与生洋葱加香菜一起凉拌，也是一道营养丰富的菜肴。

（2）可有效降低危害健康的危险因素

国家卫计委食品卫生专家咨询委员会的营养专家提出，城乡居民保护自身健康最有效、最切实可行的办法就是饮食多样化。人体要健康，食物必须多样化，同时强调要以植物性食物为主。中华民族的膳食有着以"粮食＋蔬菜"的植物性食物为主的优良传统，并有"食五谷，治百病"的说法。因为食物多样化，可使人体摄取到各种营养素。在这些营养素中，有不少除了可满足人体正常生理活动的需求外，同时还具有提高人体免疫力、防治包括癌症在内的多种疾病的特殊功能。随着工业化的发展，环境污染（化学污染和物理污染）严重地危害着人类的健康。在这种情况下，如果坚持食物多样化，一方面可以充分发挥食物中所含的具有排除体内有害物质、提高机体免疫功能的一些营养素的作用，另一方面，可以避免只吃一种或几种被污染的食物，危害身体健康。及时排除体内的有害物质、垃圾和过剩的营养成分，保持体内特别是五脏的清洁，不仅是真正的卫生，而且是保持身体健康的必要条件。因此，大家平时就要有意识地多吃一些具有某种特殊生理功能的食物，既有助于充分发挥人体自身的排毒功能（如排便、排尿、排汗等），又能利用一些食物的抗病治病功能。这样的食物有很多，比如绿豆可以清热解毒、利尿、止渴；芹菜有一定的降低血压的功能；红薯、西蓝花、大蒜、白萝卜等具有一定的抗癌功效；土豆、黑木耳、猪血等有助于排除肠道中的有毒物质；苦瓜等苦味食品不仅可以清热降火，而且可以增强机体的免疫功能；胡萝卜的营养成分可与体内的有害元素汞结合并将其排出体外；富含 B 族维生素的小米、燕麦和玉米等可减少噪声对人体的危害；药食兼优的野菜蒲公英不仅营养丰富，而且有"天然抗生素"之称。这样的例子举不胜举，可以说几乎每种食物都具有某种保健功能。因此，不挑食、不偏食，坚持食物多样化是强身健体的基本保证。

2. 饮食多样化的方法

既然保持食物多样化如此重要，那么在日常生活中怎样才能做到呢？为此，就要发扬中华民族的优良膳食传统。中华民族的优良膳食结构是提倡食物多样化，具有广杂性、主从性和匹配性，以此来适应人类消化系统的生理结构和人体全面营养的需要。因为人体必需的维生素、矿质元素、膳食纤维等多种营养素，不能在体内合成或合成的量很少而不能满足需求，只能从外界摄取。因此，营养学专家提出，为了保持身体健康，每天应吃 30 种以上的食物。这一要求在实际上做到并不困难，关键是在思想上要把它当成一天的大事来安排。为便于大家安排，在此提出如下建议，在每天的饮食中要尽量做到：谷中有豆，菜中有叶，肉中有菇，汤中有藻。

（1）谷中有豆

谷类作物是稻、麦、谷子、高粱、玉米等的总称。谷类食物是中国传统膳食中的主食。中国人民从长期实践中得出"五谷治百病"的结论，可见我们的祖先早就认识到"五谷"作为主食对维护健康的重要作用。但是，由于粮食加工技术的进步，使得大米、白面在加工过程中丢失了不少营养成分。在麦粒、玉米粒表层中所含的维生素、矿质元素和膳食纤维在精加工过程中都流失到糠麸之中。若坚持做到"谷中有豆"，把米饭、面食搭配上红豆、大豆、绿豆等粗杂粮，就不仅弥补了上述不足，而且可以使食物的营养更丰富。在谷类食物中赖氨酸较少，而豆类中较多；各类食物中的蛋氨酸较多，而在豆类中较少；在玉米中人体必需的色氨酸、赖氨酸较少，而在黄豆中则含的较多。因此，单吃哪一种，其中氨基酸的种类都不全。如果把谷类食物和豆类食物合理搭配起来吃，就可以收到营养互补的效果。

在此重点介绍一下"谷"中的小米的营养价值。"世间万物小米称珍"，这是古人总结出来的经验。小米原产于我国，已有约 8 000 年的栽培历史。中医认为，小米性凉、味甘咸，具有益气、补脾、和胃、镇静、安眠等功效。小米的营养价值非常高。每 100 g 小米中含蛋白质 9.2 g、脂肪 3.2 g、钙 9 mg、磷 240 mg、钾 239 mg、镁 107 mg、硒 4.74 μg，铁、锌、铜的含量也超过大米、小麦和玉米。小米中维生素和膳食纤维的含量也较多。因此，小米是孕妇、产妇、儿童及体弱者的良好食物。在北方地区，小米是产妇的必需食物，可使之虚寒的体质得到调养，恢复体力。

关于"豆"中的大豆也很值得大家了解一下。中医认为，大豆（黄豆）性味甘平，不凉不燥，具有益气养血、清热解毒、宽中下气、健脾利水、消积、通便、定痛等功效，对治疗内伤、消渴水肿和温热伤寒等疾病有积极作用。大豆中营养素含量丰富，含蛋白质 40%，脂肪 20%。因此，其被誉为"田园里的肉"和"优质蛋白质的仓库"。大豆还含有丰富的维生素 B_1 和钙、磷、铁等矿质元素。现代医学研究证实，大豆中的异黄酮作为植物雌激素，不仅是动物雌激素的前体，对女性，特别是更年期的女性有非常重要的保健功能，而且还能促进骨骼中钙的沉积和男性体内蛋白质的合成，降低血液中胆固醇的水平，防止动脉粥样硬化，减少患心脏病的危险，降低患乳腺癌、结肠癌和前列腺癌的风险。大豆制品的种类很多，如豆腐、豆芽、豆浆、豆豉等。在此特别讲一下豆豉，也称纳豆，是中国人喜爱的豆制品之一。由于它具有重要的保健功能，现在逐渐被世界各国人民所接受。中医认为，豆豉辛甘，具有清热解毒之功效。豆豉营养很丰富，不仅含有大豆蛋白、多种矿质元素和维生素、亚油酸、磷脂、膳食纤维等，而且还含有大豆多肽、大豆低糖、大豆异黄酮和纳豆激酶等多种生理活性物质。因此，豆豉不仅是一种调味品，而且其保健作用明显。它不仅有开胃增食、发汗解肌、平喘除燥、祛风散寒、治水土不服等功能，而且它所含的异黄酮、纳豆激酶在防治癌症、防止血栓形成中作用明显，从而可预防因血栓阻塞而引发的心肌梗死和脑梗死等疾病。因此，大豆是具有抗衰老、抗癌功能的食物。所以营养学专家称大豆制品是 21 世纪最好的食品。"想长寿吃大豆，要健康喝豆浆"。有调查资料显示，在 30 年以前，湖南西部龙山地区的山民生活清苦，但 70 岁以上的长寿老人却并不少见。当地人的主食为玉米，饮水是山泉，很少有鱼类、肉类食物，他们最常见，也是最养人的食物为"和渣"。"和渣"就是将黄豆泡发后于石磨中磨碎，连水带渣放入锅内，与切碎的白萝卜、白菜叶等蔬菜一起煮，加点盐，然后每人一大碗，又当饭又当菜吃，且长年如此，这就是当地山民长寿的秘诀。另有调查资料显示，天津人患乳腺癌的比北京人少。其主要原因就是天津人早餐就喝豆腐脑或豆浆，而在北京有这个习惯的人相对较少。豆浆的优点是所含的糖是寡糖，可被人体100%吸收；其还含有钾、钙、镁等人体所必需的矿质元素。牛奶中含的是乳糖，在亚洲有70%的黄种人不吸收乳糖（乳糖不耐受），所以大家平时还是常喝豆浆好。中国有老话说"可一日无肉，不可一日无豆""青采豆腐保平安"。这些说法是经验之谈，也是有道理的，充分说明豆制品在平衡膳食中的重要性。因此，营养学家提倡"一把蔬菜一把豆，一个鸡蛋加点肉"的副食结构。据测定，一两大豆中的蛋白质等于二两瘦肉，等于三两鸡蛋。一个鸡蛋中约含300 mg的胆固醇，正好可以满足身体的需要。因此，大家不要担心一天吃一个鸡蛋会增加体内的胆固醇。对一般人来说，每日豆制品的需要量大约为50 g。

（2）菜中有叶

目前，可食用的蔬菜有100多种，其中经常食用的就有80多种。蔬菜的可食部分包括根、茎、叶、花、果、芽六类。就其所含营养素而言，绿叶蔬菜可谓蔬菜中的"营养王"。其不仅富含维生素C、叶绿素、β-胡萝卜素和叶酸，而且还有丰富的钙、镁、钾等矿质元素和膳食纤维等。绿叶蔬菜可以补充人体所必需的多种营养素，不仅能帮助消除体内有害的自由基、延缓衰老，预防慢性病，而且还能维持器官内腔黏膜系统的正常功能。因此，大家在每天食用的蔬菜中尽可能地选择带叶的蔬菜，特别是绿叶蔬菜，最好使之在一半左右。

（3）肉中有菇

肉类食物是人体优质蛋白、脂类、脂溶性维生素、B族维生素和多种矿质元素的良好来源，因而其是平衡膳食中不可缺少的组成部分。但是，肉类中同时含有饱和脂肪酸和胆固醇，摄入过多对身体不利。"肉中有菇"的"菇"并非单指菇类，而是指菌类食物。菌类食物低脂肪、低热量，富含膳食纤维和钙、铁、锌、硒等多种矿质元素，正好弥补了肉类食物的不足。菌类食物包括很多种，日常生活中常见的就有30多种，如香菇、平菇、草菇、金针菇、猴头菇、黑木耳、银耳等。这里重点讲一下香菇。香菇是世界名菇，食用菌之王。中医认为，香菇味甘平，无毒，具有益气、健脾、开胃、透疹、解毒、降血脂、降血压、抗肿瘤之功效。香菇以其独特的风味和丰富的营养风靡全球。因此，在食用肉类食物时注意和菌类食物搭配，做到"肉中有菇"，就不仅使二者的营养素互为补充，而且还可减弱肉类的油腻，使菜肴的口感也丰富了许多。

（4）汤中有藻

"汤中有藻"中的"藻"指海藻类食物，包括紫菜、海带、海白菜和石花菜的。做汤的时候可以选用多种汤料，但最好也放一些海藻类，以增加营养，改善口感。这里讲一下紫菜和海带的营养价值。

紫菜含有丰富的维生素和矿质元素。它所含的蛋白质和大豆差不多，是新鲜蘑菇的10

倍，所含的维生素 A 是牛奶的 67 倍；所含的维生素 C 是卷心菜的 70 倍。紫菜中脂肪的含量很低，常吃不会导致肥胖，但它却含有人体必需的不饱和脂肪酸 EPA（二十碳五烯酸）和 DHA（二十二碳六烯酸），可以预防衰老。此外，它还含有牛磺酸，可以防止动脉粥样硬化，降低胆固醇，保护心脏；紫菜的 1/5 是膳食纤维，可将一些致癌物质带出体外，有助于保持肠道健康，特别有助于预防大肠癌；紫菜中所含的丰富的胆碱，可增强记忆力，预防智力衰退。中医认为，紫菜性味甘凉、无毒，具有活血养心、清热除烦、化痰软坚、开胃、利尿之功效。因此，紫菜是做汤的最佳原料之一。用不同原料组成的紫菜汤，既美味，又营养丰富。比如紫菜虾皮汤，既补碘又补钙，对缺铁性贫血、骨质疏松有确切的疗效；紫菜海带汤可降脂减肥；紫菜番茄汤营养搭配合理，汤中丰富的维生素 C 有利于铁和钙的吸收。

海带被称为食用药材中的"奇葩"。中医认为，海带味咸甘，性凉，具有软坚散结、行水化湿、清热解毒之功效。海带营养丰富，含有丰富的蛋白质、褐藻胶和碳水化合物（岩藻多糖、硫酸多糖等）、琼脂、昆布素、牛磺酸、海藻氨酸、膳食纤维、碘和镁等多种矿质元素、维生素等 40 多种营养素，其中 10 多种是陆地生物所不具备的稀有营养成分。海带可以降血脂和胆固醇、降血压，对防治甲状腺肿和癌症、健脑益智、延缓衰老、美容、抗辐射和排出体内有害元素镉等有益。因此，在煲汤时放入海带是一种不错的选择。

二、食物科学搭配原则

所谓科学搭配，就是根据食物的形状、结构、化学成分、营养价值、理化性质进行合理选料、适当搭配。在进行食物科学搭配时应把握以下要点。

（一）食物科学搭配的基本要求

在对食物进行科学搭配时，应根据现代营养学的要求，力求做到以下三点：

1. 保证配餐的质量

使饮食的营养素种类尽量齐全且互相配合，数量尽量充足，以满足食用者生理需求及营养平衡的要求。为此，既要保证蛋白质、脂肪、碳水化合物这三类营养素的数量及其比例适当，也要兼顾维生素、矿质元素、膳食纤维有一定的数量。这就要求使主副食搭配合理，蔬菜、水果的种类和数量要合适。比如蔬菜的供应量是每人每天 400~500 g。

2. 保证三餐摄入量充足

一日三餐的总量及营养素应与工作强度及消化能力相匹配。就是说，若食用者劳动强度大，则饭菜就应丰富些；若劳动强度小或是老年人，则饭菜就应清淡一些。以此来避免因营养素不足或过剩而对身体健康造成不利影响。在一般情况下，应按照通俗的说法"早餐要好，午餐要饱，晚餐要少"。还有古人云"早饭淡而早，午饭厚而饱，晚饭需要少，若能常如此，无病直到老"。

3. 保证食物色、香、味俱全

食物的色、香、味、形俱佳可以刺激人的食欲，把吃饭当成一种生活的享受。更重要的是，不同颜色的食物各有特点，其营养成分各有所长，对人体健康的作用也各不相同。传统中医理论认为，绿色的养肝，红色的补心，白色的润肺，黑色的补肾，黄色的益脾。因此，要有意识地尽可能做到各色食物都要吃，以保证摄入到各种营养。

（1）绿色食品：主要是绿色蔬菜，富含维生素、胡萝卜素、铁、硒、钼等多种微量矿质元素及膳食纤维。绿色蔬菜有助于保持消化道畅通，有利于保持肠道中菌群的动态平衡。而它们最大的特点就是富含叶绿素及其他多种营养素。在此还想着重讲一下绿色食物中的典型代表螺旋藻。螺旋藻是在1962年发现的一种营养丰富的碱性食品。它有助于降血脂、降血压、预防脑血管疾病；富含多糖可以为糖尿病患者提供能量，使其不患并发症；对胃黏膜有修复作用，利于胃炎、胃溃疡的治疗；能阻止病毒的复制，利于肝细胞恢复，从而维持肝功能；还有防辐射的作用。因此，如果有条件的话，经常吃点螺旋藻对维持身体是非常有益的。

（2）红色食品：如红薯、番茄、红豆、红枣、红萝卜、枸杞子、山楂等，富含番茄红素、胡萝卜素、铁和多种矿质元素及多种氨基酸，也含有蛋白质、碳水化合物、膳食纤维等，可弥补大米、白面中某些营养素的不足。西红柿是红色食物的典型代表。由中国、法国、印度等国开展的现代医学研究证实，由于西红柿中含有丰富的番茄红素、谷胱甘肽、菌脂色素、类黄酮等多种营养素，使之具有较强的抗氧化作用，有助于消除体内的自由基，提高机体的免疫力，对预防癌症、心脑血管疾病有积极作用，特别是对预防前列腺癌、胰腺癌、胃癌、肠癌、乳腺癌、喉癌和口腔癌有明显效果。因此，大家平时应坚持多吃西红柿。在此还应指出的是，由于西红柿中的番茄红素等多种营养素是脂溶性的，所以最好是炒熟了吃。若生吃，则番茄红素不易被人体吸收。

（3）白色食品：包括大米、白面、奶制品、白萝卜、大蒜等。这些食物不仅富含蛋白质、碳水化合物等十多种营养素，而且还是最安全和优质的钙源。例如：白萝卜富含淀粉酶，可助消化；含有干扰素诱生剂，可刺激人体免疫系统分泌具有抗癌作用的干扰素，对预防消化系统癌症效果明显。但是要注意，白萝卜中的淀粉酶和干扰素诱生剂都不耐高温（淀粉酶在70℃以上时就会分解），以生吃为宜。再如大蒜，含有蒜氨酸、大蒜辣素、大蒜新素等成分，不仅可杀灭多种细菌、原虫和滴虫等，而且还可阻止胃内亚硝酸盐与二级胺生成致癌的亚硝胺，从而降低胃癌的发生率。

（4）黑色食品：营养学专家指出，黑色食品具有营养丰富且易被人体吸收的特点。黑色食品有丰富的维生素、锌和铁等矿质元素、膳食纤维等，还含有一些对人体有特殊调节功能的植物活性物质。传统中医理论认为，药食同源，黑色食品补肾，可见黑色食品的功效了。比如黑木耳，就具有以下特殊的食疗功能：益气补血、凉血、镇静、润肺、清涤肠胃，乌发美容等。此外，黑木耳还具有稀释血液、抗血小板凝聚和阻止血液中胆固醇沉积的作用，动脉硬化、高血压、冠心病患者和中老年人可以经常食用黑木耳，有减少脑血栓、心肌梗死和预防中风、冠心病的作用。其他黑色食品，如黑米、黑芝麻、海带等都含有特殊的营养素。因此，大家平时应有意识地多吃一些黑色食品。

（5）紫色食品：紫菜、紫茄子、紫甘蓝、紫薯、紫葡萄等含有丰富的维生素 P（芦丁）、花青素、维生素 C 及其他多种营养素，能增强毛细血管的弹性，改善心血管功能，有助于清除体内自由基，提高免疫系统功能。因此，经常食用紫色食品对预防高血压、心脏血管病等有积极作用。

（6）黄色食品：玉米和大豆是黄色食品的代表。玉米不仅可提供碳水化合物，膳食纤维和 B 族维生素等，刺激胃肠蠕动，加速排便，而且还含有丰富的玉米黄素（质），对维持眼睛健康，预防老年性眼底黄斑病变有特殊功效。大豆的营养价值前面已经讲到了。其他黄色食物，如柑橘类、南瓜、韭黄等含有丰富的维生素 A、D、E 等多种营养素，对调节消化系统功能，维护脾、胰脏功能及减少皮肤色斑等都有积极作用。

（二）食物科学搭配的基本原则

食物的科学搭配有着丰富的内容。下面将就其中的荤素搭配、粗细粮搭配分别给予说明。

1. 荤素搭配原则

荤素搭配原则，就是荤素搭配，以素为主，即将动物性食物和植物性食物合理搭配的原则。合理的荤素搭配是实现平衡膳食的重要内容，也是保障健康的重要因素。这个问题处理不好，就会引发多种疾病。据卫计委 2004 年发布的第四次中国居民营养与健康状况调查，我国居民的膳食结构不合理，肉食的比例越来越大，逐渐"西化"的现象日趋严重，而粮食、蔬菜和水果的比例相对减少。报告显示，1961—2000 年，世界各国人均肉食摄入量增加了 2 倍，而我国增加了 10 倍。1992 年我国居民摄入的肉类食物所提供的能量比例占摄入总能量的 15.2%，2002 年为 19.2%。现在，国内市场上的蔬菜、水果的种类和数量不断增加，但人均消费量却在不断减少。城市居民每天人均水果的消费量由 1992 年 80 多克，下降到 2002 年的不足 70 g；而蔬菜的人均消费量由 319.3 g 下降到 251.9 g。按照《中华居民平衡膳食结构金字塔》的建议，每人每天水果的消费量应为 100～200 g，蔬菜的应为 400～500 g。因此，各种慢性病的患病率迅速上升，而且呈年轻化趋势。我国居民高血压的患病率为 18.8%；成年人血脂异常，患病率为 18.6%；成年人超重率为 22.8%，肥胖率为 7.1%，这些慢性疾病的患病率逐年上升，严重威胁着国民的身体健康。出现上述问题的主要原因，是现代人肉类和脂肪摄入量过高，而谷物类、蔬菜、水果、植物性蛋白的摄入量不足，导致微量营养素缺乏。其中矿质元素，特别是微量矿质元素缺乏的问题更突出，钙、铁、维生素 A、维生素 B_1 和 B_2 的摄入量都没有达到国家推荐的供给量。这种现象被营养学家称为"潜在饥饿"。另有流行病学调查资料显示，在内蒙古自治区，居民以肉食为主的牧区，男性成年居民前列腺肥大的发病率高于农区。近年来，在中国由于一些人膳食结构的"西化"，前列腺癌的发病率也呈不断上升的趋势。由此可以看出，肉类食物过量，膳食结构"西化"，是前列腺癌发病率高的一个主要诱因。因此，为了提高国民的健康水平，必须按照《中国居民膳食营养指南》的要求，坚持中华民族传统的饮食习惯，多吃植物性食物，少吃动物性食物（主要是肉类）。营养学家建议，荤素搭配的比例应该是1:7。这个比例是从口腔中32颗牙齿的分工中得出的。人类有门牙（切齿）共8颗，是切纤维的；后牙（臼齿）有20颗，是供磨碎谷物用的；只有4颗犬齿是吃肉用的。切齿、臼齿和犬齿的比例为8:20:4，即2:5:1。以此推算，在人类正常的食物中，植物性食物和动物性食物的比例应该是7:1。这个比例说明了植物性食物对人类健康的至关重要性。这是数百万年人类自然进化的结果，也是人类的生理特性之一。因此，大家平时应该自觉坚持荤素搭配、以素为主的食物配置原则。

动物性食物包括肉类、蛋类及奶类。就肉类而言，其不仅种类很多，而且营养成分和含量也各不相同。因此，日常饮食中应合理选择肉类食物。那么，吃什么肉更好呢？营养学专家指出，什么肉都可以吃，但要注意一个量的问题。牛肉、猪肉、鸡肉和鱼肉，是我们经常吃的四大肉类，它们的营养各不相同。牛肉富含蛋白质、脂肪，其中的矿质元素铁和维生素 E、B_{12} 的含量在肉类中首屈一指。铁和维生素 B_{12} 能有效预防缺铁性贫血和改善体寒。猪肉中维生素 B_1 的含量在肉类中最丰富。维生素 B_1 具有把糖分转化成能量的作用，素有"抗疲劳维生素"之称，能有效消除人体疲劳。鸡肉味甘性平，肉质细腻易消化，最适合食欲不振的人食用。鸡肉还富含能降低胆固醇的不饱和脂肪酸，以及能修复皮肤和黏膜的维生素 A 和烟酸。因此，鸡肉对健美身体、养护皮肤有益。鱼肉中富含不饱和脂肪酸，有利于软化血管和保护心脏。从总体上说，牛肉猪肉含饱和脂肪酸和胆固醇较多，不利于保护血管和心脏。因此，红肉（牛、猪肉）不如白肉（鸡、鸭、鹅肉），白肉不如鱼肉。人们形象地说："四条腿的不如两条腿的，两条腿的不如没有腿的。"有调查资料显示，芬兰人爱吃鱼，人均每天 30 g，因此患心脏病的人很少。地中海沿岸的居民饮食以谷物、蔬菜、橄榄油、适量的葡萄酒和鱼肉、家禽肉及少量红肉为主。国外科学家研究证实，这样的饮食结构对健康大有好处，有利于改善体内的上皮细胞功能，减少体内发炎现象，对体重、血压、血糖、胰岛素、胆固醇等重要生理指标，都有相当明显的维持作用，并能降低癌症和心脏病的发病率。因此，这种饮食结构在一定程度上有益于长寿。另据英国的一项研究结果指出，如果减少肉食而多吃蔬菜和水果，癌症的发病率可降低 40%。因此，建议肉类的日摄入量应少于 85 g。欧美直肠癌患者较多，而印度较少，说明高肉食摄入量对健康有一定危险。

2. 粗细粮合理搭配原则

这里所说的细粮是指经过精加工的大米、白面，而玉米、高粱、小米、荞麦、燕麦、豆类、薯类以及粗加工的糙米、全麦粉等则统称为粗粮。中国有句古语说"五谷为养"。这里所说的"五谷"是说指各种粮食作物。其意思是说，各种粮食都有营养价值，只是其营养成分有所不同罢了。所以应该把各种粮食搭配着吃，就会收到营养互补、利于健康的效果。细粮含有丰富的碳水化合物（糖类和淀粉），但维生素、矿质元素和膳食纤维的含量较少；在粗粮中维生素、矿质元素特别是微量矿质元素和膳食纤维很丰富。因此，营养学家建议，为了满足身体对多种营养素的需求，主食一定要粗细粮合理搭配，比如城市居民每周至少要吃三次粗粮。

在此还要特别指出的是，随着生活水平提高，人们为追求味觉享受，将精米、精面作为一日三餐的主角。而糙米、全麦粉及一些小杂粮（粗粮）逐渐被一些人，特别是一些年轻人忽视。岂不知，经过多道工序精细加工的精米、精面，其营养成分要损失很多。因为 B 族维生素和矿质元素、膳食纤维都存在于植物种子的外壳与胚芽内，所以加工精度越高，虽然其口感（味）好了，但是其营养素就损失的越多，因而其营养价值就越低。

据中国预防医学科学院营养与食品卫生研究所对郑州地区产的精粉与标粉的营养成分分析结果来看（详见表 8-1），二者的差别是很大的。

表 8-1　精粉与标粉营养素含量比较表

营养素	精面粉	标面粉	营养素	精面粉	标面粉
蛋白质	9.6 g/100 g	10.6 g/100 g	钾（K）	109 mg/100 g	196 mg/100 g
脂肪	0.9 g/100 g	1.4 g/100 g	钠（Na）	1.4 mg/100 g	3.1 mg/100 g
膳食纤维	0.7 g/100 g	1.8 g/100 g	钙（Ca）	34 mg/100 g	50 mg/100 g
碳水化合物	75.4 g/100 g	72.1 g/100 g	铁（Fe）	2.7 mg/100 g	3.7 mg/100 g
灰分	0.5 g/100 g	0.9 g/100 g	锌（Zn）	0.52 mg/100 g	1.53 mg/100 g
维生素 B_1	0.11 mg/100 g	0.37 mg/100 g	磷（P）	72 mg/100 g	164 mg/100 g
维生素 B_2	0.03 mg/100 g	0.05 mg/100 g	硒（sa）	5.02 mg/100 g	6.90 mg/100 g
烟酸	1.0 mg/100 g	1.7 mg/100 g	—	—	—

注：表中"灰分"主要成分是矿物质元素。

另有分析检测资料显示，由 100 kg 稻谷可辗出 60 ~ 68 kg 的精白米，比辗出的普通米（约 75 kg）要少。不仅如此，在精加工过程中大米的营养素也损失了很多，例如蛋白质损失 16%，脂肪损失 65%，维生素 B_1 损失 77%，维生素 B_2 损失 80%，维生素 B_6 损失 71%，维生素 E 损失 86%，泛酸损失 50%，叶酸损失 67%。其中的矿质元素钙、铁等几乎全部损失。精米与糙米相比，其营养素的损失就更大了。糙米中钙的含量是精白米的 1.7 倍，含铁量是 2.75 倍，维生素 B₁ 含量高 12 倍，维生素 E 是 10 倍，膳食纤维高达 14 倍。

从以上数据不难看出，精粉和精白米的营养素在精加工过程中损失的太多了。因此，如果经常只吃精米、精粉，就会因缺乏膳食纤维、B 族维生素和矿质元素等而引发多种疾病。所以，为了有一个健康的身体，大家吃主食时就不能只讲口感而不讲全面营养。从营养学的角度看，"食不厌精"的观点是片面的。现在，一些发达国家大踏步地走上由"精"向"粗"的道路。在俄罗斯及东欧国家，黑面包的价格就高于白面包；在德国，全麦粉面包的销路日益看好；在新西兰，"主食吃杂一些，配以豌豆，蚕豆等"已成为政府的号召。当今，部分国人和发达国家在饮食观念、饮食习惯上的逆向变化形成的强烈反差，这一现象提醒我们：需要认真思考和审慎对待热度渐高的饮食"西化"的误区了。

3. 最佳的主食结构

那么，最佳的主食结构应该是怎样呢？就是说，粗粮在主食中应该占多大比例才合适呢？营养学家的建议：三份细粮，一份粗粮。粗粮是把"双刃剑"，超量食用身体也会"受伤"。适量食用粗粮，可以防治肥胖病、糖尿病、高脂血症等。但是，若要食用过量的粗粮，还可能造成如下问题：

（1）使胃肠道"不堪重负"。一次性摄入大量不溶性膳食纤维，会导致胃排空延迟，可能造成腹胀、早饱、消化不良等。特别是一些儿童和老人，还有一些胃肠道疾病患者或胃肠功能较弱的人，在进食大量粗粮后，会出现上腹不适、肚胀、食欲下降等症状。

（2）影响矿质元素吸收。大量进食粗粮，在延缓糖分和脂类吸收的同时，也在一定程度上阻碍了部分常量和微量矿质元素的吸收，特别是阻碍钙、铁、锌的吸收。这对于本身就可能缺乏这些元素的中老年人和患者而言，无异于"雪上加霜"。因此，一些营养学家提醒我们，应该使粗粮和细粮以适当比例搭配食用。

（3）降低蛋白质的消化吸收率。蛋白质的补充，一方面强调应有足够的数量，另一方面则强调身体对其的消化吸收率。若大量进食粗粮，其中的不溶性膳食纤维将导致胃肠蠕动减缓，使蛋白质的消化吸收能力减弱，加之一些老年人顾忌血脂、血糖升高而有意减少肉、蛋、奶等富含蛋白质的食物的摄入，这一正一反的叠加效果，往往导致其机体出现负氮平衡，使血浆蛋白质水平降低，长此以往，将造成机体蛋白质营养不良。

（4）导致低血糖。糖尿病患者若一次性进食大量粗粮，可导致出现低血糖反应。一些糖尿病患者突然在短期内由低纤维膳食转为高纤维膳食时，在导致一系列消化道不耐受反应的同时，也会使含能量的营养素（如糖类、脂类等）不能被及时吸收而导致低血糖反应。对于正在注射胰岛素的糖尿病患者尤其要注意这一点。

综上所述，大家在充分肯定粗粮的益处的同时，还应该认识到进食粗粮并不是多多益善。科学的做法应该是粗细粮的合理搭配，其比例一般应为粗粮：细粮＝1：3。这样，既可以发挥粗粮的功效，又可以避免因粗粮进食过多而产生的不良反应。

三、辨证用膳原则

所谓辨证用膳，就是指膳食结构应根据一年四季气候变化、环境情况适当调整，并根据各种食物的特性及各人的体质选用食物。这是中国传统营养学理论的一个重要内容，也是中医"药食同源"理论在食物养生中的具体应用。食物在养生健身、防病治病中发挥着十分重要的作用。人的生理、病理过程，不仅与膳食结构关系密切，而且还受到气候变化和环境变化的影响。因此，根据一年四季的更替及生活环境的变化，并结合各种食物的特性，调整膳食结构，选用合适的食物，以适应外界变化，对维护身体健康是十分有益的。为此，应注意以下三点。

1. 根据气候变化选用食物

（1）春季饮食：在阳气生发、万物复苏的春季，饮食应清淡，不宜过食油腻动火之物，并配以荸荠、甘蔗等水果和绿豆汤，取其清淡、甘凉，以免内热蓄积。春季可食的蔬菜很多，但首选的应该是韭菜，它是冬春换季时的"养阳"佳品。韭菜虽为四季蔬菜，但以春季早韭为最佳。因为冬季不施农药，营养素积累也最多。中医认为，韭菜辛甘而温，无毒，有温中补气、益肾壮阳、化痰解毒之功效。李时珍在《本草纲目》中指出："韭叶热根温，功用相同。生则辛散血，熟则甘而补中，乃肝之菜也。"《本草拾遗》一书在讲到韭菜时指出："此物最温而益人，宜常食之。"韭菜营养丰富，富含蛋白质、维生素 A、维生素 C、胡萝卜素、膳食纤维和钙、磷等多种营养素。现代医学研究结果表明，韭菜中还含有挥发油和含硫化合物，不仅具有杀菌消炎作用，而且还有降血脂、降血压的功效。因此，韭菜应为春季首先且常食蔬菜。

（2）夏季饮食：夏季暑热、暑湿，则宜食清热、利湿、甘寒的食物，不宜食用燥热、肥腻之物，比如鸭肉。鸭肉既是美味食品，又是滋补佳品；既能补充炎热季节消耗过多的营养，又能消除暑热带给人体的不良影响。因为鸭肉不仅营养丰富，而且有滋阴降火之功效。鸭肉中含有丰富的蛋白质、脂肪和钙、磷、铁等多种营养素。又如苦瓜，中医认为其味苦，性寒，具有清热泻火之功效。苦瓜的微苦味能刺激人的唾液和胃液的分泌，增强食欲。苦瓜中营养素含量丰富，蛋白质、脂肪和碳水化合物含量较多，维生素 C 的含量居瓜类之冠。此外，苦瓜还含有膳食纤维、胡萝卜素和磷、铁等矿质元素。苦瓜中的脂蛋白可促进人体的免疫系统抵抗癌细胞。因此，苦瓜被视为难得的食疗佳品。

（3）秋季饮食：秋季气候干燥，应食用一些辛凉、生津润燥的食物，比如冬瓜。中医认为，冬瓜甘淡，具有清热解毒、消暑热、利水消肿、生津止渴、润肺化痰之功效。冬瓜是一种诸病不忌，荤素皆宜的大众菜。在《食疗百草》一书中指出：冬瓜是"热者食之佳，冷者食之瘦人；煮食练五脏，为其下气故也；欲得体瘦轻健者可常食之；若要肥，则勿食之。"可见冬瓜的食疗价值。因为冬瓜营养丰富，含有蛋白质、碳水化合物、膳食纤维和维生素 C、维生素 B_1、维生素 B_2，以及钙、铁、磷等矿质元素，还含有能抗病毒、抗肿瘤的干扰素。冬瓜是唯一不含脂肪的蔬菜。它所含的丙醇二酸可以抑制糖类物质转化为脂肪，防止人体内脂肪的堆积，因此其又被称为减肥、美容的佳品。同时，在秋季还可以饮用桑叶、菊花、芦根沏的茶水，收到生津润燥的效果。

（4）冬季饮食：冬季寒冷，应有意识地选用一些温热性的食物，比如适量食用羊肉。中医认为，羊肉性味甘热，具有益气补虚、温中暖下的功效。羊肉营养丰富，不仅富含蛋白质和维生素 A、维生素 B_1、维生素 B_2，而且还含有磷、铁等矿质元素。但要注意的是，羊肉性温热，经常吃容易上火。所以，在吃羊肉时应配以白菜、萝卜、土豆等蔬菜。这里重点讲一下白萝卜。中国人民自古就有"萝卜上市，郎中下乡"和"冬吃萝卜夏吃姜，不劳医生开药方"的民间谚语。这说明萝卜有防病、治病的功效。中医认为，萝卜味甘辛，性微凉，具有健胃消食、止咳化痰、顺气利水、清热解毒之功效。李时珍在《本草纲目》中同样讲到萝卜有"下气、消谷和中，却邪热气"的功效。萝卜的功效还不限于此，1996年中国科学家宣布，通过研究发现，萝卜中含有一种抗肿瘤、抗病毒的活性物质——干扰素诱生剂。实验证明，该物质能刺激人体细胞产生干扰素，对人的食管癌、胃癌、鼻咽癌、子宫颈癌等均有显著的抑制作用。应注意的是，这种物质只有在生吃细嚼萝卜时才能更好地释放出来。一般来讲，每日或隔日生吃 100 ~ 150 g 萝卜即可收到良好效果。

2. 注意食物的四性平衡

同中药一样，食物也有寒、热、温、凉"四性"之分。热性或温性食物适宜寒症或阳气不足者；而寒性或凉性食物则适宜热症或阳气旺盛者。也就是说，前者忌食寒冷性食物，后者则忌食温热性食物。温热性食物具有温补、散寒、壮阳作用；寒凉性食物则具有清热泻火、滋阴生津之功效。不懂得食物的"四性"，就很难了解食物的宜忌。热性或温性食物有：羊肉、狗肉、辣椒、生姜、茴香、肉桂和白酒等。寒凉性食物有：绿豆、芹菜、冬瓜、丝瓜、柿子、梨、香蕉、鸭肉等。

另外，食物的选用还要与一年四季的气候相适应。寒凉季节应少食寒凉性食物；炎热季节应少吃温热性食物。这就是中医学上的"天人相应"观。总而言之，食性犹如药性，饮食宜忌要根据食物之特性，结合身体状况、疾病性质、四季气候变化而灵活掌握。因此，大家在日常饮食中不能只是片面地强调口味，追求高蛋白、高脂肪而忽视食物各自的性味。这样，不但对健康无益，而且还有损健康，甚至会引发某种疾病。中国民间十分重视食物的寒与热的平衡，吃寒性食物时搭配一些热性食物，如螃蟹性寒，生姜性热，所以吃螃蟹时佐以姜末；松花蛋也是寒凉的食物，食用时也要加上姜末和醋等。大家平时在烹调食物时一定要注意食物的性的搭配，使之基本保持平衡。

3. 注意食物的五味平衡

"五味调和，不可偏嗜。"膳食中的五味应当平衡，不可偏爱某一味。食物的五味，就是食物所具有的辛、甘、酸、苦、咸五味，另外，还有淡、涩味。习惯上把淡附于甘味，把涩附于咸味。饮食之五味若用之适宜，则对人体有益；若不注意宜、忌原则，强行多食，则百病由生。就是说，"五味"调适当，则可增进食欲，有益健康，反之，则有损健康。比如：辛辣味能刺激胃肠蠕动，增加消化液分泌，促进血液循环和代谢，但是若过食之，则会导致眼疾、口腔炎及便秘、痔疮等；甜食有补气血、解除肌肉紧张和解毒功能，但若摄入过多则会降低食欲；酸味食物健脾开胃，增加食欲，增强肝脏功能，提高钙、磷的吸收率，但若过量摄入则会使消化系统功能紊乱；苦味食物可除湿利尿，且对调节肝、肾功能有益，但若苦味过浓则会引起消化不良；咸味是一种重要的味觉感受，过咸则有损健康。盐是饮食中最常用的咸味剂，中医一贯强调食盐不可摄入过量。现代医学研究结果证明，高血压、动脉硬化、心肌梗死、肝硬化、中风及肾病的增加均与食盐摄入过量有密切关系。有调查资料显示，与"南甜北咸"的饮食习惯相对应，高血压的患病率由北至南呈明显的下降趋势。高血压的患病率在一线城市中，北京＞天津＞上海＞广州，其中北京市的高血压患病率是广州的 4.4 倍。现在，我国居民每人每天摄入量平均为 13.5 g，明显高于与世界卫生组织建议的每人每天摄入 5～6 g 食盐的标准。因此，大家在饮食调味时应弃咸求淡，尤其应让儿童从小养成"口轻"的习惯，是保证健康的基本条件之一。

第三节 《中国居民平衡膳食金字塔》简介

中国营养学会根据中国居民膳食指南，结合中国居民的膳食结构特点，设计了《中国居民平衡膳食金字塔》（图 8-1）。此"金之塔"把居民平衡膳食的原则转化成各类食物的质量，并以直观的形式表现出来，便于群众理解和在日常生活中参考执行。

居民平衡膳食金字塔从营养角度提出了一个比较理想的膳食模式。它所建议的食物量，特别是奶类和豆类食物的量，可能与大多数人当前的膳食情况有一定的距离，而对一些贫固地区来讲可能距离还很远，但是为了改善中国居民的膳食状况，增进国民的身体健康，这是必不可缺的。大家应当把它看作一个奋斗目标，努力争取，逐步达到。

下面对平衡膳食金字塔的具体内容作简要说明：

■ 平衡膳食金字塔共分五层：谷类食物位居底层，每人每天应吃 300～500 g；蔬菜和水果占据第二层，每人每天应吃 400～500 g；鱼、禽、肉、蛋等动物性食物位于第三层，每人每天应吃 125～200 g（鱼虾类 50 g，畜禽肉 50～100 g，蛋类 25～50 g）；奶类和豆类食物合占第四层，每人每天应吃奶类及其制品 100 g 和豆类及其制品 50 g；第五层塔尖是油脂类，每人每天应不超过 25 g。

■ "金字塔"建议的各类食物的摄入量一般是指食物的生重，熟食类应折合成生重来计算。各类食物的组成是根据全国营养状况调查中居民膳食的实际情况计算的，所以每一类食物的质量不是指某一种具体食物的质量。比如谷类推荐摄入量是指面粉、大米、玉米粉、小米、高粱等的总和。

■ "金字塔"建议的每人每天各类食物的适宜摄入量范围适用于一般健康成人，应用时应根据个人的情况适当调整。同时，"金字塔"建议的各类食物的摄入量是一个平均值和比例，日常生活中

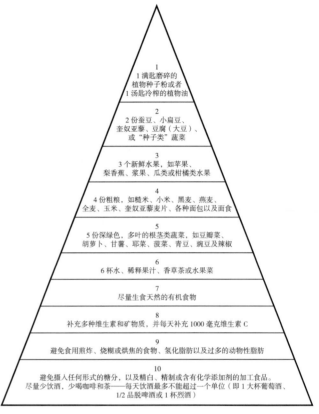

图8-1　中国居民平衡膳食"金字塔"

注意经常参照该推荐比例来安排饮食即可，无须每天都严格照着"金字塔"的推荐量来安排膳食。

■ 在"金之塔"所包含的每一类食物中都有许多，虽然每种食物都与另一种不完全相同，但是在同一类中各种食物所含的营养成分往往大体上近似，因此在膳食中可以互相替换。

■ 我国幅员辽阔，各地的饮食习惯和物产不尽相同，因此应因地制宜，充分利用当地资源，有效地应用平衡膳食金字塔。

■ 膳食对身体健康的影响是长期的结果，大家对平衡膳食金字塔的应用需要养成习惯并坚持不懈，才能充分体现其对身体健康的重大促进作用。

B 编后语

　　在中国共产党的正确领导下，全国各族人民团结一心，经过 70 年的艰苦奋斗，使国家面貌发生了翻天覆地的变化，科学技术取得了巨大进步，经济建设取得了辉煌成就，社会面貌发生了巨大而可喜的变化，人民生活获得了巨大的改善。与此同时，随着国家实施"健康中国战略"，人民的健康意识显著增强。在这个令人欢欣鼓舞的形势下，《中国居民营养与健康全书》应运而生了。这是我们向祖国 71 华诞献上的一份小礼物！在此需要说明的是，本书是根据现在已经取得的科研成果和认识水平编写的。今后随着科学技术的进步和人类认识水平的提高，书中的一些提法可能会出现不合时宜的情况。这是科学技术的发展和人类认识世界的过程，应该是可以理解的。由于本书涉及的学科比较多，涉及的知识面比较广，读者在阅读时可能会对一些内容产生一些疑惑。为此特做如下补充说明。

　　一是我国地域辽阔，物产丰富，提供了多种多样营养丰富的食物，养育了中华民族。由于各地的地理环境、气候条件的不同，即使是同一种农作物、水果、畜禽产品、水产品等，其主要营养成分也不完全相同，甚至差异很大。再加上其采收季节、加工工艺、分析检测手段和技术上的差异，也会导致其营养成分的不同。因此本书中所列的各种食物的营养成分不是绝对值，而是某一特定地区所产的食物的相对值。就是说，它们都只是一个"参考值"。鉴于此，在不同的书刊中会出现同一种食物中的某种营养成分并不完全相同，是完全正常的。

二是本书中关于对某种食物的生理功能及其食疗价值的认识，只是基于当前的认识水平。随着科学技术，特别是医药科学技术的进步，我们的认识水平，特别是关于人体结构及其运行机制的认识水平将不断加深和提高，甚至会发生质的飞跃。这是一个与时俱进的过程。因此，我们对人体所需营养素的阐述、对食物营养成分的了解和对其营养价值及其食疗功效的认识，以及对健康生活方式应坚持的基本原则的表述，均不能僵化，而要不断研究探索。

三是本书中所列每种食物的营养成分，均以每 100 g 或 100 mL 中可食用部分的含量来表示。书中所用的计量单位，均采用中国与国际接轨的国家法定计量单位和外文编写字母表示。即能量用 kJ（千焦；1 千卡 =4.18 千焦）；质量用 kg（千克），g（克），mg（毫克），μg（微克）；容量用 L（升），mL（毫升）；长度用 m（米），cm（厘米），mm（毫米）；时间用 h（小时），min（分钟）；s（秒）。

四是人体由多种化学元素及化合物组成。目前，地球上共发现有 117 种（包括 23 种人工合成的）化学元素，而已发现构成人体的元素共有 28 种。其中有四种常量金属元素（其含量大于人体重的 0.01%），K（钾）、Na（钠）、Ca（钙）、Mg（镁）；7 种常量非金属元素，O（氧）、H（氢）、N（氮）、C（碳）、P（磷）、S（硫）、Cl（氯）。还有 12 种微量金属元素（其含量小于人体重的 0.01%），Fe（铁）、Zn（锌）、Mn（锰）、Cu（铜）、Ni（镍）、Co（钴）、Cr（铬）、V（钒）、Mo（钼）、Sr（锶）、Sn（锡）、Ge（锗）；5 种微量非金属元素，B（硼）、Se（硒）、I（碘）、F（氟）、Si（硅）。

另外，已发现以下五种对人体有害的元素：Hg（汞，俗称水银）、Pb（铅）、Al（铝）、Cd（镉）、As（砷）。

编写人员简介

姓名	性别	工作单位	职称	任务分工
杨锋	男	北京大学 河南校友会秘书长	高工	组织策划编辑出版等工作
董忠志	男	北京大学、 郑州市科技局	教授	组织编写工作、全书框架设计、全书稿审定；编写维生素、膳食纤维、调味品类、食用藻类、均衡膳食及限酒等篇章第一稿
赵中胜	男	河南科技出版社	编审	全书编排及审查，编写矿物质元素、食用菌类、野菜、咸菜及其他和心理平衡等篇章第一稿
蔡志端	男	北大光华 EMBA 河南投资集团副总经理	高工	组织策划编辑出版等工作
吴水林	男	河南泉舜集团总经理	高工	组织策划编辑出版等工作
张月兰	女	郑州大学医学院	教授	从医学角度审查全书，编写水、坚果类第一稿
张国治	男	河南工业大学 粮油食品工程学院	教授	编写粮食类第一稿
陈延惠	女	河南农业大学园艺学院	教授	编写瓜果类第一稿
冯建新	男	河南省水产研究院	研究员	编写水产品类第一稿
于子远	男	郑州市科技局	高工	编写脂肪类、碳水化合物、食用油类第一稿
康丽	女	《大河报》社	主任编辑	编写适量运动一篇第一稿
崔杏春	女	郑州市蔬菜研究所	研究员	编写蔬菜类第一稿
刘卫红	女	郑州市蔬菜研究所	研究员	编写蔬菜类第一稿
应芳卿	女	郑州市蔬菜研究所	研究员	编写蔬菜类第一稿
许具晔	女	郑州市农林科研所	研究员	编写豆类及其制品、蜂产品类第一稿
陈素珍	女	郑州市工信委	高工	编写戒烟第一稿

姓名	性别	工作单位	职称	任务分工
张济波	男	郑州市科技局	高工	编写蛋白质、肉蛋奶类第一稿
李武高	男	郑州市蔬菜研究所	副研	编写蔬菜类第一稿
吴艺敏	女	英国拉夫堡大学高分子专业研究生		参与编写维生素一章第一稿
陈露铭	女	河南电视台		收集资料
余峥	女	海燕出版社	编辑	参与编写食用菌类第一稿
王鹿鸣	女	北京大学口腔医学院在读研究生		收集资料
王德娇	女	勤联保障部队第九八八医院	医师，高级按摩师，健康管理师	参与编写适量运动第一稿
杨娜	女	广西财经学院　中央财经大学硕士研究生	讲师	参与编写适量运动第一稿

主要参考资料

1. 姚春鹏 . 中华经典藏书黄帝内经 [M]. 北京：中华书局出版社，2012.

2. 李时珍 . 本草纲目 [M]. 北京：人民卫生出版社，2005.

3. 夏征农，陈至立 . 辞海：第 6 版 [M]. 上海：上海辞书出版社，2010.

4. 于光远 . 中国小百科全书 [M]. 北京：团结出版社，1998.

5. 中国营养学会 . 中国居民膳食指南 [M]. 北京：人民卫生出版社，2016.

6. 吕叔湘 . 现代汉语词典：第 6 版 [M]. 北京：商务印书馆，2014.

7. 中国现代保健药物食物大全编委会 . 中国现代保健药物食物大全 [M]. 哈尔滨：黑龙江科学技术出版社，2012.

8. 周公度 . 化学辞典 [M]. 北京：化学工业出版社，2004.

9. 王涛 . 失传的营养学：远离疾病 [M]. 北京：世界知识出版社，2012.

10. 胡爱军，郑捷 . 食品原料手册 [M]. 北京：化学工业出版社，2012.